# 神经外科

## 影像、解剖和手术入路

名誉主编　佟小光　林发牧

主　编　刘　洁　刘　忠　官测林

北方联合出版传媒（集团）股份有限公司

辽宁科学技术出版社

**图书在版编目（CIP）数据**

神经外科影像、解剖和手术入路 / 刘洁, 刘忠, 官测林主编.

沈阳 : 辽宁科学技术出版社, 2025.5. -- ISBN 978-7-5591-4125-5

Ⅰ. R651

中国国家版本馆CIP数据核字第2025CE2452号

出版发行：辽宁科学技术出版社
    （地址：沈阳市和平区十一纬路25号　邮编：110003）
印 刷 者：凸版艺彩（东莞）印刷有限公司
经 销 者：各地新华书店
幅面尺寸：210mm×285mm
印　　张：27.25
插　　页：4
字　　数：550千字
出版时间：2025 年 5 月第 1 版
印刷时间：2025 年 5 月第 1 次印刷
责任编辑：吴兰兰
封面设计：周　洁
版式设计：周　洁
责任校对：闻　洋

书　　号：ISBN 978-7-5591-4125-5
定　　价：298.00 元

投稿热线：024-23280336
邮购热线：024-23280336
E-mail:13194200992@163.com
http://www.lnkj.com.cn

# 编者名单

| | | | | |
|---|---|---|---|---|
| **名誉主编** | 佟小光 | 天津市环湖医院 | 林发牧 | 南方医科大学顺德医院 |
| **主　审** | 李深誉 | 桂林医科大学第二附属医院 | 张文佳 | 前海人寿广西医院 |
| | 邓妙峰 | 佛山市三水区人民医院 | | |
| **主　编** | 刘　洁 | 贺州市人民医院 | 刘　忠 | 厦门大学附属中山医院 |
| | 官测林 | 福建医科大学附属龙岩第一医院 | | |
| **副主编** | 黄俊萍 | 广西壮族自治区民族医院 | 章　雄 | 兴宁市人民医院 |
| | 李　熠 | 河池市中医医院 | 谢正元 | 江门市中心医院 |
| | 云德波 | 成都市温江区人民医院 | | |

**编　者**（按照姓氏笔划排序）

| | | | |
|---|---|---|---|
| 马小二 | 焦作市人民医院 | 韦开亮 | 桂林医科大学第二附属医院 |
| 王兆博 | 桂林医科大学 | 宁坤松 | 浦北县人民医院 |
| 朱光升 | 贺州市人民医院 | 陈　旭 | 云南大学附属医院 |
| 吴修富 | 桂林医科大学第二附属医院 | 林志钦 | 福建医科大学附属龙岩第一医院 |
| 郑锦亮 | 福建医科大学附属龙岩第一医院 | 贺　龙 | 邯郸市中心医院 |
| 侯　博 | 中山大学附属第三医院岭南医院 | 郭　杨 | 河南省人民医院 |
| 唐　辉 | 南充市中心医院 | 黄　戈 | 江门市中心医院 |
| 黄永旺 | 广西医科大学附属武鸣医院 | 韩永刚 | 河北省沧州中西医结合医院 |
| 喻旭祥 | 厦门大学附属中山医院 | 彭逸龙 | 江门市中心医院 |
| 蒲天佑 | 贵州省人民医院 | | |

**绘　图**　刘　洁　黄正剑　钟素婵　张文佳　刘　忠

| | | | |
|---|---|---|---|
| 黄正剑 | 深圳市艺趣文化艺术教育有限公司 | 钟素婵 | 英德意象文化传播有限公司 |

# 序言

在10余年的解剖培训和探索中我们发现，很多学生虽然刻苦钻研、认真学习，对解剖结构已非常熟悉，对各种经典入路已能了如指掌，但是仍然在手术技术上难有大的突破。经过不断的培训、总结和思考，我们发现在很大层面上是因为忽略了影像在解剖和手术训练中的结合，导致不能从根本上领悟解剖结构在影像上的具体呈现形式，不能在影像上理解入路的暴露目标和极限。

其实，影像就是最客观的解剖，也是在整个手术方案设计中最重要的参考。影像、解剖和手术原本就应该是一体的，它们相互之间存在着本质的联系。疾病在发生、发展过程中所致解剖上的变化方式，在影像上都能够客观地反映出来，而手术设计的关键在于充分利用影像准确推导出解剖上的变化规律，并利用这些规律来巧妙地设计出合理的手术入路和操作技术。如硬膜外的病变可完全经硬膜外操作，不必"骚扰"脑组织；蛛网膜外的病变完全可以在蛛网膜外进行操作，不必"骚扰"蛛网膜下腔；脑内的病变完全可经软脑膜下进行操作，而不必"骚扰"血管。

虽然神经导航和影像的三维重建可以使术者更加明确病变周围的解剖关系，但往往只停留在解剖的认知层面，而基础的断层扫描却能够为手术提供更加客观的依据，如明确病变的生长方式、病理性质、自然间隙、水肿情况等术中所需要的关键信息，从而为手术计划的制订提供更加科学的依据。

本书主要利用最简单和最常见的MRI、CT断层影像，详细讲解了手术中解剖结构和规律的应用，从多个角度对复杂而深刻的学术问题进行了阐述。

本书从年轻医生的视角来思考和探索神经外科的真谛，虽未尽善尽美，但是这种创新和开拓精神值得鼓励和学习。在这个"内卷"与"创新"交织的时代，我欣然看到了中国神经外科的勃勃生机。年轻医生们对解剖细节的极致追求、对手术入路的反复推敲，恰是对"建设性内卷"的最佳诠释——这种竞争不是零和博弈，而是以患者为中心的良好体现。作为老师，我也愿意让出自己的肩膀，让年轻人能够攀得更高、看得更远。

2025年2月25日

佟小光

# 前言

之前在江门市中心医院工作期间，我的好大哥、老师、上级医生——黄戈主任曾经教导我，手术有三重境界：看山就是山，看水就是水；看山不是山，看水不是水；看山还是山，看水还是水。我相信，影像是最客观的解剖，也是突破第三重境界的关键。

认知的边界，是技术难以僭越的屏障；技术的桎梏，亦是人类认知的倒影。正如人永远无法挣到认知之外的钱，技术的突破也永远受限于对影像和解剖的认知。而验证认知的试金石，恰在于如何以影像之眼凝视解剖，以解剖之手触碰手术真相——唯有将影像和解剖置于临床的熔炉中淬炼，方知认知的真伪与深浅。

技术的精进，必须与认知的提高共同突破。若技术是"行"，认知便是"知"，二者割裂则如鹰折单翼，唯有"知行合一"，方能飞越医学的崇山峻岭。本书的诞生，正是笔者一场知行合一的十年跋涉。那些伏案研读的深夜、手术台前的凝思、与同道谈论的酣畅，此刻皆化作书页间的墨迹，仿佛与十年间的自己展开一场跨越时空的对话。

这十年间，我们经历了太多困惑：为何熟记解剖图谱的医者，在面对影像时仍如雾里看花？为何手术刀下的精妙操作，却难在影像中寻得预判？问题的核心，恰在于解剖与影像的割裂。许多人将解剖视为静态的标本，将影像看作孤立的画面，却忽略了二者本是一体两面的临床语言——影像即是最客观的解剖，是术前计划的最佳参考。本书试图打破这一桎梏，探讨"影像、解剖和手术入路"之间的规律。

我们深知，世界上没有两片完全相同的树叶，也没有两幅全然一致的影像。盲目套用"标准答案"注定徒劳，唯有理解深层规律、掌握底层逻辑，才能在纷繁差异中锚定真理。因此，本书着重通过对普通影像的阅读和理解，来探寻解剖和临床应用的关键点，而这些都显现在常规的影像上。

需要强调的是，本书并非初学者的入门手册，而是为那些已积累相当多的解剖知识或手术经验的同行所撰。我们期待您带着临床的困惑而来，在影像与解剖的对话中，重新认识那些"熟悉却陌生"的结构，并能更进一步领悟这些结构在临床手术中的应用规律。

本书的完成，既是学术探索的结晶，亦是友谊的见证。一群志同道合者因对真理的渴求相聚，在争辩中碰撞思想，在协作中弥合分歧。那些为某个知识点争得面红耳赤的黄昏，那些因发现影像与术野完美对应而击掌相庆的瞬间，早已融入字里行间。

"十年磨一剑，今朝示君前。"愿此书助我们一起突破"知"与"行"的藩篱，让影像不再是被动的记录，而成为主动的思考；让解剖不再是冰冷的图谱，而化为流动的临床智慧。当您合上最后一页，或许会发现：所谓第三重境界，不过是认知与技术共振时的那一束无影灯光。

此时，我更需要感谢我的老师——佟小光教授，感谢他把我领进了神经外科的世界，又带我见识了世界的神经外科！

谨以此书，献给所有在神经外科长路上"以梦为马，不负韶华"的赶路人！

—— 执笔于星光与无影灯之间

2025年立春夜

神经外科医生　刘洁

# 目录

## 第 1 章

◎ **蝶骨嵴的影像、解剖和手术入路**

1

翼点入路无疑是神经外科临床工作中应用频率最高的手术入路，但是翼点的定义在很长一段时间内困惑着笔者，尤其是对翼点相关的颅底手术入路。翼点被定义为额骨、顶骨、蝶骨和颞骨借骨缝相互连接汇合形成的"H"形区域，而入路即围绕翼点开展的多种手术入路。在临床工作中，翼点入路的定义依然难以完全解释翼点相关的复杂颅底手术入路。相反，笔者发现与翼点相关的颅底手术入路、手术通道和操作总是以"蝶骨嵴"为中心开展的，如眶上外侧入路、眶颧入路、磨除前床突、分离海绵窦外侧壁等皆是如此。因此，从颅底手术的角度来思考，磨除/磨平蝶骨嵴是手术的关键步骤。

蝶骨嵴由蝶骨大翼和蝶骨小翼汇合而成，它既连通前颅底和中颅底，又在手术中阻碍着前颅底和中颅底的暴露。

蝶骨嵴的上方为额叶，下方为颞叶，后方为外侧裂，前方为眶。所以，如果将"翼点入路"作为颅底的手术入路进行看待，则都是围绕着蝶骨嵴展开的。故科学地处理蝶骨嵴可以获得"增加骨质磨除，减少牵拉，扩大显露"这一颅底手术入路的普遍目标。

本文就如何科学地进行蝶骨嵴处理，探讨影像、解剖和手术的关系。

# 蝶骨嵴

蝶骨嵴属于蝶骨的一部分，位于眶上裂外侧，由蝶骨大翼和蝶骨小翼向外侧汇合而成，内侧与眶上裂相邻。从外侧面观察，蝶骨嵴呈倒置的锥形，如同山脉的倒影，由两侧向中间逐渐汇聚突起。

虽然蝶骨嵴常特指蝶骨内表面由蝶骨大翼和蝶骨小翼向外汇合形成的突起，但在临床工作中，对于蝶骨嵴的定义需要进行适当延伸，术中需要磨除/磨平的"蝶骨嵴"实际上还包含了一部分颞骨（图1-1～图1-3）。

把翼点入路当成经典的颅底手术入路时，往往是围绕着蝶骨嵴展开的。为了方便阐述，本章将以蝶骨嵴为中心，将围绕蝶骨嵴的各个手术通道分别描述为蝶骨嵴上通道、蝶骨嵴通道、蝶骨嵴下通道、蝶骨嵴前通道、蝶骨嵴前下通道。

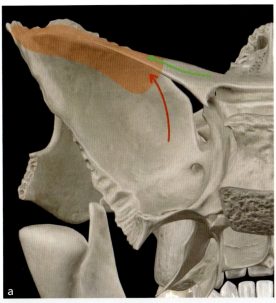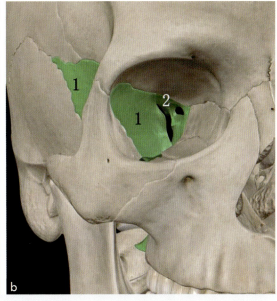

**图1-1** 蝶骨嵴的后面观和前面观。图a为蝶骨嵴（橙色阴影部分）后面观，可见蝶骨嵴由蝶骨大翼（红色箭头）和蝶骨小翼（绿色箭头）向外侧汇合而成，在内侧与眶上裂相邻。图b为蝶骨嵴的前面观，可见蝶骨嵴还构成了眶的外侧壁、上壁和后壁

1. 蝶骨大翼；2. 蝶骨小翼

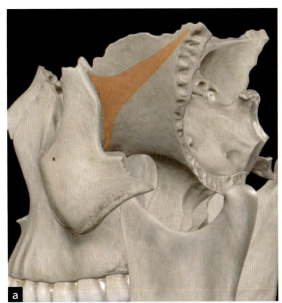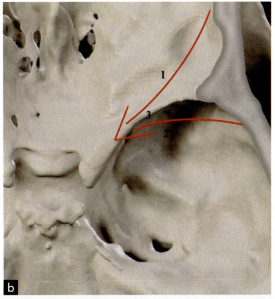

**图1-2** 蝶骨嵴外侧观和上面观，可见蝶骨嵴表现为前宽后窄、外宽内窄的形态。图a示蝶骨嵴从外侧面观察时的投影（橙色阴影部分），虽然蝶骨嵴在内侧为骨性突起，但是其在外侧面却呈现为平坦、宽阔的基底。图b示蝶骨嵴上面观，可见从翼点入路视角进行观察蝶骨嵴阻碍了颅底重要结构的暴露

1. 蝶骨小翼；2. 蝶骨大翼；3. 蝶骨嵴

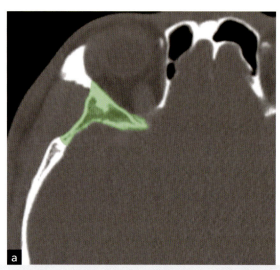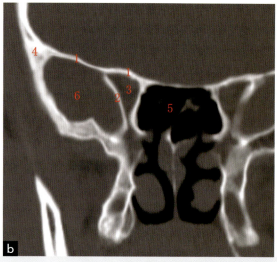

**图1-3** 蝶骨嵴的形态和与眼眶的关系。图a示蝶骨嵴呈现为前宽后窄、外宽内窄的形态。图b示蝶骨大翼和蝶骨小翼向外侧汇合形成蝶骨嵴，蝶骨小翼形成了眶的顶壁，蝶骨大翼形成了眶的外侧壁，而且在深部，蝶骨小翼还构成了视神经管的顶壁

1. 蝶骨小翼；2. 蝶骨大翼；3. 眼眶；4. 蝶骨嵴末端；5. 蝶窦；6. 颞叶

**蝶骨嵴上通道：**此处主要指利用蝶骨嵴上方，经前颅窝底的手术操作通道，类似于Juha教授提倡的眶上外侧入路。因此，利用此通道进行操作，骨窗暴露的重点是平前颅窝底，而不是磨平蝶骨嵴（图1-4、图1-5）。

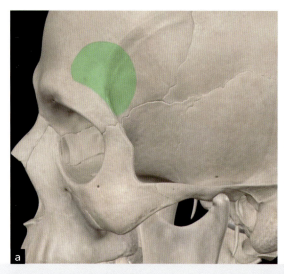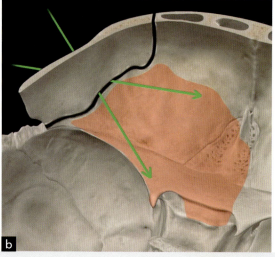

**图1-4** 经蝶骨嵴上通道实现前颅窝底的广泛暴露。图a为蝶骨嵴上通道或眶上外侧入路的骨瓣范围（绿色阴影部分），骨瓣涉及的要点为蝶骨嵴上方、平前颅窝底。骨瓣的直径最好能够达到3cm以上，因为显微镜、外视镜的光源向深部照射时，要形成强度均匀、亮度充足的照明，至少需要2.5cm范围的通道，否则难以进行清晰的放大，从而难以实现显微操作。对于内镜而言，骨瓣太小，虽然可以实现照明，但是操作时通道受限，也会大大增加手术难度。图b示经蝶骨嵴上通道，可实现广泛的前颅窝底暴露范围，这也是眉弓锁孔、眶上外侧锁孔入路的基本原理

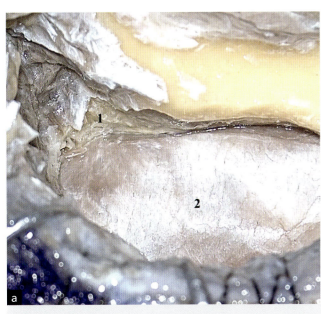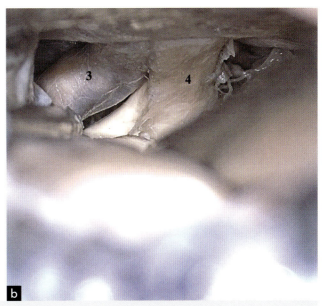

**图1-5** 经蝶骨嵴上通道向前颅窝底的暴露视角，需要强调的是无论眉弓锁孔还是眶上外侧锁孔，都是利用了此手术通道。图a、b以眉弓锁孔为例，这也是能够实现眉弓锁孔手术的理论依据。3cm左右的空间足够满足神经外科手术的照明和操作需求

1. 左侧蝶骨嵴；2. 左侧额叶硬脑膜；3. 左侧颈内动脉；4. 左侧视神经

　　关键孔的定位方法。由于主要目的是充分利用前颅窝底的手术通道，因此关键孔需要尽可能地小，也需要尽可能地暴露平前颅窝底，从而避免过多的骨质缺损，避免术后容貌的改变（图1-6）。

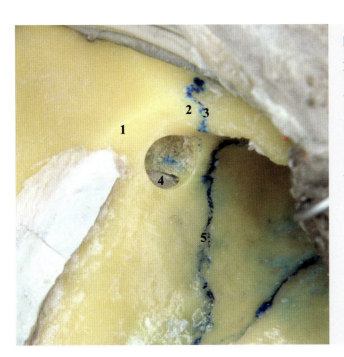

**图1-6** 此处关键孔可以设计在颞上线下缘、额骨颧突后缘半横指处。定位好钻孔位置后，先向前上方磨除表面的密质骨，再垂直或稍向后进一步磨除板障和深部密质骨。切记不要一直向前上方磨除，否则容易误入眶壁内，甚至迷失方向。此关键孔的最佳形态为一半暴露出眶壁，一半暴露额部硬膜。需要强调的是，此处或本书中横指的概念源自中医概念，并非指术者横指的宽度，而是指患者横指的宽度，此概念下的尺寸比例更为合理

1. 颞上线；2. 额骨颧突；3. 额颧缝；4. 额部硬脑膜；5. 额蝶缝

**蝶骨嵴通道：**此通道强调"磨平"蝶骨嵴，从而获得显露和减少牵拉的手术通道及操作。主要应用于围绕蝶骨嵴为中心生长的病灶，以及蝶骨嵴对术野造成明显阻挡的情况。因此，此处将蝶骨嵴通道按照手术的需要分为3个部分的描述：①眶上裂外侧由蝶骨小翼和蝶骨大翼汇合而成的蝶骨嵴；②由蝶骨小翼延伸而来的前床突；③鞍旁的颈内动脉、视神经等结构的局部解剖。这样描述，并非为了标新立异，而是为了提高学习和理解效率，明确蝶骨嵴磨除的意义和重点所在（图1-7）。

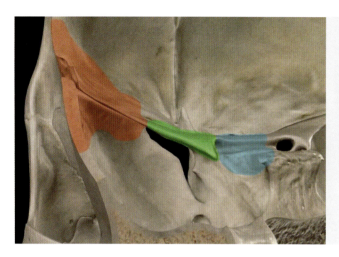

图1-7 蝶骨嵴通道中的3个主要部分。橙色阴影部分为蝶骨嵴，绿色阴影部分为前床突，蓝色阴影部分为鞍旁的颈内动脉、视神经等结构。由此可见，经蝶骨嵴通道最重要的步骤是彻底磨平蝶骨嵴，如术中需要磨除前床突，也是在磨平蝶骨嵴的前提下才能顺利完成。在磨除前床突并剪开远环后，可以实现颈内动脉床突上段最基底的暴露。可见磨平蝶骨嵴在整个手术通道中具有重要意义，是完成复杂颅底手术入路的核心步骤之一

前文已详细描述，蝶骨嵴的前方为眶壁，深部为眶上裂。所以，术中蝶骨嵴可以磨除的最大限度为前方至眶壁的密质骨，深部至眶脑膜动脉或眶脑膜带（额颞眶硬膜反折、眶脑膜韧带）。这样操作依然是为了获得最大的显露效果和实现最小的脑组织牵拉（图1-8）。

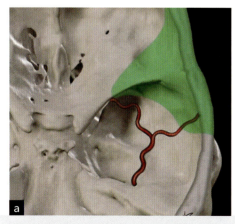
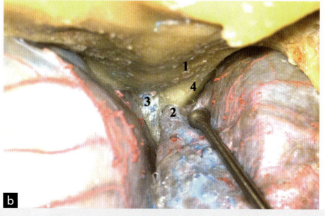

图1-8 在蝶骨嵴手术通道中，蝶骨嵴磨除的范围。图a示蝶骨嵴磨除的深度（绿色阴影部分），在向深部磨除蝶骨嵴的过程中，蝶骨嵴磨除的标志主要为眶脑膜带，或称为额颞眶硬膜反折。此处为眶上裂外侧的末端，在此处额部的硬膜、颞部的硬膜和眶的硬膜相互汇合增厚，形似韧带，故又被称为眶脑膜韧带，在眶脑膜带的表面或硬膜间常有眶脑膜动脉走行，此动脉为脑膜中动脉的分支血管，也可以作为蝶骨嵴深部磨除的界限和标志。图b示蝶骨嵴磨除的前界为眶壁的密质骨，深部为眶脑膜带

1. 眶壁密质骨；2. 眶脑膜带；3. 蝶骨小翼；4. 蝶骨大翼

在临床实践和观察中笔者发现，技术还不是十分成熟的医生常常忽略了蝶骨嵴前方的磨除程度，导致蝶骨嵴虽然磨除得很深，但是依然难以达到理想的暴露程度。所以，如果术前的手术计划需要彻底磨平蝶骨嵴，则需要尽可能同时实现"宽度和深度"这两个手术目标，将蝶骨嵴形成的手术通道最大化（图1-9、图1-10）。

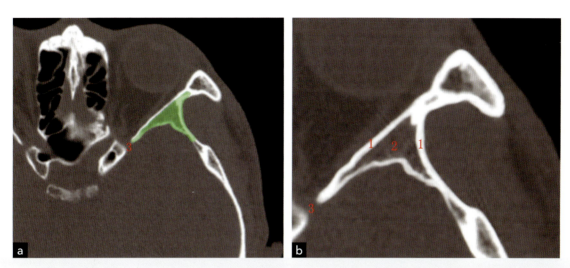

图1-9　蝶骨嵴磨除的范围，深部达眶上裂外侧的眶脑膜带，前方至眶壁的密质骨，图b为图a蝶骨嵴处的放大视图。图a中绿色阴影部分为蝶骨嵴的磨除范围。图b可见在磨除蝶骨嵴的过程中，眶壁和蝶骨嵴外侧面之间存在着密质骨—松质骨—密质骨的结构规律。在手术时先磨除表面的密质骨，再磨除中间的松质骨，在此过程中遇见深部的密质骨即为眶壁，术中需要注意保留

1. 密质骨；2. 松质骨；3. 眶上裂外侧端

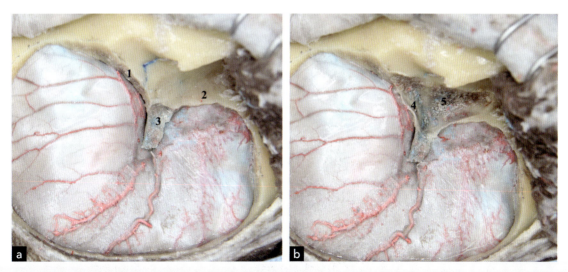

图1-10　在蝶骨嵴磨除过程中，密质骨—松质骨—密质骨的变化过程。图a示常规翼点开颅后，拟完成经蝶骨嵴手术通道。图b示磨除蝶骨嵴表面的密质骨后，再磨除深部的松质骨，在此操作过程中，再次遇见密质骨时，注意予以保留，避免打开眶壁

1. 额骨；2. 蝶骨；3. 蝶骨嵴；4. 密质骨；5. 松质骨

需要强调的是，眶壁的少量缺损不会影响眼球的稳定性。大量文献指出，只需要保证眶壁从前向后2.5～3cm的完整性，即可保证眼球的稳定性。只有在大范围的缺损后才会出现眼球凹陷或搏动性突眼等并发症。

还需要注意的是，蝶骨嵴在彻底磨平后，关颅时术区会留有较大范围的缺损。针对这种情况，可采用骨水泥、开颅产生的骨粉等填充；也可将颞肌缝合至前方的连接片上，使颞肌完整覆盖蝶骨嵴的术区。待肥厚的颞肌功能恢复后，并不会影响颞部外观（图1-11、图1-12）。

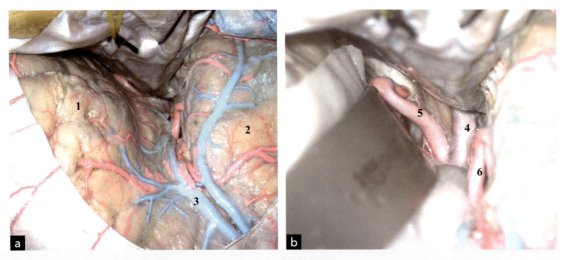

**图1-11**　在蝶骨嵴通道中，磨除蝶骨嵴后，可明显减少对脑组织的牵拉，并获得充分的暴露空间
1. 额叶；2. 颞叶；3. 侧裂浅静脉；4. 颈内动脉；5. 大脑前动脉；6. 大脑中动脉

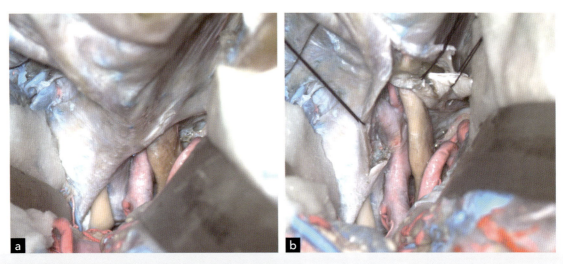

**图1-12**　在经蝶骨嵴手术通道中，前床突也是颅底的重要阻挡，为了磨除前床突，蝶骨嵴的彻底磨平是必不可少的。图a、b示在磨除前床突前和磨除前床突后对床突三角周围结构的暴露情况

笔者在临床工作中发现，磨除前床突并不一定需要去眶，眶壁对前床突及其深部结构的阻挡并不明显，真正对前床突形成阻挡的是蝶骨嵴以及眶脑膜带外侧2~3mm的眶壁（图1-13）。但是，去眶后手术通道变得更浅，增加了操作的便利性。

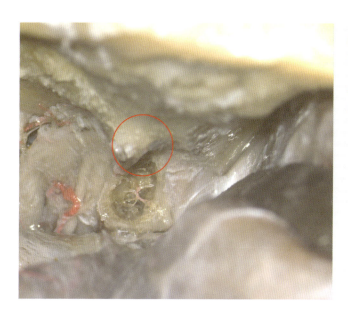

**图1-13**　阻挡前床突暴露和磨除前床突操作的区域并不是眶壁，而是位于眶脑膜带外侧2~3mm的蝶骨嵴或眶尖（红色圆圈）。因此在磨除前床突前，需要将蝶骨嵴彻底磨平，再磨除2~3mm的眶尖即可满足前床突暴露的需求

**蝶骨嵴下通道**：蝶骨嵴下方为蝶骨大翼，此通道即顺着蝶骨大翼方向进行观察和操作的手术通道，常用于处理蝶骨大翼附近［如海绵窦、眶后外侧壁和颞极（硬膜下）的病变］（图1-14~图1-17）。

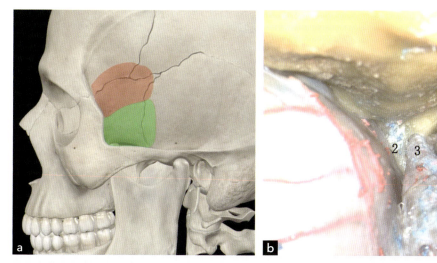

**图1-14**　蝶骨嵴下方围绕蝶骨大翼形成的蝶骨嵴下通道。图a示蝶骨嵴下通道（绿色阴影部分）位于蝶骨嵴（橙色阴影部分）下方。在临床工作中，为了获得更为舒适的操作环境，常将蝶骨嵴通道和蝶骨嵴下通道联合起来。图b示将蝶骨嵴磨平后暴露蝶骨大翼，使得蝶骨嵴下通道的操作成为可能

1. 蝶骨大翼；2. 蝶骨小翼；3. 眶脑膜带

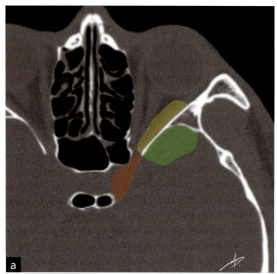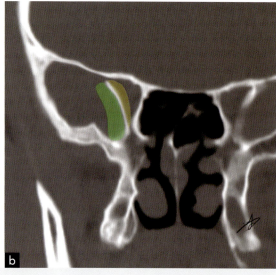

图1-15 围绕蝶骨大翼的蝶骨嵴下通道，以及经蝶骨嵴下通道的主要处理目标。蝶骨大翼的前方为眼眶的后外侧壁，蝶骨大翼和蝶骨小翼之间为眶上裂，眶上裂为海绵窦内动眼神经、滑车神经、外展神经、眼神经传入眼眶的通道。图a、b示经蝶骨嵴下通道可以处理的3类病变：①中颅窝底前部病变（绿色阴影部分）；②眶后外侧壁病变（黄色阴影部分）；③海绵窦病变（红色阴影部分）

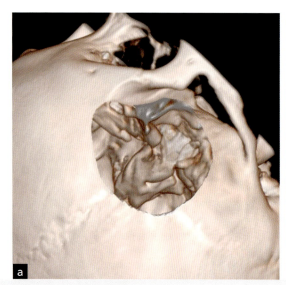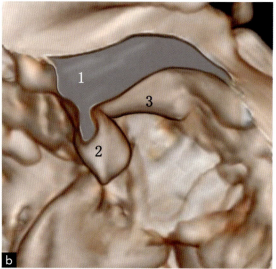

图1-16 蝶骨嵴下通道经眶上裂暴露中颅窝底的手术视角。在完成蝶骨嵴磨平后，手术的操作角度与蝶骨大翼平行，这样不仅可以充分暴露中颅窝底前部，还可以利用海绵窦的膜性结构规律来分离海绵窦外侧壁，并在操作过程中减少牵拉。图b为图a的放大观

1. 蝶骨嵴；2. 前床突；3. 蝶骨大翼

通过此通道还可以实现"自下而上"的手术视角，完成硬膜下位置较高处的暴露，如颞极入路（在"后床突"章节进行详细描述）。

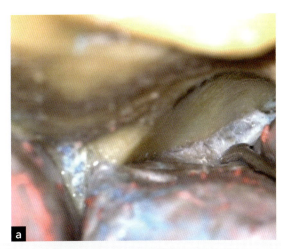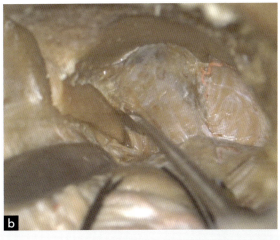

**图1-17**　蝶骨嵴下通道中经蝶骨大翼分离眶上裂内的海绵窦外侧壁。由于海绵窦外侧壁的骨膜在遇到颅底的孔道后（眶上裂、圆孔、卵圆孔等）时会钻出与颅外骨膜相连续，而眶上裂为颅底最宽的孔道，故将眶上裂作为分离海绵窦的操作起点最为便利（在"海绵窦"章节进行重点描述）

**蝶骨嵴前通道：** 蝶骨嵴前方为眼眶的上外侧壁，如果术前阅片发现，即使完全磨平蝶骨嵴仍难以实现充分暴露，则此时可以考虑进一步去除眶外侧壁，即采取蝶骨嵴前通道进行操作。蝶骨嵴前通道可以实现两个主要目的：①可以使操作术野变得更浅，操作更为简便；②可以实现自下而上的观察和操作视野，暴露至更高的颅脑区域，最大限度地减少牵拉（图1-18 ~ 图1-21）。

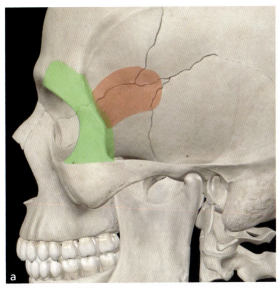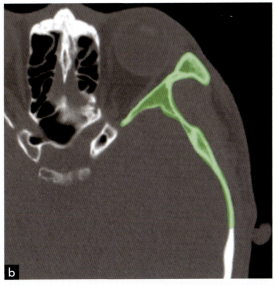

**图1-18**　蝶骨嵴前通道中，同时消除了蝶骨嵴和眼眶外侧壁的阻挡，在完成蝶骨嵴前通道的开颅后对蝶骨嵴深部和上方的显露更加宽阔，进一步减少了对脑组织的牵拉。图a示蝶骨嵴前通道中同时消除了蝶骨嵴（橙色阴影部分）和眶上外侧壁（绿色阴影部分）的阻挡。在去除眶上外侧壁时，暴露的范围为内侧通常至眶上切迹，下方至颧弓上缘即可。为了能够顺利完成这一操作，往往需要断开颧弓，从而获得颞肌更下方的牵拉范围。图b示在完成蝶骨嵴、眶上外侧壁开颅后，术野将直面深部的前床突、眶上裂、颈内动脉床突段等重要结构，使得操作术野变得更浅

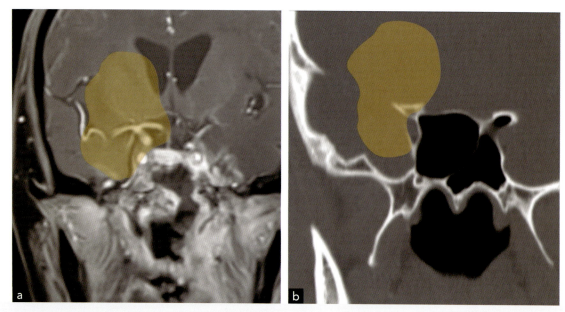

**图1-19**　对于蝶骨嵴内侧、前床突、海绵窦起源的巨大占位，如向上方生长明显，即使磨平蝶骨嵴后依然需要对脑组织采取较大牵拉才能完成暴露。对此，在去除眶上外侧壁后，可以获得更好的"自下而上"的观察和操作角度，充分利用病变自身形成的手术通道，减少对脑组织的牵拉

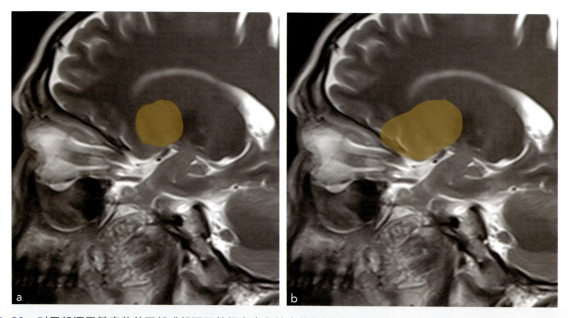

**图1-20**　对于起源于基底节前下部或起源于前颅窝底向基底节前下部生长的病灶，即使磨平了蝶骨嵴，依然需要较大的牵拉才能完成暴露。此时，可采用蝶骨嵴前通道，使手术通道接近病变基底，也可充分利用病灶自身形成的手术通道

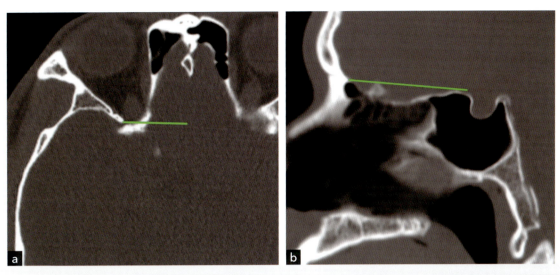

**图1-21** 在磨平蝶骨嵴或者将蝶骨嵴和眶上外侧壁同时去除后，自眶上裂到蝶骨平台中线的距离远远短于前颅窝底至蝶骨平台中线的距离。因此，即使位于中线处的病变，尤其是蝶骨平台中线附近的病变向一侧上方生长的情况，蝶骨嵴前通道也具有明显优势

**蝶骨嵴前下通道：**指位于蝶骨嵴前下方，涵盖蝶骨大翼、翼突根部前方的眶尖、眶下裂、翼腭窝等部位的病变。从定义上进行描述，眶下裂为上颌窦后壁和蝶骨大翼之间的裂隙，翼腭窝为上颌窦后壁和翼突根部之间的裂隙，圆孔与翼腭窝相通，眶上裂与眶下裂相通，翼腭窝和眶下裂相通，眶尖与眶上裂和眶下裂相通。所以，不难看出，蝶骨嵴前下通道的关键操作在于对蝶骨大翼和翼突根部的处理（翼腭窝和眶下裂在相关章节有更详细描述）（图1-22~图1-24）。

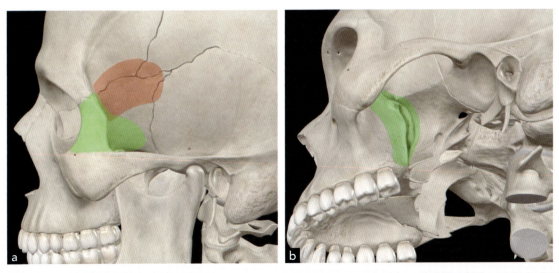

**图1-22** 蝶骨嵴前下通道主要用于暴露翼腭窝和眶下裂。为了能够更好地暴露目标，同时便于操作，可先完成眶颧开颅，再磨除蝶骨大翼和圆孔两侧的翼突根部

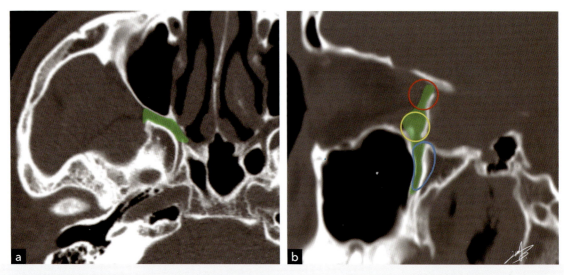

**图1-23** 蝶骨嵴前下通道包括眶尖、眶下裂和翼腭窝3个区域。图a示位于上颌窦后壁和翼突根部之间的翼腭窝（绿色阴影部分）。图b示眶尖（红色圆圈）、眶下裂（黄色圆圈）和翼腭窝（蓝色线圈）三者之间是直接相连的间隙，只是定义上存在区别，故在发生病变时，常同时涉及这3个区域

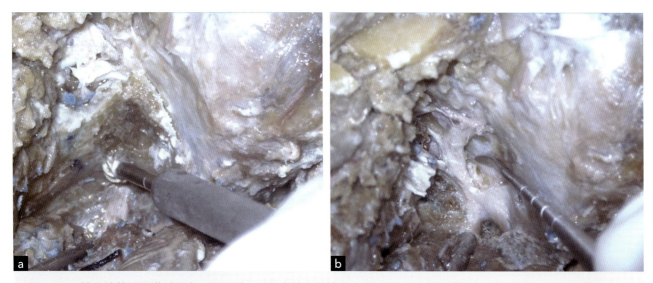

**图1-24** 蝶骨嵴前下通道对眶尖、眶下裂、翼腭窝的暴露情况。图a示完成左侧眶颧开颅后，再进一步磨除蝶骨大翼和圆孔周围的翼突根部，从而彻底暴露眶下裂和翼腭窝。图b示磨除蝶骨大翼和部分翼突根部后，可从开颅视角暴露眶尖、眶下裂和翼腭窝，图中剥离子所指示的位置即为上颌窦后壁

　　将蝶骨嵴当作颅底手术入路来进行研究和思考，既可以解决临床工作中很多复杂问题，又可以使得原本复杂的前中颅底病变化繁为简，减少牵拉，扩大暴露范围。需要强调的是，在蝶骨嵴下通道、蝶骨嵴前通道、蝶骨嵴前下通道中蝶骨嵴也是对术区的重要阻挡，手术时首先需要将蝶骨嵴尽量"磨平"。对于病灶较高的情况，为了获得良好的"自下而上"的手术视角，充分利用病灶自身形成的手术通道，常需要将颧弓离断。

为了能够更好地暴露和利用蝶骨嵴相关的操作通道，需要注意翼点入路中的一些操作细节。其重点是在常规翼点入路中，将颞肌牵拉向后下方，而非下方或前下方。为了实现这一点，在手术时不要将颞肌的后缘完全切开，这样在翻开颞肌时，它便会自动翻向后下方，即可使蝶骨嵴完全暴露出来，甚至可以轻松地暴露至眶下裂（图1-25～图1-27）。

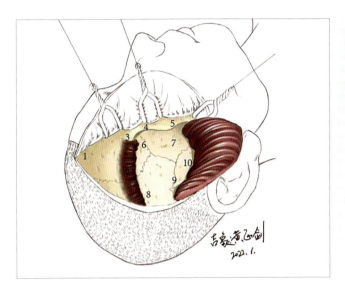

**图1-25** 在颞上线处预留出一小段颞肌筋膜条，以备术后缝合颞肌之用，然后顺着皮瓣切开部分颞肌后缘，再将颞肌尽量翻向后下方，而不要堆积在前方阻挡蝶骨嵴。需要注意的是，肌瓣后缘可不必完全切开，这样向后下方牵拉时，颞肌便可自然反折向后下方

明确蝶骨嵴在骨瓣上的投影，对理解蝶骨嵴相关的手术通道至关重要。蝶骨嵴大致投影在蝶骨外表面的中上1/3处，将关键孔置于蝶骨嵴上，不仅可以更好地铣开翼点骨瓣，还可以避免暴力"撬开"所致的出血。而且，在缝合时肥厚的颞肌可以覆盖关键孔，避免颞部骨窗凹陷。

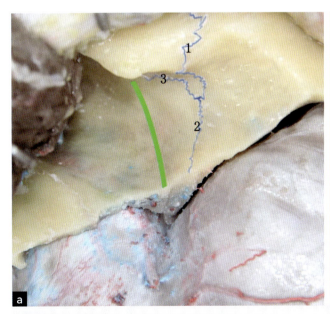
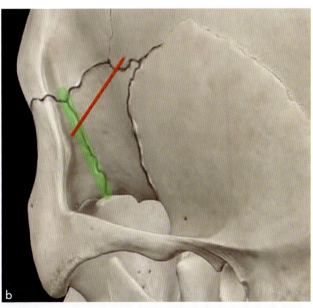

**图1-26** 蝶骨嵴在蝶骨外侧面上的投影。在额颧缝（1）、额蝶缝（2）与蝶颧缝（3）交点与眶下裂连线，取其中上1/3交点，此点与翼点区域"H"形的中心相连，即为蝶骨嵴在蝶骨外侧面投影的大致位置。图a中绿线、图b中红线即为蝶骨嵴在蝶骨外侧面的大致投影

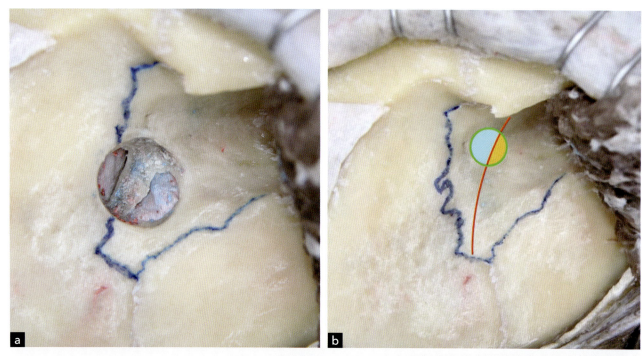

**图1-27** 在蝶骨嵴相关手术入路中，可将关键孔定位在蝶骨嵴上，使其一半暴露硬膜，一半暴露蝶骨嵴。这样在开颅时便不必额外去处理蝶骨嵴，也避免了暴力撬开骨瓣时带来的损伤。由于此处正好位于肥厚颞肌覆盖区域，骨瓣复位后关键孔也正好被颞肌覆盖，对容貌的影响最小。图b中黄色部分为颞部硬脑膜，浅蓝色部分为额部硬脑膜

　　需要强调的是，蝶骨嵴关键孔的目标是在暴露一半硬膜（通常指额部硬膜）的同时离断大部分蝶骨嵴，而不需要将蝶骨嵴两侧的硬膜同时暴露出来。因为如果将蝶骨嵴两侧的硬膜同时暴露出来，需要将关键孔靠近蝶骨嵴的末端，这样操作会使得蝶骨所需磨除的范围增大，术后容易引起容貌改变。

　　除了颞肌的特殊处理外，皮瓣的处理也同样关键。为了能够让颞肌向后下方牵拉得更加顺利，同时在牵拉颞肌后能够更充分地暴露出蝶骨嵴各通道，尤其是在需要利用蝶骨嵴下通道、前下通道和前通道的情况下，术中需要将皮瓣尽可能翻开至颧弓前缘。这将使得皮瓣的牵拉程度较普通翼点入路明显增大，面神经额颞支损伤的概率随之升高。因此，此时采取筋膜间的操作来保护面神经是非常有必要的（图1-28）。

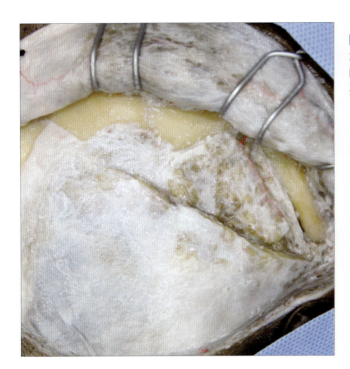

**图1-28**　为了充分利用蝶骨嵴相关颅底手术通道进行手术，需要向前下方翻开皮瓣，暴露至颧弓的前上缘。此时对皮瓣的牵拉程度较大，容易导致面神经损伤，故需要采取筋膜间的操作技巧来暴露面神经

　　本章将常规的翼点入路围绕蝶骨嵴对各个手术通道进行分开描述，并不是为了标新立异，而是为了解答笔者在临床工作中遇到的困惑。

第 2 章

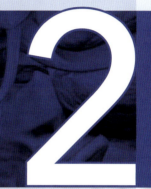

◎ 海绵窦的影像、解剖和
手术入路

海绵窦是颈内动脉在颅底穿行过程中由骨膜层和脑膜层形成的鞍旁静脉腔隙，是颅底静脉回流的重要通道和"中转站"。由于其内部密集排列穿行着重要的血管和神经，导致手术难度增加，成为神经外科需要面临的巨大挑战。

海绵窦区手术的最初尝试是颈内动脉-海绵窦瘘和海绵窦内的动脉瘤，再逐渐过渡到海绵窦占位性病变。随着颅底解剖的发展和海绵窦区临床工作探索的不断深入，海绵窦区已不再是以往所认为的"无人区"。尽管如此，涉及海绵窦区的手术方式依然难以形成广泛共识。

涉及海绵窦开颅的手术入路，是经海绵窦外侧壁和顶壁的手术通道进行的，可以统称为额颞（眶颧）入路，其核心是通过充分利用海绵窦外侧壁的膜性结构来打开海绵窦，以达到最大限度的骨质磨除、最小限度的脑组织牵拉，以及最大限度的暴露。

本章将通过对海绵窦区及其周围结构的影像和解剖来认识"手术解剖"，并结合对手术入路的思考来重新认识影像，最终将这一区域的影像、解剖和手术入路进行深入结合，使得此部位的临床应用更具可行性和可传播性。

# 1. 海绵窦的局部解剖、影像

所有穿行于颅内的动脉周围都有丰富的静脉丛或静脉窦包裹环绕，海绵窦亦是如此。颈内动脉在穿行颅底的过程中形成了海绵窦。海绵窦分列于蝶鞍、垂体和蝶窦的两旁。海绵窦从眶上裂向后延伸至鞍背外侧，前界为眶上裂，后界位于鞍背和Meckel's腔开口之间。它有4个壁，分别是顶壁、后壁、内侧壁和外侧壁。其中，顶壁为动眼神经三角和床突三角；后壁与基底窦后壁的外侧重叠；内侧壁为覆盖蝶鞍和蝶骨体的骨膜；外侧壁从Meckel's腔内侧壁经圆孔延伸至眶上裂外侧缘。

海绵窦接受来自侧裂静脉、蝶顶窦、眼上静脉等的静脉血，与岩上窦、岩下窦、翼静脉丛沟通。两侧的海绵窦由海绵间窦和基底静脉丛（或基底窦）沟通。海绵窦内走行着颈内动脉海绵窦段，数条颅神经向前走行穿过海绵窦，经眶上裂进入眼眶。其中，动眼神经、滑车神经、三叉神经眼支和上颌支位于海绵窦的外侧壁上，外展神经在海绵窦内穿行，位于颈内动脉海绵窦段外侧（图2-1）。

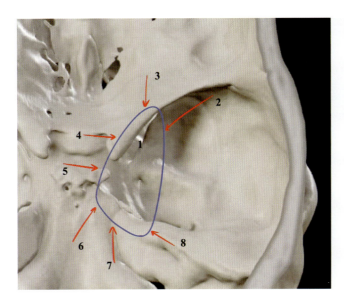

**图2-1** 颅底上面观（右侧）。蓝线示海绵窦区骨性界限，前界为眶上裂，后界达岩骨尖，内侧为蝶鞍，外侧为中颅窝。海绵窦位于中颅窝底，是调控进出颅内外血流的重要结构，与诸多静脉沟通，包括侧裂静脉、岩上窦、岩下窦、基底窦、海绵间窦和眼上静脉等

1. 眶上裂；2. 侧裂静脉；3. 眼上静脉；4. 前间窦；5. 后间窦；6. 基底窦；7. 岩下窦；8. 岩上窦

# 2. 海绵窦的膜性结构及其解剖规律

　　要掌握海绵窦区的手术，首先需要掌握海绵窦的神经血管结构，其次更重要的是，要充分理解海绵窦的膜性结构及其解剖规律，以及膜性结构之间的自然间隙和各自然间隙之间的分开方式。

　　海绵窦的膜性结构构成比较复杂，以往的研究命名混乱且存有争议，海绵窦膜性结构的分离技巧是海绵窦区手术入路操作的关键技术，综合以往的文献和本著作手术团队长期的研究，我们对海绵窦膜性结构的命名进行了统一描述，便于后续探讨。贴附在中颅窝上的硬膜由两层膜性结构构成，即面向颅骨的骨膜层和面向大脑皮层的脑膜层（或称固有硬膜层）。硬膜在颅底方向向内走行，行至海绵窦外侧壁时，脑膜层继续向内走行，与颞叶相邻，并形成海绵窦外侧壁的外层。骨膜层的解剖存在较大争议，总结白马名（日本学者）的观点，骨膜层的走行主要遵循两条规律：①骨膜层在颅底无孔道处，继续紧贴骨面走行，形成海绵窦的底壁和内侧壁；②骨膜层在走行至颅底孔道（包括圆孔、卵圆孔、棘孔、眶上裂）时反折出颅与颅外的骨膜相连，即海绵窦的外侧壁均由脑膜层构成，这也是硬膜外分离海绵窦外侧壁内外层的主要理论依据之一。Rhoton认为骨膜层在海绵窦外侧缘处分为两层：一层覆盖在海绵窦上表面，形成海绵窦外侧壁的内层；另一层向下、向内走行，形成海绵窦的底壁和内侧壁，即海绵窦的外侧壁由外侧的脑膜层和内侧的骨膜层构成。在我们的手术实践和解剖研究过程中，我们更加认可白马名教授的观点，本章也将基于此观点进行详细探讨。手术过程中，最核心的技术就是从海绵窦外侧缘、圆孔或眶上裂处分开脑膜层和骨膜层，即分开海绵窦外侧壁的内层和外层。这个操作完成后，可以进一步行硬膜外前床突切除术和处理床突旁动脉瘤，或硬膜外处理海绵窦占位，向后外侧继续分离两层膜性结构，还可以进一步从硬膜外处理三叉神经鞘瘤在中颅窝的部分（图2-2、图2-3）。

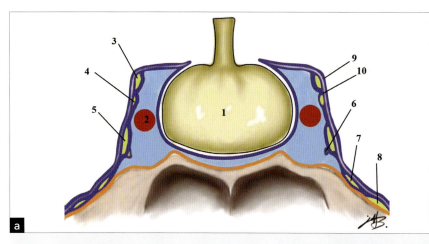

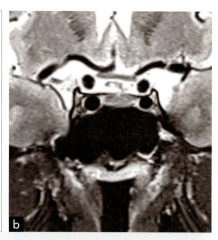

**图2-2** 海绵窦冠状位示意图（a）和MRI（b），示意海绵窦的内侧壁、外侧壁和下壁的膜性结构及其解剖规律。图a示海绵窦又称鞍旁静脉间隙，位于中颅窝底垂体窝的两旁。外侧壁有两层：内层和外层。这两层都为脑膜层（深蓝色区域），且它们之间存在着潜在的自然间隙，内侧同时包裹着海绵窦内的神经，并形成神经的外膜。海绵窦的内侧壁也是由脑膜层构成的，并与垂体窝相分隔。海绵窦的下壁为骨膜层。这种膜性结构的形成方式，在后文中还会详述。图b为海绵窦的典型冠状位影像

1. 垂体；2. 海绵窦段颈内动脉；3. 动眼神经；4. 滑车神经；5. 眼神经；6. 外展神经；7. 上颌神经；8. 下颌神经；9. 海绵窦外侧壁外层；
10. 海绵窦外侧壁内层

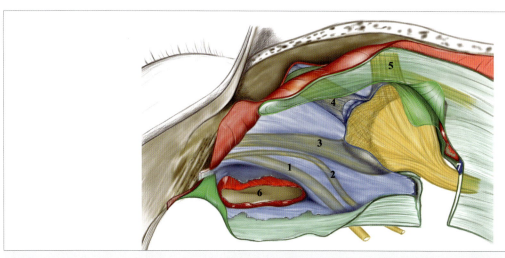

**图2-3** 右侧翼点入路手术视角下的海绵窦膜性结构示意图。可见在中颅窝底的颅骨内侧面有两层膜性结构，即骨膜层和脑膜层（固有硬膜层）。骨膜层（红色区域）紧贴颅骨内侧面，在海绵窦外侧缘和前缘处经眶上裂、圆孔、卵圆孔出颅；在眶上裂与圆孔之间、圆孔与卵圆孔之间，继续向下走行，形成海绵窦的下壁并继续延伸为海绵窦的内侧壁；在岩骨表面覆盖整个岩骨及斜坡等后颅窝颅骨表面。固有硬膜层（绿色区域）向中线方向走行，形成小脑幕缘后反折回来并覆盖于岩骨表面骨膜层上方，并继续覆盖Meckel's腔表面。小脑幕由两层固有硬膜反折构成，即内层固有硬膜和外层固有硬膜。内层固有硬膜继续向前走行，在Meckel's腔的背外侧和腹外侧，连同蛛网膜与三叉神经节紧密相连，使其几乎不存在任何潜在的腔隙，从而将海绵窦与Meckel's腔分隔开。由此可见，V3并非完全位于海绵窦内；内层固有硬膜走行至Meckel's腔前凸面时，形成三叉神经各分支和海绵窦颅神经的外膜（蓝色区域），并包裹这些神经一起出颅。根据这些膜性结构特点，可见内层固有硬膜（蓝色区域）为紧贴海绵窦的膜性结构，并且与外层固有硬膜之间存在着潜在间隙，也可以理解为海绵窦的内层固有硬膜与外层固有硬膜之间的相互延续关系。这也是硬膜外操作的解剖学基础

1. 动眼神经；2. 滑车神经；3. 眼神经；4. 上颌神经；5. 下颌神经；6. 前床突；7. 岩上窦

尽管海绵窦的膜性结构具有其复杂性，但是如果能结合影像，并充分利用其膜性结构之间的解剖规律，制订合理的手术策略，便可做到化繁为简，减少并发症。海绵窦的膜性结构大致可以总结为：①骨膜层在海绵窦外侧壁的外缘处，如遇到孔道（眶上裂、圆孔、卵圆孔、棘孔），则钻出与颅骨外的骨膜相连；如未遇到孔道，则继续向下走行，形成海绵窦的下壁。②海绵窦外侧壁的两层硬膜（内层和外层）都是由脑膜层构成的。根据海绵窦的这种膜性结构特点，便可经硬膜外完成海绵窦外侧壁内层和外层的分离，详细的操作步骤可参考笔者之前的专著（图2-4）。

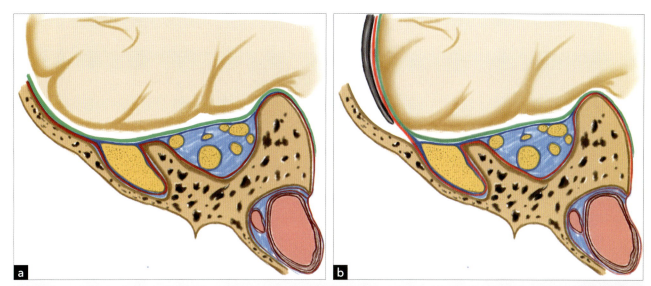

**图2-4**　经卵圆孔的斜切面示意图展示海绵窦膜性结构解剖规律和分离技巧。图a示在中颅窝底外侧，硬膜分为骨膜层和固有硬膜层。固有硬膜层又分为较厚的外层固有硬膜（绿色区域）和较薄的内层固有硬膜（蓝色区域），且这两层固有硬膜之间存在着潜在的自然间隙，同时内层固有硬膜覆盖海绵窦，形成海绵窦内颅神经的外膜。图b示用脑压板从硬膜外抬起颞叶，暴露至海绵窦外侧缘处，然后锐性切开骨膜层。此时，可自硬膜外彻底暴露海绵窦，并完整保留海绵窦表面的固有硬膜层。分离过程中如果破坏内层固有硬膜层，海绵窦出血，可予以吸收性明胶海绵压迫并电凝，或予以流体明胶压迫止血。再继续寻找两层固有硬膜之间的潜在间隙并分离

## 病变与海绵窦外侧壁的解剖关系

由于海绵窦为硬膜外的鞍旁静脉间隙，所以病变与海绵窦外侧壁之间存在3种解剖位置关系：完全位于硬膜外、完全位于硬膜下和同时侵犯硬膜外与硬膜下。术前根据病变与海绵窦外侧壁的关系，制订合理的手术策略（图2-5 ~ 图2-7）。

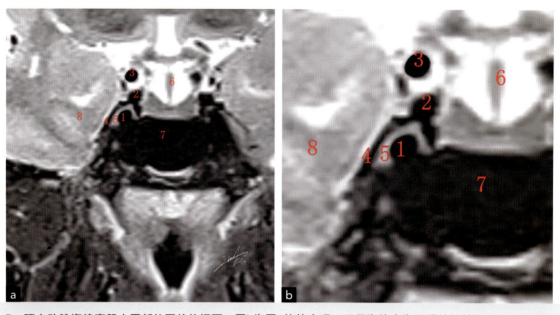

**图2-5** 颈内动脉海绵窦段水平部的冠状位切面。图b为图a的放大观。可见海绵窦为硬膜外的结构，借海绵窦外侧壁的膜性结构与颅内分隔开

1. 颈内动脉海绵窦段水平部；2. 前床突；3. 颈内动脉床突上段；4. 海绵窦外侧壁；5. 海绵窦静脉间隙；6. 垂体柄；7. 斜坡；8. 颞叶

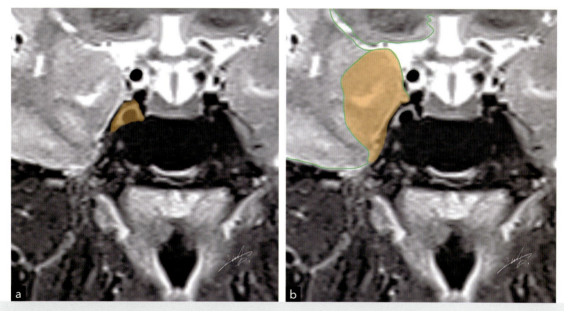

**图2-6** 冠状位MRI示病变与海绵窦外侧壁的关系。图a示病变完全位于海绵窦内（黄色区域），此时完全经硬膜外的操作即可完成良好的暴露。图b示病变起源于海绵窦外侧壁（黄色区域），向硬膜下生长。对于这种情况，虽然病灶位于硬膜下，但是常无法突破蛛网膜（绿色线条），如果病灶未突破蛛网膜而位于蛛网膜下腔之外，则表明病灶与颅内血管之间存在明显的蛛网膜分隔。术中操作时，可利用这一关系，先完成病变内减压，再顺着蛛网膜界面进行操作，以保护血管

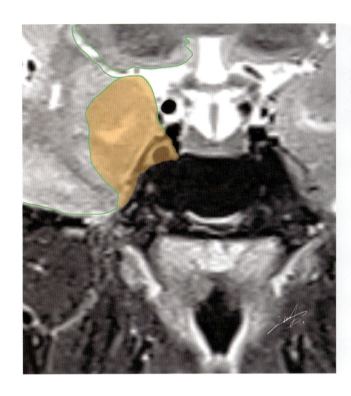

**图2-7**　冠状位MRI示病变同时位于硬膜外和硬膜下（黄色区域）。此时，术中不能先进行硬膜外操作再进行硬膜下操作，因为在没有切除硬膜下病灶的前提下，强行在硬膜外分离海绵窦外侧壁会使脑组织挫伤，甚至出现血肿。正确的步骤应该是先完成硬膜下病灶的切除，待充分完成脑松弛后，再完成硬膜外的操作

由此可见，海绵窦的占位，尤其是硬膜下也存在巨大占位且脑组织存在明显水肿时，不能一味地追求硬膜外操作，而是需要结合术前影像制订合理的手术计划，做到最小的牵拉。此外，对于硬膜下的病变，需要结合影像提前判断病灶和蛛网膜的关系，如在T2序列MRI中，若病灶周围存在脑脊液明显的高信号时，这更说明其位于蛛网膜下腔之外，手术时便可沿着蛛网膜和病灶的界面进行操作。

# 3. 海绵窦手术入路相关的局部解剖

## 3.1 蝶骨嵴和眶上裂

蝶骨嵴由蝶骨大翼和蝶骨小翼向外侧汇合而成，蝶骨大翼和蝶骨小翼又同时构成了眶的顶壁和外侧壁。所以蝶骨嵴是开颅手术中阻挡眶尖和海绵窦暴露的主要结构。蝶骨嵴的充分磨除，可显著增加海绵窦附近结构的暴露效率，扩大操作空间，减轻对脑组织的牵拉。

蝶骨嵴向深面延伸，术中磨除蝶骨嵴直至眶上裂的最外侧处，即在充分磨平蝶骨嵴后可暴露出眶脑膜动脉或额颞眶硬膜反折（也称为眶脑膜带）。完成此步骤后，海绵窦外侧壁的分离将变得轻松。

眶上裂为蝶骨大翼和蝶骨小翼之间的裂隙，动眼神经、滑车神经、外展神经和眼神经自眶上裂经海绵

窦穿入眼眶内。分开海绵窦外侧壁外层和内层时，眶上裂可以作为非常宽的天然操作通道，充分利用海绵窦的膜性结构规律，避免直接剪开眶脑膜带过程中的神经损伤（后文详述）（图2-8 ~ 图2-10）。

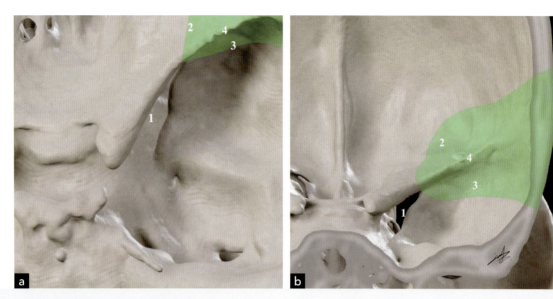

**图2-8**　颅骨三维重建示眶上裂和蝶骨嵴的解剖关系。图a示眶上裂由蝶骨大翼和蝶骨小翼之间的裂隙构成，眶上裂在最外侧与蝶骨嵴相连。图b示蝶骨嵴由蝶骨大翼和蝶骨小翼向外侧汇聚延伸而来，在其最内侧与眶上裂相连。绿色阴影部分为蝶骨大翼和蝶骨小翼汇合形成的蝶骨嵴

1. 眶上裂；2. 蝶骨小翼；3. 蝶骨大翼；4. 蝶骨嵴

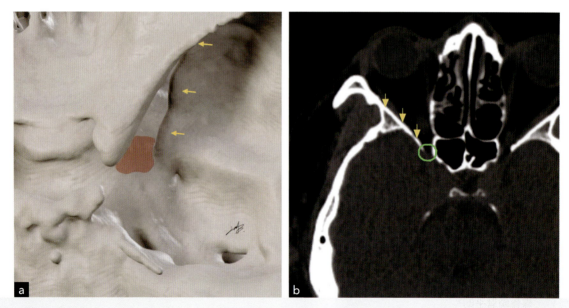

**图2-9**　颅骨三维重建（a）和轴位CT（b）。图a示眶上裂的内侧为蝶窦的外侧壁（红色阴影部分），眶上裂的外侧为蝶骨大翼（黄色箭头），这与经鼻内镜下蝶窦外侧壁即为海绵窦内侧壁从概念上来说是一致的，这点从概念上进行理解是非常有必要的。图b示蝶骨大翼和蝶骨嵴（黄色箭头）、眶上裂（绿色圆圈）和蝶窦外侧壁之间的关系

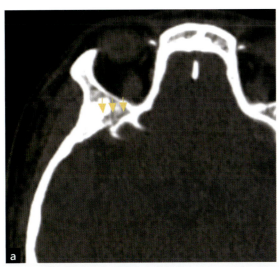
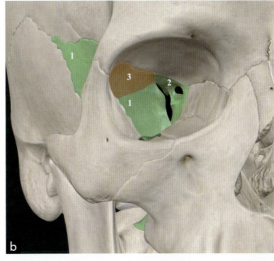

**图2-10** 轴位CT（a）和颅骨三维重建（b）示蝶骨嵴构成了眶的后外侧壁。图a中黄色箭头为蝶骨嵴。图b中绿色部分为蝶骨，棕色部分为蝶骨嵴

1. 蝶骨大翼；2. 蝶骨小翼；3. 蝶骨嵴

　　由于蝶骨嵴构成了眶的后外侧壁，故在彻底磨平蝶骨嵴的过程中，有损伤眶骨膜的风险。需要注意的是，磨穿少量眶壁骨质不会影响眶内结构稳定性，通常保留眶壁前后2.5～3.0cm长的骨质，即可维持眶内稳定性。术中将蝶骨嵴尽可能地磨平，可以显著增加手术操作通道，降低手术操作难度。术中如果海绵窦内的病变经眶上裂进入眶内，则需要打开眶壁，否则去眶并非必要的操作（图2-11～图2-16）。

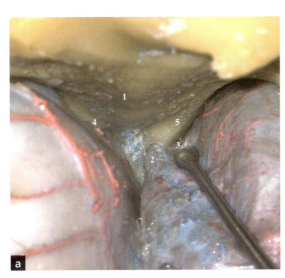
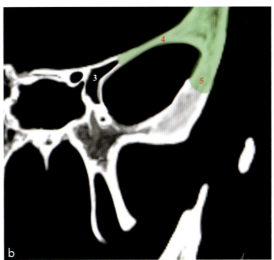

**图2-11** 蝶骨嵴磨平的标志为暴露至额颞眶硬膜反折（a），将蝶骨嵴磨平后，即已暴露至眶上裂外缘（b）。在消除蝶骨嵴的阻挡后，海绵窦区也变得更为表浅，操作空间明显扩大

1. 眶；2. 眶脑膜带；3. 眶上裂；4. 蝶骨小翼；5. 蝶骨大翼

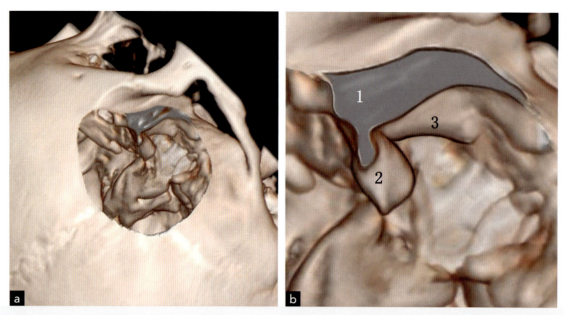

**图2-12** 经眶上裂通道暴露中颅窝底的手术视角。图b为图a的放大观。可见，在完成蝶骨嵴磨平后，手术图a的操作角度与蝶骨大翼平行，这样可以充分利用海绵窦的膜性结构规律来分离海绵窦外侧壁，并在操作过程中减少牵拉

1. 蝶骨嵴；2. 前床突；3. 蝶骨大翼

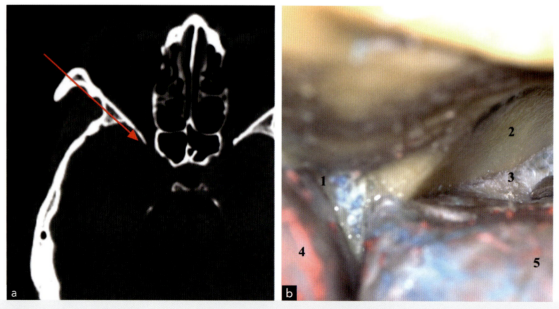

**图2-13** 轴位CT（a）和解剖图（b）示经蝶骨大翼来分离眶上裂内的海绵窦外侧壁。正如前文所述，海绵窦外侧壁的骨膜在遇到颅底的孔道（眶上裂、圆孔、卵圆孔等）时会钻出与颅外骨膜相连续，而眶上裂为颅底最宽的孔道，故经眶上裂作为分离海绵窦的起点最为便利。红色箭头示平行蝶骨大翼的方向

1. 蝶骨小翼；2. 蝶骨大翼；3. 眶上裂；4. 额部硬脑膜；5. 颞部硬脑膜

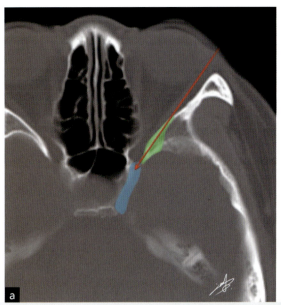
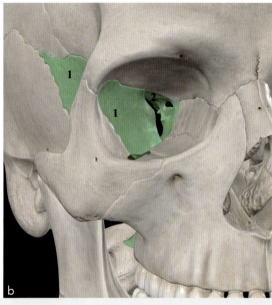

图2-14　轴位CT（a）和颅骨三维重建（b）示经眶外侧壁手术入路通道。由于蝶骨大翼既是眶上裂的重要组成部分，也构成了眼眶的后外侧壁，故也可经外眦来分开海绵窦外侧壁的内层和外层。图a示经眶平行蝶骨大翼（绿色区域）的方向（红色箭头），正对眶上裂、海绵窦和前床突（蓝色区域）。图b示蝶骨大翼构成眶的后外侧壁，蝶骨小翼构成眶的后上壁

1. 蝶骨大翼；2. 蝶骨小翼

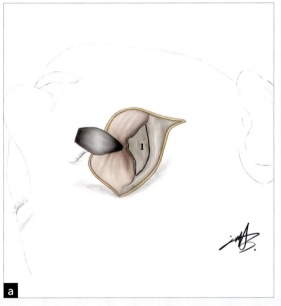
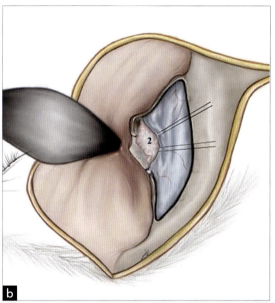

图2-15　经外眦经眶外侧壁入路手绘图。图b为图a放大后的进一步操作图。图a示经眉弓及外眦的切口，可自前方暴露至深部的蝶骨大翼。图b示在磨除蝶骨大翼后，也可经眶上裂来分开海绵窦外侧壁的两层膜性结构，并暴露海绵窦内的病灶

1. 蝶骨大翼；2. 海绵窦内病灶

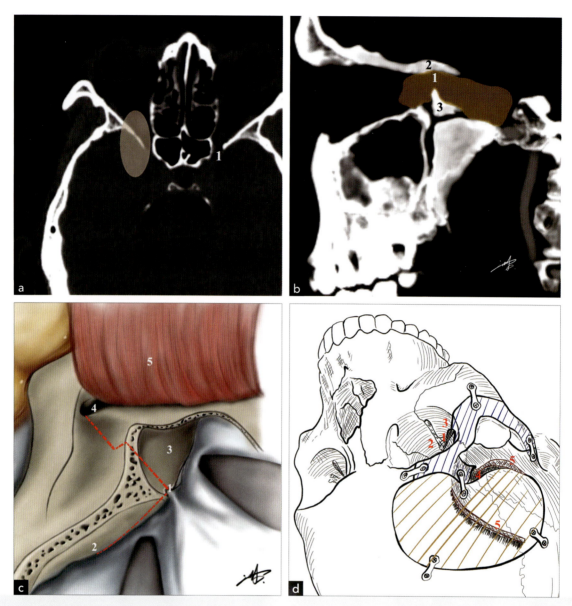

**图2-16** 蝶骨大翼与眶的关系。由于眶上裂、眶下裂的存在，颅内或海绵窦内的肿瘤常可形成沟通，此时便需要将眶壁（上外侧壁）打开，以进一步扩大暴露范围。图a、b分别为轴位和矢状位CT，可见蝶骨大翼构成了眶的后外侧壁，病灶（褐色椭圆形区域）可经眶上裂形成颅眶沟通，需要采取眶颧入路来打开蝶骨大翼，进一步扩大暴露。图c、d为双瓣眶颧入路示意图。图c为打开眶上外侧壁并切除部分蝶骨大翼，充分打开眶上裂，暴露眶内结构（红色虚线示骨质切开路径）。图d为双瓣眶颧整体示意图，黄色斜线示翼点骨瓣，蓝线示眶颧骨瓣

1. 眶上裂；2. 蝶骨小翼；3. 蝶骨大翼；4. 眶下裂；5. 颞肌

由上可见，为了更好地分离海绵窦外侧壁，通过平行于蝶骨大翼的视角来分离眶上裂是一个非常好的手术通道。为了能够更好地利用这一手术通道，需要尽可能将蝶骨嵴磨平。通过对影像和解剖的分析，不难发现，蝶骨嵴的深部即为眶上裂的外缘——眶脑膜带。所以，充分理解和应用蝶骨嵴与眶上裂之间的结构规律来制订手术计划并指导操作，意义非常重大。

## 3.2 前床突及其3个关键骨性附着点

前床突磨除的主要目的是暴露床突三角，进而才能完成剪开远环、打开Hakuba三角、松解海绵窦顶壁、扩大海绵窦暴露范围及暴露视神经管外侧壁等复杂操作。

前床突是蝶骨小翼向深部的延伸，其有3个关键骨性附着点：蝶骨小翼、视神经管顶壁和视柱。前床突的磨除过程即分离前床突与3个附着点的过程。

视柱（Optic Strut，OS）是连接眶上裂的下内侧缘至蝶骨体的骨桥，同时也是分隔视神经管及眶上裂的骨性结构。视柱融入蝶骨体的部位在面向蝶窦一侧形成一个小凹陷，从经鼻内镜视角观察，此凹陷即为外侧视神经颈内动脉隐窝（Lateral Optico Carotid Recess，LOCR）。因此，如气化良好，蝶窦、视柱和ACP可相互连通。

气化是前床突最常见的解剖变异，发生率分别为右侧约12%、左侧约7%、双侧约9%。因此，在前床突磨除术前应仔细查看CT的薄层骨窗片，明确前床突是否存在解剖变异及制订相应的处理策略。前床突和（或）视柱气化良好时，磨除后有形成脑脊液漏的风险，需要术中严密修补，详细修补技术本章后续有详述（图2-17）。

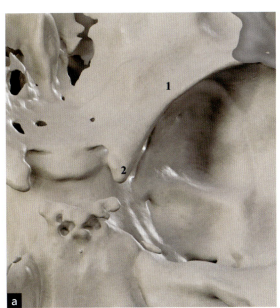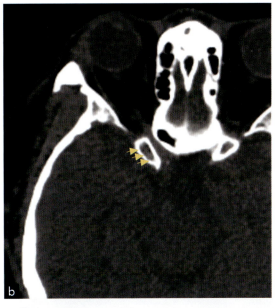

**图2-17**　前床突的解剖特点。颅骨三维重建（a）示前床突为蝶骨小翼向内侧的延伸，所以前床突本质上属于蝶骨小翼的一部分，这点对理解前床突的磨除至关重要。图b为相对标准的前床突平扫CT影像，黄色箭头示前床突

1. 蝶骨小翼；2. 前床突

　　前床突的个体差异较大，有的偏大，有的偏小，有的气化程度高，有的气化程度低，还有的与中床突或后床突相连。在临床工作中需要结合影像，根据具体情况来制订手术计划。通常情况下，前床突比较大、与中床突或者后床突相连的病例，采取硬膜下磨除的策略更合理。这是因为在这种情况下，即使硬膜外磨除了前床突的3个固定附着点，仍然存在着其他额外的（如中床突或后床突）附着点，致使前床突取出困难（图2-18 ~ 图2-24）。

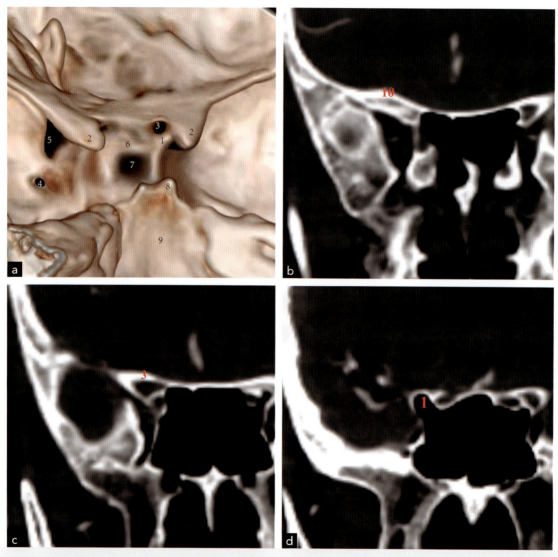

**图2-18** 颅骨三维重建（a）及冠状位骨窗CT（b~d）示前床突的3个附着点，分别是蝶骨小翼、视神经管顶壁和视柱。图a直观展示前床突的3个附着点。图b~d为连续扫描，展示前床突的3个附着点。需要强调的是，视柱即为经鼻内镜视野下的外侧视神经颈内动脉隐窝（LOCR）

1. 视柱；2. 前床突；3. 视神经管顶壁；4. 圆孔；5. 眶上裂；6. 视交叉沟；7. 垂体窝；8. 后床突；9. 斜坡；10. 蝶骨小翼

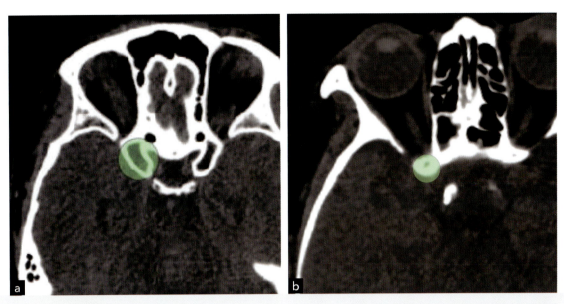

**图2-19** 轴位CT示不同大小和气化程度的前床突（绿色阴影部分）。图a示较大的前床突，图b示较小的前床突。无论硬膜外操作还是硬膜下操作，体积较大的前床突操作难度都较大，反之则操作容易。对于较大的前床突，如果采取硬膜外的方式进行磨除，术中需要分离开较大范围的海绵窦才能彻底暴露床突尖。这对于海绵窦内部的占位而言是常规操作，但是对于非海绵窦内占位性病变（如眼动脉段动脉瘤、海绵窦外侧壁占位和其他鞍区周围占位）而言，反而增加了海绵窦操作的相关风险。在硬膜下操作时单纯前床突的气化程度对手术影响并不大，主要看视柱和蝶窦的气化程度。因为视柱与蝶窦相通，蝶窦过度气化，术后脑脊液漏的风险较高，所以需要认真修补

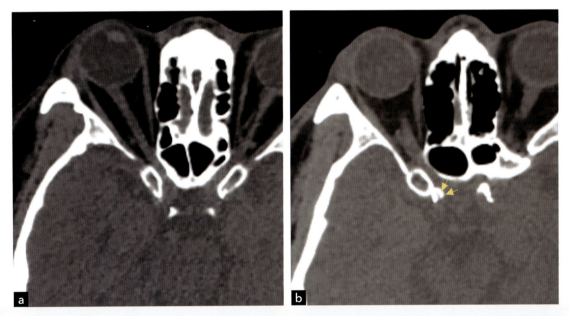

**图2-20** 轴位CT示前床突有时会与中床突或后床突附着，这会给前床突的磨除带来困难，尤其是在硬膜外操作时。在经鼻内镜磨除鞍底和海绵窦内侧壁的过程中，剥离骨片时也需要留意是否存在中床突，避免刺破海绵窦甚至颈内动脉。图a为正常前床突，图b为与中床突附着的情况，黄色箭头示中床突

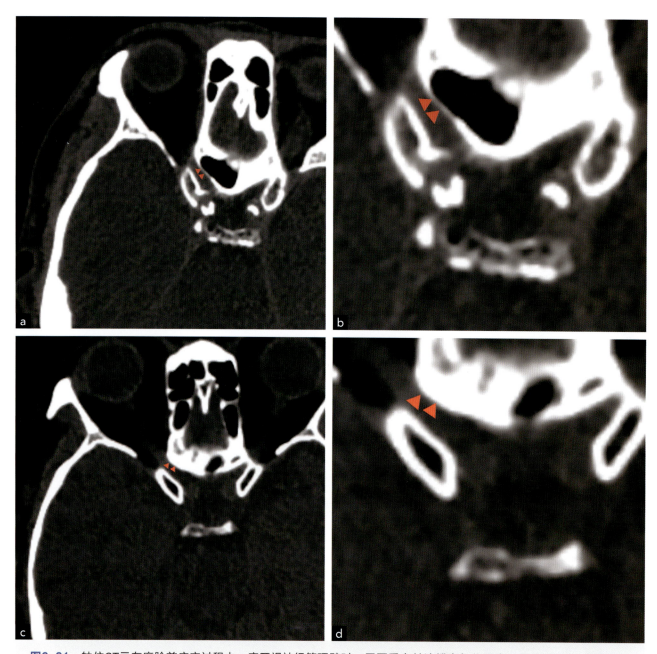

**图2-21** 轴位CT示在磨除前床突过程中，磨开视神经管顶壁时，需要重点关注蝶窦气化程度。图a示视神经管顶壁内侧蝶窦气化良好，图b为图a的放大观。图c示视神经管顶壁内侧气化差，图d为图c的放大观。在手术过程中，如果发现气化程度较高，磨除视神经管顶壁时，需要相对保守，尽量只磨除视神经管顶壁与前床突的连接处即可，且不管是否发现开放了蝶窦，都需要认真封堵和修补，以降低术后脑脊液漏的风险。红色三角示视神经管顶壁

　　为了避免脑脊液漏的发生，笔者的观点是，只需要进行前床突及其周围骨质的磨除，无论术中是否开放了蝶窦和筛窦，都应该积极修补。修补的材料可选择开颅区域的骨膜、肌肉，也可以取大腿和腹部的脂肪。如完全为硬膜外的操作，修补前可先用碘伏、生理盐水反复冲洗（如已经开放硬膜，则不要过度冲洗，避免感染扩散）。在显微镜下用骨蜡仔细封堵后，再用肌肉（或骨膜和脂肪等）完整覆盖术区，并用生物蛋白胶固定。总的原则是实现"严密修补"。

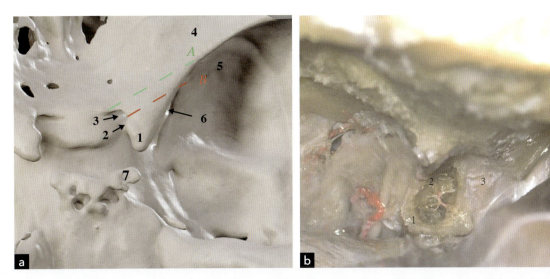

**图2-22** 颅骨三维重建（a）和解剖图（b）示推荐一种磨开视神经管的方法。图a示沿A、B两条线磨开，便可磨开视神经管顶壁，其中"A线"为眶脑膜带与视神经管口内侧缘的连线，"B线"为视神经管口外侧缘与A线的平行线。在蝶窦气化良好的情况下，只需要以A、B线作为参考方向即可。在磨开A线时，需要相对保守，不要太靠近中线，避免磨开蝶窦

1.前床突；2.视柱；3.视神经；4.蝶骨小翼；5.蝶骨大翼；6.眶上裂；7.后床突

　　根据不同手术的要求，视柱可有3种不同的定义方式：①视柱为前床突和蝶窦的骨性连接；②视柱为外侧OCR；③视柱为眶上裂和视神经管的分隔。

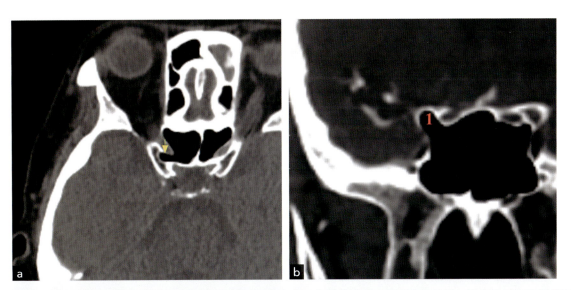

**图2-23** 轴位（a）和冠状位（b）CT骨窗。视柱的两个定义，在影像和术中可以作为参考：①视柱是连接蝶窦和前床突的骨性连接；②视柱为外侧OCR。图a中黄色箭头示气化良好的视柱，可见其一端附着于蝶窦外侧壁，另一端附着于前床突根部内下方。图b示视柱气化明显，在经鼻内镜视角下即外侧OCR

1.视柱（气化）

　　视柱的第三种定义方式——视柱为眶上裂和视神经管的分隔，可参考图2-11b。

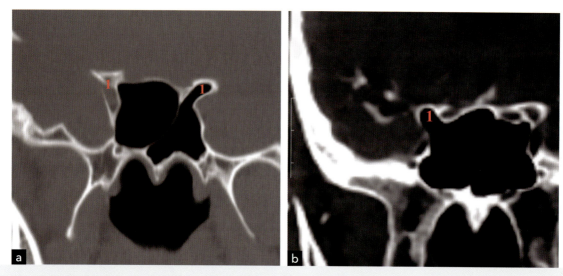

**图2-24** 冠状位CT示视柱气化程度的个体差异。图a示右侧视柱的气化程度较低，左侧视柱的气化程度较高。图b示右侧视柱的气化程度较高

1. 视柱（气化）

在前床突的磨除过程中，视柱的气化对手术影响是最大的，术前应该仔细阅片予以甄别。如果术中视柱被开放，可采用"悠悠球"法进行封堵，还可使用骨蜡、肌肉、生物胶、人工硬膜联合的方法进行修补。在前床突的磨除步骤中，磨除视柱与前床突的连接处最为危险。视柱气化良好会给手术操作带来便利，其存在明显的密质骨—松质骨—密质骨的变化过程，在磨除过程中再次遇见密质骨时即接近视柱。此时需要注意采取蛋壳化操作技术，而不必将所有视柱骨质磨除，只需将蛋壳化的骨片用剥离子剥离即可（图2-25 ~ 图2-27）。

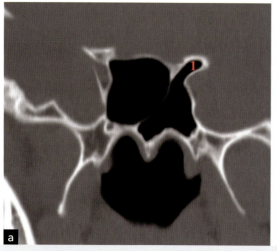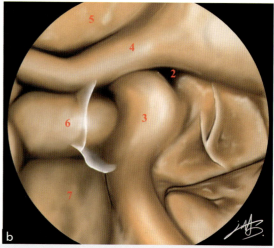

**图2-25** 经视柱的冠状位CT（a）和内镜颅底视野（b）。在气化程度较高时，可以容易看见经鼻内镜下外侧视神经颈内动脉隐窝（LOCR），即视柱

1. 视柱；2. LOCR；3. 颈内动脉；4. 视神经管；5. 蝶骨平台；6. 鞍底；7. 斜坡

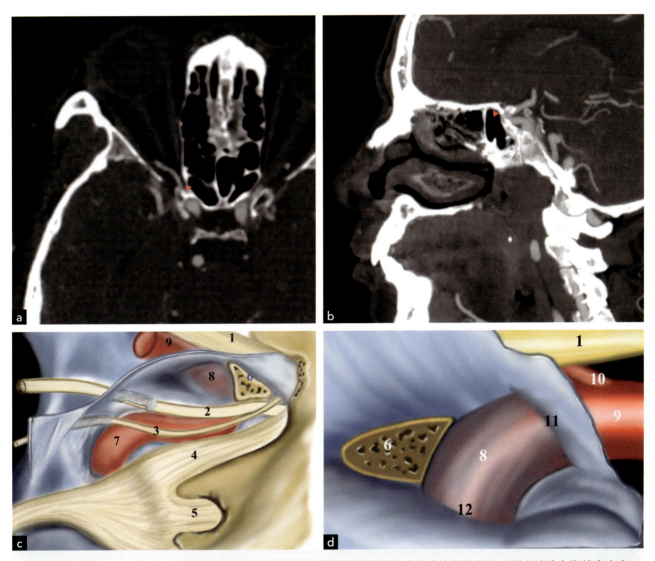

**图2-26**　视柱和前床突之间的关系。颈内动脉床突段是颈内动脉自颅外向颅内穿行的门户。颈内动脉在海绵窦内走行，其水平段走行至视柱时，由于受到视柱的阻挡而发生弯曲，穿出远环后即进入硬膜下（颅内）。视柱也由于受到颈内动脉的长期压迫，逐渐出现"压痕"，导致其后缘相对扁平、前缘相对锐利，类似飞机机翼切面的形状。图a、b示水平位和矢状位上颈内动脉床突段与视柱（红色三角）的关系。图c手绘图展示将海绵窦外侧壁打开后颈内动脉床突段与视柱的关系。图d手绘图展示颈内动脉床突段与视柱之间的关系。可见视柱与颈内动脉床突段之间关系非常密切，因此在前床突磨除过程中，视柱的磨除是最复杂的。在断开前床突的视柱这一附着点时，并不是"磨除视柱"，而是磨除"视柱与前床突的附着点"，只有在特殊情况下才需要将视柱磨除，如比较低位的眼动脉瘤、挤压或侵犯视柱的肿瘤等

1.视神经；2.动眼神经；3.滑车神经；4.眼神经；5.上颌神经；6.视柱；7.颈内动脉海绵窦段；8.颈内动脉床突段；9.颈内动脉眼动脉段；10.眼动脉；11.远环；12.近环

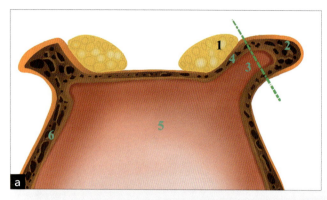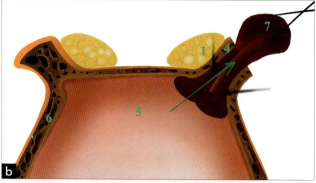

**图2-27** 经视柱和视神经的冠状位模式图。对于前床突气化明显的病例，在前床突磨除后，蝶窦开放，需要修补破口，以降低脑脊液漏的风险。图a示前床突明显气化，沿着虚线磨除视柱后，颅内将与蝶窦相通。图b示采用"悠悠球"技术封堵气化良好的破口。用丝线悬吊一块颞肌的中央，将其塞入蝶窦后回拉丝线，使肌肉两端卡顿在视柱与蝶窦的破口处，再用纤维蛋白胶固定，最后修剪缝线完成封堵

1. 视神经；2. 前床突；3. 气化的视柱；4. 视柱；5. 蝶窦腔；6. 蝶骨大翼；7. 肌肉条

## 3.3 根据海绵窦周围骨性结构来判断病变生长方式

海绵窦并不是一个封闭的空腔，而是借圆孔、卵圆孔、眶上裂与周围侧颅底相互沟通。上颌神经经圆孔穿入翼腭窝内，下颌神经经卵圆孔穿入颞下窝内；眶上裂经蝶骨大翼与眶下裂分隔开，眶下裂向下与翼腭窝相通。正是由于存在这种相互沟通的解剖关系，使得原本复杂的海绵窦手术变得更为困难。因此，充分理解并利用影像，术前明确病变与解剖结构的相对关系，进而制订详细的手术计划非常必要（图2-28～图2-33）。

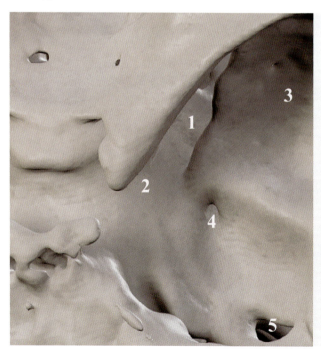

**图2-28** 颅骨三维重建示海绵窦与侧颅底的骨性沟通通道。可见海绵窦并非封闭的空腔，而是与颅底和侧颅底存在广泛骨性通道的结构，所以海绵窦内的病变也可经眶上裂、圆孔、卵圆孔、视神经管以及后方的Meckel's腔和内侧的垂体窝相互沟通

1. 眶上裂；2. 蝶窦外侧壁；3. 蝶骨大翼；4. 圆孔；5. 卵圆孔

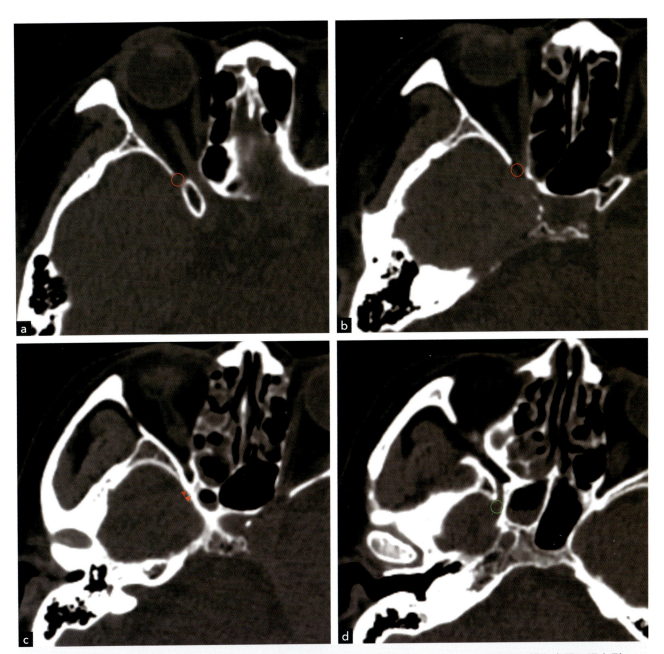

图2-29　水平位CT重点展示连续层面眶上裂与周围结构的解剖关系。图a示视神经管、前床突、蝶骨大翼和眶上裂，前床突为蝶骨小翼向内侧的延伸，因此图示前床突与蝶骨大翼之间的裂隙即为眶上裂（红色圆圈）。图b示蝶骨大翼和蝶窦外侧壁，眶上裂（红色圆圈）在下一个层面为蝶骨大翼和蝶窦外侧壁之间的裂隙。图c示在中颅窝底，蝶骨大翼和蝶窦外侧壁相连接处，即眶上裂和圆孔之间的骨质——上颌柱（红色三角）。图d示下一个层面的圆孔（绿色圆圈），即上颌神经进出翼腭窝的通道。眶上裂是连通海绵窦和眶的重要通道，因此有些海绵窦内的病变容易经眶上裂长入眶内，对于这种情况，手术时需要将眶壁和蝶骨大翼打开，才能做到充分显露

　　根据前文提到的海绵窦膜性结构及其解剖规律，骨膜层在颅底的孔道处出颅并与颅外的骨膜相连。眶上裂即为颅底最大的孔道，故也可以作为处理海绵窦最大的手术通道。而眶上裂为蝶骨大翼和蝶骨小翼之间的裂隙，且蝶骨大翼与眶下裂、翼腭窝、颞下窝等密切相关，所以术前从影像上明确海绵窦及其周围病变与蝶骨大翼之间的关系，对制订手术计划十分重要。

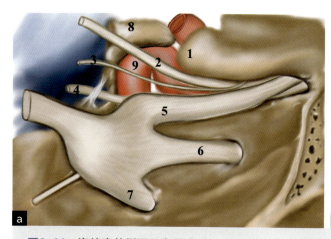
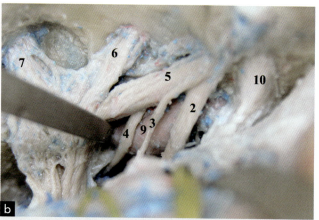

**图2-30** 海绵窦外侧面示意图（a）和解剖图（b）示海绵窦内穿行的解剖结构。在实际手术过程中，通过原始的影像资料很难判断出病变部位具体位于海绵窦哪个间隙和三角内，即使将原始影像资料使用相关软件进行重建，也只能判断出其大致位置。但在熟练理解海绵窦区影像和解剖规律后，根据骨性标志，是可以大致判断出病灶位置的，如可通过眶上裂、圆孔、视神经管的骨性标志来判断病灶的走行和生长规律，从而制订相应的手术策略

1. 前床突；2. 动眼神经；3. 滑车神经；4. 外展神经；5. 眼神经；6. 上颌神经；7. 下颌神经；8. 后床突；9. 颈内动脉海绵窦段；10. 视神经

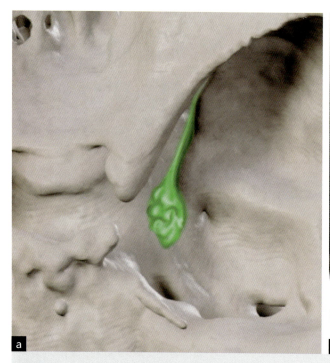
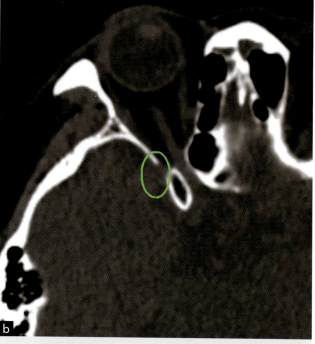

**图2-31** 以眶上裂为参考标志来定位病灶位置，判断其生长方向、预判神经挤压方向，并制订手术计划。眶上裂为眼神经、滑车神经、外展神经、动眼神经自海绵窦穿入眶内的通道。如果海绵窦病变经眶上裂向眶内生长，则需要打开眶壁。图a示病变（绿色区域）经眶上裂向眶内生长。图b中绿色椭圆形区域示眶上裂

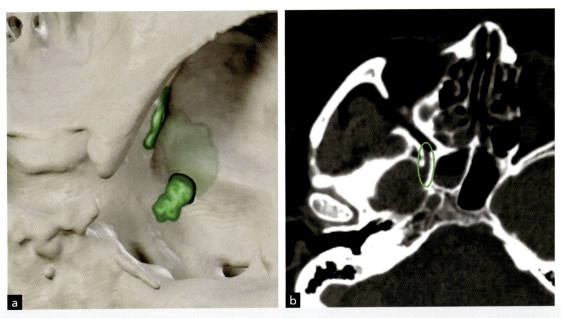

**图2-32**　以圆孔作为参考标志来定位病灶。圆孔与翼腭窝相通，走行于三叉神经的上颌神经分支，肿瘤可经此孔自海绵窦向翼腭窝生长，可通过打开蝶骨大翼来暴露翼腭窝（第4章会有详细描述）。因此，虽然通过影像很难准确判断肿瘤具体位于海绵窦的哪个三角内，但是可以通过CT骨窗明确肿瘤的范围和生长方向，便于在术前制订可行的手术计划。图a示病灶（绿色区域）经圆孔向翼腭窝、眶下裂膨胀性生长。图b中绿色椭圆形区域示圆孔的典型影像

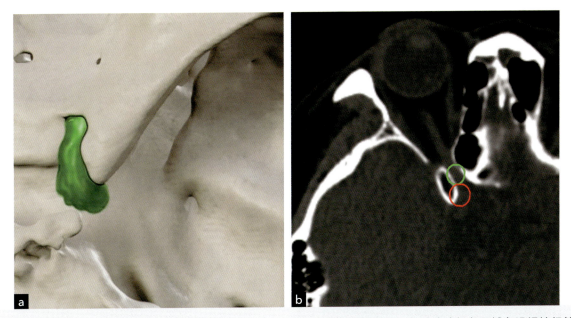

**图2-33**　以视神经管和前床突作为参考标志来定位病灶。图a为颅骨三维重建，示肿瘤（绿色区域）沿视神经管生长，图b为轴位CT，示视神经管内肿瘤位置（绿色圆圈）和床突三角内肿瘤位置（红色圆圈）。单纯视神经管内发生病变时，有时仅需打开视神经管即可；床突三角或者合并视神经管发生病变时，则需要磨除前床突，暴露床突三角，而且常需要剪开远环才能彻底暴露病灶

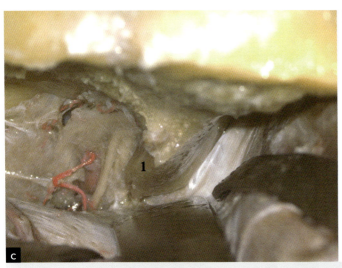
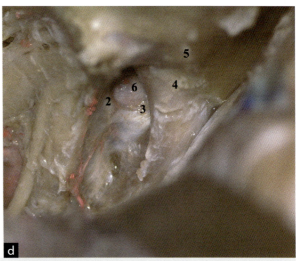

**图2-33**（续） 图c、d为磨除前床突前、后对床突三角和视神经管暴露对比的解剖图

1. 前床突；2. 视柱；3. 近环；4. 视神经；5. 视神经管顶壁；6. 颈内动脉床突段

## 3.4 病变与颈内动脉海绵窦段关系的判断方法

海绵窦内的病变与颈内动脉存在3种关系：①推挤移位；②压迫狭窄；③包绕。这3种关系可相互叠加。

术前的血管检查，如MRA、CTA、DSA等，可以非常明确血管管径是否压迫变窄。如血管管径已经出现异常，则说明病灶与颈内动脉之间的关系非常密切，同时也提示术中的操作必须更加谨慎，应提前做好阻断和吻合的准备。如有必要，还需要进行球囊闭塞试验，判断代偿情况。

海绵窦内病变的影像，最复杂也是最重要的是准确判断出颈内动脉海绵窦段被推挤的方向和与病灶的相对位置关系（即包绕方式）。对于颈内动脉被推挤移位不明显时，如能准确判断出病灶和颈内动脉之间的相对位置关系，便不难推测出颈内动脉被推挤的方向。

### 3.4.1 颈内动脉海绵窦段的正常解剖

颈内动脉虽然有很多分类方式，但根据解剖结构来进行分类具有一定的合理性。根据解剖结构和位置，颈内动脉海绵窦段起自破裂孔段的岩舌韧带，延伸至床突段的近环。颈内动脉海绵窦段分为前曲、水平段、后曲和后垂直段。

颈内动脉出破裂孔后先朝向后床突走行，在受到后床突阻挡后拐向前方，形成颈内动脉海绵窦段的后曲，在后曲附近发出脑膜垂体干。脑膜垂体干有3个分支：小脑幕支、脑膜背侧支（斜坡支）和垂体下动脉。这些分支有时也存在变异，如当小脑幕支缺乏时，常可见小脑幕缘动脉起自海绵窦下外侧干。下外侧干起自海绵窦段颈内动脉水平部的外侧，常在海绵窦内跨过外展神经，与上颌动脉的分支相互吻合，这些吻合支包括：眶上裂处的脑膜返支、圆孔动脉、卵圆孔处的脑膜副动脉、棘孔处的脑膜中动脉。约28%的人存在"McConnell包膜动脉"，在海绵窦段水平部的内侧发出，供应垂体。

颈内动脉海绵窦段水平部，在蝶骨体的颈动脉沟内朝视柱前行，在受到视柱阻挡后，反折向后，形成前曲并穿出海绵窦入颅。在颈内动脉穿出海绵窦的过程中，形成了"近环和远环"。近环即"颈动脉动眼神经膜"（又称下环），此膜位于床突下缘，在海绵窦顶壁处连接动眼神经和颈内动脉。近环在接近颈内动脉床突段时转向上方，形成一个围绕颈内动脉的套环，即"颈动脉套环"。颈动脉套环与颈内动脉之间并未直接相连（与远环相连），而是存在着间隙，此间隙内存在与海绵窦前部相通的静脉丛。在前床突内侧面，与视神经鞘膜相连的硬膜称为远环或上环。远环附着于颈内动脉上，为颈内动脉床突段的上界。在近环与远环之间为颈内动脉的床突段。眼动脉常起自远环的稍远侧、视神经下内方（图2-34）。

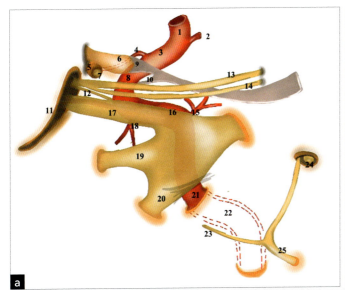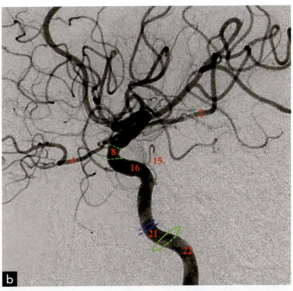

**图2-34** 颈内动脉正常解剖示意图（a）和侧位血管造影（b）。图b中绿色和蓝色双虚线示岩舌韧带；绿色椭圆形示破裂孔

1. 颈内动脉后交通段；2. 后交通动脉；3. 颈内动脉眼动脉段；4. 眼动脉；5. 视神经管；6. 前床突；7. 视神经；8. 颈内动脉床突段；9. 远环；10. 近环；11. 眶上裂；12. 外展神经；13. 动眼神经；14. 滑车神经；15. 脑膜垂体干；16. 颈内动脉海绵窦段；17. 眼神经；18. 下外侧干；19. 上颌神经；20. 下颌神经；21. 颈内动脉破裂孔段；22. 颈内动脉岩骨段；23. 岩浅大神经；24. 前庭蜗神经；25. 面神经

颈内动脉海绵窦段指在岩舌韧带和远环之间走行的一段颈内动脉，从开颅的视角进行观察，根据其结构特点可分为前曲、水平段、后曲和垂直段。颈内动脉海绵窦段常存在3个主要的分支，即后支、外侧支和内侧支。后支即脑膜垂体干，其也有3个分支，即小脑幕支、斜坡支和垂体下动脉；外侧支即下外侧干；内侧支即给垂体供血的McConnell包膜动脉，其出现概率约为28%。

这些分支在不同的患者中存在明显差异，它们可能成为病灶的供血动脉，也可能因病灶的长期压迫而消失，或者先天缺失及后天闭塞，还可能因外伤破裂形成颈内动脉海绵窦瘘（CCF）。对于血管病而言，这些分支还可能与颅内外其他血管形成介入手术中的危险吻合。临床工作中，都需要根据影像来进行个体化的分析（图2-35）。

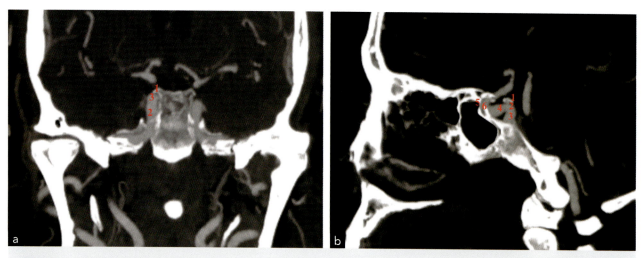

**图2-35** 颈内动脉前曲和后曲形成的原因。颈内动脉在出破裂孔后先向上走行，在遇到后床突阻挡后拐向前方，形成水平段（a），在遇到视柱的阻挡后再拐向后上（b）。由此可见，颈内动脉海绵窦段特殊形态的形成与后床突和视柱密切相关

1. 后床突；2. 垂直段；3. 后曲；4. 水平段；5. 视柱；6. 前曲

 

在理解了颈内动脉海绵窦段的正常解剖后，可将海绵窦分成5个颈内动脉相关的区：上区、下区、后区、外侧区和内侧区。结合矢状位和冠状位CT或者MRI，便可准确推测出在开颅视角下病灶和颈内动脉的相对位置关系，进而制订相应的手术计划（图2-36 ~ 图2-38）。

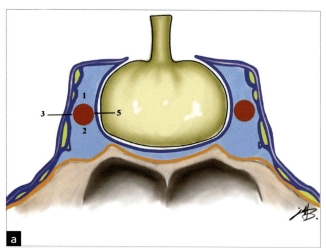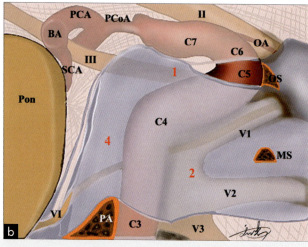

**图2-36** 根据病灶和颈内动脉海绵窦段（主要是水平段和垂直段）的相对位置关系来定位5个区域，分别为图中标注的：1. 上区；2. 下区；3. 外侧区；4. 后区；5. 内侧区。从冠状位和矢状位明确病灶的分区后，再从开颅视角来对应各分区与颈内动脉海绵窦段的相对位置

Ⅱ: 视神经；Ⅲ: 动眼神经；Ⅵ: 外展神经；V1: 三叉神经眼支；V2: 三叉神经上颌支；Pon: 脑桥；BA: 基底动脉；PCA: 大脑后动脉；PCoA: 后交通动脉；SCA: 小脑上动脉；OA: 眼动脉；C3: 颈内动脉破裂孔段；C4: 颈内动脉海绵窦段；C5: 颈内动脉床突段；C6: 颈内动脉眼动脉段；C7: 颈内动脉后交通段；MS: 上颌柱；PA: 岩骨尖；OS: 视柱

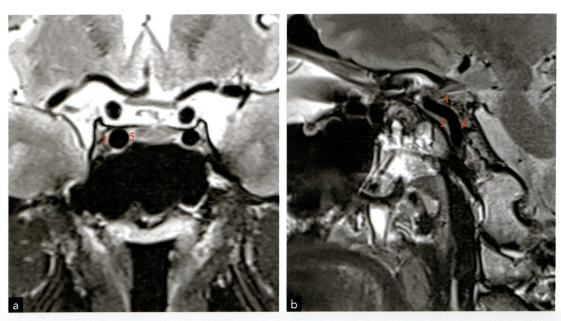

**图2-37** 根据病灶和颈内动脉海绵窦段（主要是水平段和垂直段）的相对位置关系来定位5个区，分别为图中标注的：1. 上区；2. 下区；3. 外侧区；4. 后区；5. 内侧区

手术时，先根据病灶的分区明确与颈内动脉的关系，再结合海绵窦内各三角的解剖间隙制订具体操作计划。

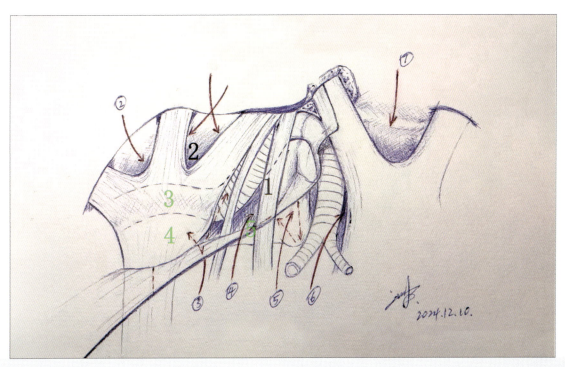

**图2-38** 根据冠状位和矢状位MRI判断出病灶的具体分区后，从开颅视角不难看出：1. 上区位于颈内动脉水平段上方、前曲的后方，有时甚至突破海绵窦顶壁至硬膜下；2. 下区为颈内动脉水平段下方、垂直段前方；3. 外侧区位于颈内动脉和三叉神经之间；4. 后区位于颈内动脉后曲的后方；5. 内侧区位于颈内动脉和垂体窝之间（箭头示海绵窦各三角内的手术操作通道）

明确病灶和颈内动脉海绵窦段之间的相对位置关系后，术中观察海绵窦的哪个间隙被病灶推挤得比较宽广，打开这些海绵窦间隙，并完成操作。

如果颈内动脉的正常解剖形态发生了改变或移位，结合病灶的分区也不能推测出颈内动脉受压的方向。如病灶位于上区和内侧区，影像提示后曲消失或变平，说明后曲受到来自上方的压力。

### 3.4.2 各分区的手术操作通道和注意细节

海绵窦的病变既可以局限在某个区域，也可以相互沟通。虽然术中可以顺着病灶形成的通道来进行操作，但为了达到最小程度的神经牵拉，最安全地完成操作，需要充分利用海绵窦各间隙的优势，理解各间隙潜在的风险。

#### （1）上区

上区位于颈内动脉海绵窦段水平部的上方、前曲的后方，正好在前床突覆盖的床突三角下方。所以最佳的操作通道位于床突三角，或者磨除前床突后适当移位动眼神经或滑车神经，自滑车上三角、滑车下三角手术通道进行操作。

上区内有后曲发出的脑膜垂体干分支——垂体下动脉、水平段发出的McConnell包膜动脉、前曲后内侧发出的垂体上动脉，它们都在上区向垂体窝方向穿行（图2-39~图2-41）。

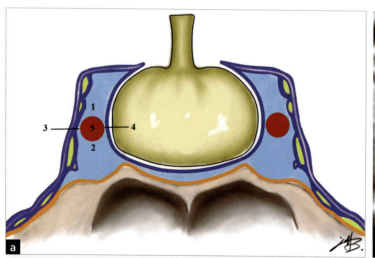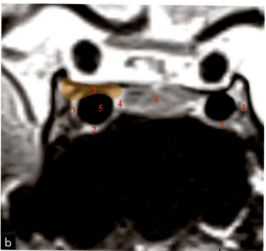

**图2-39** 海绵窦分区示意图（a）及上区占位的MRI（b）。图b中橙色阴影部分代表海绵窦上区占位

1. 上区；2. 下区；3. 外侧区；4. 内侧区；5. 颈内动脉海绵窦段水平部；6. 垂体

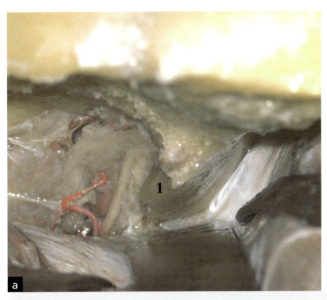
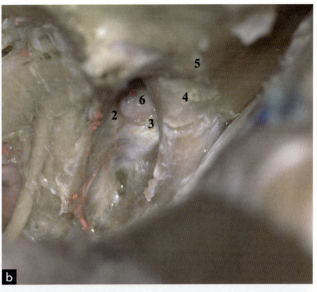

图2-40 通过硬膜外磨除前床突，暴露床突三角下方的上区，此区域也有学者称其为"床突静脉间隙"。由于上区正好位于床突三角的下方，在开颅手术时，必须要磨除前床突才能彻底进行暴露。需要注意的是，并不一定是硬膜外磨除，术中可根据具体情况来选择硬膜外或者硬膜下的磨除方式

1.前床突；2.视柱；3.远环；4.视神经；5.视神经管顶壁；6.颈内动脉床突段

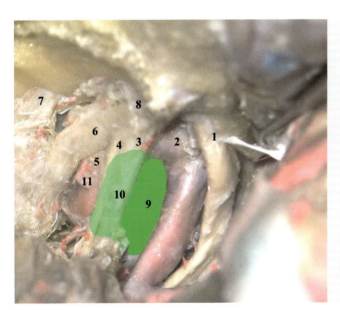

图2-41 经床突三角、滑车上三角和滑车下三角暴露上区。由于后曲发出的脑膜垂体干分支——垂体下动脉、水平段发出的McConnell包膜动脉、前曲后内侧发出的垂体上动脉都在上区向垂体窝方向穿行，术中应有所预判。如遇见，应及时电凝剪断，避免操作时自颈内动脉发出处断裂，导致难以控制的出血

1.视神经；2.颈内动脉床突段；3.动眼神经；4.滑车神经；5.颈内动脉海绵窦段水平部；6.眼神经；7.上颌神经；8.眶上裂；9.床突三角；10.滑车上三角；11.下外侧干

### （2）下区

下区位于颈内动脉水平段下方。从开颅视角观察，下区正好被三叉神经节及其3个分支所覆盖，可经V1、V2之间的前内侧三角和V2、V3之间的前外侧三角进行操作。颈内动脉海绵窦段水平部发出的下外侧干在此区穿行。外展神经为在海绵窦内穿行的神经，容易被病变包裹且在影像上不易被发觉，在V1和颈内动脉海绵窦段水平部之间操作时应注意保护（图2-42、图2-43）。

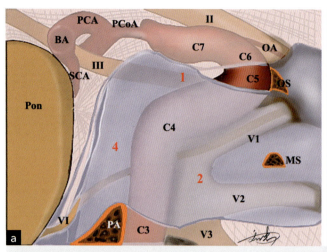
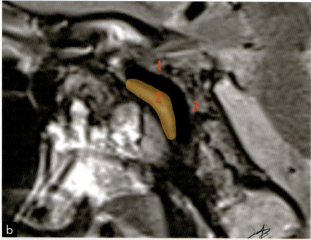

**图2-42** 海绵窦分区示意图（a）及下区占位的MRI（b）。图b中橙色阴影部分代表海绵窦下区占位

1. 上区；2. 下区；3. 后区。Ⅱ：视神经；Ⅲ：动眼神经；Ⅵ：外展神经；V1：三叉神经眼支；V2：三叉神经上颌支；Pon：脑桥；BA：基底动脉；PCA：大脑后动脉；PCoA：后交通动脉；SCA：小脑上动脉；OA：眼动脉；C3：颈内动脉破裂孔段；C4：颈内动脉海绵窦段；C5：颈内动脉床突段；C6：颈内动脉眼动脉段；C7：颈内动脉后交通段；MS：上颌柱；PA：岩骨尖；OS：视柱

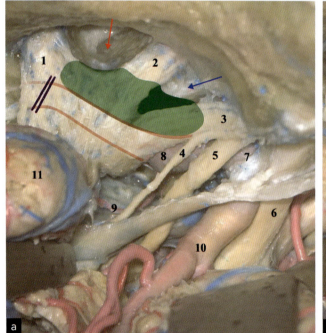
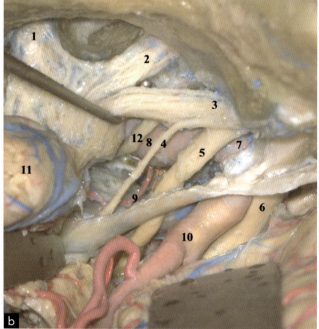

**图2-43** 下区解剖关系。图a示下区可经V1、V2之间的前内侧三角（蓝色箭头）和V2、V3之间的前外侧三角（红色箭头）进行操作（绿色阴影部分示病灶位置）。图b示外展神经于V1和颈内动脉海绵窦段水平部之间走行。颈内动脉海绵窦段水平部（双橙色线示水平部轮廓，双紫色线示岩舌韧带）发出的下外侧干及其分支血管也在下区穿行。如术中遇见，应及时电凝剪断，避免操作时自颈内动脉发出处断裂，导致难以控制的出血

1. 下颌神经；2. 上颌神经；3. 眼神经；4. 滑车神经；5. 动眼神经；6. 视神经；7. 颈内动脉床突段；8. 颈内动脉海绵窦段水平部；9. 下外侧干；10. 颈内动脉分叉部；11. 颞叶；12. 外展神经

### （3）外侧区

外侧区位于颈内动脉海绵窦段垂直部、后曲、水平部和三叉神经节之间。开颅手术时可经滑车下三角、V1、V2之间的前内侧三角和V2、V3之间的前外侧三角进行操作。操作时同样需要注意对滑车神经的保护。对于病灶在外侧三角集中生长且体积较大时，可从上方打开Meckel's腔，向外侧移位三叉神经来扩大滑车下三角的操作空间（具体操作在相关章节详述）。由于滑车下三角下方距离颈内动脉海绵窦段后曲较近，而脑膜垂体干自后曲发出，术中如遇到此血管，应及时电凝剪断，避免操作时自颈内动脉发出处断裂，导致难以控制的出血（图2-44、图2-45）。

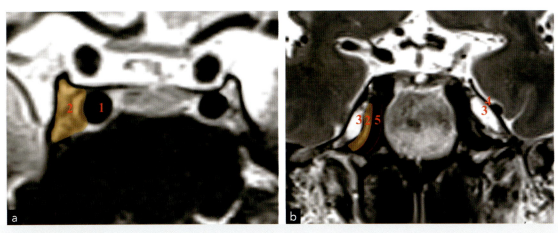

**图2-44**　MRI展示海绵窦外侧区占位，橙色阴影部分为海绵窦外侧区病灶

1. 颈内动脉海绵窦段水平部；2. 外侧区；3. Meckel's腔；4. 海绵窦外侧壁；5. 颈内动脉海绵窦段垂直部

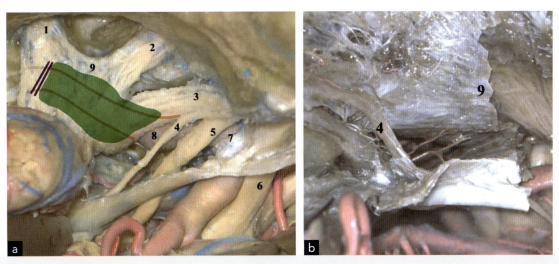

**图2-45**　经滑车下三角以及V1、V2之间的前内侧三角和V2、V3之间的前外侧三角来暴露外侧区（a）。还可从上方打开Meckel's腔，向外侧移位三叉神经来扩大滑车下三角的操作空间（b）

1. 下颌神经；2. 上颌神经；3. 眼神经；4. 滑车神经；5. 动眼神经；6. 视神经；7. 颈内动脉床突段；8. 颈内动脉海绵窦段水平部；9. Meckel's腔

## （4）后区

后区位于颈内动脉海绵窦段垂直段、后曲的后方，脑膜垂体干自后曲发出。开颅手术时主要经滑车下三角进行操作，对于接近破裂孔或钻入Meckel's腔的病变，可从上方打开Meckel's腔，向外侧移位三叉神经来扩大操作通道。经滑车下三角操作时，同样需要注意保护外展神经（图2-46、图2-47）。

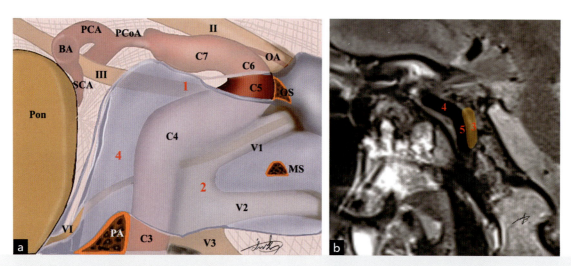

**图2-46** 海绵窦分区示意图（a）及后区占位的MRI（b）。图b中橙色阴影部分为海绵窦下区占位

1. 上区；2. 下区；3. 后区；4. 颈内动脉海绵窦段水平部；5. 颈内动脉海绵窦段垂直部。Ⅱ：视神经；Ⅲ：动眼神经；Ⅵ：外展神经；V1：三叉神经眼支；V2：三叉神经上颌支；Pon：脑桥；BA：基底动脉；PCA：大脑后动脉；PCoA：后交通动脉；SCA：小脑上动脉；OA：眼动脉；C3：颈内动脉破裂孔段；C4：颈内动脉海绵窦段；C5：颈内动脉床突段；C6：颈内动脉眼动脉段；C7：颈内动脉后交通段；MS：上颌柱；PA：岩骨尖；OS：视柱

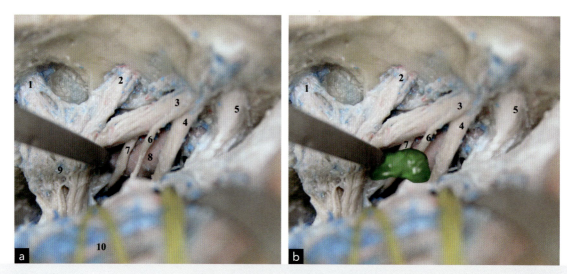

**图2-47** 手术视角下滑车下三角的暴露范围。如术中三叉神经牵拉时张力较大，可自硬膜下打开Meckel's腔，进行三叉神经的松解，扩大操作通道

1. 下颌神经；2. 上颌神经；3. 眼神经；4. 动眼神经；5. 视神经；6. 滑车神经；7. 外展神经；8. 颈内动脉海绵窦段水平部；9. Meckel's腔；10. 颞叶

### （5）内侧区

内侧区位于颈内动脉海绵窦段垂直部、后曲、水平部与垂体窝之间。此区可经滑车上三角、滑车下三角、动眼神经三角进行操作，但是最大的操作通道为Hakuba三角（或称动眼神经内侧三角）。在此区操作时需要注意对脑膜垂体干及其分支、垂体上动脉、McConnell包膜动脉的处理（图2-48、图2-49）。

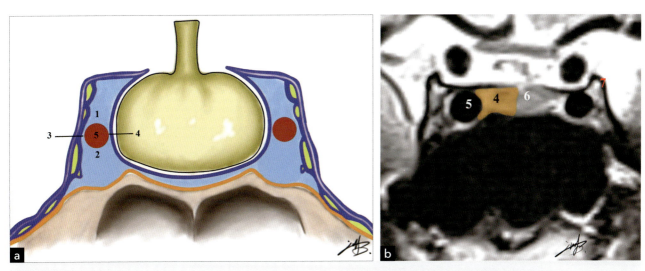

**图2-48**　海绵窦分区示意图（a）及内侧区占位的MRI（b）。图b中橙色阴影部分为海绵窦内侧区占位

1. 上区；2. 下区；3. 外侧区；4. 内侧区；5. 颈内动脉海绵窦段水平部；6. 垂体

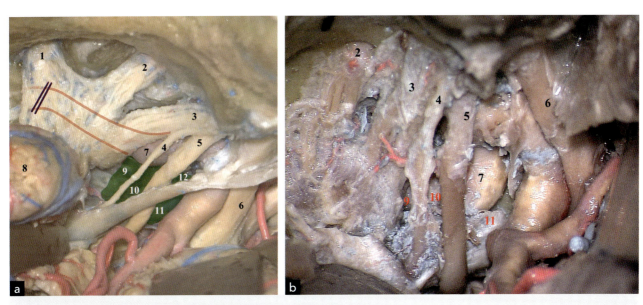

**图2-49**　经滑车上三角（9）、滑车下三角（10）、动眼神经三角（11）、Hakuba三角（或称动眼神经内侧三角）（12）术中操作通道示意图。术中需注意脑膜垂体干及其分支、垂体上动脉、McConnell包膜动脉，如遇上述血管，应及时电凝剪断，避免操作时自颈内动脉发出处断裂，导致难以控制的出血

1. 下颌神经；2. 上颌神经；3. 眼神经；4. 滑车神经；5. 动眼神经；6. 视神经；7. 颈内动脉海绵窦段水平部；8. 颞叶

对于海绵窦内的病变，手术时有3点注意事项：①颈内动脉海绵窦段的保护；②穿行海绵窦神经的保护；③分支血管及时电凝。通过将病变与颈内动脉海绵窦段的相对位置关系进行分区，不仅可以推测出颈内动脉受压的方向，还可以充分利用海绵窦血管、神经之间的自然间隙进行操作。此外，各间隙之间的操作并非是独立的，手术时往往需要根据具体情况，联合多个海绵窦间隙进行操作。

术中最为危险的情况是颈内动脉及其分支血管各种形式的出血。所以，在手术时应尽快明确颈内动脉的具体位置。一旦发生急剧出血，可先尽快进行压颈阻断；如已经暴露颈内动脉，可使用阻断夹阻断。在完成阻断或减少流量后，再予以缝合或适当电凝。

## 3.5 海绵窦入路中动眼神经的解剖要点及保护策略

在海绵窦手术时，最重要的是对动眼神经的保护。动眼神经自中脑腹侧的脚间窝出脑干，穿硬脑膜进入海绵窦外侧壁。在进入海绵窦的过程中，会带着蛛网膜一同穿行一段距离，从而形成动眼神经池。前床突、后床突和岩骨尖三者之间存在相互连接的韧带，分别为岩床前韧带、岩床后韧带和床突间韧带。这3条韧带所形成的三角称为"动眼神经三角"，构成海绵窦的顶壁，也是动眼神经穿入海绵窦的部位。动眼神经在海绵窦内向前走行，经眶上裂进入眶尖。只有熟悉了动眼神经的这一行程，才能更好地予以保护。有时候需要移位动眼神经，我们可以采用Hakuba技术在术中游离并保护动眼神经（会在下文详述）。Hakuba三角又称动眼神经内侧三角，位于前床突尖、后床突和动眼神经内侧之间。打开Hakuba三角的同时，基底窦也被充分打开，后者与海绵窦后壁相沟通，并与上文所描述的上区、后区和内侧区密切相关。

仔细的术前评估也同样重要，包括影像学检查和神经功能评估。术前可通过MRI和CTA或DSA等检查，评估病变与动眼神经以及周围血管的关系。MRI可以清晰地显示海绵窦内病变的大小、位置、形态以及与神经、血管的粘连和推挤情况；DSA则能够准确地显示海绵窦内血管的走行、病变的血供情况和颅内血管的代偿情况，必要时也可以进行压颈试验和球囊闭塞试验，从而进一步评估血流功能。神经功能评估包括患者术前的动眼神经功能，如眼球运动、瞳孔大小和对光反射等。如果患者术前已经存在动眼神经部分麻痹，手术操作可能需要更加谨慎，因为神经可能已经处于受损状态。术中电生理监测也有利于神经保护（图2-50、图2-51）。

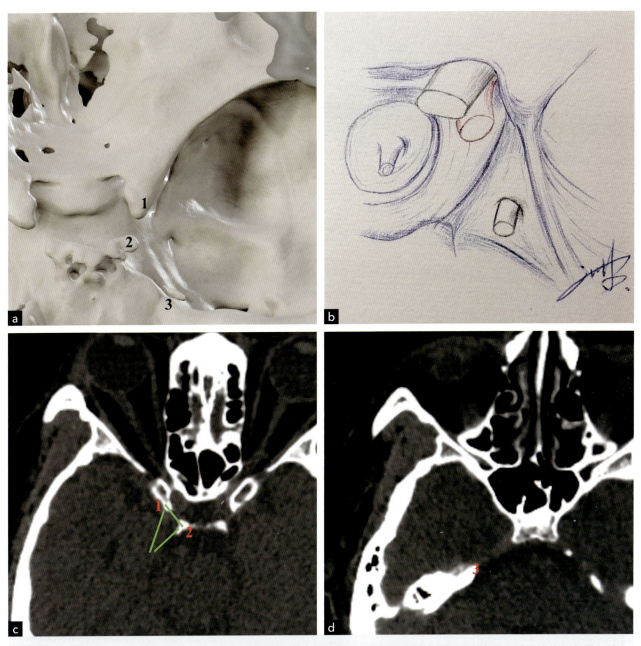

图2-50　前床突、后床突和岩骨尖三者之间存在相互连接的韧带，分别为岩床前韧带、岩床后韧带和床突间韧带。这3条韧带所形成的三角称为"动眼神经三角（图c中的绿色三角），其为海绵窦的顶壁，也是动眼神经穿入海绵窦的位置（b）。术前可根据病灶的位置和生长方向大致推测出动眼神经受挤压的方向，从而提前做好手术计划

1. 前床突；2. 后床突；3. 岩骨尖

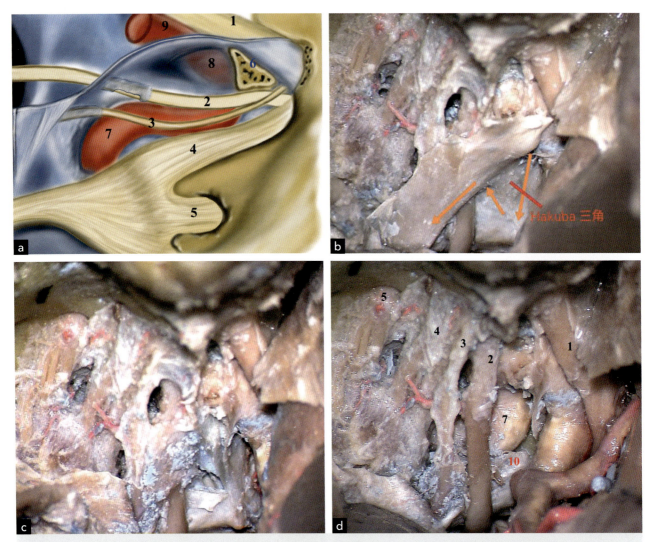

**图2-51** 在海绵窦手术中，最重要也是最难保护的神经即动眼神经。图a为动眼神经自动眼神经三角穿入海绵窦的示意图，可见动眼神经在自海绵窦顶壁穿行过程中，会附带将硬膜凹陷折入一段距离，并携带蛛网膜形成动眼神经池。图b～d示采用Hakuba三角解剖动眼神经技术来游离动眼神经的解剖图。Hakuba三角又称动眼神经内侧三角，位于前床突尖、后床突和动眼神经内侧之间，按照图示解剖步骤，利用动眼神经池的膜性结构规律，可将动眼神经完全游离

1. 视神经；2. 动眼神经；3. 滑车神经；4. 眼神经；5. 上颌神经；6. 视柱；7. 颈内动脉海绵窦段；8. 颈内动脉床突段；9. 颈内动脉眼动脉段；10. 后床突

　　海绵窦病灶的手术干预极具挑战，同时也备受争议，主要是因为手术难度大、风险及并发症多。本章围绕海绵窦的膜性结构、影像解剖和临床手术解剖，多维度阐释了海绵窦手术入路的核心理念和关键技术。对于海绵窦病灶的治疗选择，应该通过详细了解患者的病史、仔细进行体格检查、反复影像学阅片和评估病灶的潜在生物学性质来综合评估。随着颅底技术的发展，海绵窦病灶的切除已不再是以往认为的手术禁区。

3

◎ 翼腭窝和颞下窝的影像、
解剖和手术入路

颅底存在的诸多孔隙使神经血管能与颅外相互沟通。中颅窝通过眶上裂和视神经管与眼眶沟通，通过圆孔与翼腭窝沟通，通过卵圆孔和棘孔与颞下窝沟通。因此，处理颅底占位性病变，可以通过上述孔隙与眶内、翼腭窝和颞下窝沟通。充分理解颅底孔隙与颅外沟通的解剖规律，是掌握颅内外沟通肿瘤切除技术的关键环节。而该部分解剖往往与耳鼻喉科、眼科、颌面外科、头颈外科存在交叉，因此也是很多神经外科医生的盲区。本章重点围绕翼腭窝和颞下窝的解剖毗邻关系，结合影像和显微镜及内镜手术视角，多维度、多视角阐述翼腭窝和颞下窝的解剖规律、影像联系及在手术中的应用。

# 1. 翼腭窝

翼腭窝为翼突根部和上颌窦后壁之间的狭窄裂隙，其可与7个不同区域相互沟通：①翼上颌裂连通颞下窝；②圆孔连通中颅窝；③翼管连通破裂孔；④腭鞘管连通鼻咽；⑤腭大孔、腭小孔连通口腔；⑥蝶腭孔连通鼻腔；⑦眶下裂连通眼眶。只有充分掌握翼腭窝的解剖规律，才能对涉及这一区域的手术游刃有余；只有理解这些区域的影像特点，才能在术前制订出科学的手术计划（图3-1）。

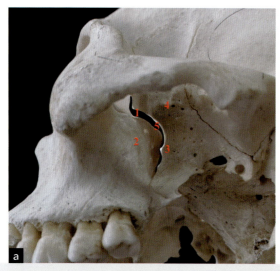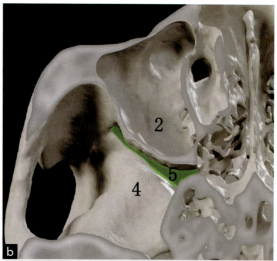

**图3-1** 颅底的侧面观（a）和底面观（b）。示翼腭窝为上颌窦后壁和蝶骨翼突之间的狭窄裂隙，在翼腭窝内走行着颌内动脉终末支、自圆孔钻出的上颌动脉、自翼管钻出的翼管神经、连接颌内动脉和翼管神经的交通支，以及静脉丛和其他结缔组织。图b中绿色阴影部分为翼腭窝

1. 眶下裂；2. 上颌窦后壁；3. 翼突外侧板；4. 翼突根部；5. 翼腭窝

翼腭窝既是颅内外沟通的重要通道，也是侧颅底相互沟通的重要通道。对翼腭窝的影像理解是选择手术暴露方式的前提条件（图3-2）。

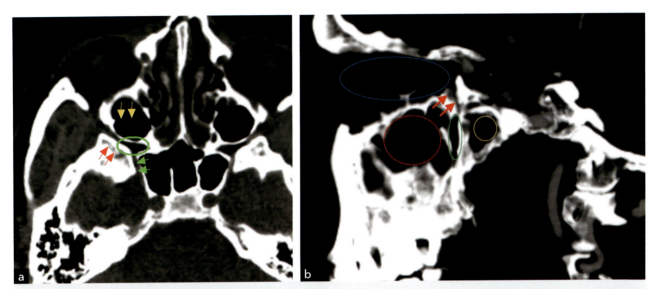

**图3-2**　轴位（a）和矢状位（b）CT示翼腭窝。图a示翼腭窝是上颌窦（黄色箭头）后壁和蝶骨翼突根部（红色箭头）之间的裂隙，圆孔（绿色箭头）与翼腭窝（绿色圆圈）相通。图b示翼腭窝（绿色圆圈）通过眶下裂（红色箭头）与眼眶（蓝色圆圈）相通，红色圆圈为上颌窦，黄色圆圈为蝶窦。因为其与周围结构存在着广泛联系，在疾病的诊断、解剖认识和手术计划的制订上存在着难度。从影像上理解翼腭窝及其沟通，是完成这一部位手术的先决条件

翼腭窝的手术暴露路径主要有两条：前方手术通道和上方手术通道。前方手术通道主要包括经鼻内镜和直接经上颌窦前壁的手术通道；上方手术通道则重点是通过磨除蝶骨大翼和翼突来暴露翼腭窝的手术通道（图3-3）。

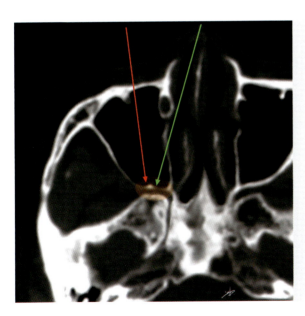

**图3-3**　自前方暴露翼腭窝的两条手术路径。橙色阴影部分为上颌窦后壁和翼突之间的翼腭窝，绿色箭头为经鼻内镜的手术通道，红色箭头为直接经上颌窦前壁的手术通道

**（1）经鼻内镜的手术通道**

经鼻内镜暴露翼腭窝时，常经中鼻甲外侧进行操作，或者直接部分或完全切除中鼻甲，并将钩突、筛泡切除后，进入上颌窦内，在磨除上颌窦后壁后，便可暴露翼腭窝（图3-4）。

从概念上来说，以翼突外侧板或翼突根部外侧为界，此界的外侧为颞下窝，内侧即为翼腭窝，可见翼腭窝、颞下窝密切相连。

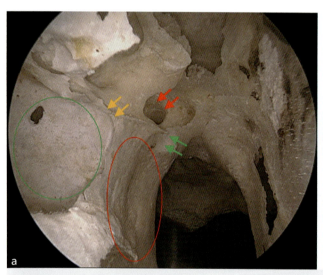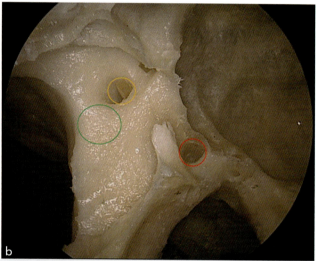

**图3-4**　颅骨标本，示经鼻内镜经上颌窦入路视角暴露翼腭窝的方式。图a中绿色圆圈为上颌窦后壁，红色圆圈为腭骨垂直板，黄色双箭头为腭骨眶突，绿色双箭头为腭骨蝶突，红色双箭头为翼管。图b示打开上颌窦后壁，暴露翼突根部（绿色圆圈）。腭骨垂直板，在上方分出眶突和蝶突，并与蝶骨一起形成蝶腭孔（红色圆圈），除走行蝶腭动脉外，还有翼管神经穿行。黄色圆圈为圆孔

**（2）直接经上颌窦前壁的手术通道**

直接经上颌窦前壁进行手术时，优点是通道更为直接，操作更加便利；但缺点也很明显，对面容的影响较大，视野也没有内镜宽广。如经面中部掀翻入路，该入路需要做面部切口，通常沿鼻唇沟或眶下缘等隐蔽部位切开皮肤和软组织。将面部软组织瓣向上掀起，暴露上颌窦前壁、眶下缘等结构，然后打开上颌窦前壁，经上颌窦进入翼腭窝（图3-5）。

虽然此方法对容貌存在较大影响，但是与经鼻内镜相比，此手术通道可以暴露得更靠外侧，更好地显露颞下窝，而这在经鼻内镜入路中是难以实现的。

自前方手术通道，不仅可以直接暴露翼腭窝，而且也是经翼突入路处理海绵窦病变的重要手术通道。尽管如此，对于颅内外沟通的病变，在出现脑脊液漏时，此通道的处理依然棘手。所以在术前的影像评估中，如果脑脊液漏的风险较高，也可以考虑上方手术通道。

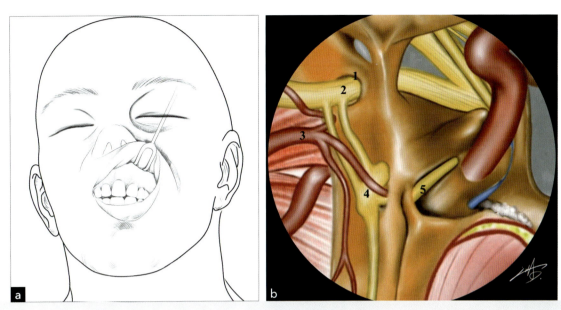

**图3-5** 经上颌窦前壁的手术通道。图a示可采取面部脱套技术来暴露上颌窦前壁、后壁到翼腭窝。这种方式避免了对容貌的影响。图b示磨除右侧上颌窦后壁后，可直接暴露翼腭窝及其内容物

1. 圆孔；2. 上颌神经；3. 颌内动脉；4. 翼腭神经节；5. 翼管神经

从上方开颅的手术角度来理解翼腭窝相对困难。对这一知识点的理解首先需要从定义上认识其解剖和影像（图3-6）。

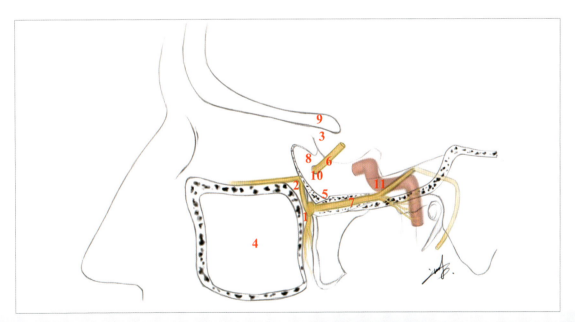

**图3-6** 手绘图阐述翼腭窝、眶下裂、眶上裂之间的沟通关系。翼腭窝为上颌窦后壁和蝶骨翼突之间的间隙；眶下裂为上颌窦后壁和蝶骨大翼之间的裂隙；眶上裂为蝶骨大翼和蝶骨小翼之间的裂隙

1. 翼腭窝；2. 眶下裂；3. 眶上裂；4. 上颌窦；5. 蝶骨翼突；6. 上颌神经；7. 翼管神经；8. 蝶骨大翼；9. 蝶骨小翼；10. 圆孔；11. 颈内动脉

眶下裂紧密沟通翼腭窝和眶上裂，故对眶下裂的认识是手术暴露翼腭窝的关键。从开颅的手术视角观察，磨除蝶骨大翼即可暴露眶下裂（图3-7）。

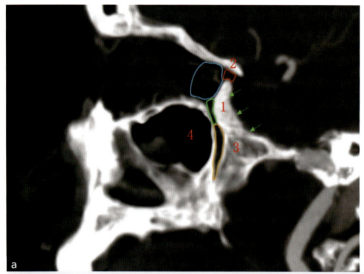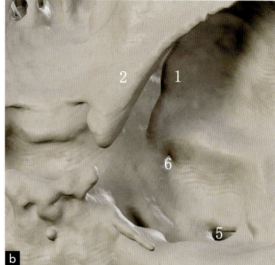

**图3-7** 翼腭窝、眶下裂、眶上裂的影像和解剖。矢状位CT（a）示翼腭窝（橙色区域）、眶下裂（绿色区域）、眶上裂（红色区域）、眶尖（蓝色区域）的解剖关系，绿色箭头为蝶骨大翼。从影像上不难看出，从上方磨除蝶骨大翼或部分翼突根部后便可一同暴露眶上裂、眶下裂、眶尖和翼腭窝。颅骨三维重建（b）示从上向下观察眶上裂和蝶骨大翼，虽然从这个角度难以直观理解眶下裂和翼腭窝，但是不难推出，蝶骨大翼前方即为眶下裂，而眶下裂的下方即为翼腭窝

1. 蝶骨大翼；2. 蝶骨小翼；3. 翼突根部；4. 上颌窦；5. 卵圆孔；6. 圆孔

眶下裂和翼腭窝之间的界限比较模糊。在开颅手术视角下，可以圆孔为界，圆孔和眶上裂之间为眶下裂区域，圆孔下方为翼腭窝区域（图3-8）。

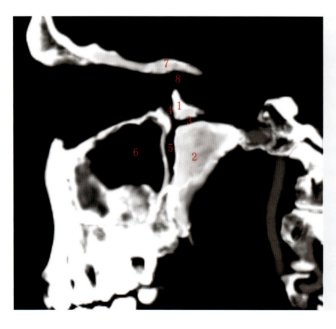

**图3-8** 经圆孔层面进行扫描的矢状位CT。可见在圆孔上方即为蝶骨大翼，圆孔下方即为翼突根部。这两者分别与前方的上颌窦后壁形成了眶下裂和翼腭窝，故圆孔可在手术中作为两者的分界

1. 蝶骨大翼；2. 翼突根部；3. 圆孔；4. 眶下裂；5. 翼腭窝；6. 上颌窦；7. 蝶骨小翼；8. 眶上裂

上颌柱为圆孔和眶上裂之间的骨性结构，是蝶骨大翼和翼突根部的重要连接，也是术中的重要解剖标志（图3-9）。

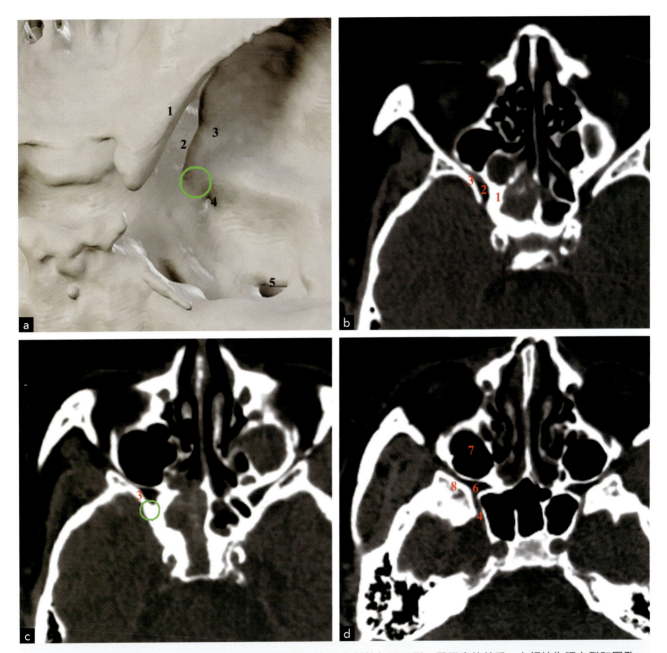

**图3-9** 颅骨三维重建（a）和轴位CT连续扫描（b~d）示上颌柱与眶下裂、翼腭窝的关系。上颌柱为眶上裂和圆孔之间的骨性结构，是蝶骨大翼和蝶骨翼突之间的骨性连接，也是术中涉及翼腭窝及其附近结构的重要解剖标志。图a中绿色圆圈示上颌柱，图b为上颌柱上方眶上裂的层面，图c为上颌柱（绿色圆圈）层面，图d为上颌柱下方圆孔层面。海绵窦内的占位性病变向眶、眶下裂、翼腭窝生长时，上颌柱作为固定的解剖标志，在术前计划和手术过程中是重要的参考标志

1. 蝶骨小翼；2. 眶上裂；3. 蝶骨大翼；4. 圆孔；5. 卵圆孔；6. 翼腭窝；7. 上颌窦；8. 翼突根部

在充分理解了翼腭窝与眶下裂、眶上裂和蝶骨大翼等结构之间的解剖关系后，采用眶颧入路、额颧入路或翼点入路，磨除蝶骨大翼即可充分暴露眶下裂、翼腭窝，甚至颞下窝。这样操作不仅暴露充分，而且不会引起脑脊液漏，降低了相关并发症的风险，是一种值得推广的手术方式（图3-10）。

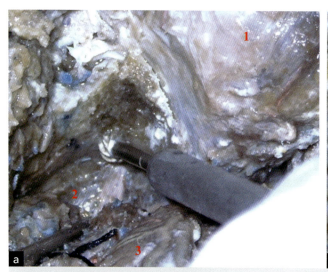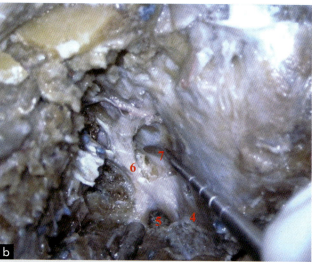

**图3-10** 左侧眶颧硬膜外开颅视角对翼腭窝的显露。图a示硬膜外暴露中颅窝底后，可见蝶骨大翼阻碍着翼腭窝和眶下裂的显露。图b示磨除蝶骨大翼和上颌柱后，可顺利暴露前方剥离子触及的上颌窦后壁，即顺利暴露翼腭窝、眶下裂和眶上裂，便于手术操作

1. 眶；2. 中颅窝底；3. 颞叶；4. 眶上裂；5. 上颌柱；6. 翼腭窝；7. 上颌窦后壁

# 2. 颞下窝

颞下窝为下外侧颅底区域，是一个狭窄的空间。其前界是上颌窦后壁，后界是下颌骨的髁突，内侧界靠翼突外侧板，外侧界为下颌骨，上界为蝶骨大翼。颞下窝的外科概念较为广泛，包括颞叶以下区域，即眶下区域和翼状肌一直到颈静脉球。它通过翼上颌裂与翼腭窝相通。颞下窝及咽旁间隙的解剖结构复杂，且存在学科交叉，是很多神经外科医生的盲区，因此手术极具挑战性。充分理解该部位的解剖毗邻关系和解剖规律，利用三叉神经的下颌支与颞下颌关节之间的手术通道，必要时可向前移位下颌神经，可以在不过多损伤正常结构和功能的前提下切除颞下窝和咽旁间隙的病灶。

翼突为颞下窝和翼腭窝在手术过程中的重要标志。翼突是蝶骨向下的突起，根据手术的需要，可分为3部分：翼突根部、翼突内侧板和翼突外侧板。翼腭窝位于蝶骨翼突根部的腹侧，颞下窝位于翼突外侧板的外侧。圆孔内走行的上颌神经自翼突根部的腹侧穿入翼腭窝，卵圆孔内走行的下颌神经自翼突根部的外侧穿入颞下窝（图3-11、图3-12）。

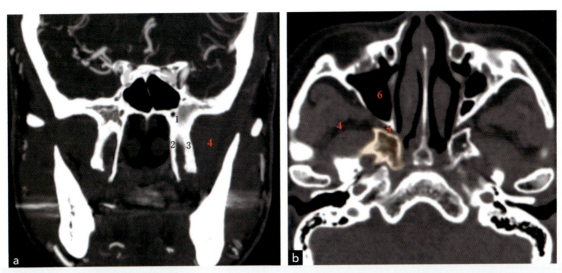

**图3-11**　CT骨窗示蝶骨翼突。图a示翼突自蝶骨体发出，根据手术的需要将其分为翼突根部、翼突内侧板和翼突外侧板3部分，翼突外侧板为翼腭窝和颞下窝的分界。图b示翼突根部（褐色阴影部分）前方和上颌窦之间的区域为翼腭窝，翼突根部外侧为颞下窝，可见颞下窝和翼腭窝是紧密相连的

1. 翼突根部；2. 翼突内侧板；3. 翼突外侧板；4. 颞下窝；5. 翼腭窝；6. 上颌窦

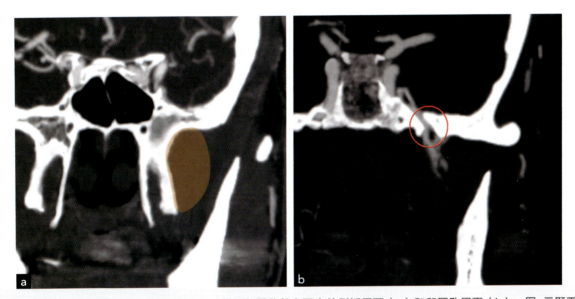

**图3-12**　冠状位CT示颞下窝和翼突的关系。截取卵圆孔前方翼突外侧板层面（a）和卵圆孔层面（b）。图a示颞下窝（橙色阴影部分）位于翼突外侧板外侧，图b示卵圆孔（红色圆圈）与颞下窝相通

　　圆孔与翼腭窝相通，卵圆孔与颞下窝相通，故海绵窦内的占位性病变可经此两个通道进行生长，手术时明晰这两个区域的影像，才能制订出相应的手术计划。需要注意的是，对于经鼻内镜手术而言，颅内病变，如三叉神经鞘瘤，经卵圆孔长入翼腭窝时，术中需要磨除大范围的翼突根部和下颌柱，才能彻底暴露卵圆孔（图3-13～图3-17）。

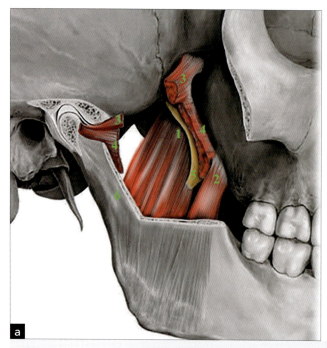
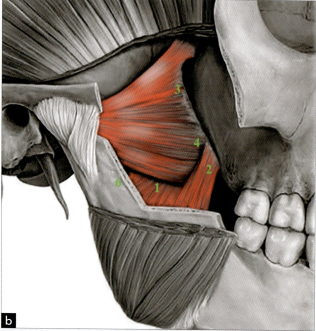

**图3-13** 翼内肌和翼外肌位于颞下窝内。翼内肌和翼外肌是咀嚼肌的重要组成部分，在咀嚼、吞咽和言语等口腔颌面部功能活动中发挥着关键作用。翼内肌有深、浅两头。浅头起自腭骨锥突和上颌结节；深头起自翼突外侧板的内面和腭骨锥突，止于下颌角内侧面。翼外肌分为两个头，即上头和下头。上头起于蝶骨大翼的下方；下头起于翼突外侧板的外侧面，纤维向后外走行，止于下颌颈的关节翼肌窝、关节囊和关节盘

1. 翼内肌深头；2. 翼内肌浅头；3. 翼外肌上头；4. 翼外肌下头；5. 翼突外侧板；6. 下颌骨

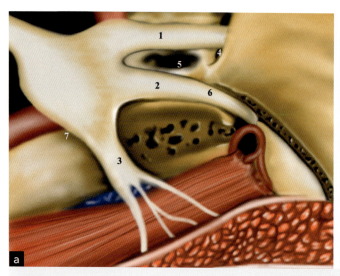
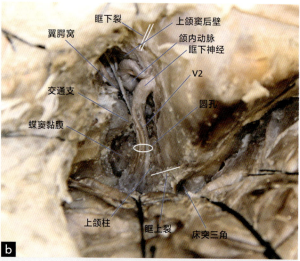

**图3-14** 在术前阅片中，明确以下概念对手术入路的理解至关重要：圆孔与翼腭窝相通，卵圆孔与颞下窝相通；上颌神经走行至翼腭窝，下颌神经走行至颞下窝；翼腭窝位于翼突根部前方，颞下窝位于翼突外侧板外侧。图a示三叉神经的眼神经穿过眶上裂、上颌神经穿过圆孔和下颌神经穿过卵圆孔的示意图。图b解剖图示左侧额眶颧硬膜外入路，分开海绵窦双层膜性结构，磨除蝶骨大翼，扩大圆孔，暴露翼腭窝及其内容物

1. 眼神经；2. 上颌神经；3. 下颌神经；4. 眶上裂；5. 上颌柱；6. 圆孔；7. 卵圆孔

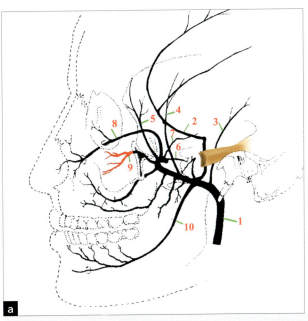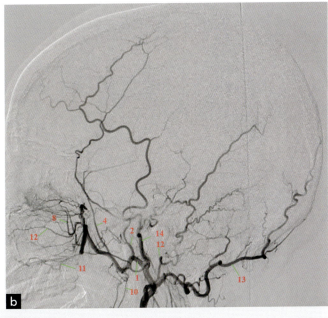

**图3-15**　颌内动脉示意图（a）及颈外动脉选择性造影（b）示蝶腭动脉走行。蝶腭动脉是颌内动脉的终末分支，通过蝶腭孔由翼腭窝走行至鼻腔，是鼻腔主要的供血血管。蝶腭孔后端开口在翼腭窝内，由腭骨垂直板的眶突、蝶突和蝶骨体围成，呈圆形或椭圆形，位于中鼻甲附着处、筛骨嵴的后端。蝶腭孔是翼腭窝通向鼻腔的开口，也是经鼻内镜定位翼腭窝的重要解剖标志

1. 颌内动脉；2. 脑膜中动脉；3. 颞深后动脉；4. 颞深中动脉；5. 颞深前动脉；6. 翼管动脉；7. 圆孔动脉；8. 眶下动脉；9. 蝶腭动脉；10. 下齿槽动脉；11. 上齿槽动脉；12. 耳后动脉；13. 枕动脉；14. 颞浅动脉

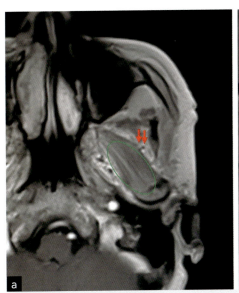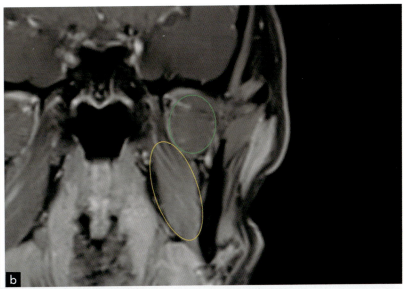

**图3-16**　颌内动脉与翼外肌之间的相对位置关系，这是颌内动脉搭桥的关键。颌内动脉分为下颌段、翼肌段和翼腭段。下颌段位于下颌骨内侧面，难以显露。供体动脉可选择翼肌段或翼腭段。翼肌段较翼腭段粗，分支动脉更少，位于颞深前动脉和颞深后动脉之间。在颞下窝颞深间隙脂肪层内探查颌内动脉下颌颈部，其位于下颌颈与蝶下颌韧带之间，沿翼外肌下缘走行。分离颌内动脉翼肌段作为供体动脉，向远端往内上方游离，双线结扎颌内动脉翼腭段并将其离断。图a为轴位T1 MRI，绿色圆圈示翼外肌，红色双箭头示颌内动脉。图b为冠状位T1 MRI，绿色圆圈示翼外肌，黄色圆圈示翼内肌

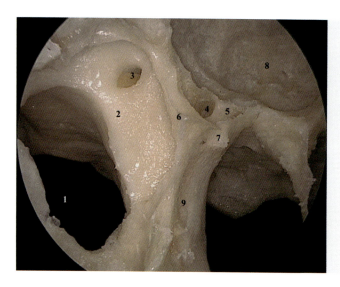

图3-17 右侧经鼻内镜的手术视野。在磨除上颌窦后壁之后，显露翼突根部及其外侧的颞下窝，术中虽然可以顺利显露颞下窝，但是难以显露卵圆孔。在使用大角度内镜进行观察时，虽然可以看见卵圆孔，但是手术器械却难以到达。因此，在使用经鼻内镜暴露卵圆孔时需要磨除较大范围的翼突根部

1. 颞下窝；2. 翼突根部；3. 圆孔；4. 翼管；5. 蝶腭孔；6. 腭骨眶突；7. 腭骨蝶突；8. 斜坡隐窝；9. 腭骨垂直板

采用开颅的方式暴露颞下窝具有明显优势：暴露方式更为简洁，操作更加微创；不会对鼻甲、筛泡等造成破坏；对于涉及颅内外沟通的病灶还可以避免脑脊液漏。

病变在颞下窝内的具体位置及生长方式不同，采取的手术策略也有相应的变化，但大致的原则是一致的，都是磨除圆孔和卵圆孔连线外侧的中颅窝底骨质。对于病灶比较靠颞下窝前方或圆孔的情况，更倾向于采取翼点、眶颧、额颞颧入路等与翼点相关的改良手术入路；对于病灶比较靠后，更接近卵圆孔时，可直接采取颞下入路来进行暴露；对于病灶占据了整个颞下窝时，可将这两个手术入路进行合理的联合。

## （1）病灶靠前时（图3-18、图3-19）

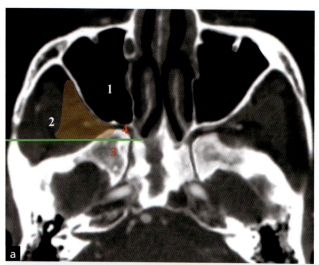
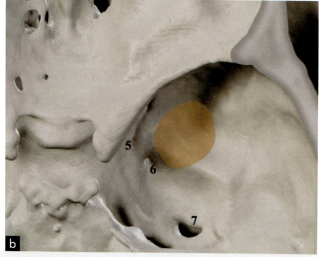

图3-18 轴位CT（a）及颅骨三维重建（b）示病灶（橙色阴影部分）更靠近颞下窝前方，接近翼腭窝或圆孔的情况。如海绵窦内的占位性病变可经眶上裂、眶下裂、翼腭窝膨胀性生长进入颞下窝内，此时更适合采取类似于处理海绵窦占位的手术入路，如翼点、眶颧、额颞颧入路等

1. 上颌窦；2. 颞下窝；3. 翼突根部；4. 翼腭窝；5. 眶上裂；6. 圆孔；7. 卵圆孔

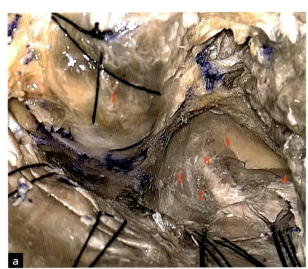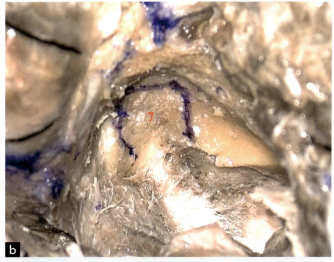

**图3-19** 右侧眶颧入路对翼腭窝前部的暴露方式。图a示眶颧入路，于硬膜外分开海绵窦外侧壁，暴露蝶骨大翼、眶上裂、圆孔和中颅窝底。图b示在磨除蝶骨大翼后，再以圆孔为中心磨除上颌柱、部分翼突根部、中颅窝底等骨质，即可达到显露的目的

1. 眶；2. 海绵窦外侧壁；3. 下颌柱；4. 中颅窝底；5. 眶上裂；6. 圆孔；7. 蝶骨大翼

对于病灶在靠近颞下窝前方时，因与海绵窦密切相关，根据病变的具体位置来采取不同的手术入路非常有必要。

如病灶完全位于颞下窝内，与翼腭窝或者海绵窦不存在关联时，可直接采取翼点入路或额颞颧入路。首先定位圆孔，再结合影像，根据病灶与圆孔的相对位置关系，决定需要磨除圆孔周围的上颌柱、蝶骨大翼、中颅窝底骨质。

对于颞下窝内的病灶同时与翼腭窝、海绵窦存在关联或相互沟通时，可采用翼点入路或额颞颧入路，先硬膜外分开海绵窦，再用上述方法暴露翼腭窝（图3-20）。

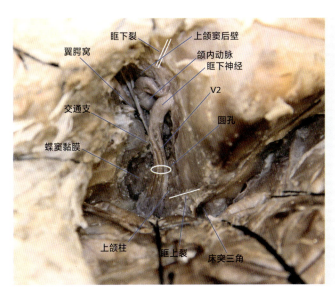

**图3-20** 左侧额眶颧硬膜外入路，磨除蝶骨大翼、上颌柱，暴露翼腭窝内容物。对于颞下窝前方的病灶与翼腭窝、眶下裂、眶上裂、眶尖存在关联或相互沟通时，需要采取眶颧入路，这样相互沟通的结构便都能完成显露

**（2）病灶靠后时（图3-21 ～ 图3-23）**

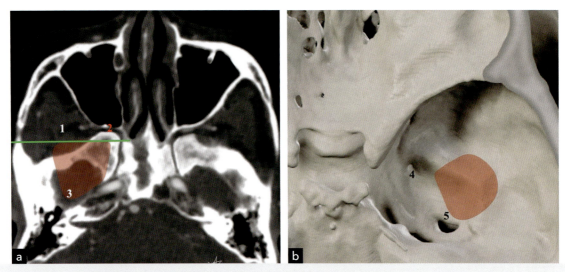

**图3-21** 病灶（红色阴影部分）更靠近颞下窝后方、接近颞下颌关节或卵圆孔的情况。如Meckel's腔内的病变，经卵圆孔与颞下窝沟通时，直接经颞下入路即可实现暴露

1. 颞下窝；2. 翼腭窝；3. 中颅窝；4. 圆孔；5. 卵圆孔

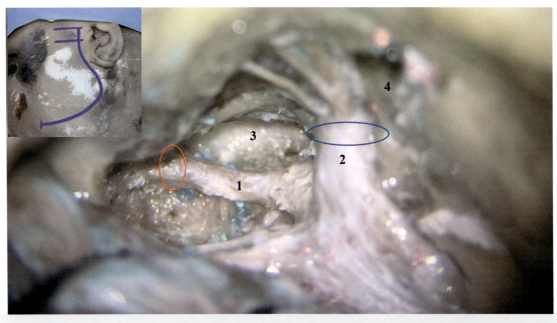

**图3-22** 解剖图示在病灶比较靠后，接近或与卵圆孔密切相关时，采用颞下入路即可实现暴露。磨开圆孔（红色圆圈）和卵圆孔（蓝色圆圈）之间的骨质，便可显露下方的翼管神经；磨开圆孔和卵圆孔连线外侧的骨质，便可显露颞下窝。左上角插图示右侧颞下入路及切口

1. 翼管神经；2. 下颌神经；3. 翼外肌；4. 颞下窝

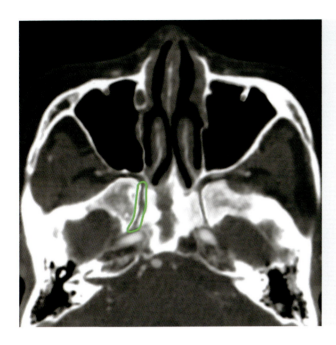

**图3-23** 翼管神经走行在翼管（绿色线圈）内，可以作为很好的定位标注，术前仔细阅片，明确病灶和翼管神经、卵圆孔的关系，可以更准确地完成暴露

在颞下入路暴露颞下窝时，还有3个手术细节需要注意：①颞下颌关节的保护；②脑膜中动脉的处理；③避开颈内动脉岩骨段（图3-24～图3-27）。

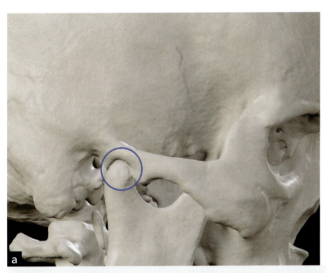
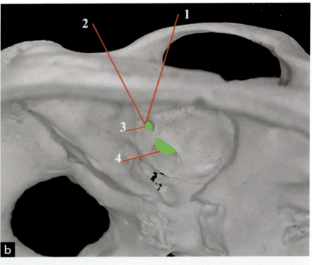

**图3-24** 颅骨三维重建示颞下颌关节。图a示从右侧面观察颞下颌关节（蓝色圆圈），在颞下颌关节磨除中颅窝底骨质时，需要注意对颞下颌关节的保护，避免术后咬合功能障碍。图b示从手术视角观察，颞下颌关节位于棘孔和颧弓前、后点之间的三角内，在骨质磨除过程中，不要超过颧弓前点与棘孔之间的假想连线，如术中确实存在较大骨嵴阻挡而不得不予以磨除时，需要注意操作时骨质的变化过程，从密质骨到松质骨，再到看见密质骨时即应停止操作，避免深入颞下颌关节内

1. 颧弓前点；2. 颧弓后点；3. 棘孔；4. 卵圆孔

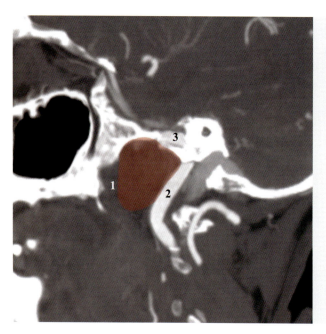

图3-25　位于颞下窝后部的病灶（红色阴影部分），手术时需要注意与颈内动脉颈段、岩骨段、破裂孔段甚至海绵窦段的相对位置关系。术前除需要明确病灶和血管的关系外，还需要预估病变的病理性质。对于侵袭性病变，术前应尽量行压颈试验或球囊闭塞试验，术中做好阻断颈段的准备

1. 颞下窝；2. 颈内动脉颈段；3. 颈内动脉破裂孔段

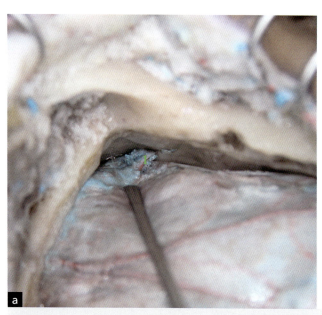
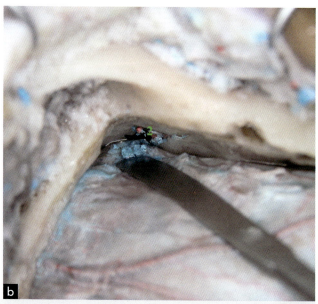

图3-26　右侧颞下入路中脑膜中动脉及其周围静脉丛的处理。图a示抬起颅底前方的硬膜即可暴露脑膜中动脉，可见在棘孔附近的静脉丛。图b示在棘孔附近结扎脑膜中动脉，注意不要紧贴棘孔将其离断，以免动脉回缩进入棘孔内，导致止血困难

1. 脑膜中动脉；2. 离断的脑膜中动脉

　　所有进出颅内外的动脉都有静脉丛包绕，脑膜中动脉也是如此。在实际手术操作中，静脉丛常会导致比较严重的出血而被误认为是脑膜中动脉断裂，应予以认真鉴别。脑膜中动脉出血的压力明显较高，吸收性明胶海绵等常规手段常常难以应对，而静脉丛出血压力较低，吸收性明胶海绵和棉片可以轻松压迫。

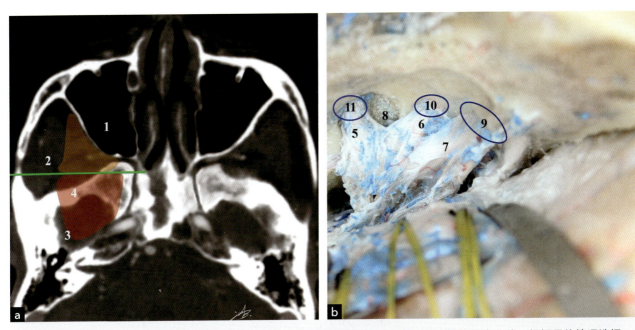

**图3-27**　对于位于整个颞下窝的病灶（红色区域），可采取联合翼点和颞下两个通道的手术入路，根据具体情况选择性地磨除蝶骨大翼、中颅窝底骨质等

1. 上颌窦；2. 颞下窝；3. 中颅窝底；4. 蝶骨大翼；5. 下颌神经；6. 上颌神经；7. 眼神经；8. 圆孔和卵圆孔之间的下颌柱；9. 眶上裂；10. 圆孔；11. 卵圆孔

# 3. 沟通联系（表3-1、图3-28）

表3-1　翼腭窝通过8个孔道与7个解剖区域沟通联系

| 方向 | 沟通孔道 | 解剖联系 | 内容物（动脉） | 内容物（神经） |
| --- | --- | --- | --- | --- |
| 前 | 眶下裂 | 眼眶 | 眼下动脉 | 眶下神经 |
| 后 | 圆孔 | 中颅窝 | 圆孔动脉 | 上颌神经 |
| | 翼管 | 破裂孔 | 翼管动脉 | 翼管神经 |
| | 腭鞘管 | 鼻咽 | 腭鞘动脉 | 咽神经 |
| 内 | 蝶腭孔 | 鼻腔 | 蝶腭动脉 | 蝶腭神经 |
| 外 | 翼上颌裂 | 颞下窝 | 上颌动脉 | 颧神经 |
| 下 | 腭大孔、腭小孔 | 口腔 | 腭大动脉、腭小动脉 | 腭大神经、腭小神经 |

　　此处再次强调翼腭窝与周围结构的沟通和联系是很有必要的，因为翼腭窝或其附近结构的病变往往并不是单一存在的，它们会顺着这些联系向其他部位生长。如果不了解其结构规律，不仅在阅片上存在障碍，还会限制实际手术的操作。

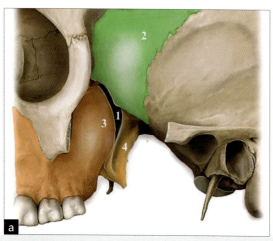
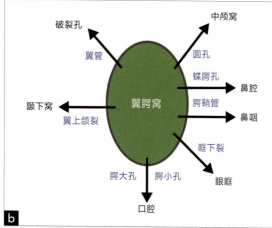

**图3-28** 翼腭窝，通过8个孔道与7个不同区域沟通的示意图。①翼上颌裂连通颞下窝；②圆孔连通中颅窝；③翼管连通破裂孔；④眶下裂连通眼眶；⑤蝶腭孔连通鼻腔；⑥腭鞘管连通鼻咽；⑦腭大孔和腭小孔连通口腔

1. 翼腭窝；2. 蝶骨大翼；3. 上颌窦后壁；4. 翼突外侧板

## 3.1 经翼上颌裂与颞下窝沟通（图3-29）

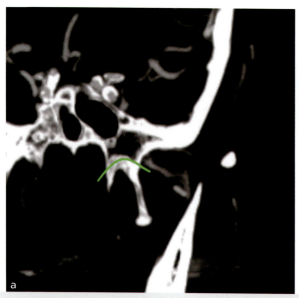
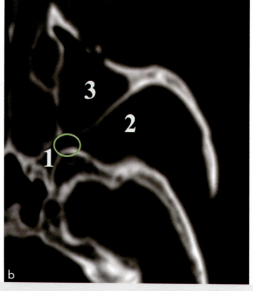

**图3-29** 翼腭窝通过翼上颌裂与颞下窝沟通。翼上颌裂位于上颌骨体与蝶骨翼突之间，是两者连接部位形成的一条裂隙，其外侧即为颞下窝。上颌神经和蝶腭神经节等重要结构通过翼突上颌裂，从翼腭窝进入颞下窝。在影像上，若翼突上颌裂出现扩大、变形或周围骨质破坏，可能提示存在肿瘤、炎症等病变，同理可以累及翼腭窝。图a中绿色弧线示翼上颌裂。图b中绿色圆圈示翼上颌

1. 翼腭窝；2. 上颌窦；3. 颞下窝

## 3.2 经圆孔与中颅窝沟通（图3-30）

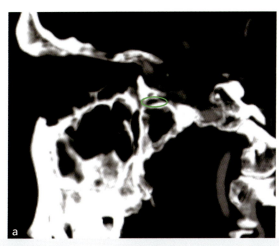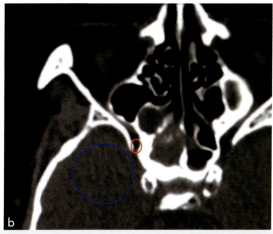

**图3-30**　翼腭窝通过圆孔与中颅窝沟通。圆孔处于蝶骨体的前外侧，在眶上裂的下方，其与中颅窝的连接非常紧密，是中颅窝向前外下方延伸的一个重要部分。三叉神经上颌支通过圆孔，从翼腭窝进入中颅窝，同时眶下动脉、静脉也经此孔穿行。该孔道是神经外科和颌面外科手术的重要解剖标志和手术入路之一。由于圆孔的连通，中颅窝的病变可能通过圆孔累及翼腭窝及其周围结构，反之亦然。例如，中颅窝的肿瘤可能侵犯圆孔，进而压迫或损伤三叉神经上颌支，导致三叉神经痛；翼腭窝的感染也可能通过圆孔扩散至中颅窝。图a为冠状位CT，绿色椭圆示圆孔。图b为水平位CT，红色圆圈示圆孔，蓝色圆圈示中颅窝。中颅窝的肿瘤可以通过圆孔，或破坏扩大圆孔，向翼腭窝蔓延或侵蚀

## 3.3 经眶下裂与眼眶沟通（图3-31）

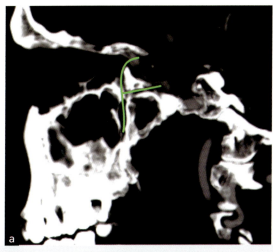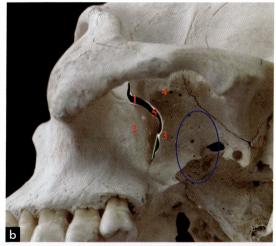

**图3-31**　眶上裂为蝶骨大翼和蝶骨小翼之间的裂隙，其内走行动眼神经、滑车神经、三叉神经的眼支及眼上静脉等结构。眶下裂为蝶骨大翼和上颌窦后壁之间的裂隙，其与翼腭窝相通，其内走行上颌神经及其分支、上颌动脉及眼下静脉等。图a为矢状位CT，绿线示翼腭窝通过眶下裂与眶上裂沟通，通过圆孔与中颅窝底沟通，这是肿瘤颅内外沟通的解剖学基础之一。图b示翼腭窝通过翼上颌裂（绿线）与颞下窝（紫蓝色圆圈）沟通，翼腭窝通过眶下裂与眼眶沟通

1. 眶下裂；2. 上颌窦后壁；3. 翼突外侧板；4. 翼突根部；5. 翼腭窝

## 3.4 经翼管与破裂孔沟通（图3-32）

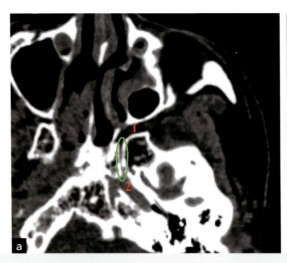
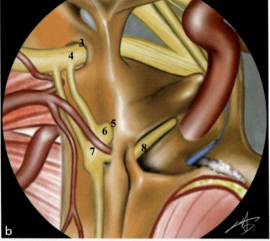

**图3-32** 影像及解剖展示翼腭窝通过翼管与破裂孔相通。翼管内有翼管神经、翼管动脉和翼管静脉穿行，这些结构从破裂孔沿着翼管向前走行，最终到达翼腭窝。图a为水平位CT，示翼腭窝通过翼管（绿色椭圆形）与破裂孔沟通。图b为右侧内镜视野，示翼管神经为定位破裂孔段颈内动脉的关键解剖标志

1. 翼腭窝；2. 破裂孔；3. 圆孔；4. 上颌神经；5. 卵圆孔；6. 下颌神经；7. 翼腭神经节；8. 翼管神经

## 3.5 经蝶腭孔与鼻腔沟通（图3-33）

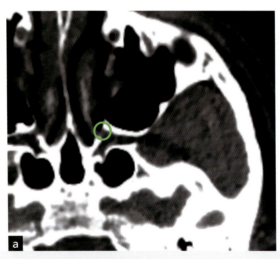
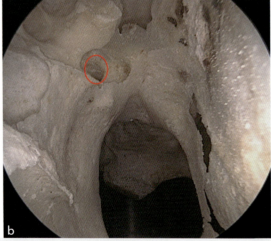

**图3-33** 翼腭窝通过蝶腭孔与鼻腔沟通。翼腭窝位于上颌窦后壁后方与蝶骨翼突之间，其内侧以腭骨垂直板与鼻腔分隔，通过蝶腭孔与鼻腔相通。蝶腭孔是翼腭窝与鼻腔之间的一个自然通道，空间相对较小，有蝶腭神经节等结构通过。其发出的鼻后支经蝶腭孔进入鼻腔，支配鼻腔黏膜的感觉和腺体的分泌，对鼻腔的生理功能如嗅觉、黏液分泌等起到调节作用。翼腭窝内的上颌动脉分支通过蝶腭孔进入鼻腔，参与鼻腔的血液循环。图a中绿色圆圈示蝶腭孔。图b为内镜经鼻颅骨标本，红色圆圈示蝶腭孔

## 3.6 经腭鞘管与鼻咽沟通（图3-34）

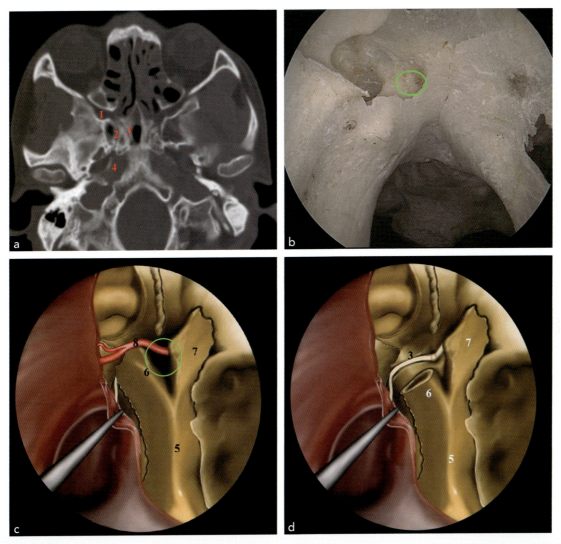

**图3-34** 腭鞘管为腭骨的蝶突和蝶骨的鞘突形成的骨性通道，是翼腭窝向后下与鼻咽相通的重要通道。腭鞘管内有咽神经等结构通过，这些神经与鼻咽的感觉和运动功能密切相关，对鼻咽的黏膜感觉、肌肉运动等起到调节和支配作用，保证鼻咽正常的生理功能。腭鞘动脉等血管参与鼻咽的血液循环，为鼻咽的组织和黏膜提供营养和氧气。当鼻咽发生肿瘤时，可能会通过腭鞘管向翼腭窝侵犯，或者翼腭窝的病变也可能累及鼻咽。图a为水平位CT示翼腭窝通过腭鞘管与鼻咽沟通，翼管与破裂孔相通。图b为内镜经鼻颅底视野，绿色圆圈示腭鞘管。图c示腭骨蝶突和眶突形成的蝶腭孔（绿色圆圈），可见蝶腭动脉穿行其中。图d示磨除腭骨蝶突，暴露腭鞘管内容物

1. 翼腭窝；2. 翼管；3. 腭（蝶）鞘管；4. 破裂孔；5. 腭骨垂直板；6. 腭骨眶突；7. 腭骨蝶突；8. 蝶腭动脉

## 3.7 经腭大孔和腭小孔与口腔沟通（图3-35）

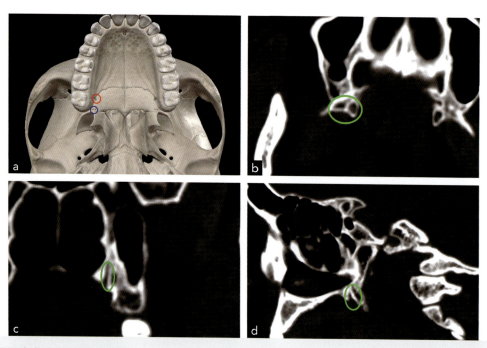

**图3-35** 翼腭窝向下经腭大孔和腭小孔与口腔沟通。腭大管经腭大孔开口于口腔，腭小孔则是腭小管在口腔的开口。腭大管和腭小管向下延伸，与口腔顶部的黏膜和软组织相连，形成了一个相对隐蔽的通道。腭大管内有腭大神经及腭降动脉走行，腭小管内有腭小神经和腭小动脉通过。该孔道是口腔颌面外科手术中重要的解剖标志和手术通道。口腔的感染或肿瘤可能通过腭大管和腭小管向周围组织扩散，如向上累及翼腭窝，或向后影响鼻咽部等。图a为颅底下面观示意图，可见腭大孔（红色圆圈）和腭小孔（蓝色圆圈）。轴位（b）冠状位（c）和矢状位（d）CT示腭大孔和（或）腭小孔（绿色圆圈）

翼腭窝和颞下窝位置深在，周围解剖结构复杂，病灶可能呈侵袭性生长，侵蚀周围重要结构，手术难度大、风险较高，属于神经外科手术中较为复杂的一类，必要时需多学科协作并进行充分的术前准备。其相关的手术虽然涉及神经外科、眼科、耳鼻喉科及头颈外科等多学科交叉知识，但是其存在解剖和病理上的普遍规律和联系，只有在充分理解这一规律和联系的基础上，再结合影像，才能制订出合理的术前计划。在实际临床工作中，神经外科涉及翼腭窝和颞下窝的病例，可能更多是病灶主体在颅内，通过其与翼腭窝和颞下窝的自然通道蔓延或侵袭生长。对于翼腭窝部位的病变，神经外科医生可通过上方或前方手术通道进行手术。上方手术通道的重点是磨除蝶骨大翼和翼突以暴露翼腭窝，前方手术通道包括内镜经鼻和直接经上颌窦。对于颞下窝部位的病变，同样可以通过上方经颅或前方经鼻通道进行手术。上方手术通道的重点是磨除圆孔和卵圆孔连线外侧的中颅窝底骨质，前方手术通道主要是内镜经鼻磨除上颌窦后壁，显露翼突根部及其外侧的颞下窝。针对累及颞下窝的病变范围，可通过翼点、（额）眶颧和（或）颞下入路。本章重点阐释了翼腭窝和颞下窝及其自然孔道的局部解剖、影像特点及在手术中的实际应用，以及如何利用影像解剖特点设计手术方案。

## 第 4 章

◎ **Meckel's囊和基底窦的影像、解剖和手术入路**

4

Meckel's囊（Meckel's Cave），又称为Meckel's腔，是中颅窝底的重要解剖结构。其由三叉神经在穿过后颅窝硬膜至中颅窝的走行过程中，将后颅窝硬膜反折，形成双层的袖套状结构，呈现内衬蛛网膜的囊状，故称为Meckel's囊。需要注意的是，Meckel's囊是蛛网膜外、硬膜下的解剖结构，而Meckel's囊包裹区域的蛛网膜下腔部分称为"三叉神经池"。基底窦（Basilar Plexus）是位于斜坡上部的一组静脉窦，连接着两侧的海绵窦，与Meckel's囊解剖位置毗邻。基底窦与颅底多个静脉窦交通相连，涉及脑血流的调节与静脉回流，且位置重要，在颅底手术中若不慎开放，可能引起难以控制的出血。此外，这两者及其周边的后床突、岩上窦等结构复杂且不易理解。

本章将通过Meckel's囊、基底窦以及后床突、岩上窦等周围结构的影像和解剖来认识"手术解剖"，并结合对手术入路的思考来重新认识影像，最终将这一区域的影像、解剖和颞极入路、颞下经天幕入路、扩大中颅窝入路、内听道上结节入路等手术入路进行深入结合，增加对此区域结构的深入了解并指导临床治疗。

# 1. 后床突

后床突为鞍背向上的延伸，是蝶骨的一个重要解剖结构，位于蝶骨体的后上部，为蝶骨体后部的显著骨性突起。它位于颅底的内侧面，前方为垂体窝，后方与斜坡相延续。后床突通常呈锥形或柱状，骨质坚硬，通常在CT和MRI图像中清晰可见。其突出部分长度为5~10mm，宽度为6~8mm，高度可达10~12mm，具体尺寸在不同个体之间有所差异。因其与蝶鞍、颈内动脉、基底动脉、海绵窦内的神经结构毗邻，有重要的定位价值，在开颅手术和经鼻内镜手术过程中都有重要的参考性及标志性作用。术前通过阅片来理解、定位后床突，对制订手术计划与术中导航具有重要作用（图4-1）。

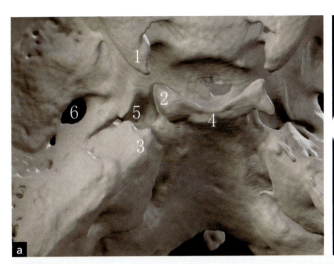
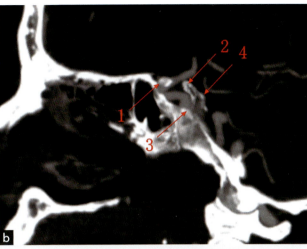

**图4-1**　左侧颅骨三维重建（a）及正中矢状位CTA（b）展示后床突及其周围的骨性解剖结构。后床突自鞍背向上外侧突出，与海绵窦、Meckel's囊、岩骨尖、斜坡、鞍区等部位相邻，且由于是骨性结构，位置恒定，可作为术中重要的参考标志

1. 前床突；2. 后床突；3. 岩骨尖；4. 鞍背；5. 颈动脉沟；6. 卵圆孔

后床突不仅是中颅窝底重要的骨性参考标志，也对颅底其他解剖结构的形成产生影响。后床突与前床突、岩骨尖三者相互形成的韧带——床突间韧带、岩床前韧带和岩床后韧带，所组成的三角形区域为动眼神经三角，动眼神经自此三角穿入海绵窦，相当于海绵窦的顶壁。后床突影响着颈内动脉后曲的形成。颈内动脉出破裂孔后，先垂直向上走行，由于受到后床突的阻挡，遂转向前方，形成颈内动脉水平段。这个结构特点不仅影响着后床突的磨除，在经鼻内镜处理海绵窦的过程中也影响着"下间隙"的大小（图4-2～图4-6）。

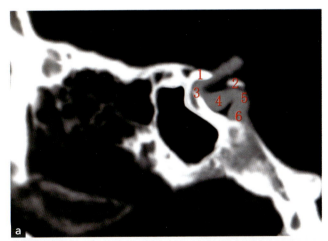
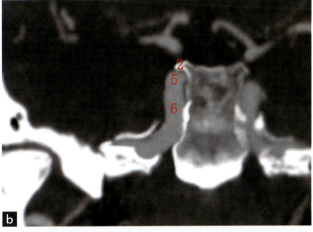

**图4-2**　矢状位（a）和冠状位（b）CT，示后床突与颈内动脉海绵窦段的关系。在"海绵窦"章节已阐述。颈内动脉出破裂孔后，先垂直向上走行，由于受到后床突的阻挡，遂转向前方，形成颈内动脉水平段，再推挤视柱并转向后上方，形成颈内动脉海绵窦段的前曲。所以后床突的高低，决定了垂直段的长短

1. 前床突；2. 后床突；3. 前曲；4. 颈内动脉水平段；5. 后曲；6. 颈内动脉垂直段

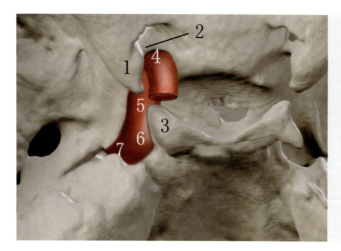

**图4-3** 颅骨三维重建展示颈内动脉海绵窦段与后床突、前床突之间的解剖关系。颈内动脉出破裂孔后，先垂直向上走行，由于受到后床突的阻挡，遂转向前方，形成颈内动脉水平段，再推挤视柱并转向后上方，形成颈内动脉海绵窦段的前曲

1. 前床突；2. 视柱；3. 后床突；4. 前曲；5. 颈内动脉水平段；
6. 后曲；7. 颈内动脉垂直段

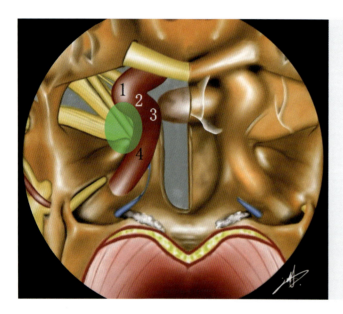

**图4-4** 从内镜视角进行观察，后床突的高低决定了颈内动脉后曲的位置，进而影响着海绵窦"下间隙"（绿色阴影部分）的大小

1. 颈内动脉前曲；2. 颈内动脉水平段；3. 颈内动脉后曲；4. 颈内动脉垂直段

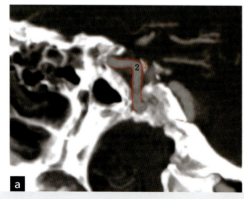
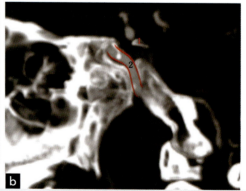

**图4-5** 在影像上后床突可在一定程度上反映颈内动脉后曲的角度，进而可以反映在经鼻内镜下海绵窦"下间隙"的大小，此间隙越大，操作的空间也越大。而且不难看出，"下间隙"较大时后曲与后床突之间贴附的程度也越紧密。图a示后曲与后床突贴附紧密，后曲角度呈直角。图b示后曲与后床突之间存在明显间隙

1. 后床突；2. 后曲

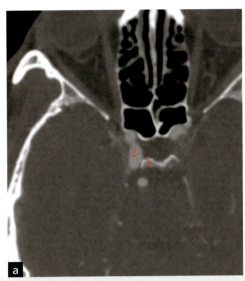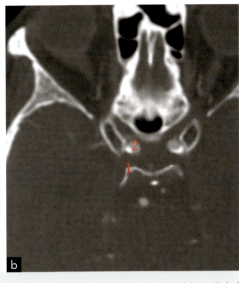

**图4-6**　后床突与颈内动脉海绵窦段的关系。后床突在一定程度上影响着颈内动脉的走行和形态，后床突与颈内动脉之间的相对位置关系也在一定程度上影响着手术的策略。图a示后床突与颈内动脉贴附紧密。图b示后床突与颈内动脉之间存在明显间隙，以至于在后床突层面都看不到颈内动脉后曲

1. 后床突；2. 颈内动脉

后床突和颈内动脉后曲的关系，在实际手术过程中具有重要意义。①在开颅手术磨除后床突过程中，如果颈内动脉后曲和后床突之间关系非常密切，操作时应更加慎重或者更换手术策略；②打开Hakuba三角时发现后曲与后床突关系密切，需要更加谨慎（"海绵窦"章节已详述）；③在经鼻内镜手术中，下间隙的大小也影响着手术操作，尤其是在后床突的磨除过程中，后床突与颈内动脉后曲贴附紧密的情况下，经鼻内镜硬膜外磨除后床突的风险明显高于硬膜下的操作（此内容会在内镜相关章节进行详述）（图4-7）。

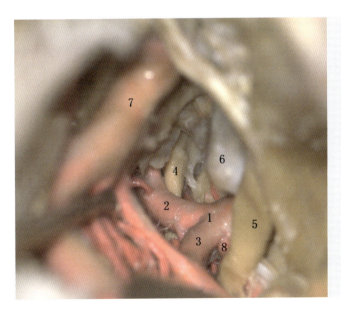

**图4-7**　颞极入路视角下的后床突。如术中需要磨除后床突时，因为是硬膜下的操作，并不能直视颈内动脉，故需要术前认真阅片，确认颈内动脉尤其是后曲与后床突之间的关系，避免导致不可控制的出血

1. 基底动脉尖；2. 左侧大脑后动脉；3. 右侧大脑后动脉；4. 左侧动眼神经；5. 右侧动眼神经；6. 后床突；7. 颈内动脉；8. 右侧小脑上动脉

后床突为骨性标志，位置恒定，可作为术中重要的参考标志，结合影像进行分析，其不仅可作为如上所述的解剖定位标志，也可作为手术通道的参考，具有术中"导航"的作用（图4-8～图4-11）。

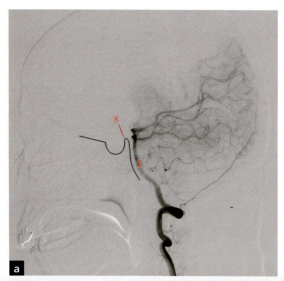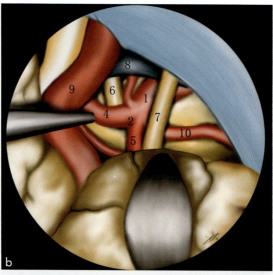

**图4-8** 矢状位DSA（a）展示基底动脉瘤与后床突的相对关系以及颞极入路暴露基底动脉尖的视野（b）。后床突作为颅底的骨性标志，位置相对固定，是手术过程中的良好参照物，尤其是后床突附近的病变。临床上在处理后床突附近的病变时，如基底动脉尖动脉瘤、后床突脑膜瘤及海马和杏仁核及其附近的病变等，通常采用3种入路，包括Drake提出的颞下入路、Yasargil提出的翼点入路以及Sano提出的颞极入路。其中颞极入路相比于其他两种术式，具有更宽阔的视野和更大的操作空间，可提供对这些区域更直接和广泛的暴露

1. 基底动脉；2. 基底动脉尖；3. 基底动脉尖动脉瘤；4. 左侧大脑后动脉；5. 右侧大脑后动脉；6. 左侧动眼神经；7. 右侧动眼神经；8. 后床突；9. 右侧颈内动脉；10. 右侧小脑上动脉

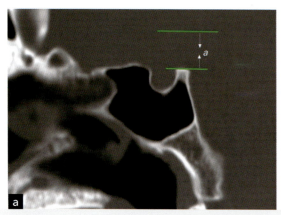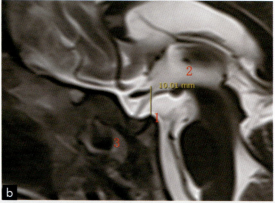

**图4-9** 矢状位CT（a）和MRI（b）展示后床突与其上10mm病变的位置关系。在颞极入路中，要处理的病变如肿瘤、基底动脉尖动脉瘤等，高于后床突10mm时，建议断开颧弓，增加"自下向上"的视野。相反，如病灶不高于10mm，可无须断开颧弓。而对于位置较低的基底动脉尖动脉瘤，可能需要切开小脑幕，有时需要磨除部分岩骨尖以增加瘤颈和载瘤动脉的暴露

1. 后床突；2. 第三脑室；3. 蝶鞍

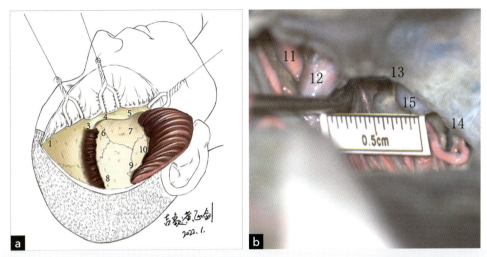

图4-10　颞极入路中，在不断开颧弓的情况下，抬起颞极，可向上方暴露至后床突上方10mm范围（b）。需要注意的是，即使不断开颧弓，也需要利用颅底手术操作的基本理念，即"Looking up"。为了充分达到这一"自下而上"的观察效果，需要完善的手术细节还有很多，但是肌瓣的翻开方式笔者认为是非常重要的关键点，操作时保留约一半的肌瓣后缘，这样颞肌便可顺势被拉向后下方（a），这样便可将手术通道暴露得更低，甚至暴露眶下裂

1. 额骨；2. 颞肌；3. 颞上线；4. 额骨颧突；5. 颧骨额突；6. 额蝶缝；7. 蝶骨；8. 顶骨；9. 鳞状缝；10. 颞骨；11. 右侧大脑前动脉；12. 右侧颈内动脉；13. 小脑幕缘；14. 岩床前韧带；15. 后床突

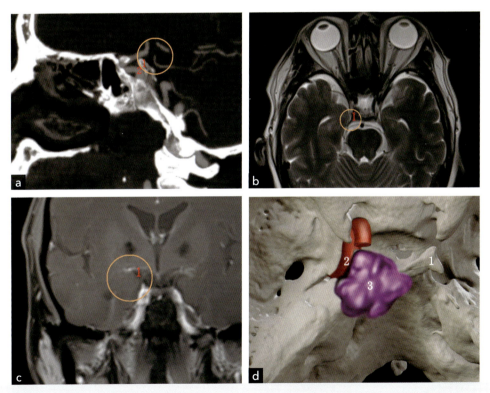

图4-11　矢状位CT（a）、轴位和冠状位MRI（b、c）展示以后床突为中心，作为右侧后床突周围病变（d）术中定位的参照。后床突作为颅底的骨性结构，位置相对恒定，在术中可作为良好的参照物

1. 后床突；2. 后曲；3. 病变

# 2. 三叉神经压迹

三叉神经压迹是三叉神经节在发育过程中对岩骨尖和部分上斜坡的长期压迫而形成的凹陷，其下方为破裂孔，其间走行着颈内动脉破裂孔段和部分海绵窦段的垂直部（图4-12）。

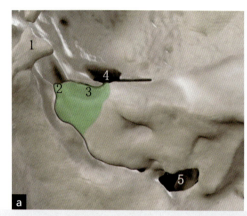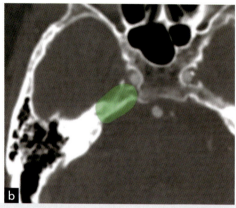

**图4-12** 右侧颅骨三维重建（a）及轴位CT（b）展示三叉神经压迹等颅底关键骨性标志（绿色阴影部分）
1. 后床突；2. 岩骨尖；3. 三叉神经压迹；4. 卵圆孔；5. 颈静脉孔

在扩大中颅窝入路硬膜外磨除岩骨尖的过程中，三叉神经压迹的磨除是最为复杂和危险的。由于受到Meckel's囊的阻挡，三叉神经压迹的暴露需要抬起三叉神经，为了避免三叉神经根部的张力过大，常将卵圆孔前缘扩大，先松解V3，在具有一定活动度后，再上抬三叉神经（图4-13、图4-14）。

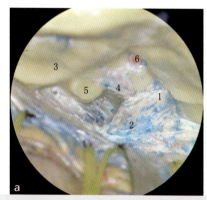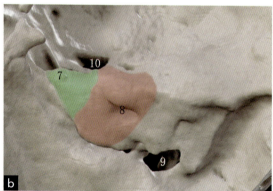

**图4-13** 扩大中颅窝入路的左侧标本（a）和右侧颅骨三维重建（b）展示岩骨尖的磨除范围。磨除岩骨尖的过程中，图b中红色阴影部分相对较易磨除，但是绿色阴影部分由于受到Meckel's囊的阻挡，暴露存在困难
1. 下颌神经；2. Meckel's囊；3. 弓状隆起；4. 岩浅大神经；5. 耳蜗；6. 脑膜中动脉；7. 岩骨尖；8. 内听道；9. 颈静脉孔；10. 卵圆孔

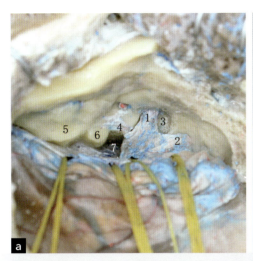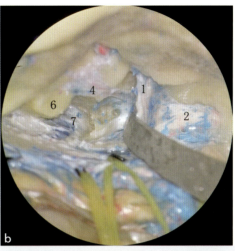

**图4-14**　左侧扩大中颅窝入路中，硬膜外暴露被Meckel's囊覆盖阻挡的岩骨尖，即岩骨的三叉神经压迹。术中直接牵拉三叉神经来暴露三叉神经压迹，会导致三叉神经张力过高而断裂，手术时可如图a所示先磨除卵圆孔前方的部分中颅窝骨质，使其张力松解后，再如图b向前上抬起V3，进而暴露出岩骨尖端——三叉神经压迹、岩舌韧带和颈内动脉破裂孔段等结构

1. 下颌神经；2. 上颌神经；3. 卵圆孔；4. 岩浅大神经；5. 弓状隆起；6. 耳蜗；7. 后颅窝硬膜

　　对于岩骨尖而言，在三叉神经压迹处与颈内动脉的关系尤为密切，而且有时此处的颈内动脉没有岩骨包裹，或仅有一薄层密质骨覆盖。这一结构特点提示，术中磨除三叉神经压迹时，需要尤为谨慎。对于颈内动脉"裸露"在外的情况，手术反而安全许多，因为这样可以非常快捷地定位出颈内动脉并加以保护。所以在磨除三叉神经压迹之前，先抬起V3，再用剥离子轻轻探查，确认是否存在裸露的颈内动脉（图4-14b、图4-15、图4-16）。

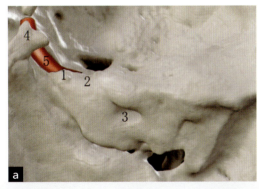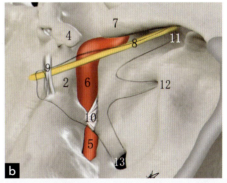

**图4-15**　右侧颅骨三维重建（a）和右侧中颅窝底示意图（b）展示Meckel's囊下方三叉神经压迹周围的解剖结构。图a示三叉神经压迹包含颈内动脉的破裂孔段。图b示右侧三叉神经及Meckel's囊下方三叉神经压迹周围的局部解剖。蝶岩韧带和岩舌韧带为其中具有重要解剖意义的两条韧带结构。蝶岩韧带又称Gruber韧带，附着于岩尖与鞍背外侧缘之间，其与岩骨尖和蝶骨之间形成Dorell管，有外展神经穿行，是海绵窦后壁的下部。岩舌韧带为岩骨尖和蝶骨舌突之间的韧带，有时形成软骨甚至钙化，是颈内动脉破裂孔段和海绵窦段的分界

1. 岩骨尖；2. 三叉神经压迹；3. 内听道；4. 后床突；5. 右侧颈内动脉破裂孔段；6. 右侧颈内动脉海绵窦段；7. 前床突；8. 外展神经；9. 蝶岩韧带；10. 岩舌韧带；11. 眶上裂；12. 圆孔；13. 卵圆孔

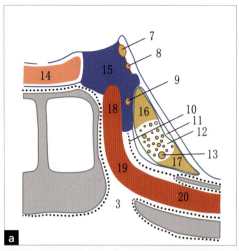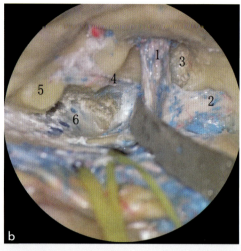

**图4-16** Meckel's囊与其下方颈内动脉的位置关系示意图。右侧颈内动脉的岩骨段（C2）到破裂孔段（C3）再到海绵窦段（C4）的移行位于三叉神经节（GG）的腹内侧。Meckel's囊腹内侧壁的上1/3部分构成海绵窦后下部分的外侧壁。其腹内侧壁的下2/3部分位于岩舌韧带和颈动脉管顶部骨膜的上方

1. 下颌神经；2. 上颌神经；3. 卵圆孔；4. 岩浅大神经；5. 耳蜗；6. 后颅窝硬膜；7. 动眼神经；8. 滑车神经；9. 外展神经；10. 岩舌韧带；11. Meckel's囊；12. 三叉神经池；13. 三叉神经运动根；14. 垂体；15. 海绵窦；16. 三叉神经节；17. 下颌神经；18. 颈内动脉海绵窦段；19. 颈内动脉破裂孔段；20. 颈内动脉岩骨段

# 3. Meckel's囊

　　Meckel's囊，又称Meckel's腔、三叉神经囊，是三叉神经从后颅窝穿行至中颅窝的过程，将后颅窝的硬膜向前延伸一段距离，形成了囊的袖套状结构。

　　Meckel's囊的前内侧是海绵窦后部。前界为三叉神经半月节（见下页），在此Meckel's囊的内层脑膜层移行为三叉神经各支的神经鞘膜，囊内的蛛网膜层移行为三叉神经各支的神经束膜或逐渐消失。Meckel's囊腹内侧壁的前部可分为两部分：上1/3和下2/3。上1/3覆盖了三叉神经节的一部分，三叉神经节在此发出眼神经，有时也在此覆盖发出的上颌神经的上部；下2/3通过岩舌韧带和覆盖颈动脉管顶部的骨膜，与颈内动脉破裂孔段、岩骨段水平部分开。Meckel's囊外侧壁有两层脑膜层：内层为后颅窝脑膜层，跟随三叉神经根部经三叉神经压迹进入中颅窝，后移行为神经鞘膜；外层是中颅窝的脑膜层。这两层脑膜之间的潜在间隙向远端走行，延续为海绵窦外侧壁内外层之间的潜在间隙。Meckel's囊的入口即三叉神经孔位于岩上窦和岩下窦之间，囊内的病变可经此开口向后颅窝生长，后颅窝的病变也可经此开口突入囊内从而进入中颅窝（图4-17～图4-22）。

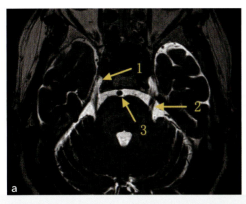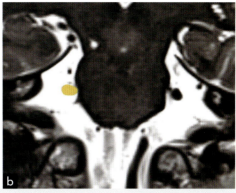

**图4-17**　轴位（a）及矢状位（b）MRI展示三叉神经走行，其出脑桥中段腹外侧。图b中黄色阴影部分为右侧三叉神经根部，于桥前池及桥小脑角池向前上走行，穿后颅窝硬膜时反折形成Meckel's囊，并进入海绵窦内

1. Meckel's囊；2. 三叉神经；3. 基底动脉

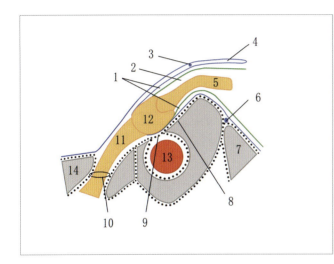

**图4-18**　经过三叉神经孔与卵圆孔的斜冠状切面展示Meckel's囊的结构。Meckel's囊是由三叉神经在穿过后颅窝硬膜至中颅窝的过程中将后颅窝硬膜反折，形成双层的袖套状结构，呈现内衬蛛网膜的囊状，容纳三叉神经的根部和神经节。在三叉神经节的前缘处，Meckel's囊的背外侧壁和腹内侧壁移行为每个三叉神经分支的外膜，而蛛网膜则移行为包绕每个三叉神经分支的神经束膜或消失。三叉神经池是位于三叉神经节后方的蛛网膜下腔（虚线示硬膜的骨膜层，蓝色实线示硬膜的脑膜层，绿色实线示蛛网膜）

1. Meckel's囊；2. 三叉神经池；3. 岩上窦；4. 小脑幕；5. 三叉神经根；6. 岩下窦；7. 斜坡；8. 三叉神经压迹；9. 岩舌韧带；10. 卵圆孔；11. 下颌神经；12. 三叉神经节；13. 颈内动脉；14. 蝶骨

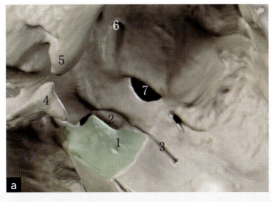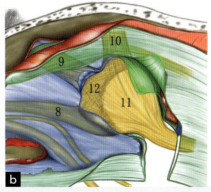

**图4-19**　右侧中颅窝三维重建（a）示鞍旁部分骨性结构，可见位于岩骨嵴前部的三叉神经压迹（绿色阴影部分）。手绘图（b）示Meckel's囊的膜性结构方式，可见在Meckel's囊的上表面由两层脑膜层（绿色区域）覆盖而成，外层脑膜层构成了海绵窦外侧壁的外层，内层脑膜层向前跨越三叉神经节形成海绵窦外侧壁的内层（由绿色转变成了浅蓝色）。岩上窦走行在三叉神经内口的上方

1. 三叉神经压迹；2. 颈动脉沟；3. 岩浅大神经沟；4. 后床突；5. 前床突；6. 圆孔；7. 卵圆孔；8. 眼神经；9. 上颌神经；10. 下颌神经；11. Meckel's囊；12. 三叉神经半月节

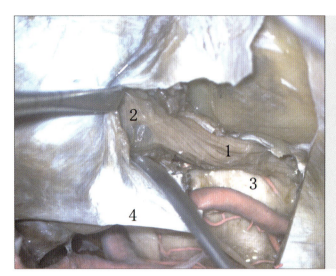

图4-20 Meckel's囊解剖的膜性结构。颅神经在自颅内穿透硬膜至颅外（或硬膜外）的过程中，将蛛网膜连同硬膜反折，形成一段距离的袖套状结构，在三叉神经处尤为膨大，即Meckel's囊。而蛛网膜反折形成的腔隙则称为三叉神经池。其他颅神经，如动眼神经、滑车神经、外展神经、面听神经中均有类似的结构模式

1. 三叉神经；2. Meckel's囊；3. 脑干；4. 小脑幕缘

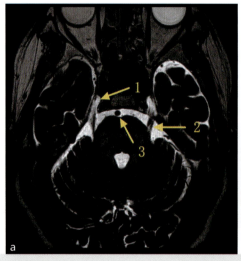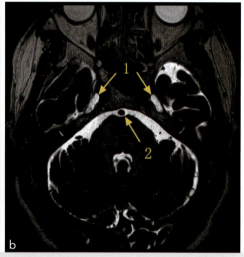

图4-21 轴位MRI（a、b）展示Meckel's囊，高信号区域为蛛网膜下腔（三叉神经池）内的脑脊液，在发生占位性病变时，可根据是否存在脑脊液信号来判断病变与周围结构的相对关系是否紧密

a：1. 三叉神经池；2. 三叉神经；3. 基底动脉。b：1. Meckel's囊；2. 基底动脉

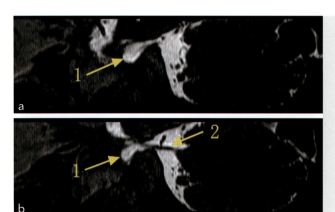

图4-22 矢状位MRI（a、b）展示三叉神经走行及Meckel's囊，高信号部分为三叉神经池，是三叉神经走行过程中推挤蛛网膜形成的

1. Meckel's囊；2. 三叉神经出脑干处

　　对于三叉神经内侧、中线附近的病变，在硬膜外的手术策略中，需要磨除三叉神经压迹才能充分暴露。如前文所述，此操作需要"过度"牵拉三叉神经，而且靠近颈内动脉，风险也较高。对此，也可以采取先硬膜下打开Meckel's囊，再向外适当移位三叉神经的手术策略，这样做不仅操作难度降低，显露范围也明显增加（图4-23）。

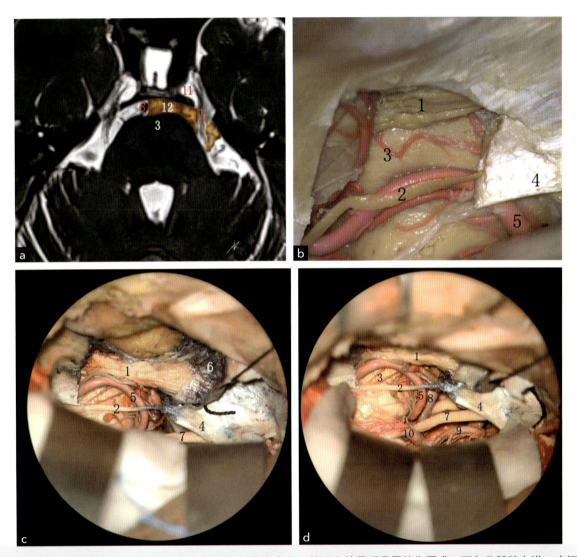

**图4-23**　图a示位于三叉神经内侧、中线附近的占位性病变，剪开小脑幕后暴露较为困难，可在此基础上进一步打开Meckel's囊，进而扩大暴露范围。图b示颞下经天幕入路，剪开小脑幕后，可暴露三叉神经根部上方的区域，但是对三叉神经内侧、中线的暴露依然困难。图c示进一步打开Meckel's囊至半月节处，可根据术中需要对三叉神经向外进行适当的牵拉，用以扩大对中线的暴露程度。图d从整体和广角的视野展示对中线和对侧的暴露范围

1. 三叉神经；2. 滑车神经；3. 脑桥；4. 小脑幕缘；5. 小脑上动脉；6. 三叉神经半月节；7. 动眼神经；8. 基底动脉；9. 后交通动脉；10. 大脑后动脉；11. Meckel's囊；12. 病变

# 4. 三叉神经半月节

三叉神经节是三叉神经脑池段在穿越后颅窝硬膜的过程中所形成的"半月形"结构。在三叉神经半月节处，神经和硬膜之间黏附紧密，处于"密封"状态，从而将前方的海绵窦和后方的Meckel's囊完全分隔开。同时，跟随三叉神经一起穿行的蛛网膜在半月节处也逐渐消失，与三叉神经和硬膜"融合"在一起。三叉神经形成半月节后，发出3个主要的分支：眼神经（V1）、上颌神经（V2）和下颌神经（V3）（图4-24、图4-25）。

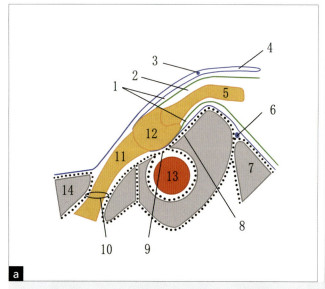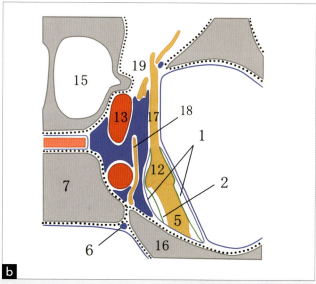

**图4-24** 三叉神经半月节的解剖结构。三叉神经根部自脑池穿越后颅窝硬膜至海绵窦内，其在硬膜内穿行海绵窦的过程中，与随行的蛛网膜和硬膜（脑膜层）黏附紧密，形成了半月形的特殊结构，并以此完全分隔开海绵窦内的静脉血和Meckel's囊（或三叉神经池）内的脑脊液。图a为冠状剖面，可见Meckel's囊的上方由两层脑膜层反折形成（在小脑幕缘处反折），下方由骨膜层和脑膜层形成。图b为水平剖面，可见三叉神经在海绵窦内走行的分支与海绵窦之间由脑膜层与海绵窦相分隔（虚线示硬膜的骨膜层，蓝色实线示硬膜的脑膜层，绿色实线示蛛网膜）

1. Meckel's囊；2. 三叉神经池；3. 岩上窦；4. 小脑幕；5. 三叉神经根；6. 岩下窦；7. 斜坡；8. 三叉神经压迹；9. 岩舌韧带；10. 卵圆孔；11. 下颌神经；12. 三叉神经节；13. 颈内动脉；14. 蝶骨；15. 蝶窦；16. 岩骨；17. 眼神经；18. 外展神经；19. 眶上裂

三叉神经节的这种特殊解剖形式，是理解这一部位病变生长和手术操作的理论基础。

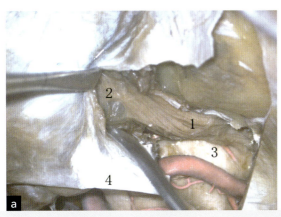
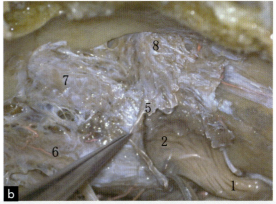

**图4-25** 右侧Meckel's囊及三叉神经半月节。图a为C形切开Meckel's囊上表面的硬膜，可见三叉神经顶着蛛网膜向前，在穿越后颅窝硬膜的过程中形成了Meckel's囊和三叉神经池。图b为撕开Meckel's囊和海绵窦外侧壁外层后，可见Meckel's囊内层的脑膜层与三叉神经半月节紧密贴附在一起，并继续向前包裹三叉神经分支，形成其神经外膜，而蛛网膜则于此处逐渐与三叉神经和硬膜融合在一起。三叉神经的这种结构特点，使得海绵窦与Meckel's囊（或三叉神经池）得以完全分隔开

1. 三叉神经；2. Meckel's囊；3. 脑桥；4. 小脑幕缘；5. 三叉神经半月节；6. 眼神经；7. 上颌神经；8. 下颌神经

　　位于三叉神经节或者三叉神经分支（眼神经、上颌神经和下颌神经）下方和上方的脑膜层，将三叉神经节及三叉神经紧密包绕，不仅形成了三叉神经的外膜，也形成了海绵窦外侧壁的内层。这种组织形式，在手术过程中具有非常重要的意义（图4-26、图4-27）。

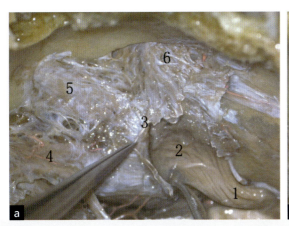
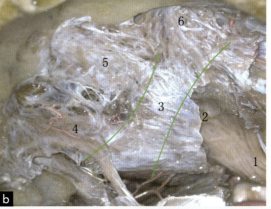

**图4-26** 右侧中颅窝标本展示三叉神经半月节与海绵窦的关系。图a示Meckel's囊内侧脑膜层与半月节的关系，此处不再赘述。并可见包绕Meckel's囊的脑膜层在半月节前方形成了三叉神经各分支的神经外膜（此神经外膜即海绵窦外侧壁的内层）。图b示三叉神经半月节的形态，如图可见，在V1、V2处，三叉神经半月节的位置位于此两者的根部，而在V3处，三叉神经半月节覆盖了整个神经。正是存在这样的解剖结构特点，海绵窦内的血流与V3是分隔开的，也就是说，V3完全不进入海绵窦内

1. 三叉神经；2. Meckel's囊；3. 三叉神经半月节；4. 眼神经；5. 上颌神经；6. 下颌神经

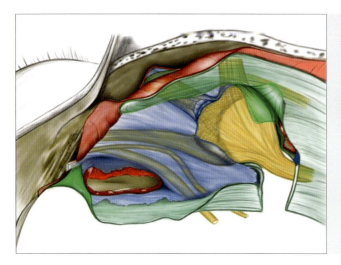

**图1-27** 从手术视角展示Meckel's囊、三叉神经半月节、海绵窦外侧壁及其周围的膜性结构。可见中颅窝底硬膜的脑膜层（绿色区域），在走行至小脑幕缘后反折向外走行，并在岩骨嵴处和后颅窝硬膜一起形成岩上窦，并继续向前覆盖Meckel's囊，在半月节处与之密切相连，分隔开海绵窦，在海绵窦外侧壁处形成海绵窦外侧壁的内层，并包裹三叉神经各分支形成其神经外膜

## 手术方式的选择

三叉神经起源的鞘瘤常起源于三叉神经节处，并可存在多种生长方式。其他部位或性质的占位性病变也会侵入Meckel's囊内。只有在充分理解此处的解剖规律后，才能结合影像，进而制订出合理的手术方案。

为了便于描述和理解，结合影像，下面我们将涉及Meckel's囊相关区域的病变分为三大类来进行探讨：①同时涉及Meckel's囊和后颅窝的病变；②同时涉及Meckel's囊和海绵窦区的病变；③同时涉及Meckel's囊和下颌神经的病变。

### （1）同时涉及Meckel's囊和后颅窝的病变

此类病灶可以有两种形成方式：①占位性病灶起源于三叉神经压迹，并向后颅窝生长；②占位性病灶起源于后颅窝，并"钻入"Meckel's囊内。制订手术计划时，除了需要考虑病灶的解剖位置外，还需要考虑病灶的病理性质、生长方式等。

对于同时涉及Meckel's囊和后颅窝的病变，常用的手术入路有颞下经天幕入路、扩大中颅窝入路和乙状窦后经内听道上结节入路。颞下经天幕入路和扩大中颅窝入路，更适合起源于三叉神经节并向Meckel's囊和后颅窝生长的病灶。病灶的下极不超过三叉神经根部时采用颞下经天幕入路，病灶下极超过三叉神经根部但是不超过桥延沟时采用扩大中颅窝入路。乙状窦后经内听道上结节入路，更适合后颅窝起源并向Meckel's囊内生长的病灶，如前庭神经鞘瘤、岩骨后表面的脑膜瘤、胆脂瘤等。

需要强调的是，乙状窦后经内听道上结节入路，术中岩静脉往往是难以保存的，术前需要严格评估岩静脉的引流功能，如术前判断岩静脉不能损伤或损伤后有严重并发症风险时，也可放弃内听道上结节的磨除，改为乙状窦后入路联合颞下入路，或者选择分期完成手术治疗的方案。

a. 病灶位于Meckel's囊和后颅窝，但是向下未超过三叉神经根部层面时——颞下经天幕入路。

经颞下入路剪开小脑幕对后颅窝的暴露范围比较有限，在不磨除岩骨尖的情况下，仅能够暴露至三叉神经根部水平，故术前阅片时需要将此界限作为手术入路选择的重要依据（图4-28、图4-29）。

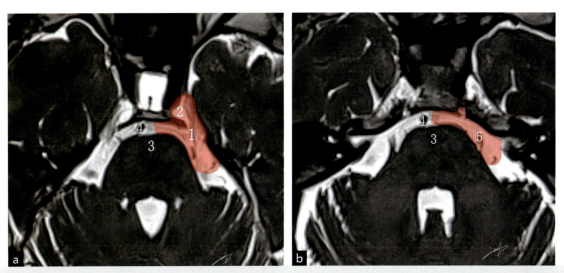

**图4-28**　病灶起源于三叉神经半月节，并向后方Meckel's囊和后颅窝生长，但是病灶的下极并未超过三叉神经根部
1. 三叉神经；2. Meckel's囊；3. 脑桥；4. 基底动脉；5. 三叉神经根部

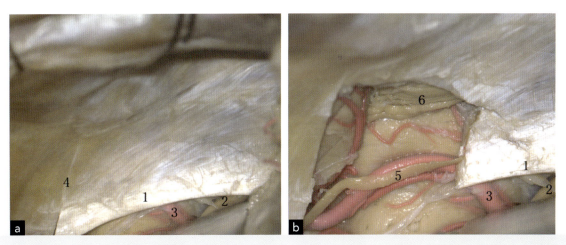

**图4-29**　左侧颞下经天幕入路暴露范围。图a示颞下入路，暴露小脑幕缘、动眼神经、小脑上动脉等结构，切开小脑幕是为了避免迷路，可朝着弓状隆起的方向进行切开，并注意探查和暴露岩上窦。图b示切开小脑幕后的暴露范围，在切开小脑幕后可顺利暴露三叉神经根部之上的区域。Meckel's囊的具体切开方法将会在后文详述
1. 小脑幕缘；2. 动眼神经；3. 小脑上动脉；4. 切开小脑幕方向；5. 滑车神经；6. 三叉神经

　　b. 病灶位于Meckel's囊和后颅窝，向下超过三叉神经根部层面但是未超过桥延沟层面时——扩大中颅窝入路。

　　扩大中颅窝入路的核心是通过磨除岩骨尖的骨质来扩大中颅窝向后颅窝的暴露范围。但是其向后颅窝暴露的极限深度难以超过桥延沟，故可将病灶和桥延沟的位置关系作为入路选择的重要依据（图4-30、图4-31）。

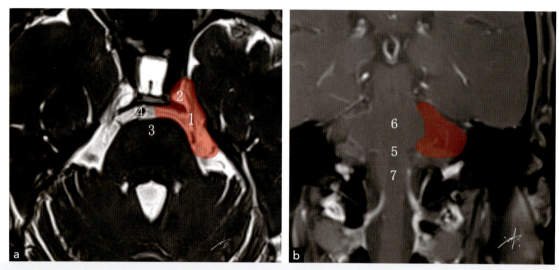

**图4-30** 病灶起源于三叉神经半月节，并向后方Meckel's囊和后颅窝生长，但是病灶的下极并未超过桥延沟水平

1. 三叉神经；2. Meckel's囊；3. 脑桥；4. 基底动脉；5. 桥延沟；6. 脑桥；7. 延髓

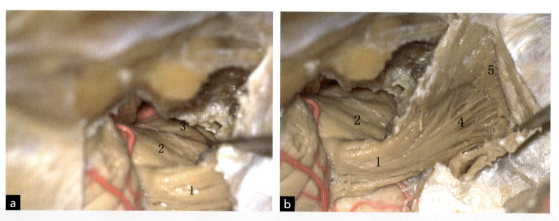

**图4-31** 扩大中颅窝的暴露范围。图a示在磨除岩骨尖后向下可扩大暴露至桥延沟水平。图b示将Meckel's囊打开，暴露三叉神经半月节

1. 三叉神经；2. 脑桥；3. 延髓；4. Meckel's囊；5. 三叉神经半月节

c. 病灶位于Meckel's囊和后颅窝，向下超过桥延沟层面时——乙状窦后经内听道上结节入路/乙状窦后入路+颞下入路。

对于主体位于后颅窝，并向Meckel's囊内侵犯的占位性病变，有多种手术方式，包括扩大中颅窝入路、乙状窦后经内听道上结节入路（图4-32 ~ 图4-34）。

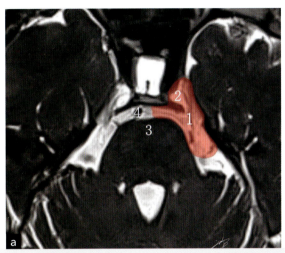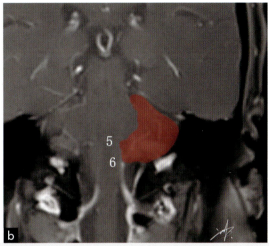

**图4-32** 病灶起源于三叉神经半月节，并向后方Meckel's囊和后颅窝生长，病灶的下极超过桥延沟，甚至接近枕骨大孔水平。这类病灶的特点是主体位于后颅窝，少部分位于Meckel's囊内

1. 三叉神经；2. Meckel's囊；3. 脑桥；4. 基底动脉；5. 桥延沟水平；6. 枕骨大孔水平

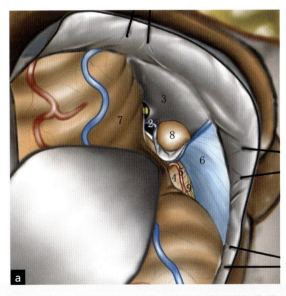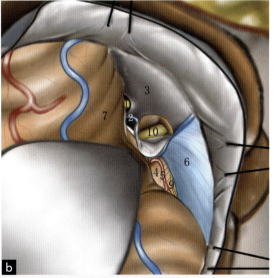

**图4-33** 左侧乙状窦后经内听道上结节入路手术示意图。图a示常规乙状窦后开颅，暴露内听道和Meckel's囊的开口，内听道上结节位于内听道上方至Meckel's囊开口之间的岩骨后表面，定位内听道上结节后弧形切开其表面的硬膜并翻向Meckel's囊开口。图b示磨除内听道上结节后，暴露Meckel's囊，可增加约1cm的三叉神经根的暴露范围

1. 面听神经；2. 岩静脉；3. 岩骨后表面硬膜；4. 中脑；5. 小脑上动脉；6. 小脑幕；7. 小脑；8. 内听道上结节；9. 滑车神经；10. 三叉神经

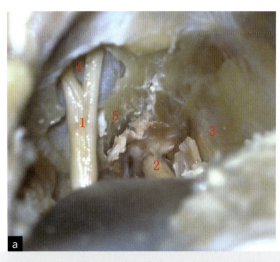
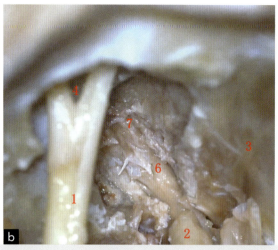

图4-34  乙状窦后经内听道上结节入路的解剖。图a示乙状窦后开颅（内听道已磨除），暴露三叉神经和面听神经，切开内听道上结节表面硬膜。图b示磨除内听道上结节，打开Meckel's囊，暴露三叉神经根及半月节（注意：图中内听道已磨除，术中不一定需要）

1. 面神经；2. 三叉神经；3. 小脑幕；4. 内听道；5. 岩骨尖；6. Meckel's腔；7. 三叉神经节

　　乙状窦后经内听道上结节入路，尽管可以同时暴露后颅窝和Meckel's囊内的病变，但是磨除内听道上结节增加了手术难度，术中岩静脉也难以保留。如果后颅窝的病灶比较大，长期压迫岩静脉，导致岩静脉功能已经退化或者被其他静脉代偿，此时往往可以牺牲岩静脉；但是，如果岩静脉功能完好，术中应尽量保留。此时也可采取乙状窦后联合颞下入路的手术策略（图4-35）。

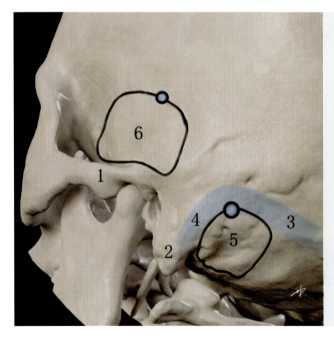

图4-35  乙状窦后联合颞下入路骨窗范围

1. 颧弓；2. 乳突；3. 横窦；4. 乙状窦；5. 乙状窦后入路骨窗；6. 颞下入路骨窗

### （2）同时涉及Meckel's囊和海绵窦区的病变

虽然可以将此处的病变进行硬膜外和硬膜下的分类，但是大致的手术策略都是一样的，即可以自硬膜外分开海绵窦外侧壁来暴露或者切除病变。需要注意的是，对于海绵窦或Meckel's囊区域硬膜下的病变，如果体积较大，具有明显占位效应时，为了减少牵拉，从手术策略上来说需要先完成硬膜下操作，再进行硬膜外操作。

起源于三叉神经半月节或海绵窦内的病变，在向前方生长的过程中，也可经眶上裂、圆孔突出至颅外，并到达眶下裂、翼腭窝，甚至颞下窝内（图4-36、图4-37）。

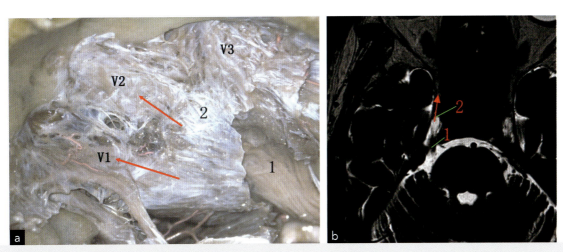

**图4-36**　右侧三叉神经节的外侧面观（a）和右侧Meckel's囊的水平位MRI（b）。位于Meckel's囊内的肿瘤，可突破三叉神经半月节，向海绵窦生长。经V1可至眶上裂，并进一步经眶下裂至翼腭窝；经V2可至圆孔，并进一步进入翼腭窝内。红色箭头示肿瘤生长方向

a：1. Meckel's囊；2. 三叉神经半月节。b：1. Meckel's囊；2. 肿瘤生长方向

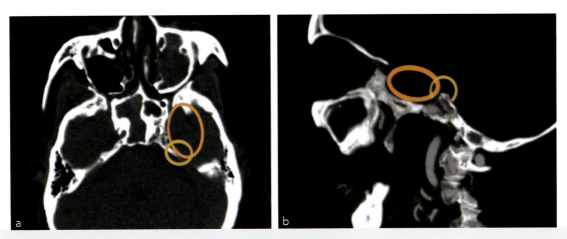

**图4-37**　Meckel's囊内病灶向前生长并突破三叉神经半月节至海绵窦的影像，对此（a、b），可采用经眶上裂通道，分开海绵窦外侧壁，暴露Meckel's囊，并进一步磨除岩骨尖（c）

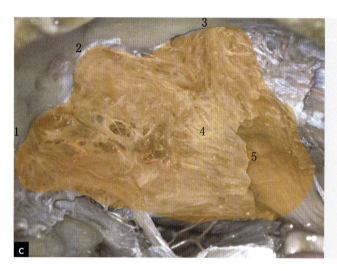

**图4-37**（续）

1. 眶上裂；2. 圆孔；3. 卵圆孔；4. 三叉神经半月节；5. Meckel's囊

对于Meckel's囊内的病灶，向前突破三叉神经半月节至海绵窦内时，可采取经眶上裂通道分离海绵窦外侧壁，直至完全暴露Meckel's囊。可采用翼点入路或眶颧入路开颅，磨平蝶骨嵴，暴露眶上裂，继而磨除眶上裂、圆孔外侧的部分蝶骨大翼，在暴露骨膜层的反折后切开骨膜层，暴露骨膜层和脑膜层之间的自然间隙。沿此间隙分离出海绵窦外侧壁，并在直视下剪开眶脑膜带，而后可以按本章所述方法处理Meckel's囊内和海绵窦的病变。相比于经典的Dolenc海绵窦外侧壁分离法，经眶上裂通道分离海绵窦最大的优势在于经眶上裂通道分离海绵窦外侧壁后，便可以在直视下剪开眶脑膜带，有效降低了因直接剪开眶脑膜带而损伤眶上裂内神经结构的风险。

### （3）同时涉及Meckel's囊和下颌神经的病变

前文已详述，下颌神经由于被脑膜层完全包裹且与三叉神经半月节黏附紧密而独立于海绵窦之外。因此，在卵圆孔处Meckel's囊或V3的膜性结构具有其特殊性，即Meckel's囊或V3处外侧壁的内层如同半月节那样与V3黏附紧密（图4-38~图4-41）。

分开海绵窦外侧壁的技术主要有3种方式：①经典的Dolenc技术；②经眶上裂通道；③经卵圆孔分离。Dolenc技术对术者的要求较高，在剪开眶脑膜带的过程中有损伤眶上裂内神经的风险；经眶上裂通道分离海绵窦可以先分开眶上裂和圆孔处的海绵窦外侧壁，在充分暴露眶脑膜带后直视下将其剪开，降低了剪眶脑膜带过程中的风险；经卵圆孔分离海绵窦外侧壁，主要利用了三叉神经半月节处海绵窦膜性结构特点，在操作上具有一定的优势，常用于Meckel's囊内的占位性病变向前突破三叉神经半月节侵犯至海绵窦内。

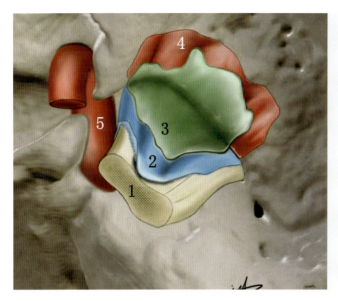

**图4-38**　展示三叉神经半月节解剖规律的临床应用。前文已详述，三叉神经半月节延伸、覆盖、包裹了整个V3，所以海绵窦的静脉血流与V3并不相通，之所以会出现这种现象，是因为在V3表面与Meckel's囊内层的脑膜层紧密相连，致使海绵窦内的静脉血流无法通过。结合在海绵窦章节中详细描述过的"海绵窦膜性结构规律之一，即骨膜层在颅底的孔道处出颅与颅外骨膜相连"可知，中颅窝底的骨膜在卵圆孔处出颅与颅外骨膜相连。所以在V3处的膜性结构具有特殊性：①骨膜层与脑膜层存在自然间隙；②Meckel's囊内层的脑膜层与V3黏附紧密。故在卵圆孔处更容易分开骨膜层和脑膜层，并可借此间隙进一步将Meckel's囊表面及整个海绵窦外侧壁的内外层脑膜层分开

1. 三叉神经；2. 内层脑膜层；3. 外层脑膜层；4. 骨膜层；5. 颈内动脉水平段

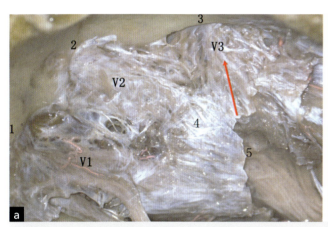
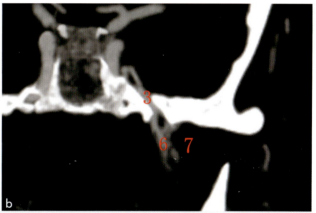

**图4-39**　病变经Meckel's囊向卵圆孔方向生长的情况。图a示将Meckel's囊、半月节和海绵窦外侧壁的外层分离后的解剖结构，其中红色箭头为病变的生长方向。图b从影像上展示病变向卵圆孔方向生长，进入颞下窝

1. 眶上裂；2. 圆孔；3. 卵圆孔；4. 三叉神经半月节；5. Meckel's囊；6. 下颌神经周围静脉丛；7. 颞下窝

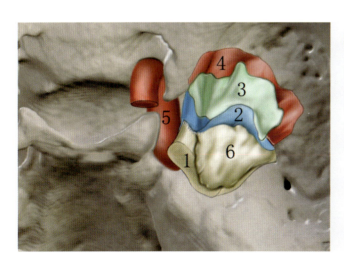

**图4-40**　位于Meckel's囊内的占位性病变，向前突破三叉神经半月节的限制侵犯海绵窦内。因为在卵圆孔处有和三叉神经半月节同样的解剖特点——Meckel's囊外侧壁的内层和V3黏附紧密，故可将卵圆孔处作为分离海绵窦外侧壁内外侧脑膜层的起始点

1. 三叉神经；2. 内层脑膜层；3. 外层脑膜层；4. 骨膜层；5. 颈内动脉水平段；6. 肿瘤

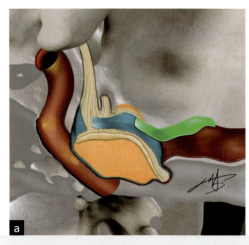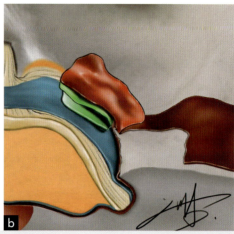

图4-41　Meckel's囊和中颅窝底的膜性结构规律。图a示中颅窝底的骨膜（红色区域）紧紧黏附于中颅窝底骨面，Meckel's囊表面由两层脑膜构成，即内层（蓝色区域）和外层（绿色区域）。图b示可经卵圆孔处翻开中颅窝底骨膜层，并顺势将Meckel's囊的两层脑膜分开，暴露病灶

# 5. 岩上窦

　　岩上窦附着于颞骨岩上嵴，连接横窦和基底窦，由中颅窝、后颅窝及小脑幕3处硬膜交汇而成，沿中颅窝与后颅窝的交界处走行，桥小脑角（CPA）区的岩上静脉经此引流。岩上窦跨过Meckel's囊上表面，至基底窦，对于此窦发达者，在切开Meckel's囊时需提前做好止血准备（图4-42～图4-45）。

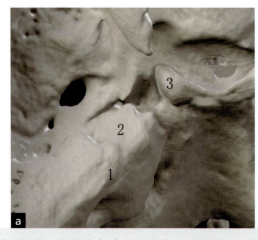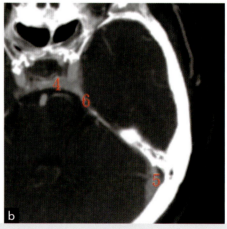

图4-42　左侧颅骨三维重建（a）示岩骨嵴，右侧轴位CT（b）示岩上窦。岩上窦位于岩骨嵴处，常形成岩上窦沟，岩上窦向前跨过Meckel's囊连接基底窦，向后连接横窦-乙状窦拐角，其由中颅窝硬膜、后颅窝硬膜和小脑幕3处硬膜汇合而成（后文详述）
1.岩骨嵴；2.三叉神经压迹；3.后床突；4.基底窦；5.横窦-乙状窦拐角；6.岩上窦

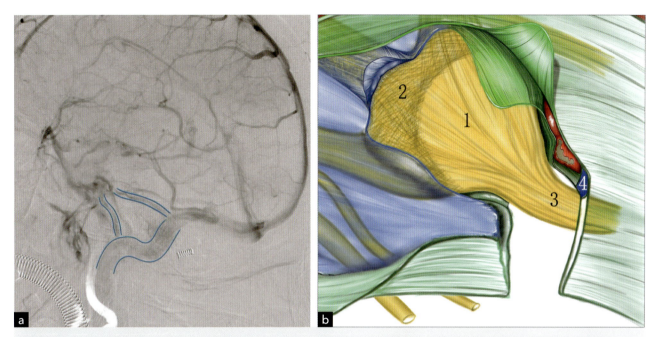

**图4-43** 岩上窦的引流方式和在Meckel's囊处的解剖。图a示岩上窦在Meckel's囊处连接基底窦和横窦-乙状窦拐角。图b示岩上窦在Meckel's囊处上表面跨过。在切开Meckel's囊的过程中，需要做好岩上窦出血的准备和控制，可预先电凝，切开后使用吸收性明胶海绵填塞等

1. Meckel's囊； 2. 三叉神经半月节； 3. 三叉神经根部； 4. 岩上窦

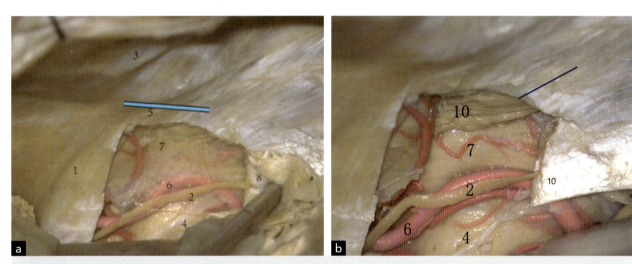

**图4-44** 剪开小脑幕过程中关于岩上窦的应用。图a示左侧颞下经天幕入路，在剪开小脑膜时，需要避开岩上窦（浅蓝色线）。术中使用剥离子探查岩骨嵴，由外向内或者由内向外，质地突然由硬变软或者由软变硬处，即为岩骨嵴上的岩上窦位置。图b示顺着三叉神经方向切开（深蓝色线）Meckel's囊，操作时需要意识到此处有可能存在岩上窦，当病变长期填充Meckel's囊时，有时致使岩上窦闭塞或狭窄，此时出血相对少；反之，需要更加慎重，做好充分的止血准备，因为一旦将岩上窦切开，会导致切口两侧断端同时出血，止血较为困难。我们的经验是"缓慢切开，逐渐止血"，先切开一小段，止好血后再继续向下切开

1. 小脑幕； 2. 滑车神经； 3. 弓状隆起； 4. 中脑； 5. 岩上窦； 6. 小脑上动脉； 7. 脑桥； 8. 海绵窦； 9. 三叉神经根部； 10. 小脑幕缘

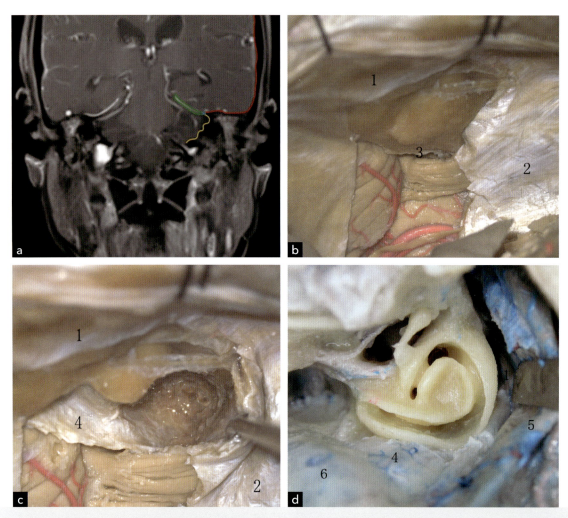

**图4-45** 岩上窦由中颅窝、后颅窝和小脑幕3处解剖部位硬膜在岩骨嵴处汇合而成。图a为冠状位MRI，红色线条示中颅窝硬膜、绿色线条示小脑幕，黄色线条示后颅窝硬膜，蓝色圆圈示3处硬膜在岩骨嵴汇合处的岩上窦。图b为左侧颞下入路中所见，可见中颅窝硬膜、小脑幕和岩骨嵴，此时后颅窝硬膜受岩骨尖阻挡而不可见。图c为磨除岩骨尖后暴露后颅窝硬膜，此时中颅窝硬膜、小脑幕、后颅窝硬膜均可见（此处已切除岩上窦）。图d为左侧乙状窦前入路中所见，可见中颅窝硬膜、后颅窝硬膜、岩上窦。岩上窦的这种走行方式和规律，在颅底手术中被广泛应用，是制订手术计划的重要依据（在相关章节有详述）

1. 中颅窝硬膜；2. 小脑幕；3. 岩骨嵴；4. 后颅窝硬膜；5. 岩上窦；6. 乙状窦

# 6. 基底窦

　　基底窦是连接两侧海绵窦后部、最大且最稳定的海绵间窦，可向后延伸至鞍背和上斜坡，与颈内动脉海绵窦段紧密相邻。基底窦与双侧海绵窦、岩上窦、岩下窦相连，在海绵窦手术过程中需要密切关注其通畅情况，在经Meckel's囊的相关手术中也需要关注基底窦和囊内病变的关系（图4-46）。

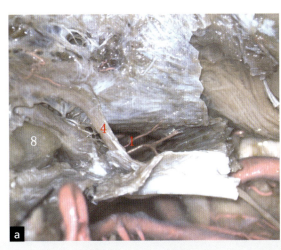
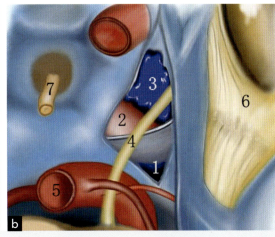

**图4-46**　基底窦和海绵窦、Meckel's囊的关系。图a为切除海绵窦外侧壁后的外侧观，可见基底窦位于Meckel's囊的外侧，以及其与颈内动脉海绵窦段之间有明显的脑膜层相隔，所以基底窦与海绵窦之间"既相通又相对独立"。图b手绘图展示基底窦和周围结构的关系，可见基底窦与颈内动脉海绵窦段存在明显的膜性分隔，与岩上窦相通，与Meckel's囊相邻。这些关系在手术过程中具有重要意义

1. 基底窦；2. 右侧颈内动脉海绵窦段；3. 海绵窦；4. 右侧动眼神经；5. 基底动脉；6. 右侧三叉神经半月节；7. 垂体柄；8. 前床突

　　基底窦也可以理解为后海绵间窦，正是因为如此，侵袭性垂体瘤可经这个宽广的间隙向海绵窦生长，容易突入海绵窦的上间隙、后间隙和外侧间隙。因此，经传统开颅处理这类病变，打开Hakuba三角（"海绵窦"章节已进行详细描述）是手术的关键步骤（图4-47、图4-48）。

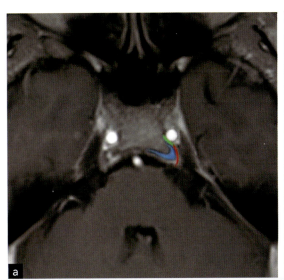
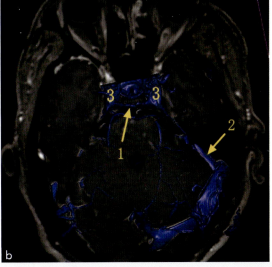

**图4-47**　基底窦轴位MRI（a）及轴位重建影像（b）。图a示基底窦与周围结构之间的关系，蓝色区域为基底窦，绿色区域为基底窦与颈内动脉之间的分隔，红色区域为基底窦和Meckel's囊之间的膜性分隔。图b示基底窦与双侧海绵窦、岩上窦之间的静脉沟通

1. 基底窦；2. 岩上窦；3. 海绵窦

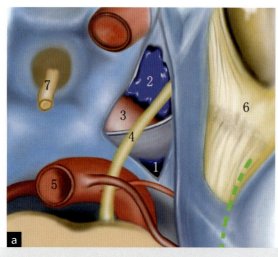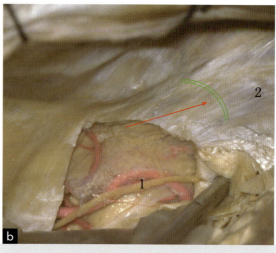

**图4-48** 根据与基底窦的解剖结构关系来合理地打开Meckel's囊。图a示在需要打开Meckel's囊时，尽量远离基底窦进行操作（绿色虚线）。图b示左侧颞下入路中剪开小脑幕时需要注意：①避开基底窦，可以滑车神经穿入海绵窦处为界；②硬膜下打开Meckel's囊（红色箭头）时，应尽量靠外，避免损伤内侧的基底窦和颈内动脉；③暴露至三叉神经半月节（绿色双弧线）时，提示已接近海绵窦后缘

1. 滑车神经；2. 海绵窦；3. 右侧颈内动脉海绵窦段；4. 右侧动眼神经；5. 基底动脉；6. 右侧三叉神经半月节；7. 垂体柄

综上所述，Meckel's囊、后床突和基底窦等是颅底解剖中复杂但至关重要的结构，尤其在涉及中颅窝、海绵窦及斜坡区域的病变及血管手术中，这些结构具有重要意义。Meckel's囊位于中颅窝内侧，为双层硬膜的袖套状结构，呈现内衬蛛网膜的囊状，包裹三叉神经节和神经根。暴露并处理三叉神经相关的病变时，需要正确认识并利用Meckel's囊的解剖结构，以安全、完整地处理这些病变。后床突是蝶骨的一个关键骨性标志，它在确定中颅窝与斜坡的解剖关系中起到重要作用。尤其在处理涉及斜坡、基底动脉和脑干的病变时，后床突的位置对于颅底各种解剖三角的辨识和手术导航具有重要意义。基底窦位于斜坡区域，是静脉血流汇集的重要通道，连接海绵窦和其他颅底静脉窦，其解剖位置紧邻海绵窦和Meckel's囊，又与之相隔。基底窦在手术中需要特别小心处理，以避免术中大出血和慌乱止血所引起的术后并发症。只有深刻认识到以上颅底结构的解剖位置关系和膜性结构层次，才能结合患者的病史、体格检查、影像学检查和病灶的生物学性质，选择最合适的手术入路，并在手术过程中正确、巧妙地解剖相关结构，对于提高相关颅底手术的安全性和有效性至关重要。

5

◎ 岩骨尖的影像、解剖和
手术入路

　　岩骨尖是指位于弓状隆起内侧、岩斜裂上方、岩浅大神经沟后内侧、颞骨岩部的锥形区域。此区域在神经外科手术入路中，可以当作横亘在中颅窝底和后颅窝底的山脊，在"削平"山脊后可形成沟通中颅窝和后颅窝的走廊，经此走廊形成的手术通道可同时处理中颅窝和后颅窝的病变。

　　在岩骨尖内，除内听道外，无其他重要的功能性解剖结构，这也提示在岩骨尖磨除的操作过程是围绕内听道来进行的。同样，岩骨尖的磨除过程也是"功能性岩骨切除"的重要组成部分，此概念即最大范围地磨除岩骨，但又不破坏岩骨内任何功能。

　　岩骨尖的解剖范围类似于"Kawase三角"，此处不按照Kawase三角进行讨论的主要原因包括：①岩骨尖的解剖范围比Kawase三角更广；②可以更好地体现骨质磨除范围和暴露极限的关系，便于本章节的描述；③岩骨尖并非由Takeshi Kawase教授首先进行研究和实践的，在此之前Day.Diaz、Fukushima等众多前辈已经开展了细致的研究。但是，Kawase教授对其进行了命名和推广，贡献巨大。

　　磨除岩骨尖的手术入路主要有两种：扩大中颅窝入路和乙状窦后经内听道上结节入路。

　　扩大中颅窝入路，即将中颅窝的手术通道扩大至后颅窝的手术入路。根据具体情况，有多种手术方式，常见的如额颞（颧）开颅、颞下开颅和颞枕开颅。额颞开颅常用于海绵窦内占位延伸至后颅窝的情况；颞下开颅常处理环池附近幕上下病变；颞枕开颅除可处理颞枕部幕上下病变外，还可处理合并鞍背后方的病变。

　　乙状窦后经内听道上结节入路，是从后颅窝磨除部分岩骨尖至中颅窝的手术方式。由于岩骨尖磨除的空间有限，主要处理主体位于后颅窝、少部分位于Meckel's囊的病变。

　　为了方便表述，将位于中颅窝的岩骨面称为岩骨前表面，将后颅窝的面称为后表面，而岩骨嵴正好是这两个面的分界。在扩大中颅窝入路中，术者是从岩骨前表面进行操作的（图5-1）。

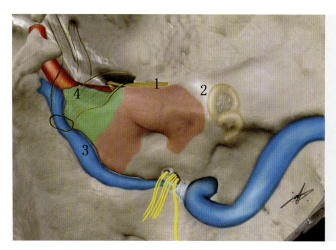

**图5-1　右侧岩骨尖磨除的范围和毗邻关系。**此处岩骨尖的定义为弓状隆起、岩浅大神经沟、岩斜裂所围绕而成的锥形区域，约等同于Kawase三角加上三叉神经压迹下方的岩骨。红色阴影部分和绿色阴影部分为岩骨尖需要磨除的范围，在此锥形区域内仅存在内听道这一重要结构。备注：岩浅大神经沟表面有岩浅大神经，岩斜裂内存在岩下窦，三叉神经压迹表面覆盖着Meckel's囊和下颌神经，弓状隆起下方为上半规管

1. 岩浅大神经；2. 弓状隆起；3. 岩下窦；4. 三叉神经Meckel's囊

为了更好地描述涉及岩骨尖的影像，此处先结合解剖，将与其相关的重要结构从手术视角进行逐一描述，并逐渐形成对手术操作细节的认识。

# 1. 弓状隆起

弓状隆起是颞骨岩部在中颅窝底外侧的隆起，可作为颞骨岩部和颞骨乳突部的分界。

弓状隆起在岩骨尖磨除过程中有重要意义，它既可以作为操作过程中的参考标志，同时也是该手术通道的重要阻挡，限制了岩骨后表面弓状隆起外侧的暴露范围（图5-2～图5-6）。

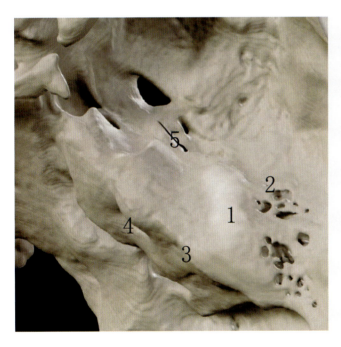

图5-2 右侧颅骨示弓状隆起为颞骨岩部在中颅窝底的隆起。由于中耳鼓室或乳突窦的顶壁骨质较薄，进行三维重建时往往存在骨质缺损，因此，可以明确观察到弓状隆起的外侧为中耳鼓室。弓状隆起常作为上半规管在中颅窝底的投影，功能性磨除岩骨尖时，是骨质磨除的外侧界

1. 弓状隆起；2. 鼓室盖；3. 岩骨嵴；4. 内听道；5. 岩浅大神经沟

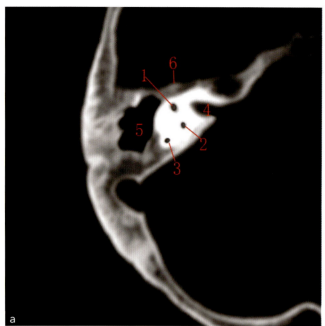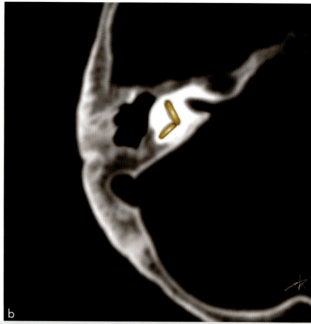

**图5-3** 轴位骨窗CT平扫。图a为上半规管和后半规管的切面，展示其与内听道的关系。我们可以观察到半规管被密质骨包绕，其外侧为中耳鼓室气房或乳突及乳突窦气房，内侧为内听道和岩骨尖的密质骨，故上半规管可作为颞骨岩部和乳突部的交界，也是岩骨尖磨除过程中的外侧界。图b示虽然弓状隆起在中颅窝底突起的方向为"从后外向前内"，但是其下方上半规管突起的方向为"从后内向前外"。这点在岩骨尖的磨除过程中虽然意义不大，但在经迷路入路的解剖训练中具有辨认上半规管的作用（实际手术中意义不大）

1. 上半规管；2. 总脚；3. 后半规管；4. 内听道；5. 乳突气房；6. 岩骨

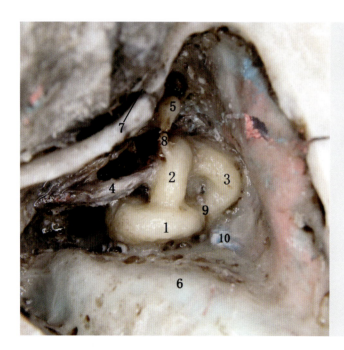

**图5-4** 自左侧乙状窦前视角下观察上半规管，可见其走行方向为"从后内向前外"，这与弓状隆起"从后外向前内"的方向不同。上半规管的前方为中耳鼓室，外侧为乳突窦和气房，上半规管的深部即为岩骨尖，故采取乙状窦前经迷路经岩骨尖入路时，需要磨除上半规管才能实现（后续章节详述）。上半规管和后半规管在后方相互连接形成"总脚"

1. 后半规管；2. 外侧半规管；3. 上半规管；4. 面神经乳突段；5. 砧骨；6. 乙状窦；7. 骨折线；8. 后拱柱；9. 总脚；10. 岩上窦

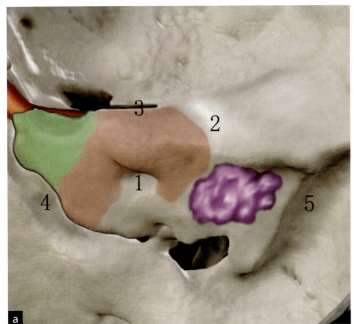
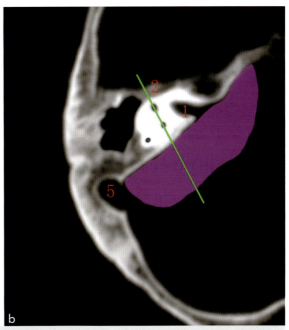

图5-5　右侧颅骨三维重建（a）及轴位骨窗CT（b）示弓状隆起对暴露范围的影响。图a示在扩大中颅窝入路中，由于受到了弓状隆起的限制，位于岩骨后表面、弓状隆起外侧的病灶往往难以显露。但是不难看出，此部位的病灶（紫色区域）经乙状窦后或乙状窦前入路是非常好处理的，因此，遇到这种情况时可考虑联合乙状窦后入路来处理。图b示上半规管轴线的延长线（绿线），位于轴线内侧的部分可经扩大中颅窝入路进行暴露，位于轴线外侧的部分已经接近此入路极限。对于这种情况，可考虑联合乙状窦后入路或乙状窦前入路

1. 内听道口；2. 弓状隆起（长轴）；3. 岩浅大神经沟；4. 乙状窦沟

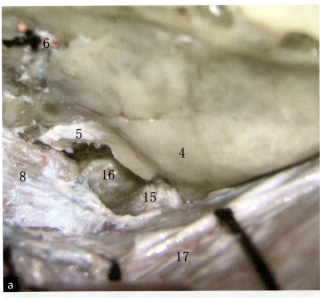
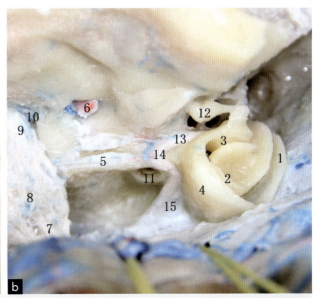

图5-6　解剖示弓状隆起对扩大中颅窝入路暴露范围的影响。图a为右侧扩大中颅窝入路手术视角，可见弓状隆起限制了磨除岩骨尖时向外的扩展。图b为将鼓室盖打开，磨开半规管后的情况

1. 后半规管；2. 上半规管；3. 外侧半规管；4. 弓状隆起；5. 岩浅大神经；6. 脑膜中动脉；7. 三叉神经；8. 三叉神经半月节；9. 下颌神经；10. 卵圆孔；11. 耳蜗；12. 砧骨；13. 面神经乳突段；14. 面神经膝状神经节；15. 内听道硬膜；16. 中颅窝硬膜；17. 后颅窝硬膜

# 2. 颈内动脉和岩浅大神经

　　岩浅大神经（GSPN）走行于岩浅大神经沟内，在磨除岩骨尖时，主要有两个重要作用：①定位颈内动脉岩骨段；②定位内听道，是重要的参考标志。

　　岩浅大神经沟较浅，术前在影像上难以鉴别，但是岩骨内颈动脉管和其中的颈内动脉（ICA）在影像上是可以轻易辨认的。我们在理解了GSPN和ICA之间的走行规律后，结合术前对ICA的测量数据，以及GSPN和ICA的相对位置关系，便可在术中大致推测出ICA的解剖走行（图5-7）。

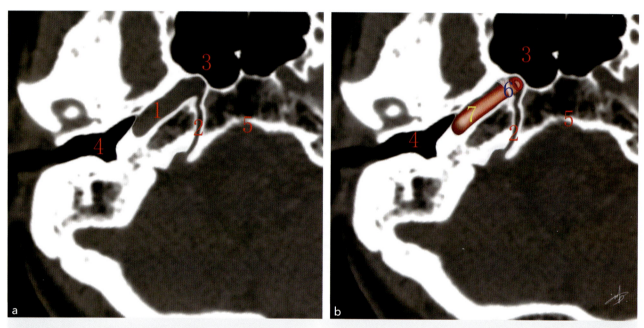

**图5-7**　轴位骨窗CT示右侧颈动脉管和颈内动脉岩骨段水平部的走行。图a示岩骨内颈动脉管的水平部，以及在其内部走行的颈内动脉。颈内动脉岩骨段自水平部出破裂孔形成"颈内动脉破裂孔段"后，继续向前走行，穿过岩舌韧带并挤压蝶窦后外侧壁拐向上方继续走行（b）

1. 颈动脉管；2. 岩斜裂；3. 蝶窦；4. 外听道；5. 斜坡；6. 岩舌韧带；7. 颈内动脉

　　颈内动脉岩骨段水平部是与磨除岩骨尖关系最密切的一段血管，也是手术过程中最需要避免损伤的结构。我们在术前测量出此段颈内动脉和岩骨之间的大致关系，再结合其与GSPN的走行规律，便可在术中准确定位出此段血管在手术视角下的位置（图5-8、图5-9）。

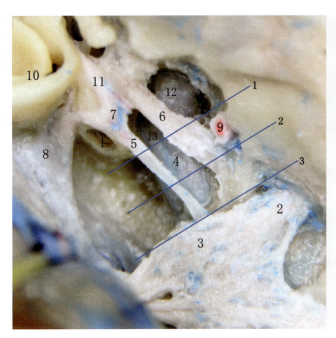

**图5-8** 左侧颈内动脉岩骨段水平部和GSPN的位置关系。分别在耳蜗前方、三叉神经节下方，以及两者之间做3个冠状切面（3条蓝线），以便观察颈内动脉与岩浅大神经之间的位置关系

1. 耳蜗；2. 下颌神经；3. 三叉神经半月节；4. 颈内动脉水平部；5. 岩浅大神经；6. 咽鼓管；7. 面神经膝状神经节；8. 内听道硬膜；9. 脑膜中动脉；10. 上半规管；11. 面神经鼓室段；12. 颈内动脉岩骨段垂直部；13. 颈内动脉岩骨段膝部

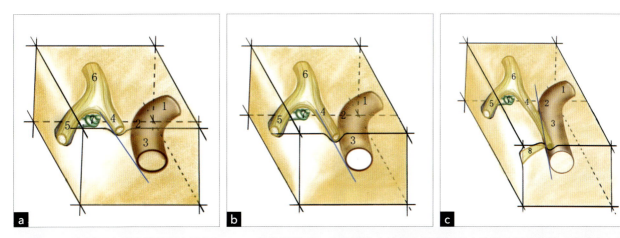

**图5-9** 左侧颈内动脉岩骨段水平部和GSPN的位置关系。可见岩浅大神经内侧缘与颈内动脉内侧缘连线（蓝线），与中颅窝底之间的夹角从后向前逐渐缩小，说明颈内动脉越向前走行，越靠近岩浅大神经内侧

1. 颈内动脉岩骨段垂直部；2. 颈内动脉岩骨段膝部；3. 颈内动脉岩骨段水平部；4.GSPN；5. 面神经；6. 面神经鼓室段；7. 耳蜗；8. 下颌神经

　　从影像上我们还可以发现，ICA在岩骨尖中颅窝面的走行方向越是接近破裂孔末端的位置，ICA与岩骨后表面的位置越近，岩骨尖可以磨除的宽度越小。

　　由于ICA在岩骨尖内穿行过程中与GSPN存在明显的夹角，致使越是接近三叉神经压迹，ICA越靠内，岩骨尖可以安全磨除的宽度也越小（图5-10~图5-12）。

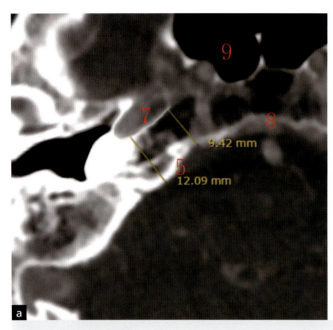
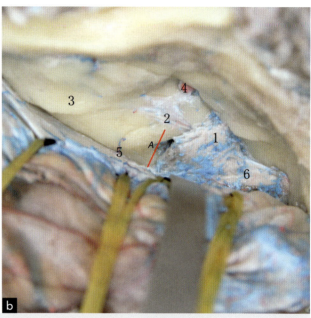

**图5-10** 轴位骨窗CT（a）及左侧解剖（b）。在轴位CT上我们也可以轻松测量出颈动脉管与岩骨后表面的距离（A），根据前文提到的ICA走行方向，不难看出越是接近破裂孔段末端，距离越近。测量出ICA出破裂孔前的数值，并据此进行操作，便不会损伤到颈内动脉。注意这种测量并不是精确的数据，由于岩骨尖是斜形的，这只是水平切面的数据。根据三角形定理，这一数据是小于岩骨中颅窝面的，所以术中只要不超过这一数据来进行操作，是不会暴露至ICA的（b中红线A代表术前测量的颈动脉管到岩骨后表面的距离）。而在岩骨尖靠近外侧的部分，ICA位于GSPN的外侧，手术时，只要不超过GSPN即可

1. 下颌神经；2. 岩浅大神经；3. 弓状隆起；4. 脑膜中动脉；5. 岩骨后表面；6. 上颌神经；7. 颈内动脉；8. 斜坡；9. 蝶窦

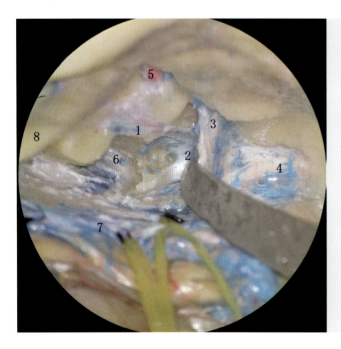

**图5-11** 左侧解剖。此处还需要补充一个知识点：ICA在三叉神经压迹内或破裂孔段内，有很多变异情况，ICA是没有骨质包裹的，仅覆盖着一层韧带（蝶岩韧带）或一层软骨。如果ICA表面显露，则可先抬起三叉神经，在暴露ICA后，便可更准确定位ICA的走行

1. 岩浅大神经；2. 蝶岩韧带；3. 下颌神经；4. 上颌神经；5. 脑膜中动脉；6. 后颅窝硬膜；7. 中颅窝硬膜；8. 弓状隆起

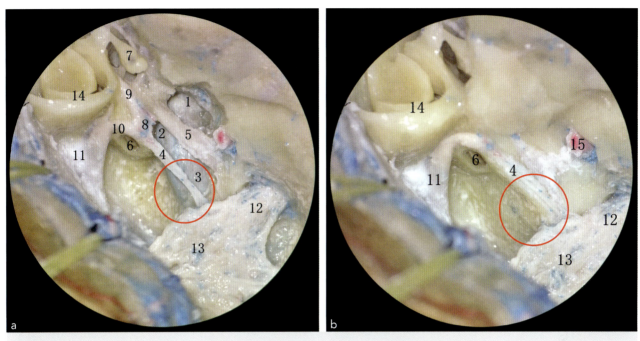

**图5-12**　由于在GSPN的前方，ICA和GSPN呈现一定角度的交叉，或正好位于GSPN的正下方（a），故术中磨除GSPN前方和三叉神经下方的岩骨时，需要相对保守（b），最好能在术前测量出具体数据

1. 颈内动脉垂直段；2. 颈内动脉膝段；3. 颈内动脉水平段；4. 岩浅大神经；5. 咽鼓管；6. 耳蜗；7. 砧骨；8. 面神经膝状神经节；9. 面神经鼓室段；10. 面神经迷路段；11. 内听道硬膜；12. 下颌神经；13. 三叉神经半月节；14. 上半规管；15. 脑膜中动脉

由此可见，从手术视角进行解剖和观察，ICA并非位于Kawase三角内，或者说只有前内侧的少部分位于Kawase三角内，这也提示术中在磨除前内侧处的岩骨尖时应更加小心。

# 3. 内听道

岩浅大神经在术中的另一个重要作用是与弓状隆起共同定位内听道的位置。内听道作为岩骨尖磨除过程中唯一的功能性结构，在整个手术操作过程中尤为重要，而准确定位其走行方向是手术顺利进行的第一步。也可以说在整个岩骨尖的影像认识、解剖理解和手术操作中都是围绕着内听道展开的。在漫漫神经外科历史中，关于内听道的定位、暴露方式有着广泛的关注和研究。此处结合影像、解剖、手术和笔者的临床实践进行总结性描述。

对于内听道，乙状窦后入路和扩大中颅窝入路的观察视角是不同的。乙状窦后入路的视角下，首先看到的是前庭上神经和前庭下神经，深部才是面神经；而在扩大中颅窝入路中，首先看到的是面神经和前庭上神经（图5-13～图5-15）。

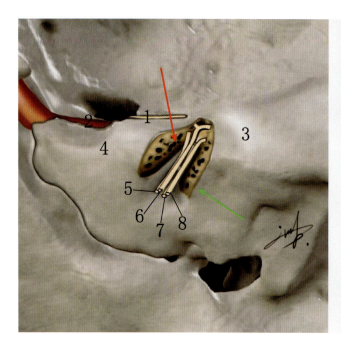

图5-13 右侧内听道内的解剖结构。在乙状窦后入路中（绿色箭头），首先看到的是前庭上神经和前庭下神经，面神经和蜗神经在深部。在扩大中颅窝入路中（红色箭头），面神经和前庭上神经位于上方，蜗神经和前庭下神经位于下方

1. 岩浅大神经；2. 颈内动脉；3. 弓状隆起；4. 岩骨嵴；5. 蜗神经；6. 面神经；7. 前庭下神经；8. 前庭上神经

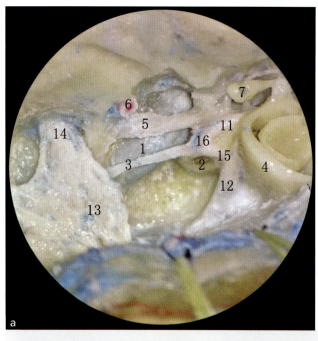
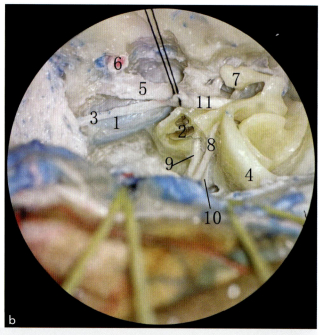

图5-14 在右侧扩大中颅窝视角下观察内听道内神经的排列方式。图a为剪开内听道硬膜前，可见穿出的面神经、面神经发出的岩浅大神经、前庭上神经，而前庭下神经和蜗神经难以观察到。图b为剪断面神经并翻向外侧，可见面神经下方的蜗神经延伸至弓状隆起和岩浅大神经的轴线，两线的交角约120°，该角平分线即为内听道在岩骨前表面的投影

1. 颈内动脉；2. 耳蜗；3. 岩浅大神经；4. 弓状隆起；5. 咽鼓管；6. 脑膜中动脉；7. 砧骨；8. 前庭上神经；9. 蜗神经；10. 前庭下神经；11. 面神经鼓室段；12. 内听道硬膜；13. 三叉神经半月节；14. 下颌神经；15. 面神经迷路段；16. 面神经膝部

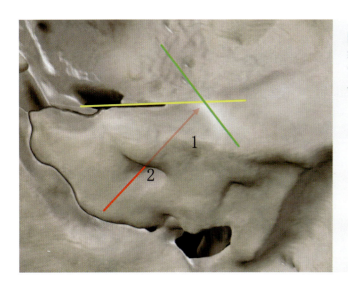

图5-15　右侧颅骨三维重建示定位内听道。GSPN（黄线）和弓状隆起延长线（绿线）夹角的角平分线（红色箭头）即为内听道的投影

1. 内听道；2. 岩骨嵴

但是，我们可以看到，内听道与弓状隆起和GSPN并不是一个二维的平面，而是一个立体的结构，所以从不同的角度进行观察，术中呈现的角度会有所偏差（图5-16、图5-17）。

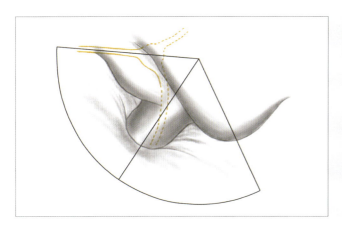

图5-16　在左侧颞下视野下，内听道正好位于弓状隆起和GSPN延长线夹角的角平分线上

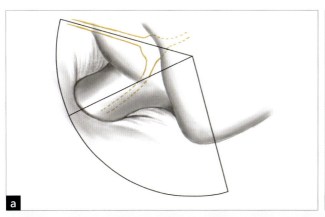

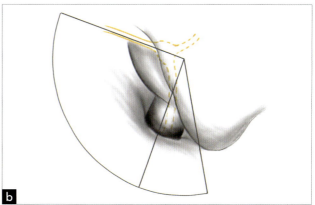

图5-17　图a示在左侧额颞视角下，内听道会向前方偏移。图b示在左侧颞枕视角下，内听道会向后偏移

在实际临床工作中，操作要比想象中复杂，往往在显微镜过度放大之后，容易忽视操作的角度。另外，内听道"喇叭口"的大小也会影响手术操作。"喇叭口"小的内听道在操作时，难以与后颅窝硬膜相鉴别，导致已经暴露了内听道硬膜而未被发觉（图5-18、图5-19）。

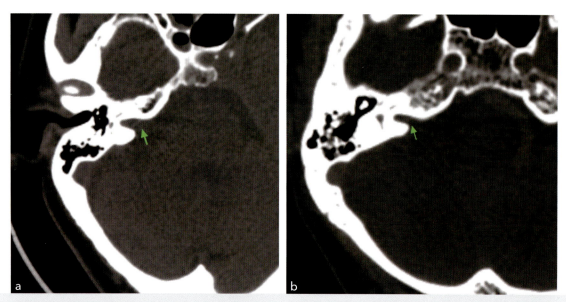

**图5-18** 轴位骨窗CT平扫示不同大小的内听道开口，较大的内听道开口（a中绿色箭头）在术中较容易辨别。而小的内听道开口（b中绿色箭头）在术中易与后颅窝硬膜混淆

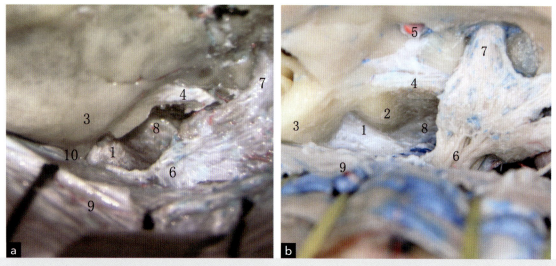

**图5-19** 左侧解剖示不同大小内听道开口在术中的情况。图a为较大的内听道开口，术中可见明显向上突起的内听道硬膜，比较好辨认。图b为内听道开口较小的情况，其在后颅窝隆起不明显，与后颅窝硬膜不易鉴别，往往是剪开后颅窝硬膜后才认识到内听道

1. 内听道；2. 耳蜗；3. 弓状隆起；4. 岩浅大神经；5. 脑膜中动脉；6. 三叉神经；7. 下颌神经；8. 后颅窝硬膜；9. 中颅窝硬膜；10. 岩骨嵴

内听道生理上的差异，也会影响术中的定位。内听道与岩骨后表面的夹角并非是一成不变的，有些角度大，有些角度小。因此，并不能完全根据GSPN和弓状隆起来确定其位置，更应该结合影像进行个体化的评估（图5-20、图5-21）。

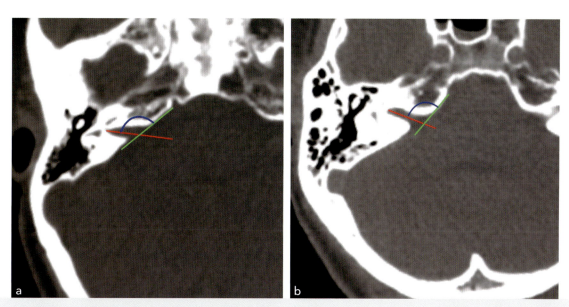

**图5-20** 轴位骨窗CT示内听道与岩骨后表面的夹角是存在生理差异的。图a为角度较大的情况，此时内听道更靠近GSPN。图b为内听道与岩骨后表面夹角较小的情况，此时内听道更靠近弓状隆起一侧。红线示内听道中心线，绿线示岩骨后表面延长线

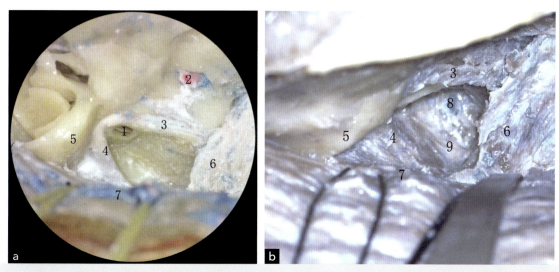

**图5-21** 左侧解剖示内听道角度的生理差异。图a正好在GSPN和弓状隆起夹角的角平分线上，图b的角度则更靠近弓状隆起

1.耳蜗；2.脑膜中动脉；3.岩浅大神经；4.内听道硬膜；5.弓状隆起；6.三叉神经半月节；7.中颅窝硬膜；8.岩下窦；9.后颅窝硬膜

笔者也尝试过在原始影像上直接测量出上半规管至内听道后壁的准确数据，最终放弃了此方案，主要有两个原因：①弓状隆起是一个模糊的隆起，存在着较宽泛的范围和模糊的边界，不能作为精确的参考依据；②如前文所阐述的，弓状隆起长轴的方向与上半规管长轴的方向并不相同。尽管如此，在我们理解了内听道的大致走行规律和生理差异后，可采取如下方法来进行定位（图5-22、图5-23）。

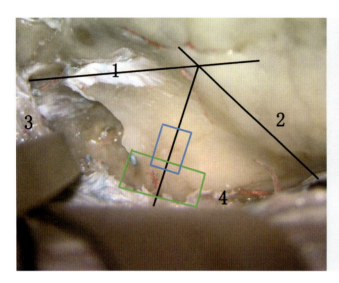

图5-22　大体标本示在右侧颞下入路的观察视角下，内听道约位于GSPN和弓状隆起夹角的角平分线上。但是由于受到观察视角和生理性差异的影响，也不能完全确定内听道的准确位置。因此，可先磨开岩骨尖内侧（绿色矩形），待准确定位内听道后，再磨除内听道的外侧半部分（蓝色矩形）。为了保护耳蜗，磨除部分不要太靠外侧

1. 岩浅大神经；2. 弓状隆起；3. 下颌神经；4. 岩骨嵴

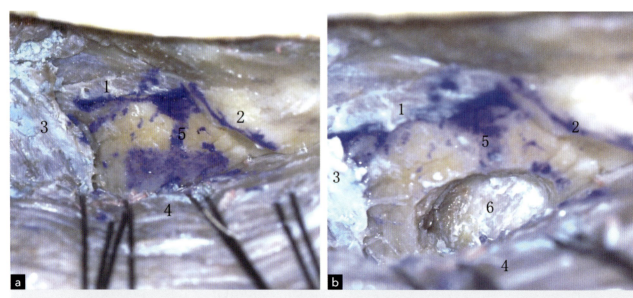

图5-23　右侧解剖示定位内听道的高效方法。可先在GSPN和弓状隆起夹角的角平分线的内侧磨除矩形方框，此方框涵盖了内听道可能出现的位置，这样可以更好地定位

1. 岩浅大神经；2. 弓状隆起；3. 三叉神经半月节；4. 中颅窝硬膜；5. 角平分线；6. 内听道硬膜

内听道距离岩骨前表面的深度也存在明显的个体差异，这样的差异可在原始影像上精确测量出来（图5-24）。

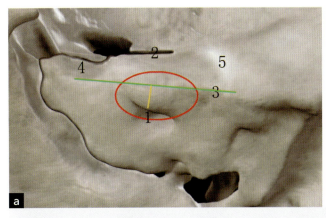 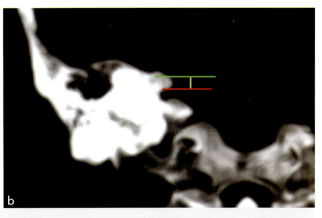

**图5-24**　图a为右侧颅骨标本，图b为冠位骨窗CT。通过术前阅片，测量出内听道口至岩骨嵴的准确数值，可以作为术中的重要参考。但是在实际手术过程中，主要参考的并不是具体测量数据，而是根据密质骨—松质骨—密质骨的变化方式，采取蛋壳化的操作技巧来完成。红色椭圆示内听道口与岩骨嵴之间的骨质，红线示内听道上壁，绿线示岩骨嵴，黄线示内听道开口与岩骨嵴的距离

1. 内听道口；2. 岩浅大神经沟；3. 岩骨嵴；4. 岩骨尖；5. 弓状隆起

# 4. 岩上窦

　　岩上窦走行在岩骨嵴的岩上窦沟内，岩骨嵴为岩骨前表面和后表面的交界，有时因受到岩上窦的压迫会形成一浅沟，即岩上窦沟。岩上窦和岩上窦沟也是扩大中颅窝的重要参考标志。

　　岩上窦沟通基底窦和横窦-乙状窦拐角处的外侧，其间收纳岩上静脉、颞叶、枕叶、小脑的静脉回流。

　　在"基底窦"章节中已详细描述过岩上窦的解剖和应用，此处重点探讨岩上窦在扩大中颅窝入路磨除岩骨尖时的应用（图5-25～图5-29）。

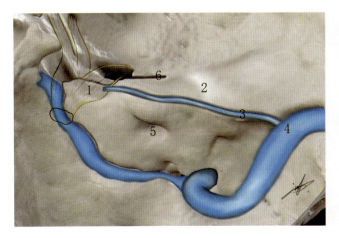

**图5-25**　颅骨三维重建示岩上窦向后汇入横窦-乙状窦拐角的外侧缘。从扩大中颅窝入路的手术视角观察，岩上窦在岩骨尖部分可分为3段。最前方的一段为Meckel's囊上方的部分，这部分与三叉神经的相关手术相关；第三段为弓状隆起后方的部分，此处和扩大中颅窝入路相关性不强；第二段即位于两者中间的部分，此处是扩大中颅窝入路需要直接面对的部分

1. Meckel's囊；2. 弓状隆起；3. 岩上窦；4. 横窦-乙状窦拐角；5. 内听道口；6. 岩浅大神经沟

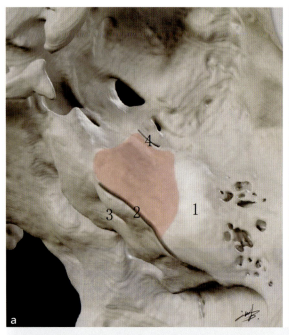
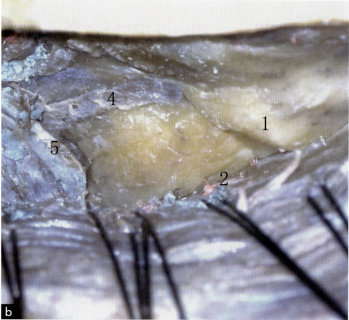

**图5-26** 右侧解剖示岩上窦在Kawase三角中的定位意义。在扩大中颅窝入路中，是从岩骨前表面来磨除岩骨尖的。岩骨尖的Kawase三角部分，由弓状隆起、GSPN、V3和岩上窦围绕而成。图a中红色阴影部分为岩骨前表面的Kawase三角。图b为解剖展示Kawase三角

1. 弓状隆起；2. 岩骨嵴；3. 内听道口；4. 岩浅大神经（沟）；5. V3

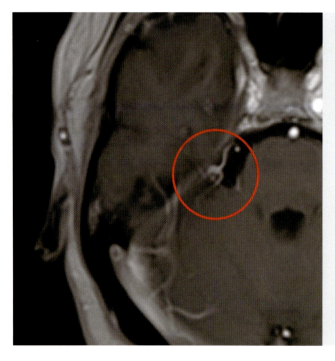

**图5-27** 岩静脉汇入岩上窦的位置（红色圆圈）。该汇入点存在着明显的个体差异，在扩大中颅窝入路剪开岩上窦的过程中需要注意，避免直接损伤岩静脉。尤其在后颅窝占位效应并不十分明显，且岩静脉还拥有正常引流功能的情况下，更需要保护

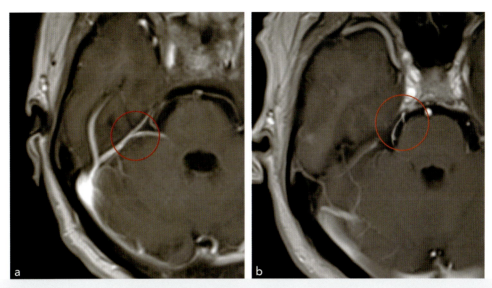

**图5-28**　右侧岩静脉汇入岩上窦（红色圆圈）的个体差异，有汇入位置靠后的（a），也有直接汇入前方基底窦的情况（b）。术前仔细阅片，了解岩静脉的汇入点，做好充分的术前准备，非常有必要

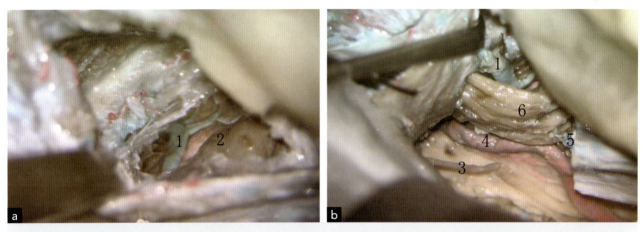

**图5-29**　右侧解剖示在术前明确岩静脉的汇入点后，术中尽量避开。手术时，可通过先剪开后颅窝硬膜或中颅窝硬膜，在找到岩静脉及其汇入点后，再结扎岩上窦。但是如果岩静脉的汇入点明显靠前或者明显靠后时，寻找岩静脉比较困难，直接在Kawase三角范围内结扎岩上窦即可

1.岩静脉；2.脑桥；3.滑车神经；4.小脑上动脉；5.岩上窦；6.三叉神经根

# 5. 岩下窦

　　岩下窦位于岩骨下内侧和斜坡外侧之间的岩斜裂内，由此处进出颅内外的骨膜包绕而成，连接上方的基底窦和下方的颈静脉球，是岩骨尖磨除的下界（图5-30～图5-33）。

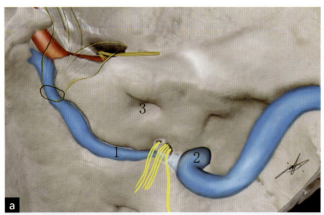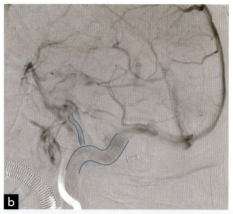

**图5-30** 三维重建（a）及DSA（b）示岩下窦位于岩斜裂内，向下汇入颈静脉球的岩部，是岩骨尖磨除的下界

1. 岩下窦；2. 颈静脉球；3. 内听道口

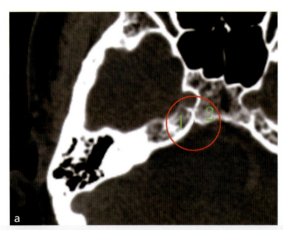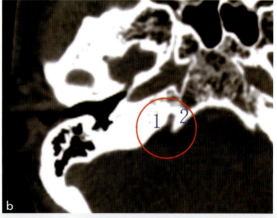

**图5-31** 右侧岩斜裂（红色圆圈）。岩斜裂为岩骨和斜坡之间的裂隙，其不仅是磨除岩骨尖的重要标志，也是岩斜区病变血供的重要来源之一。正因岩斜区的丰富血供，使此部位的病灶生长迅速，同时也增加了手术难度。扩大中颅窝入路磨除岩骨尖的优势也体现在此处，即可以直面病灶基底，控制供血血管

1. 岩骨尖；2. 斜坡

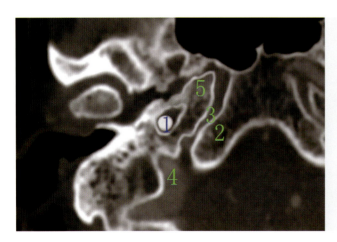

**图5-32** 岩斜裂为岩骨和斜坡之间的裂隙，其内部走行着岩下窦。岩下窦在下方汇入颈静脉球区，是颈静脉球区的重要组成部分

1. 颈内动脉；2. 斜坡；3. 岩斜裂；4. 颈静脉球；5. 岩骨尖

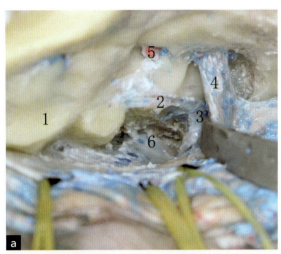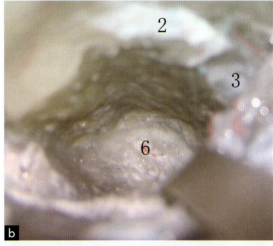

**图5-33**　岩斜裂的走行规律。在手术过程中，由于岩斜裂位置较深，即使在显微镜放大倍率较高的情况下，仍难以暴露。岩下窦和岩骨上表面毗邻，两者之间的距离自内向外呈增长趋势，所以手术中选择在靠近V3处暴露岩下窦更为方便，注意操作前先定位颈内动脉，避免误伤。图a为磨除岩骨尖的手术视野，图b展示岩下窦的走行方向，可见在手术视野下其与GSPN方向类似

1. 弓状隆起；2. 岩浅大神经；3. 颈内动脉；4. 下颌神经；5. 脑膜中动脉；6. 岩下窦

# 6. 岩骨尖的磨除范围

在扩大中颅窝入路中，笔者总结的经验是，岩骨尖可分为3个部分依次磨除，即内听道后三角、内听道前三角和三叉神经压迹。这样操作具有化繁为简、安全高效的特点（图5-34）。

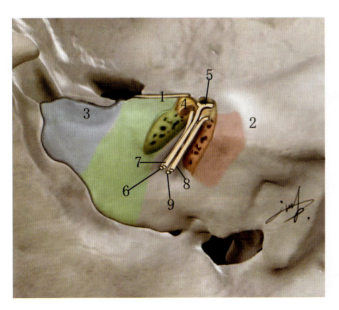

**图5-34**　右侧岩骨尖需要磨除的3个部分：内听道后三角（红色阴影部分）、内听道前三角（绿色阴影部分）和三叉神经压迹（蓝色阴影部分）

1. 岩浅大神经；2. 弓状隆起；3. 三叉神经压迹；4. 耳蜗；5. 面神经鼓室段；6. 蜗神经；7. 面神经内听道段；8. 前庭上神经；9. 前庭下神经

## 6.1 内听道后三角

内听道后三角为弓状隆起、内听道和岩骨嵴之间的三角形区域。虽然这一区域较小，但却是暴露内听道的关键（图5-35）。

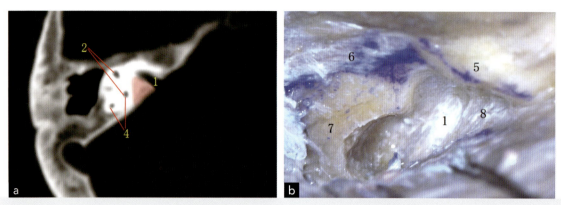

**图5-35** 图a示内听道后三角（红色阴影部分）在影像上的区域，位于内听道和上半规管之间。图b示在扩大中颅窝入路中，在完成内听道定位后，紧接着磨开内听道后三角，完整显露出内听道的后壁。注意，此时不能暴露内听道前壁，因为在内听道前壁和GSPN之间存在着耳蜗

1. 内听道；2. 上半规管；3. 总脚；4. 后半规管；5. 弓状隆起；6. 岩浅大神经；7. 内听道前三角的骨质；8. 内听道后三角的后颅窝硬膜

## 6.2 内听道前三角

内听道前三角为内听道、GSPN和V3之间的区域，在此区域的后外侧存在着耳蜗，手术时需要予以保护。内听道前三角所占面积较大，是扩大中颅窝入路的主要手术通道，向深部磨除可达岩下窦（图5-36～图5-39）。

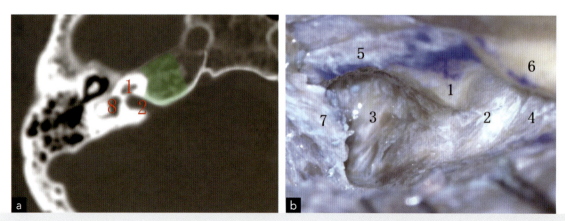

**图5-36** 图a示内听道前三角（绿色阴影部分）在影像上的区域。图b为右侧扩大中颅窝中磨开内听道前三角后的图片，操作时需要保护好耳蜗，向深部磨除需要到达岩下窦

1. 耳蜗；2. 内听道；3. 内听道前三角的后颅窝硬膜；4. 内听道后三角的后颅窝硬膜；5. 岩浅大神经；6. 弓状隆起；7. 三叉神经；8. 前庭

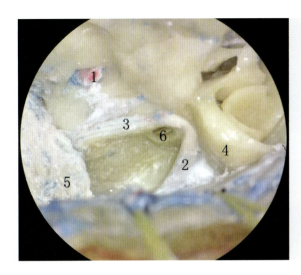

图5-37　右侧耳蜗位于Kawase三角的边缘，在GSPN和内听道的夹角内。虽然手术过程中出现损伤的概率不高，但由于其是功能性器官，为避免被破坏，磨除内听道前三角时，需尽量保留外侧1/3～1/2内听道前方的骨质

1. 脑膜中动脉；2. 内听道硬膜；3. 岩浅大神经；4. 弓状隆起；5. 三叉神经半月节；6. 耳蜗

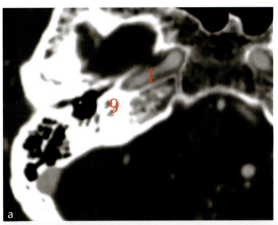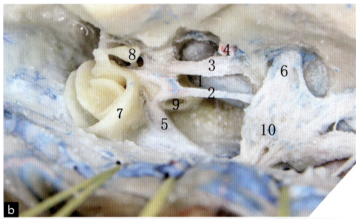

图5-38　耳蜗与颈内动脉之间的关系。耳蜗常作为颈内动脉岩骨段后膝部的参考标志

1. 颈内动脉后膝部；2. 岩浅大神经；3. 咽鼓管；4. 脑膜中动脉；5. 内听道硬膜；6. 下颌神经；7. 弓状隆起；8. 砧骨；9. 耳蜗；10. 三叉神经半月节

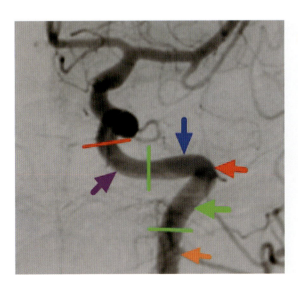

图5-39　DSA示颈内动脉在岩骨附近主要有岩骨段（橙色箭头）、破裂孔段（两条绿线之间）和海绵窦段（紫色箭头）。破裂孔段在岩骨的颈动脉管内穿行，分为垂直部（绿色箭头）、膝部（红色箭头）和水平部（蓝色箭头）3部分

## 6.3 三叉神经压迹

三叉神经压迹是岩骨尖被三叉神经长期压迫形成的浅凹陷。是磨除岩骨尖最难操作的区域，而且因颈内动脉破裂孔段直接裸露在三叉神经下方，也是岩骨尖磨除时最危险的区域。由于被三叉神经覆盖，三叉神经压迹难以被直接暴露，此处主要介绍两种暴露的方法：①松解移位V3；②打开Meckel's囊（图5-40、图5-41）。

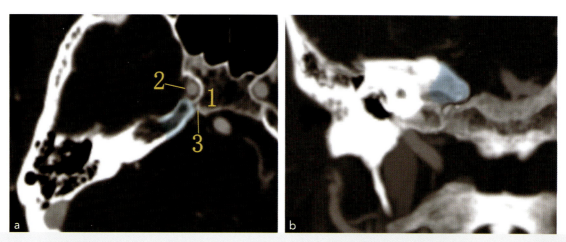

**图5-40**　三叉神经压迹的影像（蓝色阴影部分），可见其为岩骨尖的"最尖端"，对于鞍背后方和上斜坡的病变而言，磨除此部位是必要的

1. 斜坡；2. 颈内动脉；3. 岩斜裂

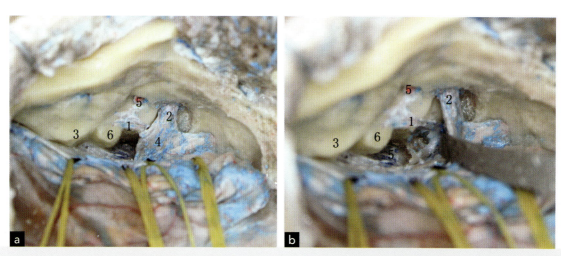

**图5-41**　左侧解剖示由于被三叉神经覆盖，且三叉神经的张力较大，术中不能直接牵拉V3。可先磨除卵圆孔的前缘5~10mm（a），使V3具有一定的活动度后再向前牵拉，暴露出三叉神经压迹（b），此时也可暴露出颈内动脉破裂孔段

1. 岩浅大神经；2. 下颌神经；3. 弓状隆起；4. 三叉神经半月节；5. 脑膜中动脉；6. 耳蜗

对于三叉神经压迹的暴露方法，还可采取先打开Meckel's囊，在硬膜下游离移位三叉神经，这样操作后，即使不磨除三叉神经压迹，也可以暴露鞍背后方和上斜坡。此手法在Meckel's囊章节已详述，此处不再赘述。

# 7. 硬膜关系

在扩大中颅窝入路中磨除岩骨尖后，会直接面对3个重要的硬膜结构，即中颅窝硬膜、后颅窝硬膜和小脑幕，这3层硬膜在岩骨嵴处汇合形成岩上窦。在所有同时涉及中颅窝、后颅窝的手术入路中，都需要面对这种硬膜的解剖结构，除非深刻理解，否则难以进行手术操作（图5-42、图5-43）。

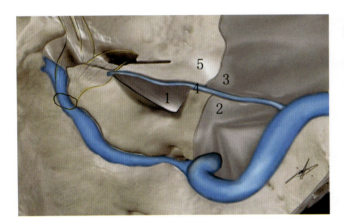

图5-42 右侧中颅窝硬膜、后颅窝硬膜和小脑幕三者汇合成岩上窦。在扩大中颅窝入路中，无论是硬膜外还是硬膜下磨除岩骨尖，都需要处理这4个结构

1. 小脑幕；2. 后颅窝硬膜；3. 中颅窝硬膜；4. 岩上窦；5. 弓状隆起

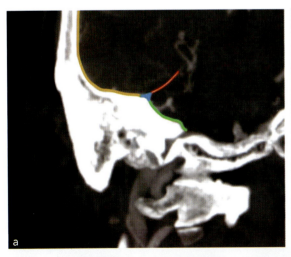

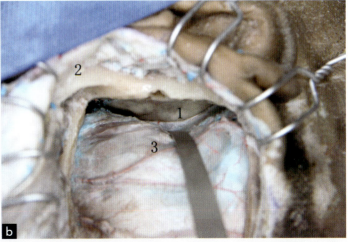

图5-43 典型影像（a）及右侧解剖（b~c）示在扩大中颅窝入路中3种硬膜和岩上窦的关系。图a为冠状位CT，示3个部位的膜性结构和岩上窦，红色区域为小脑幕，绿色区域为后颅窝硬膜，黄色区域为中颅窝硬膜，蓝色区域为岩上窦。图b示抬起中颅窝硬膜

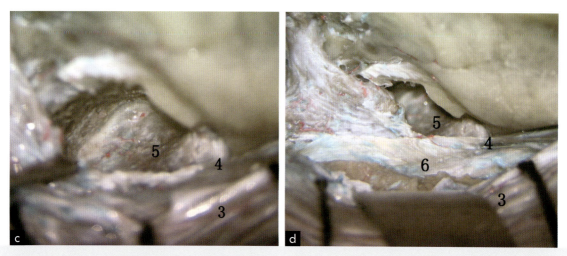

**图5-43**（续） 图c示磨除岩骨尖后暴露后颅窝硬膜。图d示切开中颅窝硬膜，暴露小脑幕。可见中颅窝硬膜、后颅窝硬膜和小脑幕在岩骨嵴处共同汇合形成岩上窦

1. 弓状隆起；2. 颧弓后支；3. 中颅窝硬膜；4. 岩上窦；5. 后颅窝硬膜；6. 小脑幕

# 8. 气化和修补

在手术过程中，无论气化是否良好，都需要认真进行修补。根据笔者的经验，联合使用骨蜡封堵、肌筋膜覆盖、生物蛋白胶粘连和人工硬膜修补等手段，效果良好（图5-44）。

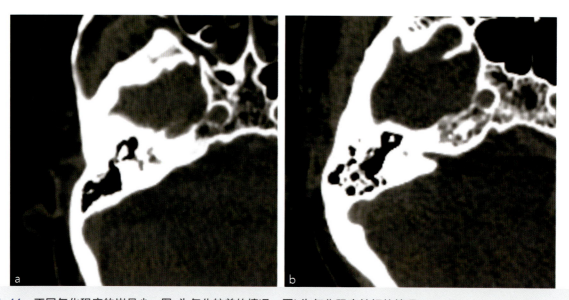

**图5-44** 不同气化程度的岩骨尖。图a为气化较差的情况，图b为气化程度较好的情况

在修补的过程中，最重要的步骤是骨蜡封堵和肌筋膜修补。使用骨蜡封堵时，最好在显微镜下谨慎操作，不放过每个小的细节；使用肌筋膜修补时，注意尽量使用偏大的、组织要超过岩骨尖磨除的范围进行充分覆盖。术后继续留置3~5天腰大池或者脑室外引流管，待肉芽形成后考虑拔除。如果没有生物蛋白胶，也可尽量选用不发热的"软胶"。

# 9. 暴露的范围和优势

扩大中颅窝入路的主要目的是从中颅窝暴露至后颅窝，或者说从幕上暴露至幕下。其在中颅窝或幕上的暴露范围取决于采取的开颅策略，常可用以磨除岩骨尖的开颅策略有3种：①额颞（眶）开颅，经眶上裂通道的策略，可同时暴露海绵窦；②断颧弓的颞极入路策略，可暴露至后床突上方较高的区域；③颞下的开颅策略，可暴露至环池。这3种方式都可以进行岩骨尖的磨除，将中颅窝的暴露范围扩大至后颅窝。

无论采取哪种开颅方式，在磨除岩骨尖后对幕下的暴露范围都不存在显著差异。向下方的暴露极限由于受到岩斜裂的限制往往难以超过桥延沟，向外侧也会受到弓状隆起的限制。

对于磨除岩骨尖后的显露范围和极限问题，虽然在其他相关章节已经进行部分描述，但在此处仍予以强调。

扩大中颅窝入路不仅可以直面肿瘤基底，更重要的是可以实现"蛛网膜外操作"。当蛛网膜外的病变采取乙状窦后入路时，不仅需要越过面听神经、三叉神经，还需要穿过蛛网膜下腔才能到达病灶，这样不仅增加了手术的操作难度，而且还面临着血管相关的并发症。而经扩大中颅窝入路操作时，便可以实现在蛛网膜外的操作，不仅在操作通道内无重要结构，而且不会"骚扰"病灶周围的血管（图5-45）。

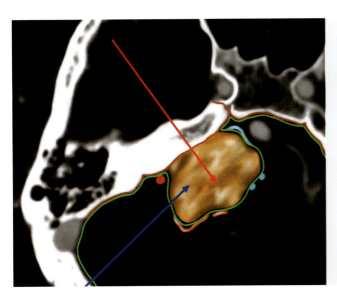

图5-45 对于蛛网膜外的病灶（红线示硬脑膜，橙色区域示病灶），蛛网膜下腔内的血管和病灶之间有明显的蛛网膜（绿线）相隔。采取乙状窦后入路（蓝色箭头）时，常需要直接面对蛛网膜下腔内的血管；而采取扩大中颅窝入路时（红色箭头），不仅可以直面肿瘤基底，还可以经蛛网膜界面进行操作，避免对血管的"骚扰"

　　磨除岩骨尖后，由于受到岩斜裂的限制，向下方的有效暴露范围往往难以超越桥延沟，向外侧的暴露范围则难以超过弓状隆起（前文已详述）（图5-46、图5-47）。

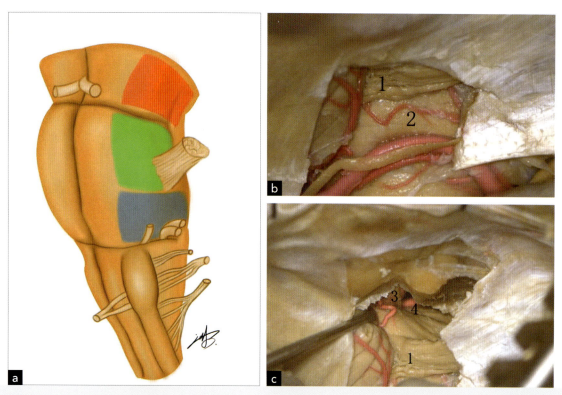

**图5-46**　颞下入路、颞下经小脑幕入路和扩大中颅窝入路中暴露范围的对比。图a中红色部分为颞下入路暴露范围，绿色部分为剪开小脑幕后所能暴露的范围，蓝色部分为磨除岩骨尖后所能暴露的范围。图b示颞下经小脑幕的暴露范围，可顺利暴露三叉神经出脑干区上方的三叉神经上安全区。图c示磨除岩骨尖后的暴露范围，可向下暴露至桥延沟。这个暴露范围的极限问题，是制订具体手术计划的重要依据

1.三叉神经；2.中脑；3.面听神经束；4.桥延沟

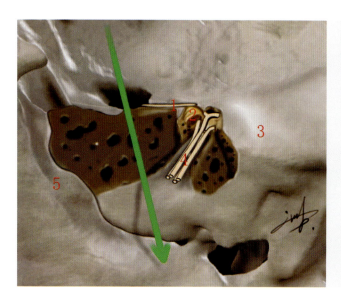

**图5-47**　右侧解剖示锁孔手术，需要制作一个2.5～3.0cm的操作通道。如果手术通道太小，难以获得充足的照明，不利于进行显微操作

1.岩浅大神经；2.耳蜗；3.弓状隆起；4.面听神经；5.岩斜裂

　　在反复的学习和临床体会中，笔者发现，磨除岩骨尖的操作并非是锁孔手术，而是一种扩大的手术操作通道，是颅底手术入路的理念在深部操作中的应用。颅底手术入路的主要理念是磨除骨质，减少牵拉，增加显露；扩大中颅窝入路亦是如此——磨除岩骨尖，减少对颞叶的牵拉，增加对后颅窝的显露范围，手术时的照明不依赖于所磨除岩骨尖后形成的狭小空间。因此，在扩大中颅窝入路中，仅仅磨除岩骨尖尚不足以实现手术目标，还需要剪开小脑幕，这样方可获得充分的操作空间。从另一方面思考，磨除岩骨尖也只是磨除了手术通道中阻挡的岩骨，予以磨除后手术通道即变得平坦。

　　岩骨尖可以理解为沟通中颅窝和后颅窝的走廊或障碍，磨除该处骨质便可将障碍化为走廊，经此走廊形成的手术通道可同时处理中颅窝和后颅窝的病变。本章重点阐述了如何利用影像，结合解剖来思考和决定累及岩骨尖周围相关病灶手术入路的选择，并详细阐述了影像导向处理岩骨尖的手术技术细节，包括如何定位内听道，如何避免颈内动脉岩骨段的损伤，如何避免误入鼓室和耳蜗，如何保护岩上窦及岩静脉。开颅方式主要包括额颞（眶）、断颧弓的颞极和颞下入路3种。无论采取哪种方式，磨除岩骨尖的目的都是减少对颞叶的牵拉，增加对后颅窝的显露范围。在后颅窝的暴露极限由于受到岩斜裂的限制往往难以超过桥延沟，向外侧也会受到弓状隆起的限制，不会超过上半规管。另外需要强调的是，为了更好地暴露后颅窝病灶和扩大显露范围，还需要结扎岩上窦、剪开小脑幕，这样方可获得充分的操作空间。

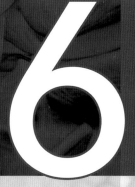

第 6 章

◎ 乳突的影像、解剖和
手术入路

6

颅底手术的核心是通过磨除骨质，减少牵拉，增加暴露。乳突是颅底手术通道中的重要阻挡，在耳鼻喉科和神经外科都被广泛关注。与耳鼻喉科不同，神经外科需要的手术通道往往更深，涉及的手术操作难度更大。

笔者在学习经乳突的相关手术入路之初，常常陷入误区。一方面误认为乳突磨除得越彻底对颅底的暴露越充分，另一方面误将乳突磨除（切除）当作一个独立的手术入路。这种局限的认识，往往导致术中虽然已经磨除了乳突，但是仍然达不到理想的暴露效果。

本章将从影像、解剖和手术入路方面，详细阐述与乳突相关的手术操作细节。

# 1. 乳突表面的解剖标志

乳突指颞骨的乳突部，与顶骨和枕骨相连。乳突表面及其周围的骨缝、突起等标志，理论上可作为术中的定位标记，但在实际手术过程中，这些标记并不一定都能够被观察到，这就需要充分结合影像和解剖特点来进行个体化的思考（图6-1）。

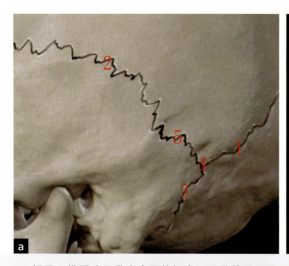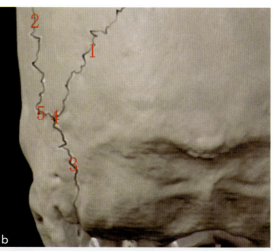

图6-1 颅骨三维重建示乳突表面的标志。顶乳缝是顶骨和乳突的连接，枕乳缝为枕骨和乳突的连接，鳞状缝是颞骨鳞部和顶骨的连接，人字缝是顶骨和枕骨之间的连接，这些骨缝都是颞骨乳突部、颞骨鳞部、顶骨及枕骨形成的相互连接。二腹肌沟为二腹肌的附着点，二腹肌点为二腹肌沟的末端。乳突上嵴为颧弓根上缘向后延伸时在乳突体部头侧形成的突起。Henle棘是位于外听道后上方的细小骨性突起，Henle棘与乳突上嵴之间围成的小三角形为道上三角（Macewen三角），其深部即中耳鼓室

1. 人字缝；2. 鳞状缝；3. 枕乳缝；4. 星点；5. 顶乳缝

顶乳缝、枕乳缝、人字缝交点为"星点"，星点常位于横窦-乙状窦拐角处附近。顶乳缝与鳞状缝的交点（鳞顶点）常为横窦-乙状窦拐角前缘的投影，此处骨质最薄。顶乳缝与鳞状缝交点与乳突尖的连线为乙状窦前缘的体表投影。这种定位方式主要存在两个明显的缺点：①定位欠准确；②术中有时难以找到骨缝。对于根据影像来准确定位乙状窦后入路关键孔的方法细节，在"岩骨后表面"章节已予以详述，此处不再赘述。

# 2. 乳突的气化程度

乳突的气化程度常影响着乳突及其附近手术的操作。乳突气化良好时，磨钻使用得相对轻松，便于操作，操作时存在明显的密质骨—松质骨—密质骨的骨性变化过程，但其缺点也很明显，术中污染和术后脑脊液漏的风险明显增加。乳突气化较差时，由于密质骨—松质骨—密质骨的骨性变化界限不清楚，操作时需要更加小心（图6-2）。

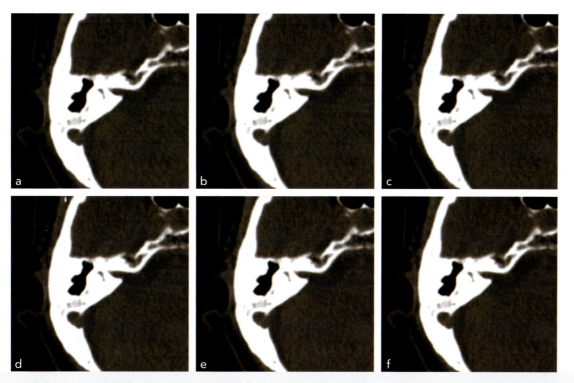

**图6-2** 乳突的不同气化程度。图a、d为气化较差的情况，图c、f为气化良好的情况，图b、e为气化介于两者之间的情况。乳突的气化程度不仅直接影响磨除乳突的操作，而且对乙状窦后、扩大中颅窝等手术入路都有影响，应予以重视

乳突的气房与中耳鼓室相通，中耳鼓室经咽鼓管与口腔相通。因此，乳突气房内不是绝对无菌的环境，尤其在存在乳突炎症的情况下，在手术过程中更需重视乳突气房的清洁。笔者的经验是在打开硬膜之前，交替使用生理盐水和不含酒精的碘伏反复冲洗，效果良好。

乳突气化良好时，磨除乳突后，尤其需要重视修补（当然，即使气化不佳的情况也同样需注意修补）。修补的具体方式因乳突磨除范围的不同而略有不同，但总体原则是相似的，即使用骨蜡、脂肪、肌筋膜、带蒂黏膜瓣、人工硬膜、生物蛋白胶等手段联合修补。通常情况下，第一层是骨蜡，这是最重要的步骤。笔者对此步骤尤为慎重，在冲洗干净后，须在显微镜下徒手认真封堵3遍，力求封堵每一个小的气房。对于中耳鼓室的封堵，需要注意不要使用骨蜡"暴力封堵"，避免压迫听小骨，导致骨传导障碍。中耳鼓室内以脂肪、肌筋膜的封堵为主。

骨蜡封堵完备后，先完成接下来的手术操作。当病灶处理完毕后，再于显微镜下使用骨蜡封堵3遍。再次封堵完毕后，使用带蒂的肌筋膜瓣覆盖于乳突的切面，使用少许生物蛋白胶固定（注意：不必使用过多，避免生物蛋白胶过早吸收后留下腔隙或出现排异反应）。使用自体脂肪或多余的肌筋膜填充残腔，应保持脂肪具有适当的张力。不要填充得太少，导致留有残腔；也不要过多，导致压迫硬膜下的结构，形成占位效应。这里可以使用稍微多一点的生物蛋白胶予以固定，再使用人工硬膜进行覆盖，最后覆盖上骨瓣或钛网。

对于乳突相关的手术，认真修补、预防感染和脑脊液漏可以说是手术"最重要的步骤"，因为一旦发生这些并发症，将带来灾难性的后果。

# 3. 乳突的气化规律

乳突的气化方式存在着特定的规律。乳突外表面覆盖着一层密质骨，密质骨下方逐渐出现小的气房，越向深处气房越大，最后都汇合成一个大的气房——乳突窦。乳突窦的深部又出现一整块密质骨，此密质骨包裹着重要的解剖结构，如骨性半规管、面神经、内听道等（图6-3~图6-5）。

采取这种直接"裁剪"乳突外表面的操作方式，可以最大限度地保存乳突外表面密质骨的完整性，减少缺损。

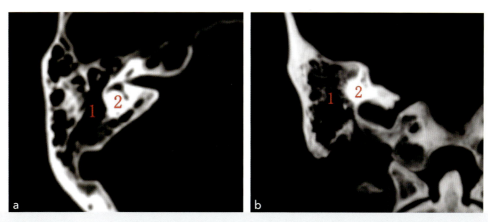

**图6-3** 乳突的气化规律。乳突外表面密质骨下方的小气房最终汇聚成乳突窦，乳突窦深部的密质骨包裹着迷路等重要结构。水平位（a）和冠状位（b）CT，展示乳突气房的气化规律，在乳突窦的深部可见迷路等关键结构
1. 乳突窦；2. 迷路

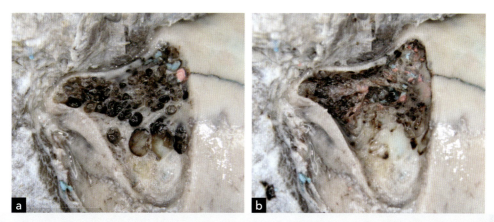

**图6-4** 乳突的磨除步骤。图a示在磨除乳突外表面的密质骨后，可见较多的小气房。需要注意的是，在顶乳缝和鳞状缝交界处为横窦-乙状窦拐角的前缘，此处松质骨和气房较少，密质骨下方即乙状窦，操作时应谨慎。图b示进一步磨除小的气房后，暴露出乙状窦深部的迷路等重要结构

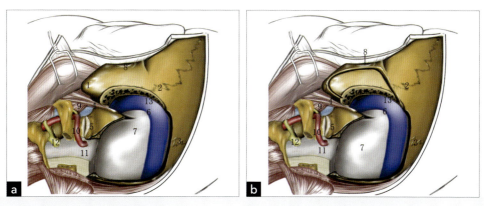

**图6-5** 另一种直接取出乳突外表面密质骨的方法。由于乳突外表面下方均为松质骨，故可直接使用铣刀"裁剪"乳突外表面的密质骨。图a示在"裁剪"乳突外表面前，先暴露出横窦-乙状窦拐角前缘，因为此处无松质骨和乳突气房与表面的密质骨相隔。图b示先磨出需要"裁剪"的乳突外表面

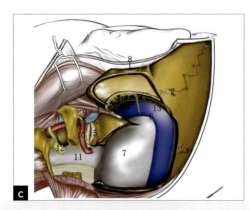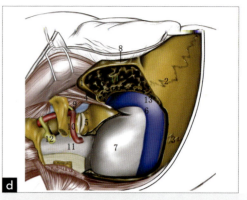

**图6-5**（续） 图c示用铣刀针直接穿过乳突外表面下方的气房。图d示按照需要的范围直接铣开乳突外表面后，暴露出其下方的松质骨

1. 乳突尖；2. 顶乳缝；3. 人字缝；4. 二腹肌后腹；5. 枕髁；6. 横窦-乙状窦拐角后缘；7. 后颅窝硬脑膜；8. Henle棘；9. 头外侧直肌；10. 椎动脉V3段；11. 硬脊膜；12. C2神经节；13. 横窦-乙状窦拐角前缘；14. 乳突气房

# 4. 乳突窦与中耳鼓室的关系

乳突窦与中耳鼓室相通，在手术过程中，往往难以准确定位半规管。操作时可先暴露出中耳鼓室，在中耳鼓室内可以观察到突入其中、表面光滑的水平半规管和上半规管隆起，定位这两个隆起后便可顺利完成接下来的操作（图6-6、图6-7）。

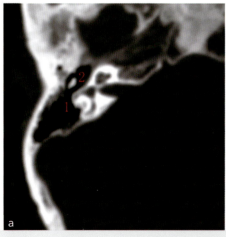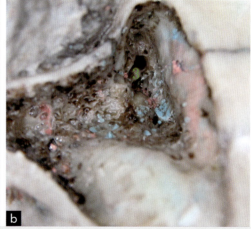

**图6-6** 乳突窦和中耳鼓室相通。乳突窦深部仍然存在着松质骨，术中难以准确判断半规管的具体走行方向。但是在打开中耳鼓室后，可见上半规管和水平半规管在中耳鼓室内有光滑的隆起，这可以作为游离半规管的起点

1. 乳突窦；2. 中耳鼓室；3. 砧骨

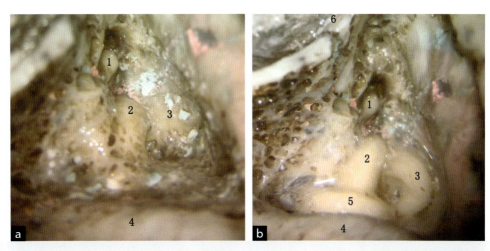

**图6-7** 根据中耳鼓室内水平半规管和上半规管隆起的定位，来进一步暴露出乳突深部的其他重要结构，如后半规管、面神经、鼓索神经等

1. 砧骨；2. 外侧半规管；3. 上半规管；4. 乙状窦；5. 后半规管；6. Henle棘

# 5. 迷路下区

迷路下区是指乳突内迷路下方的区域，此处即为颈静脉球的位置。为了更加便于理解，笔者将经典的颈静脉孔区大致分为3个部分：①硬膜下神经血管穿入颈静脉球附近；②颈静脉球；③乙状窦和后组颅神经出颅后的颈静脉孔区。本章重点描述颈静脉球，乙状窦引流至此处后并非直接出颅，而是先环绕半周左右，形成一静脉性的膨大，再出颅形成颈内静脉。根据颈静脉球内走行的主要结构，此处又可分为3个部分：乙状部、岩部和神经部。根据神经的走行方式，神经部又可分为两个通道：舌咽通道和迷走副通道（图6-8）。

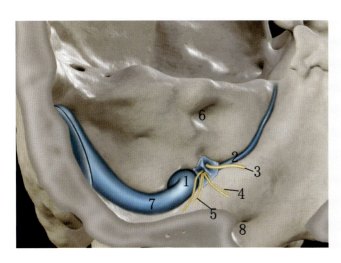

**图6-8** 颅骨三维重建示颈静脉球区。可将其分成3个部分：乙状部、岩部和神经部。乙状部为乙状窦在颈静脉球环绕半圈后出颅形成的颈内静脉；岩部即岩斜裂内的岩下窦，汇入颈静脉球；神经部可分为两个通道，走行舌咽神经的舌咽通道及走行迷走神经和副神经的迷走副通道

1. 颈静脉球；2. 岩下窦；3. 舌咽神经；4. 迷走神经；5. 副神经；6. 内听道开口；7. 乙状窦；8. 舌下神经管

如果直接从解剖的角度来观察，颈静脉球区的手术极为复杂，不仅涉及重要的神经血管结构，而且手术通道非常深，操作难度大。但是如果能从迷路下区来进行理解，则变得轻松和安全很多（图6-9～图6-11）。

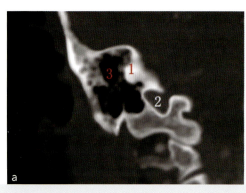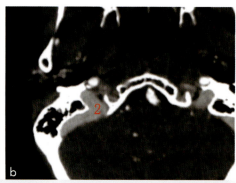

图6-9 迷路下区解剖位置。冠位CT（a）示颈静脉球正好位于迷路的下方，在手术过程中，只需切除迷路下方少部分的迷路，即可顺利暴露颈静脉球。轴位增强CT（b）示颈静脉球区

1. 迷路；2. 颈静脉球；3. 乳突窦

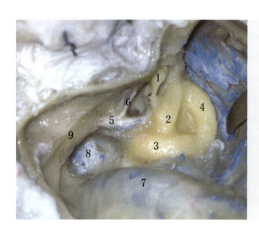

图6-10 左侧解剖示颈静脉球和迷路之间的解剖关系。可见迷路的尾侧即颈静脉球。尽管颈静脉球位于乳突下区，但是颈静脉球内发生病变时，并不一定需要完全磨除乳突，往往只需要磨除乳突尾侧半部分即可。这样既可达到充分暴露病灶的目的，又可降低乳突气房开放过多所致的脑脊液漏风险

1. 砧骨；2. 外侧半规管；3. 后半规管；4. 上半规管；5. 面神经乳突段；6. 鼓索神经；7. 乙状窦；8. 颈静脉球；9. 二腹肌嵴

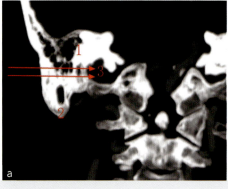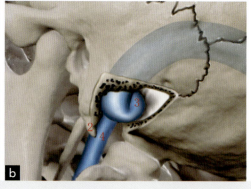

图6-11 冠状位骨窗CT（a）及三维重建（b）示经迷路下到达颈静脉球的手术路径。在病变局限于颈静脉球时，磨除下半部分乳突即可，但是对于不太熟练的情况不一定能够直接定位至病灶。此时，可按照传统的手术步骤，先充分"裁剪"乳突外表面的密质骨，再逐层磨除乳突气房，暴露乳突窦。当做好这些准备工作后，再对迷路下区的颈静脉球区进行暴露，这样术中便存在充分的参考标志用于定位

1. 迷路；2. 乳突尖；3. 颈静脉球；4. 颈内静脉

# 6. 颈内突及颈内突韧带

## 6.1 颞骨颈内突和枕骨颈内突

颈内突为颞骨岩部和枕骨在颈静脉球内的突起，分为颞骨颈内突和枕骨颈内突。两个颈内突之间有相互连接的韧带，称为颈内突韧带，颈内突韧带主要分隔颈静脉球的乙状部和神经部。颞骨颈内突较锋利、细长；枕骨颈内突较圆钝、平坦。

颈内突和颈内突韧带是颈静脉球内手术操作时的重要参考标志。从影像上理解这一关键的解剖，对手术操作具有重要意义（图6-12）。

有时，两个颈内突的骨质会相互连接，形成"颈内突桥"的生理性变异。不过，这种变异对解剖功能和手术思路的影响甚小。

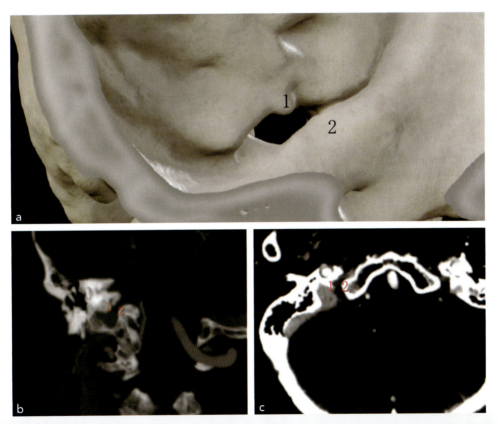

**图6-12**　颈内突的解剖和典型影像。颈内突为岩骨和枕骨向颈静脉球内的小突起。由图a可见，颞骨颈内突位于颞骨岩部，突向颈静脉孔，形态较尖锐、细长；枕骨颈内突位于颈静脉结节上方，形态较圆钝、平坦。增强CT影像（b、c）展示颈内突，可明显观察到尖锐的颞骨颈内突和平坦的枕骨颈内突。从图b中可以看出，颞骨颈内突和枕骨颈内突的连线正好分隔开颈静脉球的乙状部和神经部

1. 颞骨颈内突；2. 枕骨颈内突

## 6.2 颈内突韧带

颈内突韧带，为连接颞骨颈内突和枕骨颈内突的韧带。颈内突韧带完全分隔开颈静脉球的乙状部和神经部，且在一定程度上和周围的硬膜一起包裹着后组颅神经，使其与颈静脉球岩部也分隔开。

由于颈内突韧带与颈内突粘连紧密，而颈静脉球内硬膜的骨膜层与颈内突附近骨质粘连相对较松，这种"松紧"的变化，在手术过程中可充分利用，以完整暴露和保护颈静脉球神经部（图6-13）。

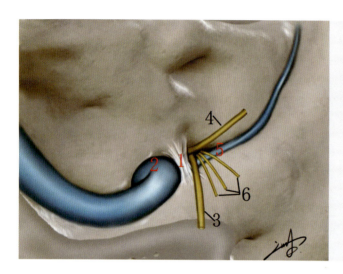

图6-13 右侧标本解剖颈内突韧带及其周围结构。我们可以明显观察到：①颈内突韧带连接着颞骨颈内突和枕骨颈内突；②颈内突韧带和颈静脉球神经部周围的硬膜一起包绕着后组颅神经；③由于神经被颈内突韧带和硬膜包裹，使颈静脉球神经部和岩部被分隔开

1. 颈内突韧带；2. 颈静脉球；3. 迷走神经；4. 舌咽神经；5. 岩下窦；6. 副神经的颅神经根丝

## 6.3 迷路下入路经颈静脉球暴露颈内突韧带

前文笔者已从影像、解剖和手术入路方面详细阐述了迷路下区的原理和优势。充分利用这些结构上的特点，顺利暴露至颈静脉球区后，最重要的是保护后组颅神经的功能。从迷路下入路的视角观察，正好存在着颈内突韧带将颈静脉球和后组颅神经分隔开（图6-14、图6-15）。

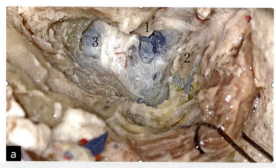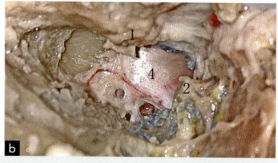

图6-14 右侧标本解剖示迷路下入路中颈内突韧带的暴露方式。图a为磨除乳突下半部分后，直接暴露颈静脉球的上极，这样操作可以避免暴露迷路和乳突内的大气房开放过多，降低并发症的发生率。图b为切除颈静脉球后，暴露其深部的颈内突韧带，可见此韧带将后组颅神经和颈静脉球完整分隔开

1. 颞骨颈内突；2. 枕骨颈内突；3. 颈静脉球上极；4. 颈内突韧带

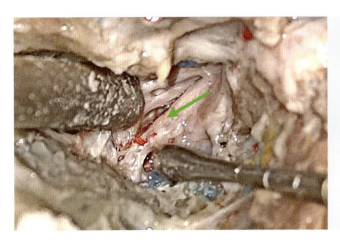

图6-15 右侧标本解剖示切开颈内突韧带，暴露后组颅神经（绿色箭头）。后组颅神经在穿过颈静脉球的过程中，周围的硬膜、蛛网膜逐渐将神经牢牢包裹。这些硬膜与颈内突韧带连接紧密，所以从解剖上而言，后组颅神经之间是相互独立的。此处的病变以神经来源的鞘瘤或副神经节瘤为主，当某根神经发生病变后，会将周围的其他神经推向四周，术中暴露充分后只需要循着肿瘤通道进行操作即可

# 7. 岩骨嵴

岩骨嵴位于颞骨岩部的中颅窝面和后颅窝面的交汇处，常形成一个浅凹陷，岩上窦走行其中。岩骨嵴在涉及岩骨的手术入路中都有应用。扩大中颅窝入路中需要磨除岩骨嵴下方的岩骨尖，在乙状窦后入路中岩静脉汇入岩上窦，在磨除乳突的很多手术入路中岩骨嵴也是最主要的阻挡（图6-16）。

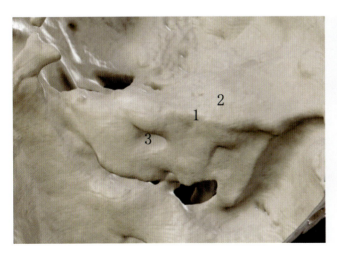

图6-16 骨性标本示岩骨嵴解剖。岩骨嵴位于中颅窝与后颅窝的交界处，因其周围密集排列着重要的解剖结构，在中、后颅窝的手术入路中具有重要作用。岩骨嵴上的岩上窦桥接横窦-乙状窦和基底窦，有岩静脉和其他幕上下的桥静脉汇入

1. 岩骨嵴；2. 弓状隆起；3. 内听道口

"功能性岩骨切除"是指在不损伤任何神经功能的情况下最大限度地磨除岩骨，主要包括磨除岩骨尖、颞骨乳突和岩骨嵴。在完成功能性岩骨切除后，对岩斜区、中颅窝、后颅窝都能获得良好的显露（图6-17、图6-18）。

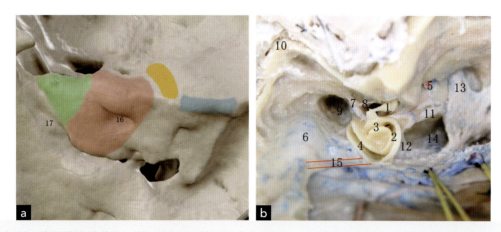

**图6-17** 解剖示岩骨嵴磨除范围。图a示对于岩斜区的病变，经扩大中颅窝手术入路，即使最大限度地磨除了岩骨尖（绿色阴影部分和红色阴影部分），也会受到弓状隆起（黄色阴影部分）的阻挡，导致后外侧病变难以充分显露。此时便需要联合乳突的磨除，而乳突磨除的关键部位即岩骨嵴（蓝色阴影部分）。图b示功能性岩骨切除，即硬膜外最大范围地磨除岩骨尖和乳突，并磨除岩骨嵴后可暴露出岩上窦（红色双线）

1. 砧骨；2. 上半规管；3. 外侧半规管；4. 后半规管；5. 脑膜中动脉；6. 乙状窦；7. 面神经乳突段；8. 鼓索神经；9. 颈静脉球；10. 乳突尖；11. 岩浅大神经；12. 内听道硬膜；13. 下颌神经；14. 岩下窦；15. 岩上窦；16. 内听道口；17. 岩斜裂

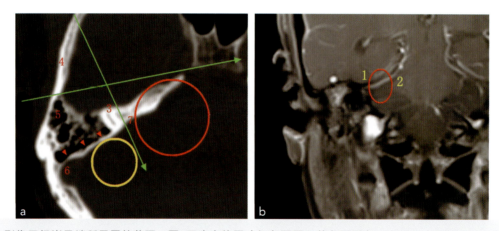

**图6-18** 影像示经岩骨嵴所暴露的范围。图a示病变位置（红色圆圈和黄色圆圈），在扩大中颅窝手术入路中的手术视角（绿色箭头）。其后外侧的暴露范围受弓状隆起的限制，对于弓状隆起后外侧的病变（黄色圆圈）难以暴露，此时可磨除乳突上部的岩骨嵴（红色三角）。图b示在磨除岩骨嵴后还可以剪开小脑幕（红色圆圈），进行幕上下联合的操作，这样可避免牵拉颞枕叶外侧面，减少对Labbe静脉的过度牵拉

1. 颞底；2. 小脑幕面；3. 弓状隆起；4. 颞骨鳞部；5. 乳突气房；6. 乙状窦；7. 岩骨嵴

通过上述分析可以明确，对于岩骨嵴的磨除或经岩骨嵴入路来说，并非仅仅是磨除岩骨嵴，而是指磨除乳突联合颞枕开颅或扩大中颅窝入路中的一个重要操作细节或步骤。这一操作的核心目的与颅底手术入路的总体原则一致，即磨除骨质，增加暴露，减少牵拉。具体而言，磨除乳突或岩骨嵴可以增加岩骨后外侧的暴露，减少对颞枕叶的牵拉，进而有效保护Labbe静脉。

# 8. 乙状窦前入路的扩展和暴露范围

乙状窦前入路是通过磨除乳突来处理经岩骨后表面和岩斜区病变的手术入路。根据磨除迷路的范围不同，可分为迷路后入路、部分经迷路入路、完全经迷路入路、完全经迷路经岩骨尖入路等。

迷路后入路，即不磨除任何半规管，仅磨除乳突的非功能部分骨质来获取暴露的手术方式。磨除这部分乳突后，可暴露内听道外侧的CPA区。在实际的手术过程中，虽然可以直接暴露肿瘤在岩骨后表面、内听道外侧的基底，但是其操作空间非常有限，接近二维平面。单独使用迷路后入路来解决神经外科复杂手术往往并不实用，甚至涉及复杂的颅底修补，往往得不偿失。该入路的实用性并不如乙状窦后入路，故在漫漫神经外科历史长河中逐渐退出了舞台。

然而，乳突磨除或迷路后入路联合其他入路（如乙状窦后、颞枕、扩大中颅窝、极外侧入路等）使用时，可将神经外科中很多复杂的颅底手术简单化、安全化。此处予以一一阐述。

## 8.1 迷路后入路

迷路后入路是指在乳突磨除的过程中不损伤任何半规管的手术方式。

虽然经历了复杂的乳突磨除过程，甚至完整地显露了3个半规管、面神经和颈静脉孔，但这些操作实际获得的硬膜下暴露范围仍然非常有限。相比之下，乙状窦后入路能够轻而易举地获得类似的暴露范围（图6-19~图6-22）。

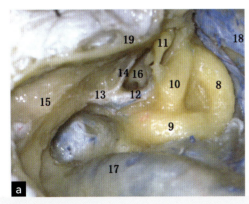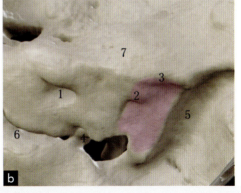

图6-19 解剖示迷路后入路的暴露范围。图a示左侧迷路后入路中的最大磨除范围，可暴露出乳突下方的3个半规管、岩上窦、面神经、颈静脉球。迷路、岩上窦和乙状窦之间的三角形硬膜区域被称为"Trautman三角"，位于后半规管的后方、水平半规管的延长线上，是前庭导水管的出口。前庭导水管经盖板下方的小孔穿出后迅速扩大，形成内淋巴囊。图b为右侧岩骨后表面的三维重建CT，紫色区域为迷路后入路中岩骨后表面所能暴露的范围，可见其远远不及乙状窦后入路

1. 内听道开口；2. 盖板；3. 岩骨嵴；4. 颈静脉孔；5. 乙状窦沟；6. 岩斜裂；7. 弓状隆起；8. 上半规管；9. 后半规管；10. 外侧半规管；11. 砧骨；12. 面神经鼓室段；13. 面神经乳突段；14. 鼓索；15. 二腹肌嵴；16. 面神经隐窝；17. 乙状窦；18. 中颅窝硬膜；19. Henle棘

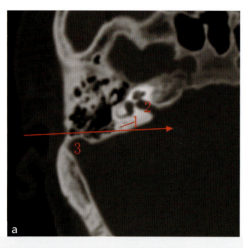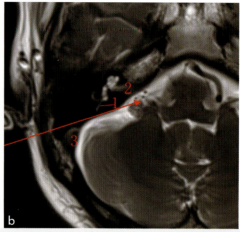

**图6-20** 迷路后入路（红色箭头）的暴露范围。在影像上连接乙状窦前缘和后半规管，可见手术视角下是很难暴露内听道的，这个手术通道所产生的视野死角非常明显

1. 后半规管; 2. 内听道; 3. 乙状窦

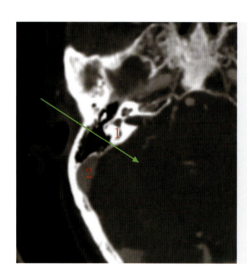

**图6-21** Trautman三角的大小并不会直接影响手术入路（绿色箭头）的暴露范围，只会在操作通道的宽窄和照明的便利性上产生影响。如图所示，不管Trautman三角宽阔与否，并不影响手术入路的暴露范围

1. 迷路; 2. 乙状窦

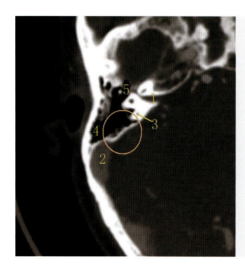

**图6-22** 虽然迷路后入路的暴露范围（橙色圆圈）有限，但是对于同时沟通乳突内部和Trautman三角附近的病变，其依然具有非常高的应用价值

1. 内听道; 2. 乙状窦; 3. 后半规管; 4. 乳突气房; 5. 中耳鼓室

## 8.2 部分经迷路入路

部分经迷路入路，即术中磨除上半规管和后半规管以进一步扩大显露范围的手术入路。虽然暴露范围进一步扩大，但是由于受到水平半规管的限制，只能暴露至内听道的后唇，且存在牺牲听力的巨大风险（图6-23～图6-25）。

和迷路后入路一样，部分经迷路入路的暴露范围虽然不及乙状窦后入路，但是对于同时侵犯乳突的病灶，依然是最佳选择。

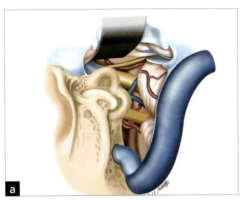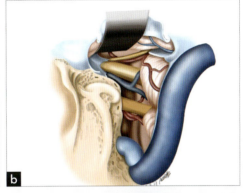

图6-23　部分经迷路入路。图a为完成迷路后入路的示意图，可见对岩骨后表面、岩斜区的暴露范围受限。图b为进一步磨除后半规管和上半规管的部分经迷路入路，可见即使牺牲了两个半规管，其暴露范围依然只能达到内听道后唇，而乙状窦后入路中，这个部位的暴露非常方便

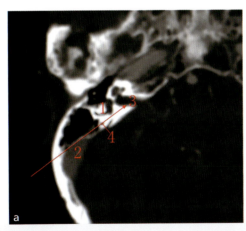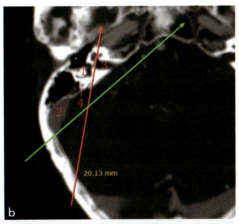

图6-24　轴位骨窗CT示部分经迷路入路（a，红色箭头）与乙状窦后入路（b，红色和绿色箭头）暴露范围的对比。图a示部分经迷路入路的暴露范围，可见在极限的情况下，其暴露范围依然只能达到内听道的后唇，对于斜坡的暴露也明显受限。而且在手术过程中必然损伤前庭导水管开口，这样不但影响听力，而且增加了感染概率。图b示乙状窦后入路磨除内听道的暴露范围，在完成小脑的充分松弛后，通常会形成2.5～3cm的自然手术通道。经此通道可以在不损伤前庭导水管开口的情况下磨开内听道后缘，往往可暴露至其基底。乙状窦后入路还可向更深的岩斜区进行暴露（绿色箭头），更重要的是乙状窦后入路还可以充分利用肿瘤形成的通道和空间进行操作

1.迷路；2.乙状窦；3.内听道；4.后半规管

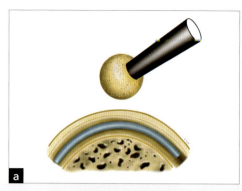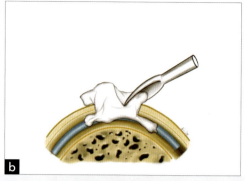

**图6-25** 手绘图示磨除半规管的细节。图a示半规管分为骨性半规管和膜性半规管，操作时应尽量保证膜性半规管的完整性。图b示在磨开骨性半规管后，或者不慎磨开了膜性半规管，需使用骨蜡谨慎封堵

## 8.3 前完全经迷路经岩骨尖入路

完全磨除3个半规管后，不仅可以顺利暴露内听道，而且可以跨过内听道暴露至岩骨尖。这样做的优点是充分利用颅底骨质磨除的空间，减少牵拉，增加暴露范围，但是在患者听力完整的情况下并不是非常推荐（图6-26、图6-27）。

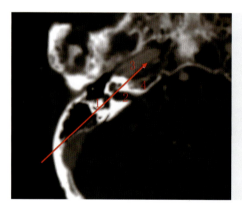

**图6-26** 完全经迷路经岩骨尖入路。磨除3个半规管后可顺利暴露内听道、岩骨尖。其优点是通过对骨质的磨除，增加了暴露和操作空间，减少了牵拉，可以直接处理肿瘤基底；缺点是手术路径较长，在处理岩骨尖时，难以准确定位颈内动脉

1. 迷路；2. 内听道；3. 颈内动脉；4. 岩骨尖

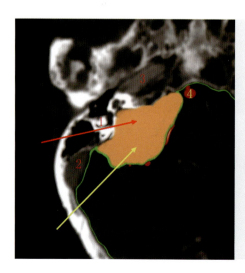

**图6-27** 岩斜区占位性病变的不同手术通道。岩斜区的占位性病变（橙色区域），如脑膜瘤等由于其起源和生长方式的原因，常存在如图的膜性结构规律，即肿瘤位于蛛网膜（绿色线条）外。由于血管位于蛛网膜下腔内，如采取乙状窦后入路（黄色箭头）来进行操作，破坏蛛网膜的概率会较高。如采取完全经迷路经岩骨尖的手术策略，则可直面肿瘤基底，在充分减瘤后，可顺利剥离出肿瘤和蛛网膜，从而不会涉及复杂血管的操作

1. 迷路；2. 乙状窦；3. 颈内动脉岩骨段；4. 基底动脉

## 8.4 乙状窦前联合幕上下入路

　　乙状窦前联合幕上下入路的重点是利用岩骨嵴的磨除，扩大对基底位于弓状隆起后方、向幕上下空间生长病灶的暴露范围，从而减少牵拉，尤其是减少对枕叶底外侧面的牵拉，进而降低术中操作对Labbe静脉的影响。可见其本质还是经岩骨嵴入路（图6-28、图6-29）。

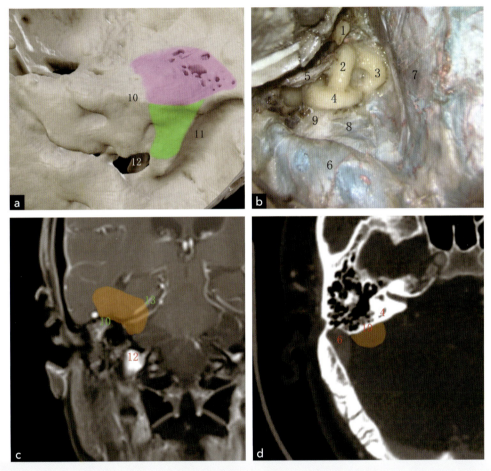

**图6-28**　解剖（a、b）及典型影像（c、d）示乙状窦前联合幕上下入路所能暴露的范围。图a右侧岩骨示此入路主要从两个通道进行暴露，即岩骨后表面（绿色阴影部分）和弓状隆起外侧的中颅窝底（紫色阴影部分）。图b为此入路（左侧）的硬膜外部分解剖，可见手术操作的通道主要为岩骨后表面，即Trautman三角和中颅窝底。图c（冠状位增强MRI）、d（轴位骨窗CT）示此入路在颅内所能暴露的大致范围，主要为弓状隆起后方的幕上下病变（橙色阴影部分）和Trautman三角对应的岩骨后表面

1. 砧骨；2. 外侧半规管；3. 上半规管；4. 后半规管；5. 面神经；6. 乙状窦；7. 中颅窝硬膜；8. 后颅窝硬膜；9. 前庭导水管；10. 岩骨嵴；11. 乙状窦沟；12. 颈静脉球

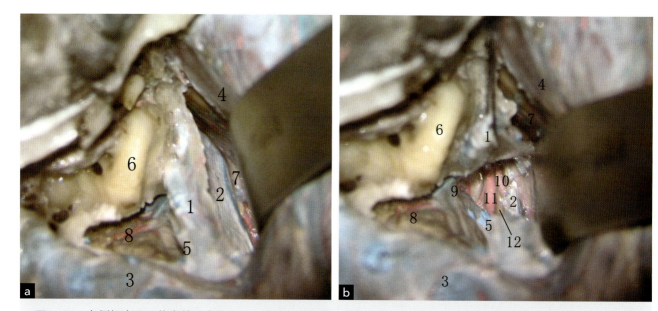

**图6-29** 左侧标本示乙状窦前联合幕上下入路的解剖暴露。图a示剪开Trautman三角和枕下硬膜，保留岩上窦，暴露小脑幕，此处可见汇成岩上窦的3层硬膜。图b示剪开小脑幕，进行幕上下联合，可见其深部的滑车神经、大脑后动脉、小脑上动脉、中脑、岩静脉等结构。虽然乙状窦前联合幕上下入路具有很多优点，但最主要的优势在于减少了对Labbe静脉的牵拉

1. 岩上窦；2. 小脑幕；3. 乙状窦；4. 中颅窝硬膜；5. 后颅窝硬膜；6. 外侧半规管；7. 颞底；8. 小脑；9. 岩静脉；10. 大脑后动脉；11. 小脑上动脉；12. 滑车神经

## 8.5 乙状窦前联合极外侧入路

乙状窦前联合极外侧入路主要是指经迷路下入路联合髁上/旁的暴露，目的是同时暴露颈静脉球区和颈静脉孔区。

对于颈静脉球附近的占位性病变，术前需要重点关注乙状窦的回流问题。颈静脉球区是由颞骨和枕骨围绕而成、相对封闭的骨性空腔，占位性病变在其内部缓慢生长的过程中，势必逐渐压迫颈静脉的回流，并逐渐形成路径不一的代偿。术前可通过DSA、CTA、MRV等影像手段进行评估，确定其引流功能已存在充分代偿后方可考虑手术治疗。否则，在颈静脉球或颈内静脉还存在明显功能的前提下，需要同时联合迷路下入路来处理突向颞骨乳突部的占位，联合髁上/旁处理突向枕骨和颈静脉孔区的占位。

当颈静脉球和颈静脉孔功能完整时，也可先保守观察，直至完全闭塞或出现功能性代偿后，再考虑手术治疗。在此期间，即使病灶进一步生长，也不会增加手术的难度和风险。相反，肿瘤的扩大可以促使我们利用其自然通道进行操作，从而提高手术的安全性（图6-30、图6-31）。

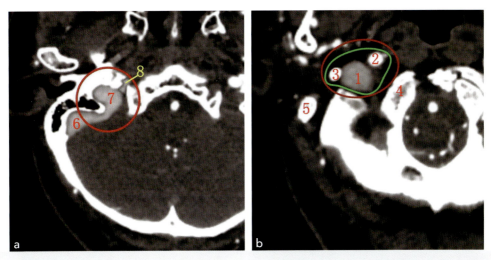

**图6-30** 轴位增强CT示颈静脉球区和颈静脉孔区的水平位。图a为颈静脉球区（红色圆圈）的典型层面，可见乙状窦、岩下窦经此汇入后出颅形成颈内静脉。图b为颈静脉孔区的典型层面，可见颈内动脉位于颈内静脉的前内侧（红色椭圆示颈静脉孔区，绿色线条示颈动脉鞘）

1. 颈内静脉；2. 颈内动脉；3. 颈外动脉；4. 枕髁；5. 乳突尖；6. 乙状窦；7. 颈静脉球；8. 岩下窦

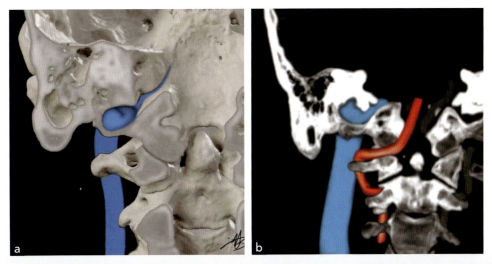

**图6-31** 颈静脉球区和颈静脉孔区，二者在解剖结构上具有非常密切的关系。对于同时合并这两个部位的病变，可经迷路下入路来处理颈静脉球区，经极外侧入路来处理颈静脉孔区

　　乙状窦前联合极外侧入路最适合处理颈静脉球区合并颈静脉孔区的占位性病变。前文已详述，乙状窦前入路根据乳突磨除范围的不同，可有多种扩展形式。总的来说，迷路下入路主要是处理硬膜外的颈静脉球区，而迷路后入路、部分经迷路入路等，其目的主要是硬膜下的暴露。因此，对于颈静脉球区向硬膜下生长的病变，需要结合具体位置来选择相应迷路入路的联合形式（图6-32、图6-33）。

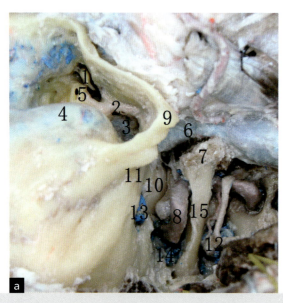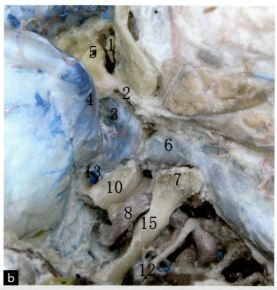

**图6-32** 右侧标本示乙状窦前联合极外侧入路解剖。图a示此联合入路由两大部分构成：乙状窦前部分和颈静脉孔区部分。乙状窦前部分可根据病灶的不同（主要分为硬膜外的颈静脉孔区和硬膜下部分），采取不同的乳突磨除范围。图b示将两部分联合起来，可充分暴露颈静脉球区和颈静脉孔区

1. 砧骨；2. 面神经乳突段；3. 颈静脉球；4. 乙状窦；5. 外侧半规管；6. 颈内静脉；7. C1横突；8. 椎动脉V3段；9. 乳突尖；10. 枕髁；11. 二腹肌沟；12. C2神经节；13. 髁后导静脉；14. 椎旁静脉丛；15. C1后弓

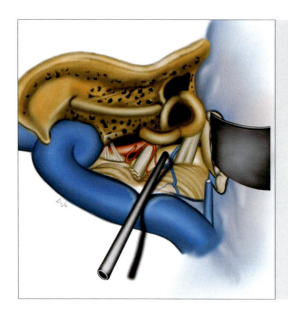

**图6-33** 解剖手绘图示乙状窦前联合幕上下和极外侧的暴露。当病变进一步向上方扩展时，还可以联合岩骨嵴入路来暴露至幕上，进行幕上下联合的操作

## 8.6 乙状窦前联合扩大中颅窝入路

乙状窦前联合扩大中颅窝入路，实际上就是颞骨乳突部和颞骨岩部各项磨除技术的联合，其目的是充分结合两者对岩斜区手术暴露的优势，以达到更有效的暴露。前文所描述的"功能性岩骨切除"就是指这两者的联合方式（图6-34、图6-35）。

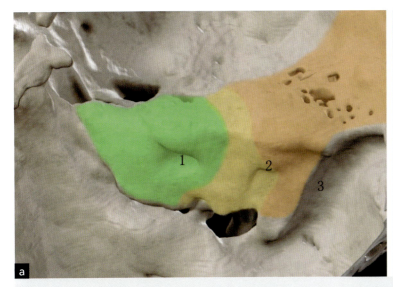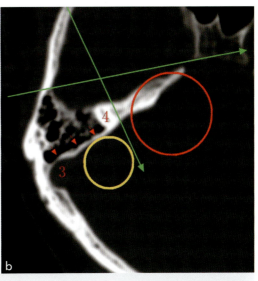

**图6-34** 乙状窦前入路和扩大中颅窝入路暴露范围的互补。图a右侧岩骨示，绿色阴影部分为扩大中颅窝所需要磨除的岩骨尖部分，橙色阴影部分为迷路后入路中需要磨除的乳突部分，黄色阴影部分为迷路、面神经、耳蜗等岩骨段功能性部分所在区域。扩大中颅窝入路受到弓状隆起的阻挡而对外侧暴露受限，迷路后入路由于受到迷路的阻挡而对内听道、岩斜区暴露受限，将两者相结合，既不损伤岩骨的功能，又扩大了暴露范围。图b示轴位骨窗CT，绿色箭头为扩大中颅窝通道，红色圆圈为扩大中颅窝的暴露范围，可见弓状隆起限制了其向后外侧的暴露，黄色圆圈为迷路后入路的暴露范围，可见内听道、岩斜区的暴露范围受到了迷路的限制

1. 内听道口；2. 盖板；3. 乙状窦沟；4. 外侧半规管

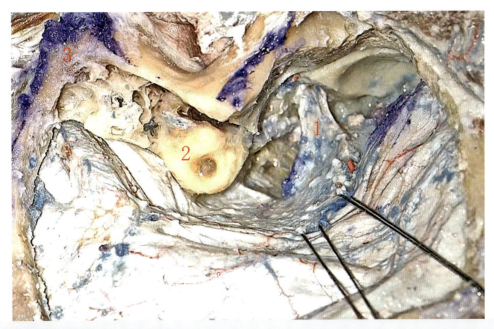

**图6-35** 乙状窦前联合扩大中颅窝入路暴露范围的解剖图。图a为功能性岩骨切除——经扩大中颅窝入路充分磨除岩骨尖，经迷路后入路磨除乳突，保留迷路等岩骨段功能性部分

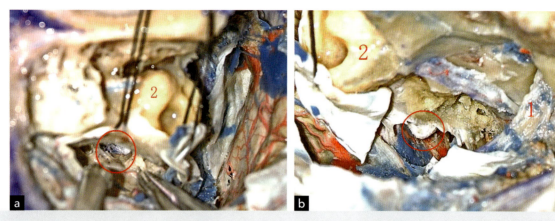

图6-35（续）　图b为剪开迷路后方的硬膜，于红色圆圈内放置一棉球，其位于迷路后入路的深部，由于受到了迷路的阻挡，此棉球已至迷路后入路暴露的极限。图c为转换至扩大中颅窝视角进行观察，此时可充分暴露经迷路后入路难以到达的位置（红色圆圈内的棉球）

1. 下颌神经；2. 迷路；3. 乳突尖

　　乙状窦前联合乙状窦后入路在实际的手术中并无太大意义。一方面乙状窦后入路在CPA区的暴露更优于乙状窦前入路；另一方面，对于深部岩斜区的暴露，扩大中颅窝入路更具有优势。但是在乙状窦前入路手术过程中游离乙状窦，可使乙状窦适当向后移位，增加操作空间。

　　乳突在神经外科手术入路中可作为沟通中颅窝和后颅窝的通道，扩大中颅窝磨除岩骨尖也是为了获取中颅窝和后颅窝的手术通道。这两个手术通道既有相似也有不同。两者的最大不同在于暴露范围，扩大中颅窝入路向后颅窝的暴露范围难以超过桥延沟，向岩骨外侧的暴露范围也受到弓状隆起的限制；磨除乳突可以完全暴露颈静脉球，也可以不受弓状隆起的限制，但是其对中颅窝底的暴露却难以实现。两者的相似之处在于都是通过进行"非功能性颞骨切除"来消除阻挡、扩大显露、减少牵拉。扩大中颅窝磨除颞骨岩部的非功能性骨质，乳突的各种手术通道主要是磨除颞骨乳突部的非功能性骨质。也正是因为如此，两者之间常常可以联合使用，充分结合两者的优势，扩大暴露范围。

**7**

◎ 岩骨后表面的影像、解剖
和手术入路

为了便于阐述，本文以岩骨嵴为界，将颞骨的岩部分为岩骨前表面和岩骨后表面。岩骨后表面与枕骨内侧的斜坡、下方的颈静脉孔、外侧的横窦－乙状窦拐角、上方的岩上窦、前方的颞骨乳突部关系密切。与岩骨后表面关系最密切的手术入路是乙状窦后入路及其相关扩展入路，这也是神经外科常用的手术入路。岩骨后表面的解剖结构在生理或病理上常存在不同程度的变异，从影像学上分析这些变异，并深刻理解其在解剖上的意义，最终在手术操作的细节上做出相应调整和优化，是本章的核心、要点和目标。

# 1. 乙状窦后入路相关的解剖及影像

乙状窦后入路是处理CPA区及其附近结构的常用手术入路，此入路充分利用了后颅窝自然间隙形成的手术通道，是一个显露充分、操作范围宽广的手术入路。该手术入路在相当大的程度上代表了神经外科颅底和颅脑的手术操作理念。

## 1.1 关键孔的体表定位

乙状窦后入路关键孔的精确定位对手术操作至关重要。它能确保手术路径得到最佳规划，减少不必要的组织暴露，有效降低横窦及乙状窦受损的风险，从而极大提升手术的精准度和安全性。

乙状窦后入路中关键孔的定位方法有很多，如"星点"定位、3D Slicer定位、脑科3D打印模型定位等。但都具有定位不准确、操作复杂及对影像重建工具要求高等缺点，更难以做到个体化的准确定位。

此处介绍一种利用平扫CT影像来定位乙状窦后入路中关键孔的方法，此方法具有简单、高效、准确等优点，而且便于传播和推广。

在确定关键孔之前，首先要明确一个定义，即法兰克福线（Frankfurt Plane）与二腹肌点垂线的交点为横窦－乙状窦拐角的后缘，将此处定义为"理论关键孔"。然而，在临床手术中，关键孔有发生变异的可能，此时必然不能完全按照"理论关键孔"来进行操作。所以，如果能够在影像上准确测量出横窦－乙状窦拐角的后缘与"理论关键孔"的相对位置，则可完成乙状窦后入路关键孔的精确定位，此时可将这一精确定位后的关键孔定义为"实际关键孔"。

故对于乙状窦后入路的关键孔而言，阅片的重点在于从影像上明确"理论关键孔"与"实际关键孔"的相对位置关系和准确数据（图7-1、图7-2）。

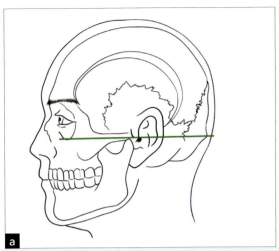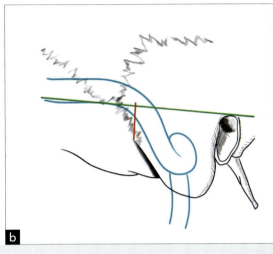

图7-1 法兰克福线与二腹肌点的连线处即为"理论关键孔"。图a示法兰克福线，即眶下缘、外听道上缘和枕外隆突三点在一条线上，是人体颅底和颅脑的分界线（绿线）。图b示二腹肌点与法兰克福线的垂线（红线）处，正好位于横窦-乙状窦拐角的后缘。二腹肌点，即二腹肌沟的末端点

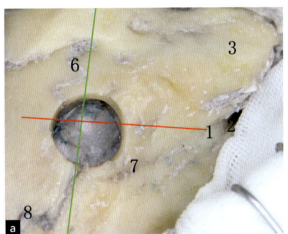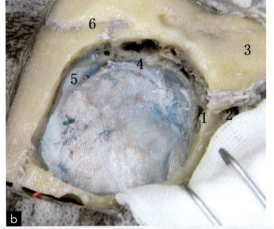

图7-2 乙状窦后入路开颅中关键孔的定位方法。图a示法兰克福线（绿线）与二腹肌点垂线（红线）的交点，即为"理论关键孔"。图b示此理论关键孔正好位于横窦-乙状窦拐角处，即理论关键孔正好与实际需要的关键孔（后文统一描述为"实际关键孔"）重叠

1.二腹肌点；2.二腹肌沟；3.乳突；4.乙状窦；5.横窦；6.顶乳缝；7.枕乳缝；8.人字缝

　　在实际临床工作中，理论关键孔绝大多数都是与实际关键孔重叠的，但是极个别的变异情况依然威胁着手术的安全，故需要进行个体化的影像分析，了解实际关键孔的变异情况，并能够在术前进行识别（图7-3）。

　　在实际手术过程中，理论关键孔向后变异移位，是非常危险的，如术前未能识别，铣开骨瓣的过程中容易导致横窦、乙状窦损伤；而理论关键孔向前移位时，如术前未能识别，易导致难以及时、准确定位横窦、乙状窦，显著延长手术操作时间。

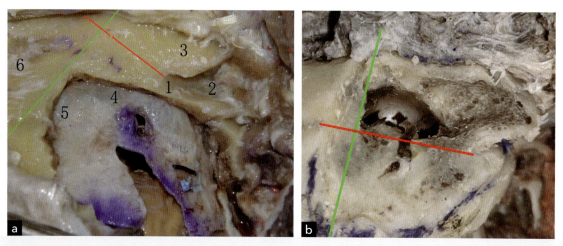

**图7-3** 法兰克福线（绿线）与二腹肌点垂线（红线）的交点，图示为"理论关键孔"与"实际关键孔"不重叠，即横窦-乙状窦拐角后缘明显发生移位变异的解剖情况。图a示理论关键孔明显后移，图b示理论关键孔明显前移
1. 二腹肌点；2. 二腹肌沟；3. 乳突；4. 乙状窦；5. 横窦；6. 顶乳缝

在明晰这一理念之后，便可在影像上测量出"理论关键孔"与"实际关键孔"的相对位置关系，并据此来指导后续的手术操作。具体操作方式按图7-4～图7-11步骤进行。

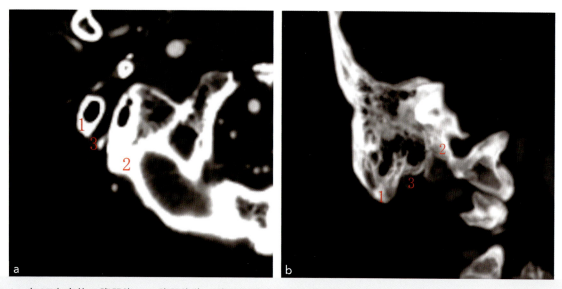

**图7-4** 在CT上定位二腹肌沟。二腹肌沟为二腹肌于乳突尖下方的附着处，此沟在起始部比较宽阔，外侧为乳突尖，内侧为枕髁上方的鳞部。图a为水平位CT，示二腹肌沟。图b为冠状位CT，示二腹肌沟外侧的乳突尖及内侧的枕骨鳞部
1. 乳突；2. 枕骨；3. 二腹肌沟

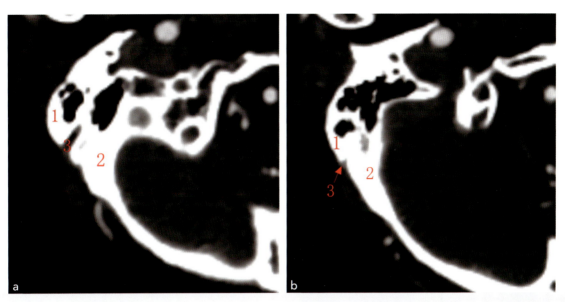

**图7-5** 在CT上定位二腹肌点。二腹肌点即二腹肌沟的终点，薄层CT连续动态扫描可将其准确定位。图a示更高层面的二腹肌沟，图b示二腹肌沟消失前层面，红色箭头所示处即二腹肌点

1. 乳突；2. 枕骨；3. 二腹肌沟

成功定位二腹肌点后，将鼠标箭头置于此处不动，滚动鼠标继续向上方层面翻动，直至横窦-乙状窦拐角层面。

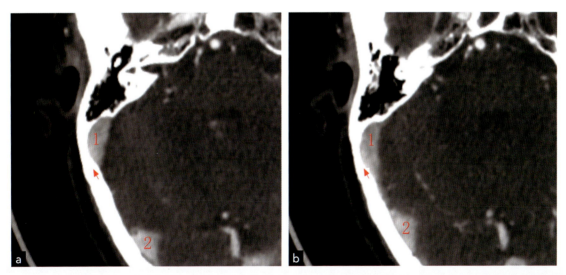

**图7-6** 在CT上定位横窦-乙状窦拐角层面。成功定位横窦-乙状窦拐角后，再根据二腹肌点（鼠标）和拐角的位置关系，判断"实际关键孔"和"理论关键孔"的相对位置关系。图a可见鼠标正好位于横窦-乙状窦拐角的后缘。图b示再上一个层面的横窦，此时可见"实际关键孔"和"理论关键孔"正好重叠（红色箭头）

1. 乙状窦；2. 横窦

所以，当"实际关键孔"和"理论关键孔"重叠时，乙状窦后入路的"关键孔"正好位于二腹肌点在法兰克福线上的垂直交点上。

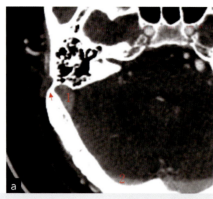
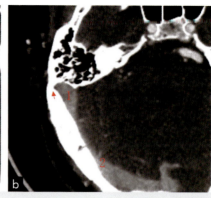

**图7-7** 横窦-乙状窦拐角明显后移变异的情况。图a中红色鼠标箭头示二腹肌点与法兰克福线垂直相交的点，可见红色鼠标箭头与横窦-乙状窦拐角处存在明显的偏差，即"理论关键孔"明显位于"实际关键孔"前方，出现了关键孔的后移变异。对于这种情况，术中操作时，铣刀容易直接从乙状窦表面铣过，导致术中乙状窦破裂出血。如术前在影像学上已明确这种变异，可根据"理论关键孔（红色箭头）"与"实际关键孔"之间偏差的具体测量值来做术中的调整。图b为同一影像在横窦下缘的层面

1. 乙状窦；2. 横窦

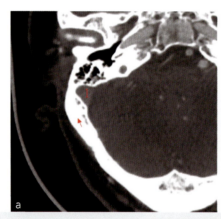
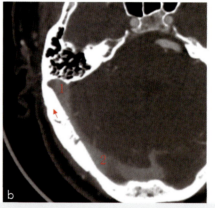

**图7-8** 横窦-乙状窦拐角明显前移变异的情况。图a中红色箭头示二腹肌点与法兰克福线垂直相交的点，可见红色箭头与横窦-乙状窦拐角处存在明显的偏差，即"理论关键孔"明显位于"实际关键孔"后方，出现了关键孔的前移变异。如术前在影像上已明确这种变异，可根据"理论关键孔（红色箭头）"与"实际关键孔"之间偏差的具体测量值来做术中的调整，避免术中开颅范围不够。图b为同一影像在横窦下缘的层面

1. 乙状窦；2. 横窦

　　法兰克福线作为本定位方法的重要参考标志，也存在一定的变异情况。在法兰克福线定义中的3个要点（眶下缘、外听道上缘和枕外隆突）中，前两者都是恒定不变的，而枕外隆突往往存在着较大的变异。最常见的是枕外隆突在大小上的变异，有的粗大而明显，有的则细小难以触及。所以可根据两点确定一直线的原理，先画出眶下缘和外听道上缘的连线，并向后延长与中线相交，再判断此交点与枕外隆突的相对位置关系即可。若此交点和枕外隆突重叠，则术中可直接使用枕外隆突和外听道上缘的连线作为法兰克福线，否则，可直接延长眶下缘和外听道上缘连线作为"法兰克福线"。在实际的临床工作中，为了更准确和高效，往往采用后者作为定位的参考，而放弃枕外隆突，尤其是在后纵裂、幕下小脑上等凭借经验使用

枕外隆突作为参考标志的手术入路中。

在确定枕外隆突与法兰克福线相对位置关系时，可一并明确横窦与法兰克福线的关系。通常，如果枕外隆突与法兰克福线重合度比较高，则横窦下缘也位于法兰克福线上；反之，则两者位置关系会有所偏离。

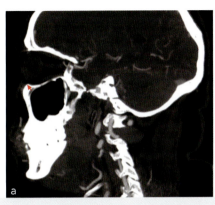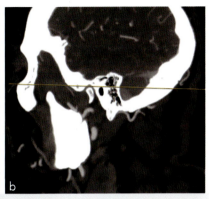

**图7-9**　利用矢状位CT确定枕外隆突是否位于法兰克福线上。图a示先将矢状位调整至眶下缘的层面，并将鼠标（红色箭头）置于眶下缘处。图b示保持鼠标箭头不动，将层面调整至外听道外缘处，在鼠标位置和外听道上缘做一条连线（黄线），此直线即为法兰克福线

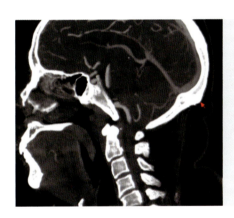

**图7-10**　将鼠标箭头固定在黄色直线上，调整矢状位层面至中线处，确定枕外隆突（红色箭头）和法兰克福线的关系。可见此处枕外隆突和法兰克福线重叠

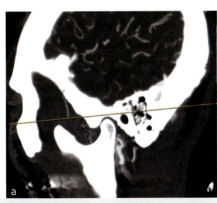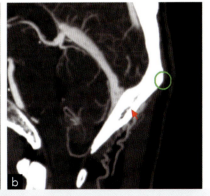

**图7-11**　按照同样的方法，定位枕外隆突和法兰克福线的关系。图a示按照同样的方式先定位出法兰克福线（黄线）。图b示枕外隆突（绿色圆圈）明显高于法兰克福线和中线的交点（红色箭头），此时利用枕外隆突来定位窦汇，偏差将会较大

## 1.2 内听道相关的解剖和影像

内听道内走行的神经有面神经、蜗神经、前庭上神经和前庭下神经。这些神经在内听道内的位置非常恒定，内听道被水平走行的骨嵴分为上、下两部分，这一骨嵴称为横嵴或镰状嵴。面神经和前庭上神经位于横嵴上部。从乙状窦后视角进行了观察，面神经位于前庭上神经的前方，二者在内听道底被纵行的骨嵴——竖嵴所分开，William House称此骨嵴为"Bill嵴"，此骨嵴是在磨开内听道后壁之后辨认面神经的重要标志。蜗神经及前庭下神经位于横嵴下方。因此，乙状窦后入路时，前庭上神经位于上外侧，前庭下神经位于下外侧，面神经位于上内侧，蜗神经位于下内侧（图7-12）。

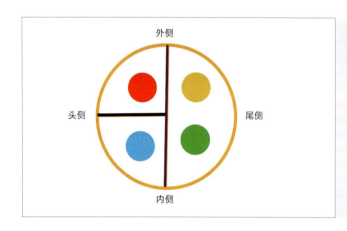

图7-12  右侧内听道内神经排列示意图。紫线示横嵴，黑线示竖嵴，红色圆圈示前庭上神经，黄色圆圈示前庭下神经，蓝色圆圈示面神经，绿色圆圈示蜗神经

在临床工作中，内听道内神经的排列方式往往难以记忆。我国知名神经外科专家张晓彪教授曾指导我，术者可以伸出患者术侧的手，呈半握拳状，手指的方向与患者面部朝向一致。此时，拇指的位置即为面神经，食指即为前庭上神经的排列位置（图7-13）。

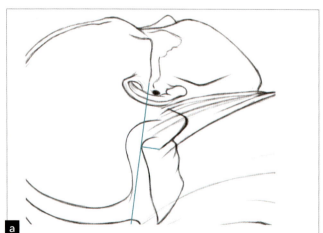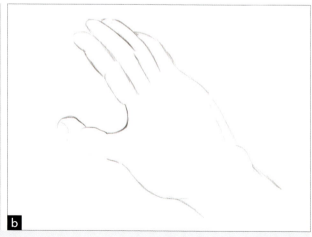

图7-13  术者术侧半握拳手模拟内听道内神经排列。图a示患者为左侧卧位（右侧病变），图b示术者右手半握拳模拟内听道内神经分布，拇指的位置即代表面神经，食指的位置即代表前庭上神经

　　磨除内听道后壁前应充分了解以下解剖结构和特征：后半规管、总脚、前庭导水管、内听道后壁气化情况、内淋巴囊、颈静脉球是否处于高位等（图7-14）。

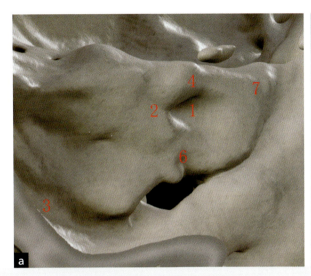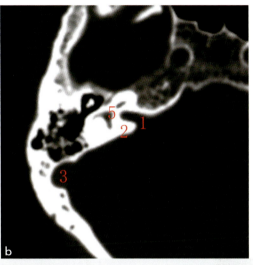

**图7-14**　内听道及其周围岩骨后表面的主要结构。图a示内听道在岩骨后表面的整体观，其上方的内听道上结节、下方的颈静脉孔、外侧的前庭导水管、内侧的岩骨尖，以及深部乳突内的迷路等结构在临床工作中都具有非常重要的作用。图b为内听道层面的CT平扫，示内听道周围的局部结构

1. 内听道；2. 内听道后壁；3. 乙状窦；4. 内听道上结节；5. 迷路；6. 颈静脉上结节；7. 岩骨尖

　　上半规管和后半规管相交处形成总脚，总脚内的内淋巴液经前庭导水管向岩骨后表面引流，经"盖板"处穿出，形成扇形扩大的内淋巴囊，最终被乙状窦吸收。

　　随着显微神经外科时代的到来，对面神经功能甚至听力保存的要求越来越高。相比于面神经功能的保存，听力的保存涉及多方面的因素，包括肿瘤大小、术前听力、血供保留情况和迷路的完整性等。而在内听道后壁的磨除过程中，迷路或总脚的完整性对听力的保存起决定性作用。

　　为了克服这一问题，许多学者想到了通过大量的解剖标志，来定位骨性半规管的具体位置和内听道的安全磨除范围。但是并没有任何一种定位方法或形态学上的数据是绝对安全的。前庭导水管在术中有时很难鉴别，尤其是在岩骨气化良好的情况下。但随着影像学的进步，在薄层CT上比较容易识别前庭导水管出盖板处的裂隙，可据此进一步测量出内听道磨除所需要的相关数据（图7-15～图7-18）。

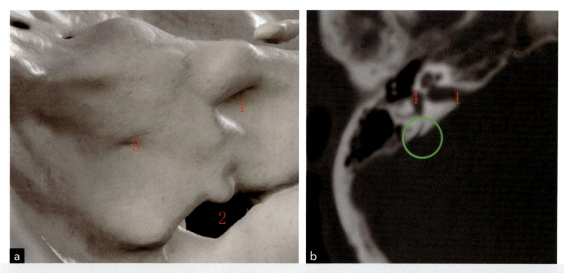

**图7-15** 前庭导水管和内听道之间的关系。图a示盖板位于内听道和乙状窦之间的岩骨后表面。图b示前庭导水管出盖板处的裂隙（绿色圆圈）。盖板距离内听道外侧缘10～12mm，因为这一数据会存在一定程度的变异，所以可在术前测量出这一数据的具体数值，为术中磨除内听道后壁提供重要依据

1. 内听道；2. 颈静脉孔；3. 前庭导水管开口；4. 迷路

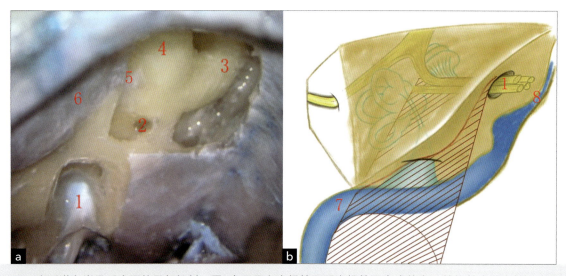

**图7-16** 内听道在岩骨后表面的局部解剖。图a中可见上半规管和后半规管汇合成总脚，并经前庭导水管向岩骨后表面引流，再穿出盖板，形成内淋巴囊。图b示总脚、前庭导水管和内淋巴囊的引流关系

1. 内听道；2. 总脚；3. 后半规管；4. 上半规管；5. 前庭导水管；6. 内淋巴囊；7. 乙状窦；8. 岩上窦

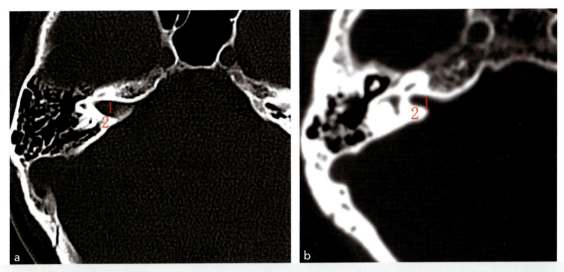

**图7-17** 岩骨后表面，内听道后壁处不同气化程度。图a示气化明显，图b示气化较差。明确内听道后壁处的气化程度，在临床操作中具有重要意义。气化程度高时，操作相对轻松；气化程度低时，术中难以找到密质骨—松质骨—密质骨的变化过程，对术者要求高。但是无论气化程度如何，磨除内听道后都需要认真修补，如使用骨蜡、肌筋膜、生物蛋白胶、人工硬膜等，联合多种修补手段，避免术后脑脊液漏的发生

1. 内听道；2. 内听道后壁

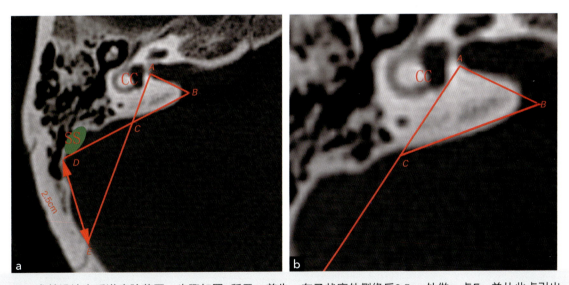

**图7-18** 术前设计内听道磨除范围。步骤如图a所示：首先，在乙状窦外侧缘后2.5cm处做一点E，并从此点引出一条切线EA，A点为EA与内听道后壁的交点，该线与需避开的结构（如后半规管、总脚或气房）相切。接着，标记EA线与岩骨后表面的交点C，并确定内听道后缘为B点。测量B点到A点的距离，AB为磨除后可暴露的内听道深度。测量C点到B的距离，CB为可磨除的内听道后壁宽度。以EA线与岩骨后表面的夹角（∠ACB）作为手术时的最大安全角度，而由A、B和C三点构成的三角形区域，即为术中需磨除的内听道后壁范围。图b示磨除安全范围，△ABC区域的局部放大

　　在乙状窦后入路手术中，经过充分释放脑脊液、调整体位甚至过度通气等一系列脑松弛操作后，小脑可自然松解的程度通常在2.5～3cm范围，所以在影像上的测量依据也是在此范围内。

　　高位颈静脉球的变异在内听道磨除过程中也是需要重点关注的问题。颈静脉球达到或超过耳蜗基底转，即可称之为颈静脉球高位。当存在高位颈静脉球时，乙状窦后开颅磨除内听道后壁的风险较高。为了降低此风险，可多向头侧磨除，减少尾侧磨除。

　　术中如无意中损伤了颈静脉球，可将床头抬高，以减小静脉压力。先用大块吸收性明胶海绵或棉片压迫，再取术区较大块的肌筋膜，取出吸收性明胶海绵或棉片后，改用肌筋膜压迫，再使用生物蛋白胶固定。尽量不要使用吸收性明胶海绵直接压迫，避免形成血栓（图7-19～图7-21）。

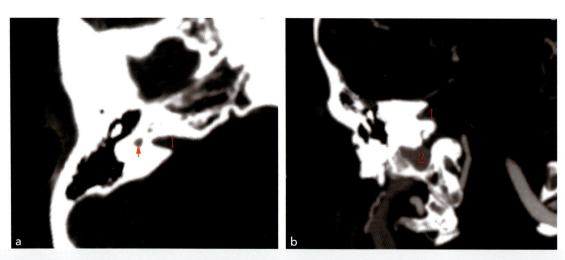

**图7-19**　位置相对较低的颈静脉球。术前测量出颈静脉球上缘和内听道下缘之间的距离，可作为术中磨除内听道后壁的重要依据。图a示轴位CT上内听道和颈静脉球上缘（红色箭头）的关系。图b示冠状位CT上内听道和颈静脉球的关系

1. 内听道；2. 颈静脉球

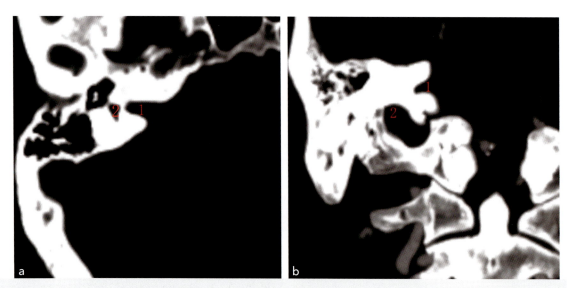

**图7-20**　高位颈静脉球。对于这种生理性变异，术中磨除内听道后壁存在风险，磨除内听道后壁尾侧时需要相对保守

1. 内听道；2. 颈静脉球

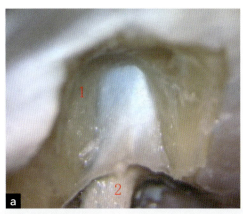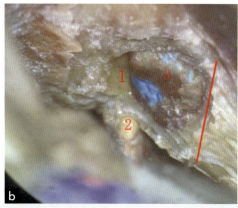

**图7-21**　乙状窦后经内听道入路中正常颈静脉球（a）与高位颈静脉球（b）磨除内听道后壁后暴露情况的区别。图a示左侧内听道标本（正常颈静脉球），内听道已被180°磨开，显露内听道后壁硬膜，如无高位颈静脉球，听神经瘤可行180°磨除。图b示右侧内听道标本，这是一个高位颈静脉球标本，颈静脉球已在内听道尾侧暴露，且明显高于杜宾根线（红线）。如术前不仔细阅片，术中按常规磨除内听道后壁容易损伤颈静脉球，导致难以控制的出血

1. 内听道后壁骨质；2. 面听神经；3. 颈静脉球

## 1.3 听神经瘤的膜性特点

　　面听神经在朝向内听道生长的过程中，神经顶着蛛网膜向外生长。存在两种情况：一种情况是蛛网膜至内听道口或者中段时，神经就已穿出；另一种情况是蛛网膜被顶至内听道基底部时，神经才穿出。由于肿瘤主要起源于内听道基底移行处（Obersteiner-Redlich区），因此，神经鞘瘤的发生发展过程既可出现在蛛网膜下腔，也可出现在蛛网膜外，这主要取决于面听神经穿出蛛网膜的位置。如面听神经自内听道基底穿出蛛网膜，则所形成的神经鞘瘤位于蛛网膜下腔；如自内听道口或内听道内穿出，则神经鞘瘤位于蛛网膜外（图7-22）。

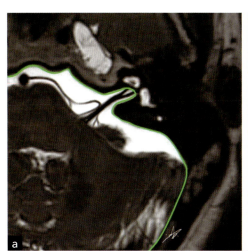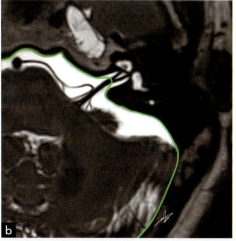

**图7-22**　面听神经在脑池段向内听道段走行的过程中，顶着蛛网膜（绿色线条）向外穿行，有时面听神经在内听道基底部穿出蛛网膜（a），有时在内听道内穿出蛛网膜（b）

由于面神经穿出蛛网膜的位置不同，在发生病变时，神经鞘瘤与蛛网膜的位置关系也不一样（图7-23、图7-24）。

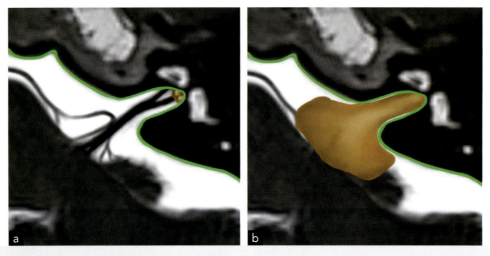

**图7-23** 面神经在内听道基底部穿出蛛网膜（绿色线条），对于这种情况，神经鞘瘤（褐色区域）在生长过程中始终位于蛛网膜下腔内

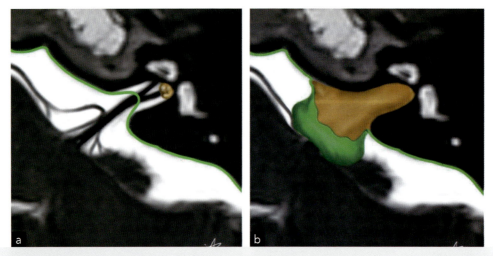

**图7-24** 面神经在内听道内穿出蛛网膜（绿色线条），对于这种情况，神经鞘瘤（褐色区域）在生长过程中始终位于蛛网膜外

由于血管都位于蛛网膜下腔内，当神经鞘瘤位于蛛网膜下腔时，病灶与血管的关系是非常密切的。而当神经鞘瘤位于蛛网膜外时，病灶和蛛网膜下腔内的血管之间存在明显的蛛网膜分界，手术时可通过分开神经鞘瘤和蛛网膜的界面，实现蛛网膜外操作，而不必"惊扰"蛛网膜下腔内的血管（图7-25）。

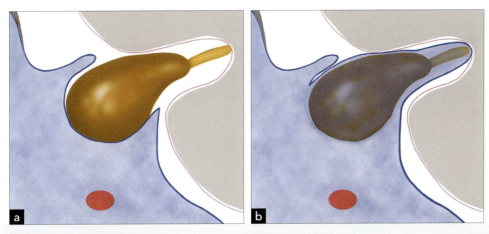

**图7-25** 听神经瘤位于蛛网膜外和蛛网膜下的两种情况。图a示听神经瘤位于蛛网膜外，此时听神经瘤和蛛网膜下腔及其内部的血管之间存在明显的分隔——蛛网膜。对于这种情况，术中遵循这一蛛网膜界面进行操作则不会"骚扰"血管，操作时可先寻找到病灶周围的蛛网膜反折，再进行蛛网膜界面的确定。图b示听神经瘤位于蛛网膜下腔，此时将不存在蛛网膜的分离界面

## 内听道上结节

　　内听道上结节是位于内听道上内侧的岩骨尖部分，其内侧为三叉神经压迹，外侧为上半规管，下方为内听道，上方为岩上窦。乙状窦后经内听道上结节入路，又称经乙状窦后磨除岩骨尖入路。脑膜瘤和三叉神经鞘瘤常经Meckel's腔连通中颅窝和后颅窝，对于同时侵犯后颅窝和中颅窝的病变，有多种手术入路可以选择，主要依据肿瘤的病理类型和生长方式来决定。对于主体位于后颅窝，少部分向中颅窝前外侧方向扩展的肿瘤，可以采用乙状窦后入路磨除内听道上结节的方式，来暴露并打开Meckel's腔，从而进入中颅窝。经测量，磨除内听道上结节后三叉神经根可增加约1cm的暴露范围（图7-26、图7-27）。

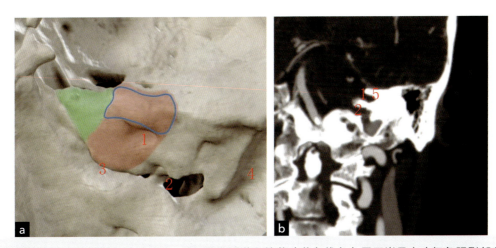

**图7-26** 内听道上结节的解剖和典型影像。图a示内听道上结节（蓝色线条）属于岩骨尖（红色阴影部分和绿色阴影部分）的一部分，其内侧为三叉神经压迹、外侧为上半规管、下方为内听道、上方为岩上窦。图b示位于内听道上方的内听道上结节

1. 内听道；2. 颈静脉孔；3. 岩下窦沟；4. 乙状窦沟；5. 内听道上结节

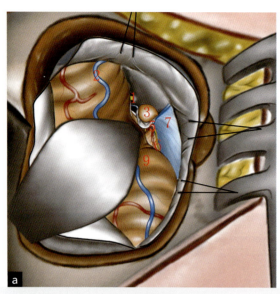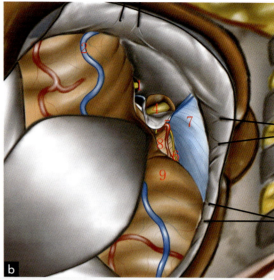

**图7-27** 乙状窦后经内听道上结节入路手术视角手绘图。图a示将内听道上结节的硬膜翻向下方。图b示磨除内听道上结节后，打开Meckel's囊，暴露三叉神经根及半月节，这样可增加中颅窝约10mm的暴露范围。由于需要结扎岩静脉，故使用此手术入路时，需要先评估岩静脉功能

1. 面听神经；2. 岩静脉；3. 内听道上结节；4. 三叉神经；5. 小脑上动脉；6. 滑车神经；7. 小脑幕；8. 中脑；9. 小脑

岩静脉是一组引流脑干和小脑岩面的静脉，可于Meckel's囊外侧和内侧汇入岩上窦。对于岩静脉在Meckel's囊外侧汇入岩上窦的情况，在磨除内听道上结节时，需要先结扎岩上窦，才能进行操作。对此，术前可行DSA或MRV检查了解岩上静脉是否已经闭塞或有足够的侧支代偿，如术前判断不能损伤岩静脉时，则可考虑使用其他手术入路。对于岩静脉在Meckel's囊内侧汇入岩上窦的情况，岩静脉不会阻挡手术通道。

### 颈静脉上结节

颈静脉孔可分为3个组成部分：乙状部、岩部，以及位于两者之间的神经部。乙状部负责接纳来自乙状窦的血液回流；岩部则负责引流岩下窦的血液；而神经部位于两者之间，其内有舌咽神经、迷走神经和副神经穿行。在神经部有2个通道：舌咽通道和迷走-副通道。它们分别有相应的神经穿行，且两个通道被硬膜皱褶分隔开。

舌咽通道位于神经部的最上方，与内听道下方的岩骨相邻，也是前庭导水管的开口。我们将位于舌咽通道上方、内听道下方的岩骨命名为颈静脉上结节（图7-28、图7-29）。

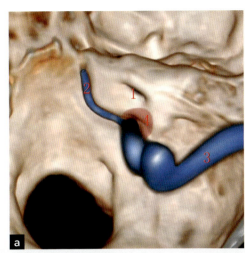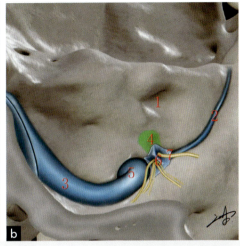

**图7-28**　颈静脉上结节的解剖位置。图a中红色阴影部分示颈静脉上结节，其位于内听道下方接近颈静脉球的小块骨质。图b示颈静脉孔可分为乙状部、岩部以及位于两者之间的神经部，而在神经部内，舌咽神经具有单独的通道

1.内听道；2.岩静脉；3.乙状窦；4.颈静脉上结节；5.颈静脉孔乙状部；6.颈静脉孔神经部；7.颈静脉孔岩部

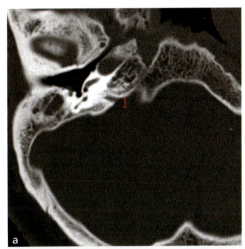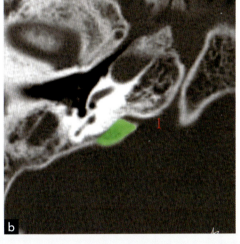

**图7-29**　颈静脉上结节的典型影像，图b为图a的放大。颈静脉上结节位于内听道和颈静脉球之间，磨除部分颈静脉上结节（图b中绿色阴影部分）后，可增加舌咽通道约5mm的暴露（平均4.2～6.7mm）范围

　　对于起源于舌咽神经通道的占位性病变，如舌咽神经鞘瘤、脑膜瘤等，在仅仅向内侧的CPA区膨胀性生长而未向外生长时，可通过磨除舌咽通道上方的颈静脉上结节来进行病灶基底的暴露。根据相关统计，这种方式可暴露舌咽神经管的内侧半部分，增加约5mm的暴露（平均4.2～6.7mm）范围（图7-30、图7-31）。

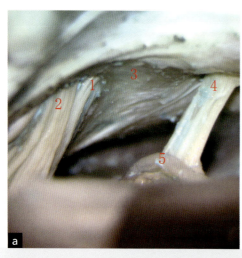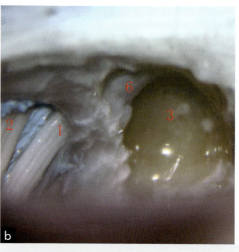

**图7-30** 乙状窦后入路磨除颈静脉上结节。图a示暴露颈静脉孔和面听神经。舌咽神经、迷走神经、副神经穿颈静脉孔出颅，其中舌咽神经经单独的舌咽神经通道走行。图b示磨除颈静脉上结节暴露舌咽神经管。有学者测量后表明，磨除颈静脉上结节后，可增加舌咽神经通道约5mm的暴露范围。舌咽通道除了有舌咽神经穿行外，也是前庭导水管的开口

1.舌咽神经；2.迷走神经；3.颈静脉上结节；4.面听神经；5.小脑前下动脉；6.前庭导水管

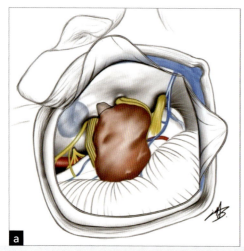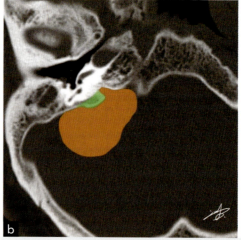

**图7-31** 典型的舌咽神经鞘瘤在CPA区生长的手绘图和影像。图a示右侧舌咽神经鞘瘤起源于舌咽通道内，主体向CPA区呈膨胀性生长。对于这种情况，术中通过磨除颈静脉上结节（绿色区域）即可将舌咽神经通道内的病灶切除，以达到全切的目的

## 小脑水平裂间隙

　　小脑整体的解剖，可将其分为3个面：幕面、枕面和岩面。在小脑岩面，存在一明显的裂隙——岩裂或称小脑桥脑裂。小脑桥脑裂分为上、下两支，即小脑桥脑裂上支和小脑桥脑裂下支，整体呈"＜"形或"＞"形包绕脑桥和小脑中脚。CPA区即指位于脑桥和小脑桥脑裂上支和岩裂下支之间的区域。

　　绒球、脉络丛和菱唇靠近下支，脉络丛自第四脑室向外延伸而来，菱唇为一薄层膜状脑组织，与脉络丛一起形成外侧隐窝的前上壁。CN Ⅴ～Ⅺ位于小脑桥脑裂上支和下支之间，三叉神经起自小脑中脚的腹

外侧，靠近小脑桥脑裂上支。外展神经起自桥延沟内侧；前庭蜗神经起自桥延沟外侧端绒球前上方；面神经起自桥延沟、外展神经和前庭蜗神经之间。舌咽神经、迷走神经和副神经起自下支附近、橄榄背侧、外侧孔和脉络丛的前方。舌下神经不在CPA区，而是位于橄榄腹侧（图7-32、图7-33）。

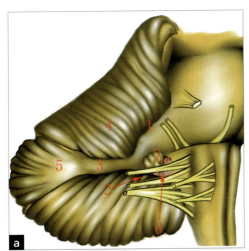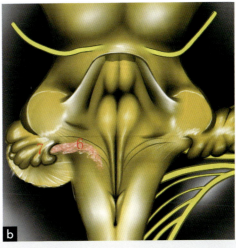

**图7-32**　右侧小脑岩面和水平裂。图a示小脑桥脑裂上支和下支向外侧汇合，形成宽大的水平裂并继续向小脑枕面延伸，分开上半月叶和下半月叶。图b示小脑水平裂深部的绒球、出第四脑室外侧孔的脉络丛和后颅窝神经

1. 小脑桥脑裂上支；2. 小脑桥脑裂下支；3. 水平裂；4. 上半月小叶；5. 下半月小叶；6. 第四脑室外侧孔脉络丛；7. 绒球

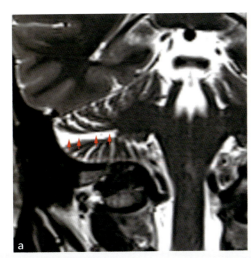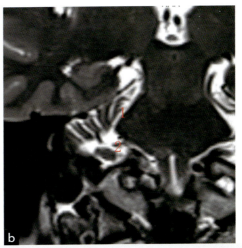

**图7-33**　冠状位MRI示水平裂及小脑桥脑裂上支和下支。图a示向外侧延伸至小脑幕面的小脑水平裂（红色箭头）。图b示位于小脑岩面的小脑桥脑裂上支和下支

1. 小脑桥脑裂上支；2. 小脑桥脑裂下支

小脑桥脑裂上支和下支向外侧逐渐汇集在一起，至岩面的外侧和枕面时形成一明显增大的脑沟——水平裂，然后继续在小脑枕面分开上半月小叶和下半月小叶（图7-34、图7-35）。

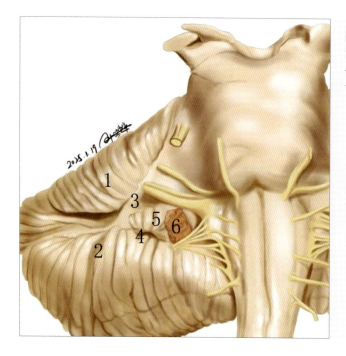

图7-34　在岩面的小脑桥脑裂上支和下支，二者向外侧汇合成水平裂，并分开枕面的上、下半月叶
1. 上半月小叶；2. 下半月小叶；3. 小脑桥脑裂上支；4. 小脑桥脑裂下支；5. 绒球；6. 第四脑室脉络丛

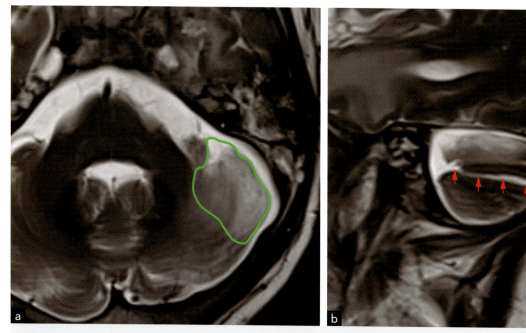

图7-35　位于小脑枕面的水平裂，与位于小脑岩面的岩裂是相互连通的，故据此可通过水平裂间隙来更好地暴露CPA区。图a中的高信号区域为水平裂内的脑脊液（绿色线条围成的区域）。图b以冠状位来显示水平裂和岩裂相互连通

## 小脑中脚游离面

小脑借3个小脑脚与脑干相连，分别为小脑下脚、小脑中脚和小脑上脚。其中小脑中脚最为粗大，其可分为游离面和非游离面。小脑中脚外侧面位于蛛网膜下腔，为游离面，是CPA区手术时可直接暴露的区域。游离面大致呈三角形，向上与小脑中脑裂相通，向下与小脑延髓裂相通。此面较开阔，在靠近小脑桥脑裂上支处有三叉神经根发出。三叉神经为混合神经，包括较大的面部感觉神经纤维和较小的咀嚼肌运动纤维。在三叉神经穿出脑桥处，由于根部缺乏髓鞘包裹，如受到血管襻压迫可发生三叉神经痛（图7-36）。

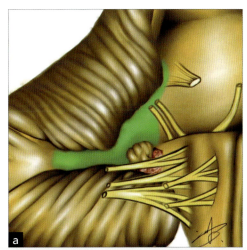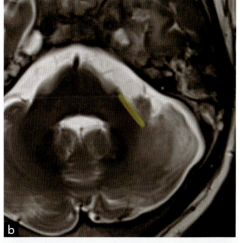

**图7-36**　小脑中脚游离面。图a为脑干的腹外侧观，其中绿色阴影部分为小脑中脚在蛛网膜下腔的游离面。图b中黄色阴影部分为小脑中脚游离面，此处的暴露如采取常规乙状窦后入路对小脑的牵拉非常严重，但如果采取分开水平裂来进行，则可在对小脑无牵拉的情况下完成操作

## 经小脑水平裂入路

经小脑水平裂入路常特指经小脑桥脑裂上支进行的操作。如上文所述，水平裂是小脑表面最大的裂隙，在小脑幕面和岩面交界尾侧0.5～1.0cm处尤为明显，在乙状窦后入路中容易辨认。经小脑水平裂入路是在标准乙状窦后入路的基础上，经水平裂向小脑桥脑裂上支（岩裂上支）分离，并充分暴露至脑桥外侧、中脑腹外侧和三叉神经根部的手术入路。

由于充分利用自然的解剖间隙进行操作，在分开水平裂暴露面听神经后，再向上轻抬上半月叶，分离小脑桥脑裂上支，直至暴露三叉神经根部及其附近结构。在此过程中，不仅减少了对小脑的牵拉、增加了脑干端暴露范围，而且由于蛛网膜被充分松解，对面听神经的牵拉也明显减小（图7-37、图7-38）。

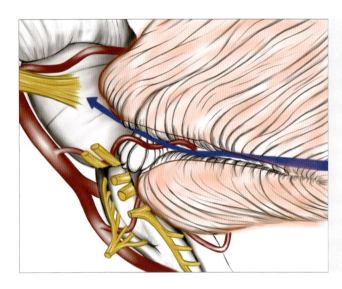

图7-37 经水平裂入路暴露三叉神经根部及其附近的结构。由浅入深锐性解剖水平裂、岩裂的蛛网膜（蓝色箭头）后，无须过度回缩或牵拉小脑，即可暴露小脑中脚后外侧的三叉神经根REZ区域结构

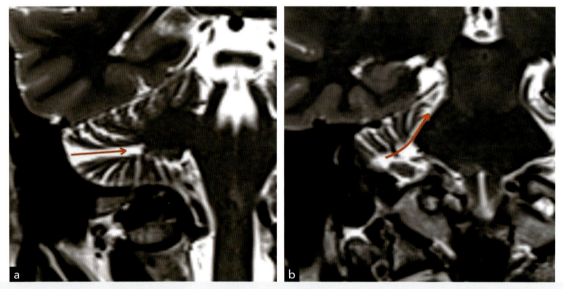

图7-38 经水平裂入路。图a示手术时可先分开水平裂（红色直箭头），缓慢释放脑脊液，充分完成脑松弛，暴露面听神经后，再抬起上半月小叶。图b示分开小脑桥脑裂上支（红色弧形箭头），直至暴露三叉神经根部和桥臂

## 经小脑水平裂入路联合小脑上入路行三叉神经微血管减压术

70% ~ 80%的三叉神经痛是由于小脑前下动脉（AICA）和小脑上动脉（SCA）压迫三叉神经根出脑干区（REZ）所致。三叉神经微血管减压术（MVD），广泛应用于三叉神经痛的手术治疗。

在三叉神经的MVD中，由于术中容易牵拉蛛网膜致使面听神经受到"骚扰"，并产生相应的并发症。对此，可以采取经水平裂入路的策略来充分松解蛛网膜，经乙状窦后入路的小脑上通道这一自然间隙完成暴露（图7-39）。

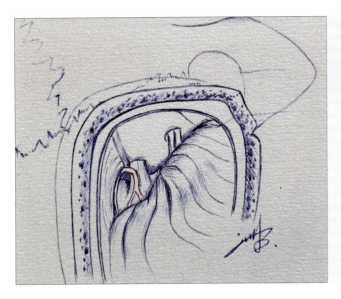

图7-39 小脑上入路的手术视野，在完成水平裂分开后，再将小脑向后下方进行牵拉。这样操作既减少了蛛网膜对面听神经的牵拉，又对蛛网膜进行了充分的松解，不仅保障了手术效果，而且可以最大限度地完成脑松弛

SCA在三叉神经上方的压迫，仅经水平裂入路的暴露相对困难，对于这种情况，反而采用小脑上入路来进行暴露更为简单。

有时，为了达到满意的MVD效果，需要将三叉神经周围附着的血管、蛛网膜等结构尽可能地游离和松解。鉴于此，应采取经小脑水平裂入路和小脑上入路联合的方式，先经水平裂入路松解三叉神经下方蛛网膜，再经小脑上入路松解三叉神经上方蛛网膜，可以获得更加微创和更好的疗效。

尽管经水平裂入路完成CPA区的操作具有经自然通道手术、牵拉小、并发症少等优势，但是经水平裂入路并非完全没有缺点。由于水平裂也属于蛛网膜下腔，故其内部往往走行着或多或少的血管，并且此裂隙相对较窄。外侧裂存在自然的显微血管间隙，内部的血管只供应一侧脑组织。与外侧裂不同，水平裂内走行的血管往往同时供应上、下半月的小脑。要完成对这些血管的保护需要更成熟的显微操作和更长的操作时间（图7-40）。

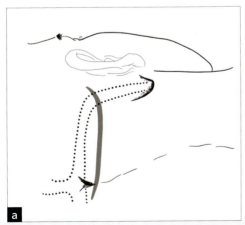
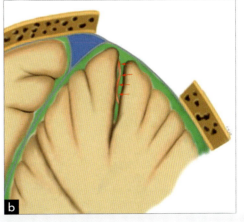

图7-40 水平裂是蛛网膜下腔的间隙（a），故其内部常走行着或多或少的血管（b）。分离水平裂并非是乙状窦后入路的常规或必要操作。如未能把握好分寸，反而容易弄巧成拙。除了分开水平裂外，术中还可以通过打开一小段水平裂来释放脑脊液，待脑组织松弛后再于深处进一步释放脑脊液，再彻底完成脑松弛的操作。这一技术对于乙状窦后锁孔手术尤为实用

对于体积较大的CPA区病变，小脑张力高，致使水平裂间隙变小。针对这种情况，可先打开水平裂，缓慢释放部分脑脊液，待张力下降后，再于深部脑池进一步释放脑脊液，直至彻底完成理想的脑松弛。

## 绒球

绒球位于小脑岩面，是CPA区重要的解剖定位标志。面听神经和后组颅神经则位于其内侧，第四脑室外侧孔恰好开口于绒球的尾侧。此外，绒球与下髓帆、小结共同构成了绒球小结叶，是前庭小脑的中枢，负责调节躯干肌肉运动、协调眼球运动及维持身体平衡。通过术前影像研读，判断病变和绒球及周围结构的解剖关系，以制订适宜的手术策略（图7-41～图7-43）。

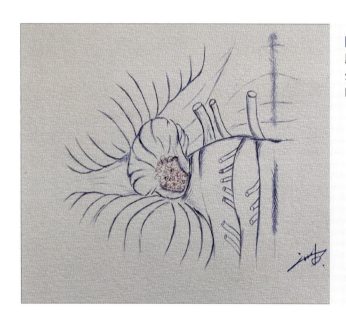

图7-41　绒球位于水平裂的深部，更靠近尾侧的小脑桥脑裂下支。面听神经和后组颅神经位于其内侧，第四脑室外侧孔位于其尾侧。基于上述解剖关系，在乙状窦后入路的手术视角下，绒球易对桥延沟附近的面听神经形成阻挡

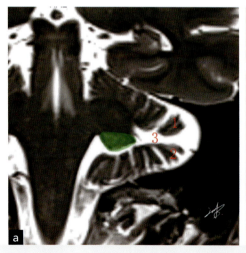
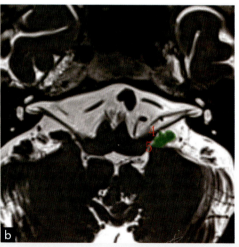

图7-42　绒球在CPA区的解剖位置。图a示绒球（绿色区域）位于水平裂的深部，更靠近尾侧的小脑桥脑裂下支。图b示在绒球（绿色区域）的深部，为面听神经的根部

1. 上半月小叶；2. 下半月小叶；3. 水平裂；4. 面听神经；5. 第四脑室外侧孔

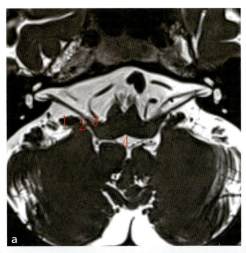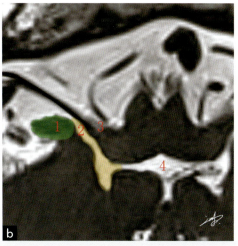

**图7-43**　绒球和第四脑室外侧孔的关系。图b为图a右侧第四脑室外侧孔区的放大图，可见绒球位于第四脑室外侧孔的上缘。图b中绿色阴影部分示绒球下缘，黄色阴影部分示右侧第四脑室外侧孔

1. 绒球；2. 第四脑室外侧孔；3. 面听神经RZE区；4. 第四脑室

## 绒球上入路

　　绒球上入路指在乙状窦后入路中，经绒球上方的操作，其操作更强调彻底分开水平裂（包括上支和下支）。从乙状窦后的视角进行观察，绒球深部的脑桥腹外侧直接面对手术操作通道，往往无须分开水平裂也可以完成暴露。但是对于绒球外侧的小脑中脚游离面（前文已详述）的暴露，分开水平裂后具有明显优势：分开水平裂上支可暴露小脑中脚头侧的外部（三叉神经根外侧），分开水平裂下支可暴露小脑中脚游离面尾侧的外部。而小脑中脚的游离面距离穿行脑干的重要纤维束（如皮质脊髓束和脊髓丘脑束）较远，是脑干手术操作的安全区。其内部穿行着来自对侧幕上的众多纤维束（顶桥束、枕桥束、额桥束和颞桥束等），损伤后可产生相应幕上的症状（图7-44～图7-46）。

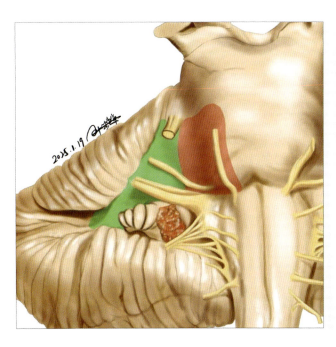

**图7-44**，以绒球为界，脑桥的游离面可分为绒球深部的脑桥腹外侧游离面（红色阴影部分）和绒球浅部的小脑中脚游离面（绿色阴影部分）。绒球深部的脑桥腹外侧存在较多重要的解剖结构和标志，如第四脑室外侧孔开口、脉络丛、后组颅神经、面听神经、外展神经等。更重要的是，此处的脑干内还走行着皮质脊髓束、脊髓丘脑束等重要传导束。而在绒球浅部，主要为小脑中脚的游离面，此处虽然也走行着众多纤维束，但存在诸多代偿形式，常作为操作的安全区和通道

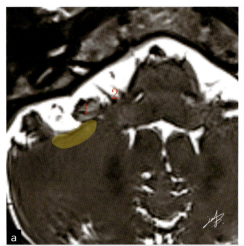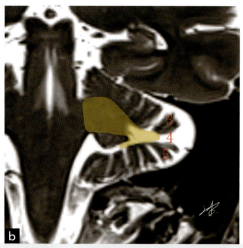

**图7-45** 位于绒球上方和外侧的小脑中脚（黄色阴影部分）游离面。虽然此处常作为脑桥手术操作的通道，但是直接牵拉小脑进行暴露困难依然较大。术中可彻底分开水平裂，并将手术床向术者方向进行适当旋转，便可充分利用重力作用进行暴露

1. 绒球；2. 面听神经REZ区；3. 上半月小叶；4. 水平裂；5. 下半月小叶

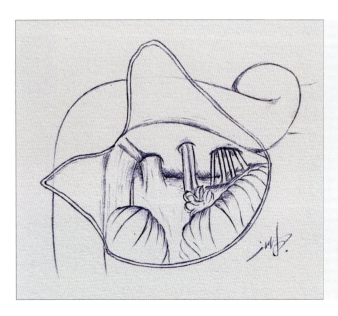

**图7-46** 通过水平裂间隙来分开绒球上方的蛛网膜，可充分暴露小脑中脚的游离面，也可以暴露三叉神经根部和三叉神经下安全区。需要注意的是，如果术前影像提示水平裂内血管较多，经水平裂操作带来的困难和风险可能更多

## 绒球下入路

在乙状窦后入路中，从绒球上方的视野进行观察，面神经根部由于受到前庭蜗神经的阻挡而无法暴露。因此，大量学者研究、实践并推广了绒球下入路在面肌痉挛中的应用。

采取绒球下入路时，体位需要尽量将乳突尖置于最高点，皮瓣和骨瓣切口也应该适当向尾侧扩展。在充分释放脑脊液，完成脑松弛后，牵拉小脑岩面下方，先暴露后组颅神经，再分离舌咽神经和绒球之间的蛛网膜。可将牵拉系统放置于小脑岩面的下部（宽度适中，尖端正好位于Luschka孔的脉络丛处），轻轻沿垂直于前庭蜗神经尾侧的方向将绒球拉回，即可轻松观察到面神经REZ区，此处位于前庭蜗神经根部的内

侧。绒球下入路的关键在于从尾外侧方向来直接暴露面神经REZ区，因此此入路更适合自尾侧和腹侧压迫面神经REZ区的患者（图7-47、图7-48）。

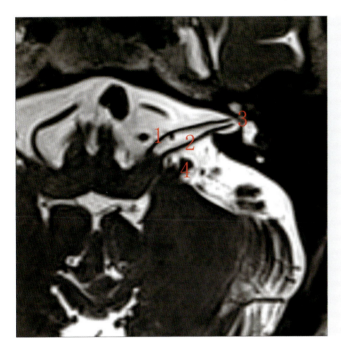

**图7-47** 面神经和前庭蜗神经并非一同自脑干内穿出，而是前庭蜗神经根部在外侧、面神经根部在内侧的排列关系。因此在绒球上入路中，面神经容易受到前庭蜗神经的阻挡而暴露困难

1. 面神经出；2. 前庭蜗神经；3. 内听道；4. 绒球

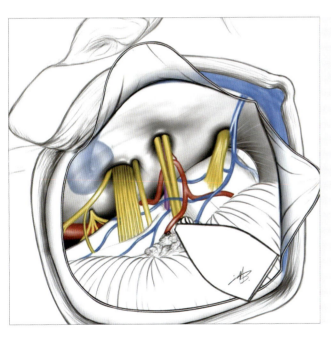

**图7-48** 为标本中绒球下入路的手术视野。将绒球自尾侧向头侧牵拉后，可以观察到面神经根出脑干区（紫色部分）。它与前庭蜗神经完全分离，位于舌咽神经和绒球之间。小脑牵拉必须始终垂直于前庭蜗神经

多种手术入路与岩骨后表面解剖紧密相关，如乙状窦后经内听道、内听道上及颈静脉球上结节、小脑水平裂、绒球上、绒球下入路等，它们为神经外科医师安全抵达CPA区、脑干后外侧及颈静脉孔区病变提供了通道。掌握这些解剖结构及结构规律，再结合患者影像学特点，能充分利用自然间隙，安全有效地处理这些部位的病变。然而，每种入路各具特色，选择时需全面考量病变位置、大小、术前影像学特征及患者个体状况，必要时联合多种手术通道。

◎ **乳突下区的影像、解剖和
手术入路**

**8**

　　乳突下区或尾侧的解剖结构，存在相互沟通的通道，占位性病变可经这些通道相互沟通，使手术复杂化。分析这一部位的解剖、影像和手术入路，既要考虑局部的解剖结构，又要考虑整体的解剖规律。为了更好地分析和阐述这一复杂部位，此处引用并延伸J Diaz Day在*Microsurgical dissection of the cranial base*书中的观点，把颈静脉球区、颈静脉孔区、颅颈交界区和枕骨大孔区统一归纳为"乳突下区"。

　　乳突下区的手术入路存在着相互的联系，都是以枕髁为中心的手术入路，如部分经髁、髁旁、髁上、枕下后正中入路等。笔者的体会是，单独来分析乳突下区的各解剖结构、病变或手术入路，都很难从根本上理解和应用于临床，反而会把简单的问题复杂化和教条化（图8-1）。

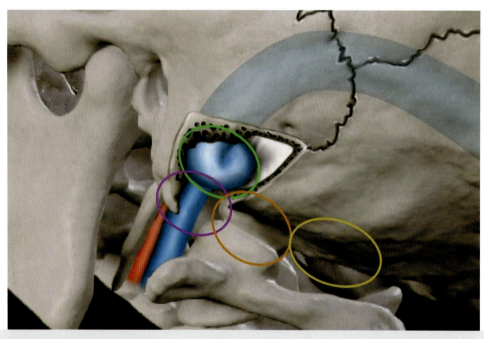

**图8-1**　乳突下区。颈静脉球区（绿色椭圆）、颈静脉孔区（紫色椭圆）、颅颈交界区（橙色椭圆）和枕骨大孔区（黄色椭圆）统称为"乳突下区"

　　为了便于整体描述，此处把颈静脉球区、颈静脉孔区、颅颈交界区和枕骨大孔区称为"乳突下区"。颈静脉球区位于乳突内，是乙状窦、岩上窦和后组颅神经在颈静脉球内汇聚出颅前的解剖结构；颈静脉孔区是颈静脉球出颅后和其他结构在枢椎和颅底之间的区域；颅颈交界区特指枢椎侧块至颈静脉球层面的硬膜下部分，其暴露主要与枕髁密切相关；枕骨大孔区特指涉及第四脑室、延颈髓交界背/外侧的病变。这4

个部位既独立存在又相互沟通，在手术操作上也有着广泛的联系。

在乳突下区的众多解剖关系中，静脉之间的关系最为复杂，也是制约手术的关键。此处我们重点关注乙状窦、颈静脉球、颈内静脉和椎旁静脉丛的影像、解剖和手术入路（图8-2）。

颈静脉球区已在乳突章节详细介绍过，此处不再赘述。

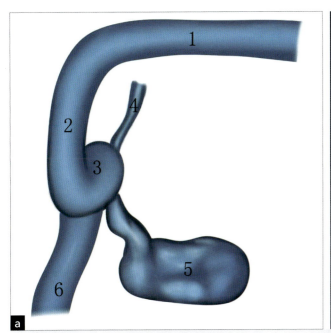 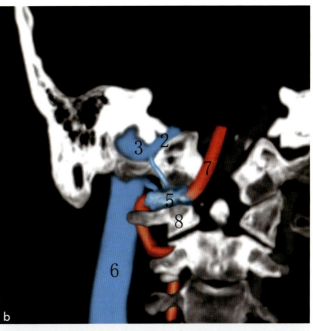

**图8-2**　乳突下区的静脉沟通关系。图a、b主要展示以颈静脉球为中心的静脉回流关系。颈静脉球收纳乙状窦和岩上窦的血流后出颅形成颈内静脉，颈静脉球同时经髁后导静脉孔收纳椎旁静脉丛的血流

1.横窦；2.乙状窦；3.颈静脉球；4.岩上窦；5.椎旁静脉丛；6.颈内静脉；7.椎动脉；8.第1颈椎

# 1. 枕髁

由于乳突下区的手术入路主要以枕髁为中心，故先详细描述枕髁的影像和解剖在手术中的应用。认识枕髁不应该简单地从解剖结构或者各项测量数据上去理解，而应该重点考虑其在手术入路暴露过程中的作用。与其他颅底手术一样，经枕髁入路的总目标依然是磨除骨质、扩大显露、减少牵拉。

根据枕髁的磨除范围不同，经枕髁的手术入路可分为部分经髁、髁上、髁旁、完全经髁经颈静脉结节以及不经髁的后正中入路。本章将据此结合影像进行一一描述（图8-3～图8-5）。

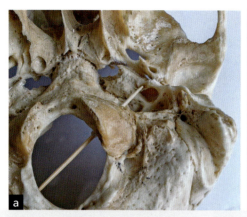 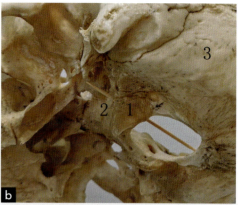

图8-3　枕髁的解剖。枕髁为枕骨斜坡部向下延伸的平缓突起，与寰椎的侧块共同构成寰枕关节。枕髁基底部内的舌下神经管有舌下神经、咽升动脉和静脉丛等穿行，舌下神经管的走行方向大致为朝上、朝外、朝前

1. 枕髁；2. 斜坡；3. 枕骨鳞部

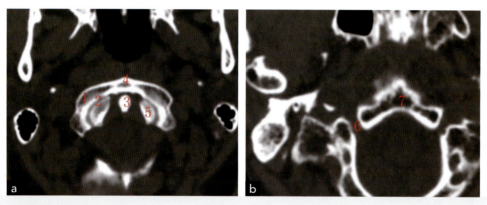

图8-4　枕髁的典型影像。图a示枕髁、寰枕关节、齿状突、斜坡、寰椎侧块等结构。图b展示舌下神经管位于枕髁基底部，向前外侧走行

1. 寰枕关节下关节面（寰椎侧块）；2. 寰枕关节；3. 齿状突；4. 寰椎前弓；5. 寰枕关节上关节面（枕髁）；6. 舌下神经管；7. 斜坡

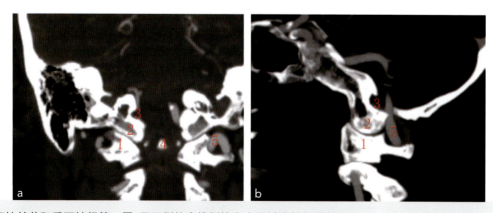

图8-5　寰枕关节和舌下神经管。图a示双侧的寰椎侧块向内通过寰枕关节托举枕髁，结合齿状突向上的"顶举"，形成了颅颈交界区受力的稳定性。图a、b可见舌下神经管位于枕髁的基底部、颈静脉结节的下方

1. 寰枕关节下关节面；2. 寰枕关节上关节面；3. 舌下神经管；4. 齿状突；5. 椎动脉

## 1.1 部分经髁入路

部分经髁入路是指在远外侧入路过程中，磨除枕髁后方约1/3的部分，从而暴露延颈髓腹外侧、腹侧，甚至对侧的手术入路（图8-6）。

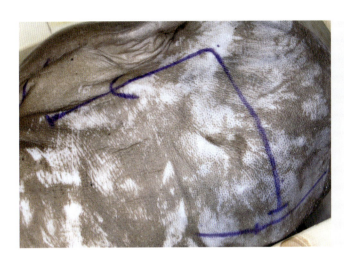

**图8-6** 部分经髁入路的"倒L"形手术切口。笔者经过解剖上的反复对比和临床验证，最终发现，对于硬膜下病变采取这种"倒L"形切口更合理，因为可以更好地暴露枕骨鳞部，同时便于根据术中需求延长切口

部分经髁入路的目的是更好地暴露延颈髓腹外侧、腹侧，甚至对侧。因其主要用于处理硬膜下部分的病变，所以常采取"倒L"形切口。

远外侧入路首先需要面对的是颈后外侧肌群，这些肌肉的解剖结构可分为4层。第一层由胸锁乳突肌和斜方肌组成；第二层为头夹肌、肩胛提肌和头最长肌；第三层为头半棘肌；第四层为上斜肌、下斜肌、头后大直肌和头后小直肌。这些肌群的起止点和分离方法，笔者已在其他著作中进行过详细描述，此处不再赘述。

前3层肌肉在分离过程中是相对安全的，但在经验不足的情况下确实存在一定的操作风险，主要包括破坏腮腺和损伤颈内静脉。为了降低这种风险，可采取顺着"椎前筋膜"的层次进行操作。

## 1.2 椎前筋膜

颈部共有3层完整的筋膜——封套筋膜、气管前筋膜、椎前筋膜。椎前筋膜后方包绕后颈部肌群，前方包绕椎体前方。

椎前筋膜根据解剖部位和手术分为两部分：浅部和深部。浅部位于头夹肌和头最长肌的腹侧；深部位于头外侧直肌和肩胛提肌的腹侧。

颈动脉鞘位于椎前筋膜前方、封套筋膜下方（胸锁乳突肌）。在颈静脉孔区，重要的神经血管（颈内静脉、颈内动脉、后组颅神经）都走行在颈动脉鞘内。腮腺位于椎前筋膜前方，其内部走行着面神经主干及主要分支，术中损伤可导致消化液外渗或面神经损伤相关并发症（图8-7、图8-8）。

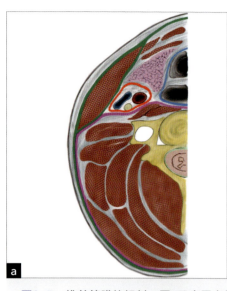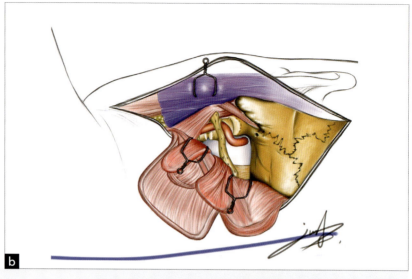

**图8-7** 椎前筋膜的解剖。图a示意图中绿色部分为最表浅的封套筋膜，蓝色部分为气管前方的气管前筋膜，紫色部分为封套筋膜。如图可见，封套筋膜和颈动脉鞘（红色部分）明显分隔。图b手绘图展示远外侧手术过程中充分利用椎前筋膜来进行操作，可以避免损伤腮腺和颈动脉鞘

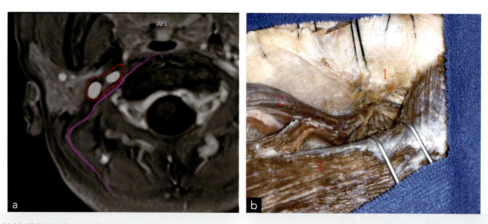

**图8-8** 椎前筋膜的影像和解剖。图a示椎前筋膜在MRI上的位置，紫色部分为椎前筋膜，红色部分圆圈为颈动脉鞘，两者之间存在明显的界限。图b示在远外侧手术过程中利用椎前筋膜来进行软组织的分离操作，通过此自然间隙可以很好地避开腮腺和颈动脉鞘，因为在部分经髁入路中，是不需要处理肩胛提肌和头外侧直肌的。在手术过程中可以肩胛提肌和头外侧直肌为界，将椎前筋膜分为浅部和深部

1. 椎前筋膜；2. 肩胛提肌；3. 头夹肌

　　椎前筋膜是一层质地坚韧、较厚的结缔组织，利用椎前筋膜与周围肌肉、颈动脉鞘、腮腺之间的解剖结构关系，来进行高效、安全的颅颈交界区手术操作，也是本文讨论的重点。

　　对于椎前筋膜前方、颈静脉孔区内的病变，也可借此打开椎前筋膜（此观点置于本章相关节段进行讨论，不在此赘述）。

## 1.3 椎动脉颅外段（V3段）

椎动脉大多起自锁骨下动脉，发出后向上穿入第6颈椎（C6）横突孔，并继续向上依次穿入C5～C1横突孔。穿出C1横突孔后，环绕枕髁穿入硬膜，与对侧椎动脉汇合成基底动脉。

根据椎动脉的走行规律，可将椎动脉分为4段：V1段（骨外段）、V2段（横突孔段）、V3段（颅外段）和V4段（硬膜下段）。其中，V3段为椎动脉出C1横突孔至穿入硬膜处（图8-9）。

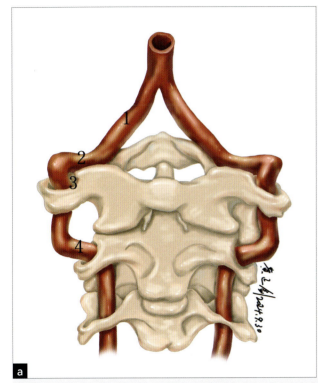 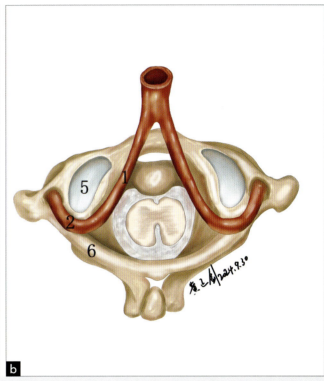

**图8-9** 椎动脉的走行示意图。图a示椎动脉V2～V4段走行情况。图b示V3段出C1横突孔后环绕枕髁约半圈，最终穿入硬膜

1. 椎动脉V4段；2. 椎动脉V3段；3. C1横突孔；4. 椎动脉V2段；5. 寰枕关节下关节面；6. 寰椎

术前了解椎动脉的走行在经髁手术入路中至关重要。此段椎动脉是否发生变异，如存在双支椎动脉颅外段、存在原始的椎动脉——寰前节间动脉、存在病变推挤椎动脉的情况或存在肌支等，都会影响手术操作。

如需游离椎动脉，应远离其分支起始部电凝，避免直接在椎动脉上产生破口，导致难以控制的出血。也可提前备好5-0血管缝线，使用普通持针器即可随时缝合破口（图8-10、图8-11）。

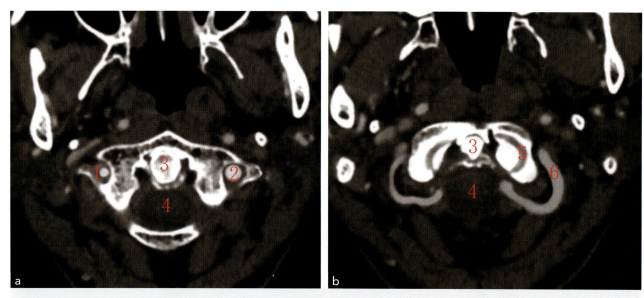

**图8-10** 椎动脉V3段典型影像。图a示椎动脉位于寰椎横突孔内，图b示椎动脉出寰椎孔后环绕寰枕关节走行

1.C1横突孔；2.椎动脉V2段；3.齿状突；4.脊髓（颈段）；5.寰枕关节；6.椎动脉V3段

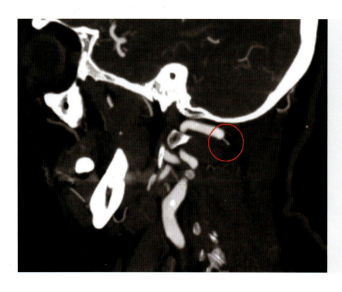

**图8-11** 矢状位CTA，椎动脉V3段发出的细小肌支（红色圆圈）。在游离椎动脉或者打开椎旁静脉丛的过程中，需要警惕存在椎动脉分支。如确实存在，应及时电凝剪断，或者尽量不打开椎旁静脉丛

## 1.4 椎旁静脉结构

　　椎旁静脉结构是指椎动脉V3段周围静脉性结构的统称，主要包含静脉丛和包绕椎动脉的静脉窦。在解剖上，椎旁静脉结构由于受到后寰枕筋膜的支撑，使其始终保持开放状态，有利于静脉回流。也正因为这种被支撑结构的存在，椎旁静脉丛在破损时会发生难以控制的出血。在对此处进行操作时，可先对后寰枕筋膜进行松解，使椎旁静脉结构塌陷后，再进行椎动脉的游离和其他操作（图8-12、图8-13）。

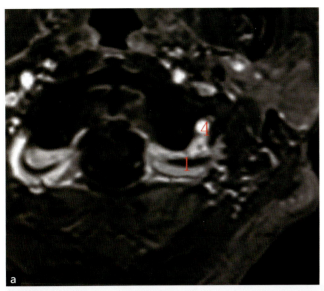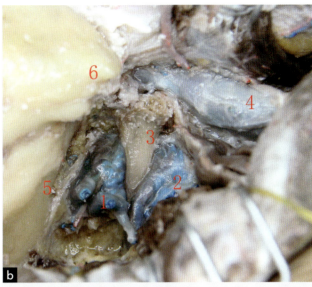

**图8-12**　椎动脉V3段周围的静脉结构。这些静脉结构包含了静脉丛和完整包绕椎动脉的静脉窦

1. 椎旁静脉窦；2. 椎旁静脉丛；3. C1横突；4. 颈内静脉；5. 枕骨鳞部；6. 乳突

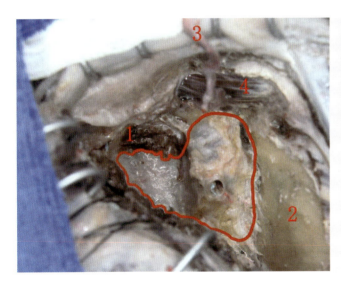

**图8-13**　后寰枕筋膜（红色线条所围区域）起自枕骨鳞部，覆盖椎旁静脉丛和枕骨大孔区，并向下延伸至C2或C3表面的骨膜之上，是椎旁静脉丛的主要支撑结构

1. 下斜肌；2. 枕骨鳞部；3. 枕动脉；4. 头外侧直肌

后寰枕筋膜为一层坚韧的膜性结构，其头侧与枕骨鳞部下缘附近的骨膜相连，尾侧与寰椎、枢椎后弓后表面的骨膜相连。在后寰枕筋膜的腹侧借助纤维结缔组织与枕下三角内的静脉丛结构黏附在一起。基于此，静脉丛和枕下海绵窦便可以借助后寰枕筋膜的支撑作用，如同帐篷一样，始终保持开放状态，提高静脉循环效率（图8-14、图8-15）。

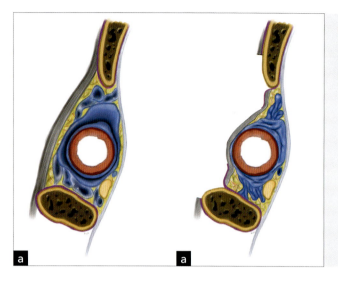

图8-14 椎旁静脉结构。图a示由于受到后寰枕筋膜的支撑，椎旁静脉结构始终保持开放状态，如果破裂会导致难以控制的出血。图b示在处理此部位手术时，可先自C1横突和枕骨鳞部分别切开松解后寰枕筋膜，再进行椎动脉的游离或者枕髁的相关操作

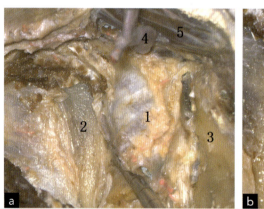
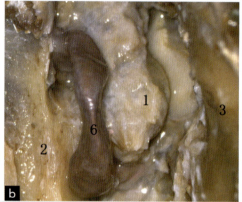

图8-15 椎旁静脉结构的松解处理。图a示在C1横突和枕骨鳞部切开后寰枕筋膜和骨膜，并予以充分剥离松解。图b为充分松解后再游离椎动脉，这样椎旁静脉结构的出血在术中变得可控

1.后寰枕筋膜；2.C1后弓；3.枕骨鳞部；4.枕动脉；5.头外侧直肌；6.椎动脉

## 1.5 磨除部分枕髁

总的来说，磨除枕髁和磨除蝶骨嵴、岩骨尖等颅底骨质的目的是相同的，都是为了减少骨质的阻挡，即磨除枕髁后可更好地暴露延颈髓的腹外侧、腹侧及对侧，并减少对延颈髓的牵拉。

枕髁为枕骨斜坡部向下延伸出来的平坦突起，其基底部正好有舌下神经穿行。部分经髁入路，即磨除部分枕髁，在术前往往难以准确测量出枕髁磨除范围的具体数据。除了个体差异外，最重要的原因是寰枕关节具有活动性，如体位和观察视角的不同，都会在很大程度上影响具体手术操作（图8-16、图8-17）。

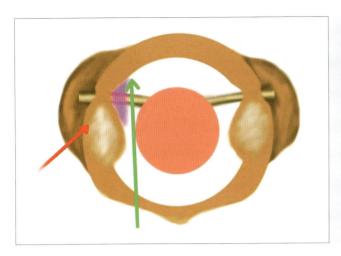

图8-16　枕髁在远外侧入路中的阻挡。在远外侧入路中，枕髁是阻碍手术暴露的主要因素（红色箭头），即使绕过枕髁（绿色箭头），暴露范围也非常狭小，而且对舌下神经的暴露存在明显的"死角"（紫色阴影部分）

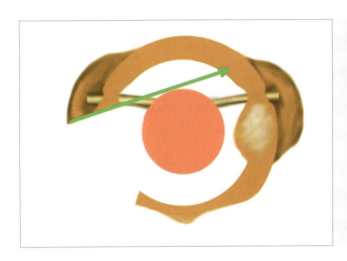

图8-17　部分经髁入路暴露范围。可见在磨除部分枕髁后，枕髁的阻碍消失，可顺利暴露延颈髓腹外侧、腹侧和对侧，对舌下神经暴露的"死角"也消失了

　　所以不难看出，在远外侧部分经髁入路中，枕髁磨除范围的关键是暴露出舌下神经管内口。只要将舌下神经管内口暴露出来，则可完全实现硬膜下暴露的目的（图8-18～图8-21）。

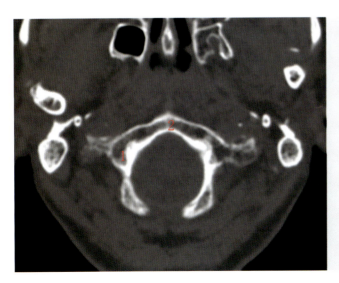

图8-18　从影像上不难看出，枕髁虽然是枕骨下方较大的隆起，但是其内侧缘为光滑的弧形，只是向外侧突出。因此，在处理硬膜下病变时，并非需要磨除过多的枕髁，只需达到不阻挡斜坡的暴露即可

1. 枕髁；2. 斜坡

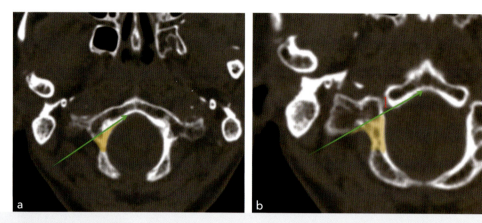

**图8-19** 枕髁在不同层面磨除范围的示意图。要达到部分经髁的手术目的，不在于过多地磨除枕髁，只需要：①消除枕髁阻挡（黄色区域骨质），顺利暴露斜坡（a）；②磨除至舌下神经管内口（黄色区域骨质）时，即可达到手术目的，进行过多的磨除并不会增加手术暴露范围（b）

1. 舌下神经管

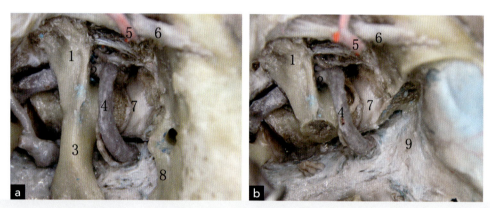

**图8-20** 在远外侧入路中，后枕部开颅，展示寰枕关节和磨除前的枕髁。通过合理的体位调整，使寰枕关节半脱位（a），枕髁可暴露得更充分，枕髁磨除时的操作空间更大（b）

1. C1横突；2. C1横突孔；3. C1后弓；4. 椎动脉V3段；5. 枕动脉；6. 二腹肌后腹；7. 寰枕关节；8. 枕骨鳞部；9. 硬脑膜

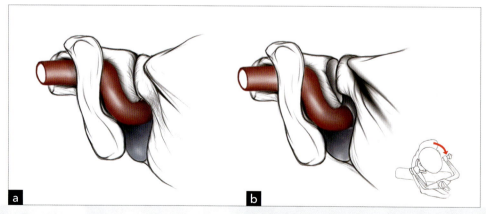

**图8-21** 远外侧入路中部分经髁入路的体位摆放要点。图a示在未进行体位调整时，寰枕关节非常紧密，操作空间狭小，椎动脉穿硬膜处难以充分暴露。可通过如下3个关键步骤，通过旋转（b）、收下颌（c）、头顶下降（d）将寰枕关节半脱位，便于手术操作

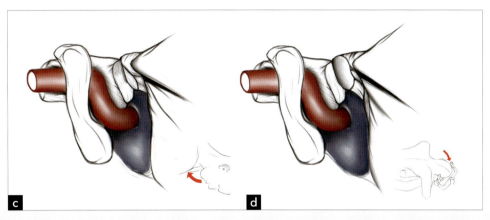

图8-21（续）

需要注意的是，在调整体位时尤其需要注意以下几点：①禁止行颈内静脉穿刺置管（尤其是处理颈静脉孔区病变），可行锁骨下静脉置管或PICC；②不要压迫健侧颈静脉，避免回流不畅；③尽量行经鼻插管，尤其是处理髁旁时；④腋枕置于腋下5~10cm处，且垫高，避免健侧下颌与肩部相贴。

枕髁磨除的关键是暴露舌下神经管内口，那么如何来准确定位舌下神经管则成为手术的关键。正如前文所述，由于每次手术时舌下神经管走行的角度和位置不可能相同，所以不能依靠术前影像的测量数据进行操作。此处介绍一种笔者的经验，仅供参考（图8-22、图8-23）。

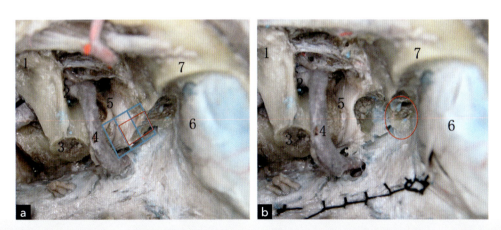

图8-22　定位舌下神经管的方法。图a中绿色方框为寰枕关节上关节面上缘至下关节面的长度，先以其中上1/3交点为中心，磨除枕髁（红色方框），则可暴露舌下神经管的内口。图b示舌下神经管内口被暴露出来后，为了获得更好的显露，可稍微磨除其上壁，这样对颈静脉结节方向的显露会更好，也有更大的空间提供足够的照明和操作空间，实现显微操作

1. C1横突；2. C1横突孔；3. C1后弓；4. 椎动脉V3段；5. 寰枕关节；6. 硬脑膜；7. 枕骨

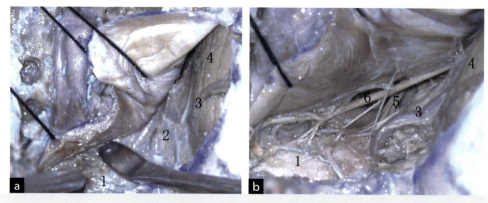

**图8-23** 远外侧部分经髁入路,磨除部分枕髁前后的对比。图a示磨除枕髁之前,可见其对延颈髓腹外侧、腹侧的显露非常有限,如此操作,将对延颈髓造成较严重的牵拉。图b示磨除部分枕髁后,可见其暴露范围和操作空间明显扩大

1. 颈段脊髓; 2. 蛛网膜; 3. 小脑后下动脉; 4. 小脑; 5. 舌下神经; 6. 副神经

如在实际手术过程中,由于体位或者经验等原因,难以在硬膜外暴露舌下神经管内口,也可先剪开硬膜,辨认出舌下神经管后再逐步磨除枕髁,直至枕髁不阻挡视野,也没有舌下神经管暴露的"死角"(图8-24)。

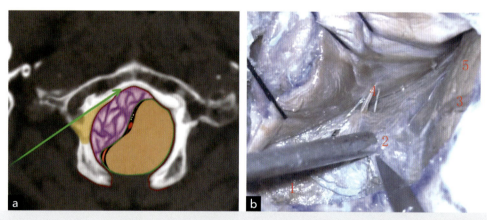

**图8-24** 磨除枕髁并充分利用蛛网膜界面来切除肿瘤。图a示磨除枕髁(黄色区域)后即可充分显露病灶(紫色区域),手术时可充分利用病变本身的膜性结构规律,实现蛛网膜外的操作。图b示远外侧入路中,完成部分经髁的操作后,至延髓腹外侧的手术通道已变得非常平整,为蛛网膜外的操作提供了可能

1. 延髓; 2. 蛛网膜; 3. 小脑后下动脉; 4. 桥静脉; 5. 小脑

在远外侧部分经髁入路中,"磨平"枕髁的重要作用,除了之前反复描述的增加暴露、减少牵拉外,还可以更充分地利用肿瘤本身的膜性结构规律。对于颅颈交界区的脑膜瘤、部分鞘瘤和其他肿瘤而言,在T2序列MRI上,常可见病灶周围被高信号的脑脊液所包绕。这说明病灶位于蛛网膜外,不属于脑内病变,这种情况下肿瘤和蛛网膜下腔内的血管存在明显的蛛网膜"分隔"。在完成部分经髁入路后,可实现蛛网膜外的操作,而不必与血管过多纠缠。

# 2. 颈静脉孔区

颈静脉孔区是指颈静脉球出颅后和其他结构在枢椎和颅底之间的区域。此处骨性结构复杂，且形成的操作空间狭小，对手术操作的细节要求较高（图8-25）。

颈静脉孔区被周围的重要结构环绕，其上方的颈静脉孔，后方的枕髁、寰枕关节、C1和C2横突，前方的下颌角和颈内动脉，都严重限制其手术通道。如果术前没有清晰的思路将寸步难行，此处按照手术观点来解读影像和解剖，以求达到化繁为简的目的。

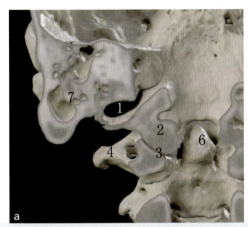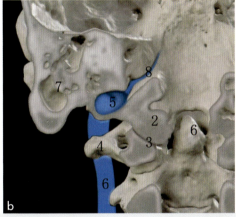

**图8-25** 颈静脉孔区局部结构。图a示颈静脉孔区局部骨性结构情况。图b示颈静脉球及颈内静脉及周围骨性结构
1. 颈静脉球区；2. 枕髁；3. 寰枕关节；4. C1横突；5. 颈静脉球；6. 齿状突；7. 乳突；8. 岩下窦

## 2.1 手术路径

颈静脉孔区是神经外科、耳鼻喉科、口腔科等众多学科的交叉领域，对于其手术路径也存在明显差异。此处介绍一种结合解剖自然规律的手术通道，供大家参考。

颈静脉孔区的重要解剖结构，如颈内静脉、颈内动脉、后组颅神经等均位于颈动脉鞘内。从极外侧的手术视角来看，在颈动脉鞘内，颈内动脉位于前内侧，颈内静脉位于后外侧，神经位于两者中间偏内侧。此处的病变，以神经来源的最多见，如神经鞘瘤、副神经节瘤等。发生占位性病变后，常将颈内静脉推挤向外、颈内动脉推挤向内，结合这种解剖规律和病理生长规律来制订和探索合理的手术路径，更具有科学性和技术的可传播性（图8-26、图8-27）。

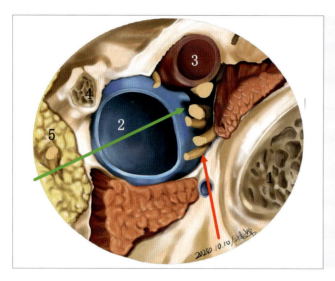

**图8-26** 颈静脉孔区血管、神经的排列方式。可见在颈动脉鞘内，颈内动脉位于前内侧，颈内静脉位于后外侧，神经位于两者中间偏内侧。由于病变主要来源于神经，故而手术路径的目标点在神经。有大量的文献介绍"极外侧入路"，采取图中绿色箭头所示的手术路径。但是在实际手术中，尤其是颈内静脉还存在引流功能的情况下，势必需要把颈内静脉进行较大程度的牵拉，才能"跨过"颈内静脉到达病灶。这就需要把颈内静脉游离更长的距离，这不仅增加了操作难度，也增加了操作风险。但是如果采取图中红色箭头的手术路径，则可借助前文述及的椎前筋膜，不但可以从侧面直接暴露神经起源的病灶，还可以完全避免对颈内静脉的牵拉

1. 枕髁；2. 颈内静脉；3. 颈内动脉；4. 茎突；5. 腮腺

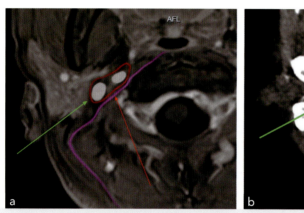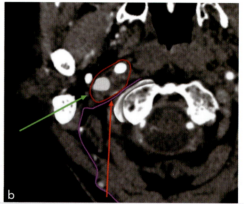

**图8-27** 两种手术路径下暴露的区别。绿色箭头示经典极外侧入路的手术路径，术中需要牵拉绕开颈内静脉才能达到手术目的。红色箭头示可完全经自然间隙进行操作，红色线条示颈动脉鞘，粉红色弧线示椎前筋膜

## 2.2 经髁旁入路

在明确手术路径的区别后，不难看出，颈静脉孔区本质上是位于枕髁外侧的复杂结构，即所谓的"髁旁"。

其核心观点即通过椎前筋膜的自然间隙，通过髁旁的操作通道，并结合颈静脉孔区神经来源病灶的病理生长特点，实现颈静脉孔区内后组颅神经的暴露。

## 2.3 体位

经髁旁入路的手术体位可大致参考远外侧部分经髁入路，所以这种经髁旁的手术方式也可以命名为"远外侧入路经髁旁扩展"，用以体现与枕髁的关系和手术入路的操作方式。

由于手术的路径在髁旁，体位摆放时，相较于远外侧入路而言，手术体位向健侧旋转的角度要稍微大一些，即30°～45°。这样操作时，器械进出的角度大致与地面垂线成60°夹角，手术时更便利，胸锁乳突肌也会被旋转至前方，而颈动脉鞘被旋转至后方，这样更有利于暴露病灶。

更重要的是，在髁旁入路中，颈静脉孔区的操作通道主要由乳突尖、枕髁和C1横突形成的三角形构成。只有精心调整体位，才能获得良好的暴露，否则术中步履维艰（图8-28）。

所以对于髁旁入路而言，相较于部分经髁入路，更应该避免颈静脉穿刺深静脉，尽量经鼻气管插管。

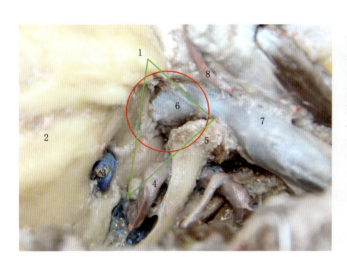

**图8-28**　髁旁入路的手术通道主要由乳突尖、枕髁和C1横突形成的三角形构成（绿色三角）。红色圆圈代表颈静脉孔区。如体位摆放不合理，则会造成寰枕关节"开放不全"、C1横突与乳突尖距离变短、椎动脉阻挡手术操作等问题，进而导致暴露困难

1. 乳突；2. 枕骨；3. 髁后导静脉孔；4. 椎动脉；5. C1横突；6. 颈静脉球；7. 颈内静脉；8. 枕动脉

## 2.4 皮瓣和肌肉牵拉方向

相对于远外侧部分经髁入路而言，由于颈静脉孔区为硬膜外的结构，笔者通常采取"C"形皮瓣，并将胸锁乳突肌向前方牵拉。这样操作，不仅可以暴露得更靠前方，而且在体位的帮助下，可以将本已旋转向前的胸锁乳突肌翻向前方后，更有利于暴露高位颈动脉鞘（图8-29～图8-31）。

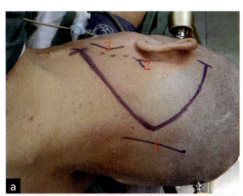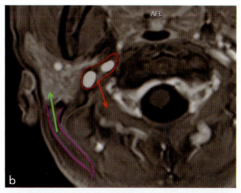

**图8-29**　髁旁入路的体位和在手术中的意义。图a示采取"C"形皮瓣，更容易暴露至前方的颈静脉孔区，头部的旋转也可使胸锁乳突肌（粉色区域）和颈动脉鞘（红色区域）相向而行（b）。故将胸锁乳突肌翻向前方时，更容易简化术中暴露过程

1. 正中线（枕下部分）；2. 乳突；3. 下颌角

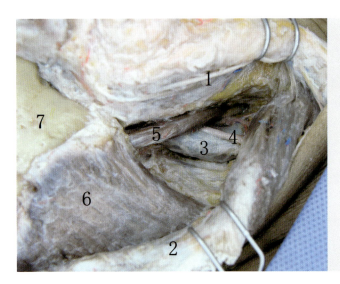

**图8-30** 在经典的极外侧入路中将胸锁乳突肌翻向后方的手术路径。可见术中需要直视颈内静脉，需要将颈内静脉向前方牵拉后才能暴露至颈动脉鞘内的后组颅神经，这在颈内静脉依然存在功能时是存在损伤风险的。将胸锁乳突肌向后方牵拉时，也会对副神经造成牵拉，对于病灶较低的情况，神经更容易受损

1. 耳大神经；2. 胸锁乳突肌；3. 颈内静脉；4. 副神经；5. 二腹肌后腹；6.头夹肌；7.乳突

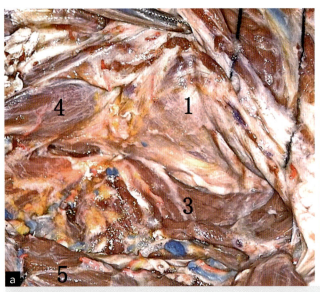
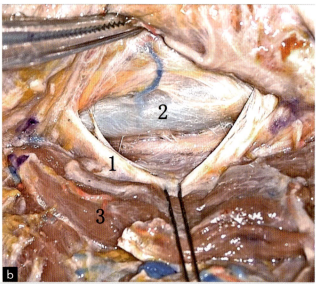

**图8-31** 远外侧经髁旁入路。将胸锁乳突肌翻向前方（a），经椎前筋膜的自然间隙进行操作，在切开椎前筋膜后便可顺利暴露颈动脉鞘（b），并可提供侧方的操作角度，避免了对颈内静脉的牵拉

1. 椎前筋膜；2. 颈动脉鞘和颈内静脉；3. 肩胛提肌；4. 二腹肌后腹；5. 头夹肌

## 2.5 头外侧直肌

附着于C1横突上的肌肉一共有4块，分别为上斜肌、下斜肌、肩胛提肌和头外侧直肌。头外侧直肌一端附着于颈静脉孔后方的颈静脉突，另一端附着于C1横突。从远外侧经髁旁入路的视角进行观察，头外侧直肌可作为颈静脉孔区的后界，常作为术中重要的参考标志（图8-32～图8-34）。

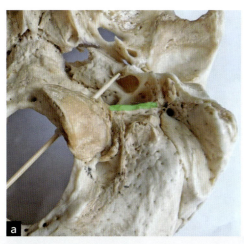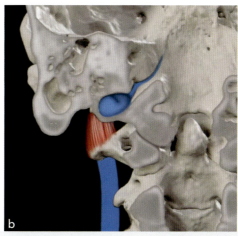

**图8-32** 颈静脉孔后缘的颈静脉突以及与之相连并附着于C1横突上的头外侧直肌。图a为枕髁的底面观，可见颈静脉突位于颈静脉球后缘（绿色阴影部分）。图b示头外侧直肌正好位于颈静脉孔的后缘，是术中的重要参考标志

1. 枕髁；2. 斜坡；3. 枕骨鳞部；4. 颈静脉球；5. 头外侧直肌；6. 寰枕关节

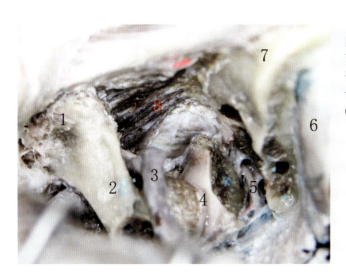

**图8-33** 头外侧直肌和颈静脉孔的关系。头外侧直肌的前方和颈静脉孔之间实际上还间隔着椎前筋膜的深层，在手术中也起着重要参考标志作用

1. C1横突；2. C1后弓；3. 椎动脉V3段；4. 寰枕关节；5. 舌下神经；6. 后颅窝硬脑膜；7. 枕骨；8. 头外侧直肌

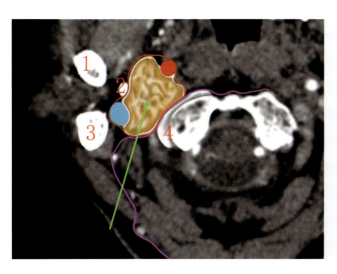

**图8-34** 颈静脉孔区内神经起源的占位性病变（橙色阴影部分）。其通常将颈内静脉（蓝色区域）推向前外侧，将颈内动脉（红色区域）推向前内侧。根据这一病理规律，可采取远外侧经髁旁手术入路。顺着椎前筋膜（紫色线条）进行解剖，切除头外侧直肌，打开颈动脉鞘，暴露病灶。这种手术策略更符合解剖和病理规律，最接近经自然间隙的操作，具有更小的并发症发生率。通常这种神经起源的占位性病变都存在明显的包膜，术中可根据其寻找边界

1. 下颌角；2. 茎突；3. 乳突；4. 寰枕关节

## 2.6 寰椎横突

在颈静脉孔区病灶比较大时，下方的寰椎横突也成为限制其暴露的重要解剖结构。对于这种情况，术中磨开寰椎横突孔，移位椎动脉，再磨除寰椎横突，即可充分暴露颈静脉孔。此步骤涉及椎旁静脉结构的处理方法，可参考前文远外侧部分经髁入路中的介绍（图8-35~图8-37）。

对于颈静脉孔区而言，在远外侧经髁旁手术入路中，下颌角虽然不会影响手术通道，但是会明显限制手术空间内的操作。麻醉时如经口气管插管，会使手术通道变得更加狭窄，故尽量采取经鼻气管插管。

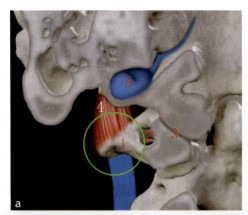
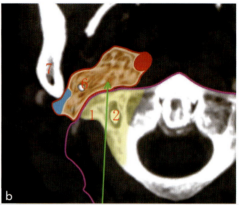

**图8-35** 寰椎横突对颈静脉孔区病变暴露的影响。图a示寰椎横突，也是颈静脉孔区的重要组成部分，但由于椎动脉在横突孔内穿行，手术时需要先将椎动脉移位，再磨除横突孔。图b示寰椎横突对术野显露的影响，黄色阴影部分为需要磨除的寰椎横突部分
1. C1横突；2. C1椎动脉孔；3. 寰枕关节；4. 头外侧直肌；5. 颈静脉球；6. 茎突；7. 下颌角

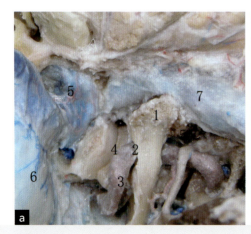
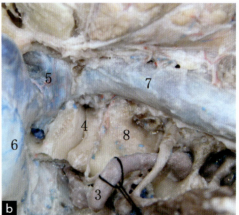

**图8-36** 在完成部分经髁入路后，寰椎横突仍然存在明显阻挡的情况下（a），可游离移位椎动脉后，再磨除寰椎横突，从而获得更大的暴露空间（b）
1. C1横突；2. C1椎动脉孔；3. 椎动脉；4. 寰枕关节；5. 颈静脉球；6. 后颅窝硬脑膜；7. 颈内静脉；8. C1侧块

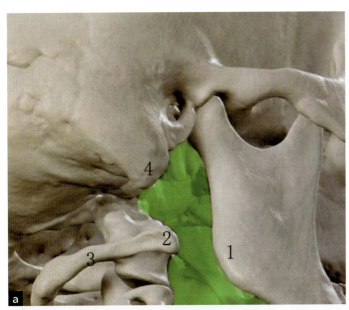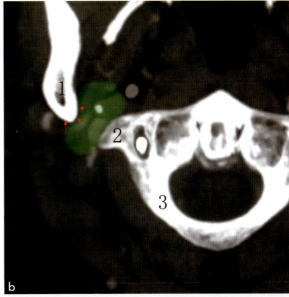

**图8-37**　颈静脉孔区（绿色区域）周围骨性结构。下颌角（红色箭头）、C1横突等骨性结构明显限制了手术的操作空间（a、b）。术中为了尽可能地减少下颌角对操作空间的限制，可进行经鼻气管插管

1. 下颌角；2. C1横突；3. C1后弓；4. 乳突尖

# 3. 颈静脉球区

颈静脉球区和针对颈静脉球区病变的迷路下入路已在乳突章节中进行过详细描述，此处不再赘述。本章重点阐述与颈静脉球区密切相关的远外侧经髁上经颈静脉结节入路。

## 颈静脉结节

颈静脉结节是枕骨在颈静脉孔和舌下神经管之间的隆起。在远外侧或者经典的极外侧入路中，即使磨除了部分枕髁，依然会受到颈静脉结节的阻挡而无法完整显露中斜坡（图8-38、图8-39）。颈静脉结节也是颈静脉球的底壁，磨除颈静脉结节是暴露颈静脉底壁的关键。

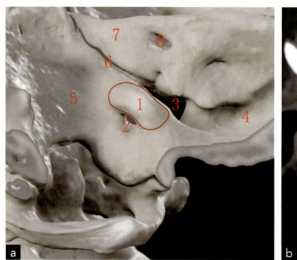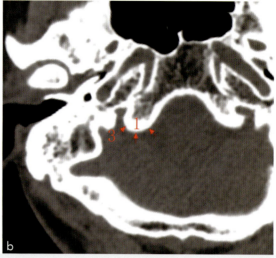

**图8-38** 颈静脉结节。颈静脉结节位于舌下神经管和颈静脉孔之间，颈静脉结节所阻挡的斜坡部分（图a中红色线圈内部分骨质，图b中红色箭头所指）。在内镜手术还没有被广泛应用之前，是颅底手术中最难到达的地方，无论是经乳突还是经髁，都是暴露的极限。颈静脉结节也分大小，较小的颈静脉结节对手术视野的干扰较小，也便于磨除

1. 颈静脉结节；2. 舌下神经管；3. 颈静脉孔；4. 乙状窦沟；5. 斜坡；6. 岩下窦沟；7. 岩尖；8. 内听道

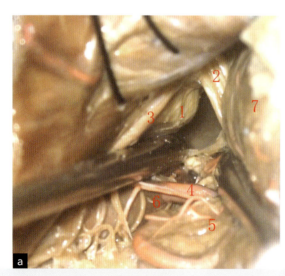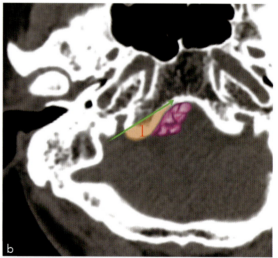

**图8-39** 颈静脉结节在术中形成的阻挡。图a为远外侧入路中，颈静脉结节对其深部形成明显的阻碍，导致难以充分暴露。图b为影像的示意图，可见在手术入路（绿色箭头）中，不磨除颈静脉结节，就难以充分暴露病灶。其磨除范围（黄色阴影部分）无须太多，能够保证视野平斜坡即可

1. 颈静脉结节；2. 舌咽、迷走神经；3. 副神经；4. 小脑后下动脉；5. 延髓；6. 椎动脉；7. 小脑

　　由于后组颅神经在硬膜下紧紧贴附于颈静脉结节表面走行，故硬膜下磨除颈静脉结节的手术策略基本是不可行的（图8-40）。

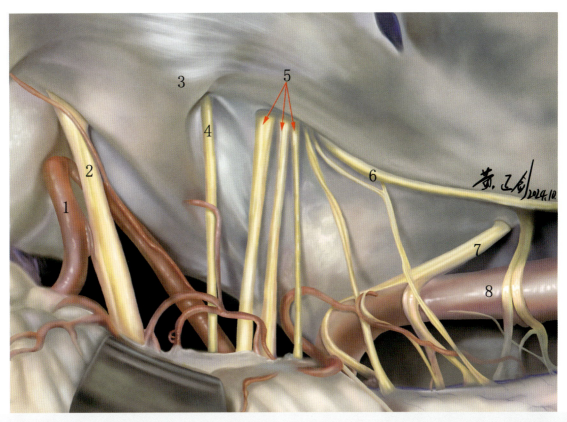

**图8-40**　颈静脉结节和后组颅神经的关系。后组颅神经自脑干发出后，贴附于颈静脉结节表面走行（尤其是副神经贴附最为紧密），并穿入颈静脉孔内

1. 小脑后下动脉；2. 面听神经；3. 舌咽神经；4. 迷走神经；5. 副神经；6. 舌下神经；7. 椎动脉

　　在硬膜外磨除颈静脉结节之前，需要充分理解颈静脉结节的解剖。从上图可知，颈静脉结节位于舌下神经管上方和颈静脉球下方，从概念出发来进行理解，可使问题简单化（图8-41、图8-42）。

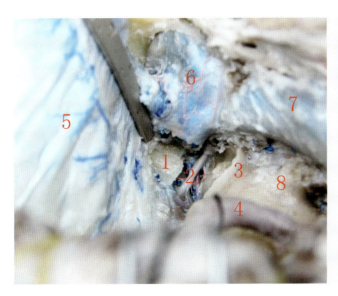

**图8-41**　颈静脉结节是位于舌下神经管和颈静脉球之间的骨性突起，在远外侧或极外侧手术入路中，其为三角形的突起，故常被命名为"舌下神经三角"

1. 颈静脉结节；2. 舌下神经；3. 寰枕关节；4. 椎动脉；5. 后颅窝硬膜；6. 颈静脉球；7. 颈内静脉；8. C1侧块

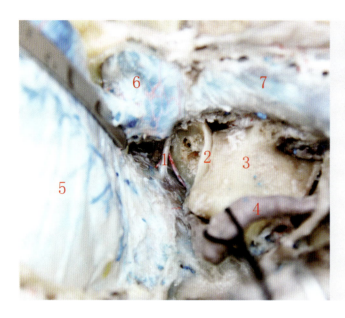

**图8-42** 在硬膜外磨除舌下神经三角（即颈静脉结节），使手术通道与斜坡平行，消除术中的阻挡后再进行硬膜下的操作

1. 舌下神经；2. 寰枕关节；3. C1侧块；4. 椎动脉；5. 后颅窝硬膜；6. 颈静脉球；7. 颈内静脉

当充分理解上述观点后，在手术过程中，可根据病变的实际情况，选择或者不选择磨开颈静脉球。在远外侧经髁上入路中，不磨开颈静脉球，只磨除颈静脉结节和部分经髁也是完全可行的（图8-43、图8-44）。

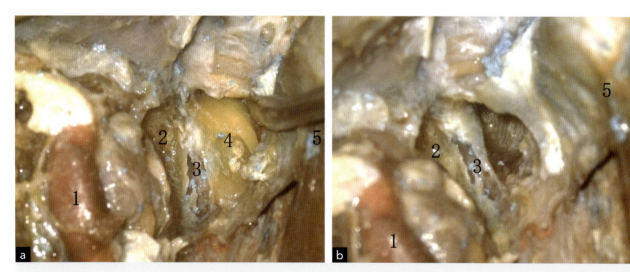

**图8-43** 远外侧经髁上经颈静脉结节入路，采取远外侧的手术入路，在部分经髁后发现颈静脉结节对术野依然存在明显的阻挡，进而进一步采取硬膜外磨除颈静脉结节（舌下神经三角）的手术策略

1. 椎动脉；2. 寰枕关节；3. 舌下神经管；4. 颈静脉结节；5. 后颅窝硬膜

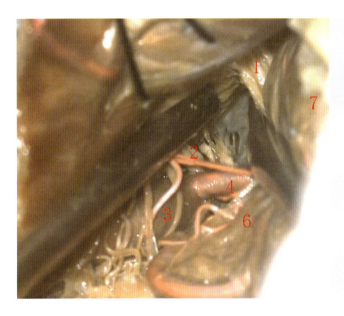

**图8-44** 在硬膜外磨除颈静脉结节后，其表面的硬膜呈游离状态，术中可予以切除或用器械压平，进而暴露更深部的斜坡

1. 舌咽、迷走神经；2. 舌下神经；3. 椎动脉；4. 小脑后下动脉；5. 颈髓；6. 延髓；7. 小脑

颈静脉结节上方与颈静脉球紧密相邻，为了更好地进行描述，此处将颈静脉结节归入颈静脉球区。因其正好位于枕髁基底部的上方，经颈静脉结节的入路也被称为远外侧或者极外侧经髁上的扩展。

颈静脉结节位置比较深，又有重要结构围绕，不仅理论上难以理解，在手术操作上往往也难以实现。磨除颈静脉结节的操作是众多后颅窝颅底技术的综合体现，只有熟练掌握远外侧或者极外侧开颅、椎前筋膜的运用、椎旁静脉丛的松解、部分经髁、舌下神经管的暴露等多项技术，才有可能实现经髁上的颈静脉结节磨除。

# 4. 枕骨大孔区

前文已进行过详述，本章主要是围绕枕髁及其手术入路进行影像、解剖和手术入路的思考和探讨。此处重点探讨枕骨大孔和枕髁的关系，结合笔者在解剖研究和临床实践中的经验，深入探讨远外侧入路与后正中入路的区别和联系，旨在为手术入路的选择提供科学的理论参考和实践依据。

枕骨大孔区位于枕髁的内侧，受到枕骨鳞部和寰椎后弓的覆盖，选择后正中入路暴露枕骨大孔，可实现对第四脑室、桥臂、Luschka孔区等小脑枕面的操作，对于这点已是被广为接受的。但是，经后正中入路来处理延颈髓腹外侧甚至腹侧占位性病变的技术一直都存在争议，其争论的焦点主要集中于与远外侧入路相比，对此部位暴露的优劣对比。引用一段Madjid Samii教授的评论："Only in small tumors in this location is drilling of the posterior third of a condyle indicated, from our point of view. Otherwise, the tumor itself provides all the space required to visualize all of the structures adequately." 笔者的解剖和临床实践也是如此，远外侧入路尽管可以暴露至延髓对侧，但前提条件是必须要磨除部分枕髁，否则枕髁会成为明显的阻挡，舌下神经管入口也会成为明显的盲区。后正中入路通常情况下并不能暴露至延髓的腹侧，但是其可在不磨除枕髁的情况下顺利暴露舌下神经管内口，而且在病灶较大的情况下可借助肿瘤通道，甚至暴露至延髓对侧。

综上所述，对于较小的延颈髓腹外侧病变，为了获取更加充分的显露和操作空间，可选用远外侧部分经髁的手术方式；对于较大的病灶，也可考虑采用后正中入路。虽然这两个手术入路从暴露范围的角度来说并不矛盾，但是部分经髁入路不仅可以更好地处理基底，还可以结合蛛网膜和肿瘤之间的关系来实现"蛛网膜外操作"（前文已详述），实现更加微创（图8-45、图8-46）。

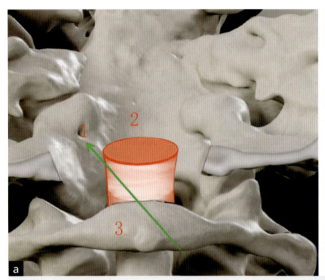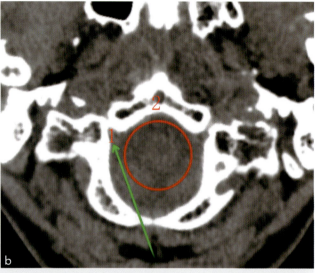

**图8-45** 后正中入路对舌下神经管的暴露。图a和图b示延髓类似于球形（红色区域和红色圆圈），在后正中入路视角下是可以顺利暴露至延颈髓腹外侧的（绿色箭头），而且不存在远外侧部分经髁入路中的"死角"

1. 舌下神经孔；2. 斜坡；3. C1后弓

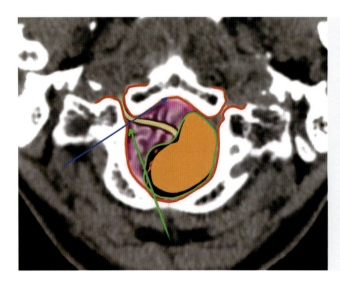

**图8-46** 后正中入路和远外侧部分经髁入路对延颈髓腹外侧区域占位暴露视野的对比。后正中入路（绿色箭头）可顺利暴露舌下神经管内口，也可借助肿瘤通道完成切除，但是其对肿瘤基底的处理和蛛网膜外的微创操作明显不如远外侧部分经髁入路（蓝色箭头）

　　本章节聚焦于乳突下区及其手术入路，笔者结合自身的解剖研究与临床实践经验，并融入影像学、手术方法、解剖结构及规律进行了思考与总结。在部分经髁、髁旁及髁上手术入路中，枕髁与颈静脉结节等结构常构成显露障碍，限制了手术操作。为了更有效地暴露延颈髓腹外侧、腹侧乃至对侧的病变，术中可根据实际需求，选择性地磨除上述部分结构，以增加暴露度。针对颈静脉孔区的手术，利用椎前筋膜的自然间隙进行操作，不仅高效、安全，还能显著降低手术风险，提升手术成功率。虽然后正中入路通常难以直接暴露延髓腹侧，但它能在不磨除枕髁的前提下顺利显露舌下神经管内口，尤其在病灶较大时，借助肿瘤的自然通道，甚至能暴露至延髓对侧。因此，术者在术前应细致研读影像资料，熟练掌握解剖结构及其规律，以选择最合适的手术入路，从而更安全、有效、从容地处理该区域的病变。

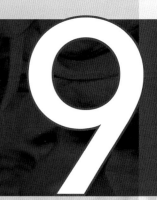

## 第 9 章

◎ 丘脑、基底节区和脑室的
影像、解剖和手术入路

丘脑和基底节区在解剖结构上为相互毗邻的关系，与脑室、脑池之间也存在着游离面和非游离面的共同解剖特点，因此在手术入路选择的原理上也存在着共通之处。本章通过详细分析这类结构的影像学特点和解剖规律，探讨更加科学的手术入路。

# 1. 间脑

间脑为中线结构，位于端脑和中脑之间，呈左右两部分分布于侧脑室和第三脑室两侧。间脑和端脑的分界线为室间孔和视交叉上缘的连线，间脑与中脑的分界线为后连合与乳头体后缘的连线。间脑根据解剖部位可分为背侧丘脑、上丘脑、下丘脑和底丘脑4个部分（图9-1）。

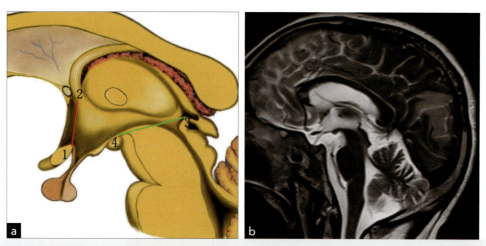

**图9-1** 间脑与端脑和中脑的关系。间脑和端脑的分界线为室间孔和视交叉上缘的连线（红线），间脑与中脑的分界线为后连合与乳头体后缘的连线（绿线）

1. 视交叉；2. 室间孔；3. 后连合；4. 乳头体

## 1.1 背侧丘脑

背侧丘脑即所谓的丘脑，为大小约4cm的卵圆形团块，是间脑最大的组成部分，其后端膨大为丘脑枕。丘脑被其内部的内髓板分为前、内、外侧3组核群。背侧丘脑位于第三脑室两旁侧壁的上部，内部包含着众多不同功能的神经核团，是大部分传入性神经通路至大脑皮层的中转站，所有的传入冲动（除嗅觉外）必须经过丘脑才能在大脑皮层产生意识，故丘脑又被称为"意识之门"。背侧丘脑还与基底节、脑干、小脑和运动性皮质区相互联系，因此其也参与运动的调节（图9-2）。

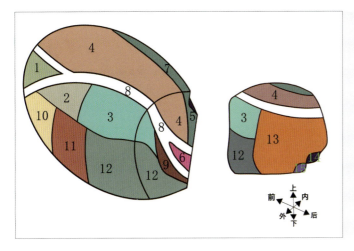

**图9-2** 丘脑结构。图a示自丘脑枕前缘切开丘脑，图b示将丘脑枕翻折观察

1. 前核群；2. 背外侧核；3. 后外侧核；4. 背内侧核；5. 中线核（丘脑间联合）；6. 正中心核（中央中核）；7. 中线核；8. 内髓板；9. 腹后内侧核；10. 腹前核；11. 腹外侧核；12. 腹后外侧核；13. 丘脑枕；14. 内侧膝状体；15. 外侧膝状体

## 1.2 下丘脑

下丘脑位于背侧丘脑的前下方，前界为终板，后界为乳头体后缘，上界与背侧丘脑之间借下丘脑沟相分隔，底面游离于脚间池。下丘脑构成第三脑室的下壁和侧壁的下部。下丘脑由多个神经核团组成，是植物（自主）神经系统的高级调节中枢，协调人体的呼吸、循环、体温、摄食和水电解质代谢，还通过下丘脑-垂体通道影响内分泌腺体的活动（图9-3）。

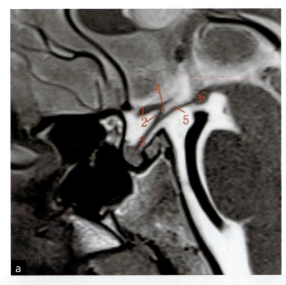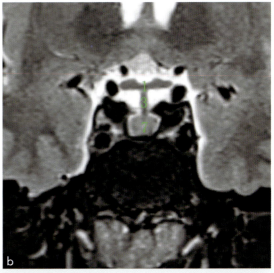

**图9-3** 下丘脑影像

1. 视交叉；2. 正中隆起；3. 垂体柄；4. 漏斗隐窝；5. 灰结节；6. 乳头体；7. 垂体

## 1.3 上丘脑

上丘脑由缰核、缰连合、髓纹、松果体和后连合组成，位于第三脑室的后壁。缰核是嗅觉系统传导的中转站。松果体细胞一般在16岁以后出现钙镁盐的沉积，松果体参与性成熟的抑制以及调节昼夜节律（图9-4）。

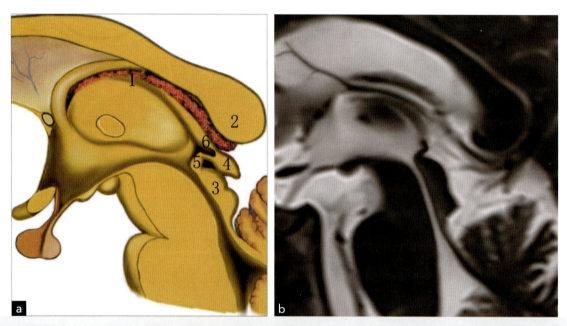

**图9-4** 上丘脑的解剖示意图和影像。中间帆的底壁即第三脑室的顶壁，由附着于两侧丘脑髓纹的蛛网膜所构成。附着于侧脑室脉络膜裂的脉络丛经室间孔后缘反折进入第三脑室内，并沿着丘脑髓纹继续向后走行一段距离

1. 中间帆；2. 胼胝体压部；3. 四叠体；4. 松果体；5. 后连合；6. 缰连合

## 1.4 底丘脑

底丘脑位于第三脑室下壁后半部分的两侧、背侧丘脑和内囊下部之间，以及红核和黑质的上方。底丘脑包括底丘脑核（Luys体）、苍白球的一部分、与背侧丘脑之间的传导通路（内侧丘系、脊髓丘脑系、三叉神经丘脑系等，这些通路均进入丘脑腹后核区）。底丘脑核（Luys体）虽然在结构上属于间脑的一个部分，但是在功能上属于基底节，与苍白球关系密切，是参与锥体外系功能的一部分，损伤后可引起对侧偏身投掷症，表现为连续的抛掷样不随意动作（图9-5）。

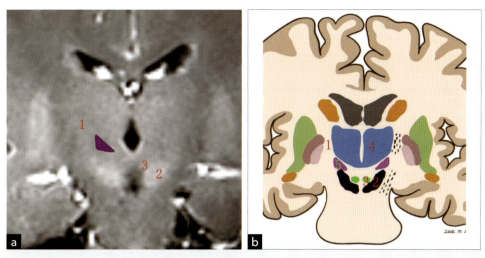

**图9-5** 底丘脑的解剖示意图和影像。底丘脑（紫色区域）位于背侧丘脑下方、内囊后肢内侧、红核和黑质的上方。结构上与间脑密切相关，功能上与基底节密切相关，是锥体外系的重要组成部分，主要参与运动的精细调节

1. 内囊后肢；2. 黑质；3. 红核；4. 丘脑；5. 底丘脑

# 2. 丘脑的游离面及其分区

上文详细阐述了间脑，尤其是丘脑的解剖结构。但是从手术的角度来说，关于丘脑两个方面的背景知识更加重要，即丘脑在脑池、脑室的游离面和根据手术通道对丘脑进行的分区。

丘脑的结构复杂且重要，其内部的核团、纤维束排列紧密，需要根据具体情况来制订详细的手术方案。对于手术而言，需要同时考虑到功能保护、暴露范围和操作通道等问题，而且需要尽量经自然间隙进行操作。理解丘脑在脑池和脑室的游离面，是选择手术操作通道的前提条件。根据手术通道划分的丘脑分区，对于明确手术操作能够暴露的范围至关重要。

## 2.1 丘脑在脑池和脑室形成的游离面

丘脑（或背侧丘脑）可分为游离面和非游离面，大约各占一半。非游离面主要位于被内囊覆盖的外侧，以及被中脑顶盖所覆盖的下方。根据丘脑与脑室和脑池的关系，其游离面可分为4个部分：侧脑室游离面、第三脑室游离面、中间帆游离面和四叠体-环池游离面。

侧脑室游离面主要构成侧脑室的下外侧面，形似三角形，其前内侧为室间孔、外侧为终纹（终纹是尾状核与丘脑之间的条纹状连接）、内侧为脉络膜带（脉络丛的附着部位），侧脑室游离面也借脉络膜带与中间帆游离面相分隔。

中间帆游离面位于中间帆两侧的丘脑。其上缘为丘脑带，下缘为丘脑髓纹，后缘即中间帆的后界，由包绕双侧大脑内静脉的外层蛛网膜形成，此膜与中间帆的上下两层脉络膜相延续，前界为室间孔后缘。

第三脑室游离面即第三脑室侧壁的丘脑面，第三脑室的两侧侧壁主要由丘脑和下丘脑组成（两者借室间孔与中脑导水管之间的连线分隔），其后界即为缰部、松果体上隐窝、松果体隐窝和后连合组成的第三脑室后壁。

四叠体-环池游离面位于侧脑室体部和第三脑室的后外侧，包括四叠体池和环池内的丘脑面。脑池面借髓纹、缰连合、松果体隐窝、后连合与中间帆游离面和第三脑室游离面分隔，脑池面的上外侧缘为穹窿，前外下侧缘为海马头的内侧曲，下缘为上下丘及大脑脚（图9-6～图9-8）。

丘脑的4个游离面往往与颅内的自然解剖间隙相连，是术前制订合理手术计划的重要参考依据。

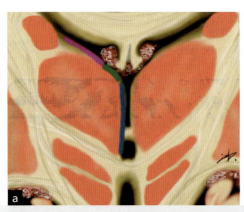
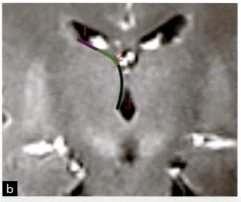

**图9-6** 丘脑的游离面。在冠状面上观察，中间帆将侧脑室和第三脑室分隔开，并形成了丘脑的侧脑室游离面（紫色区域）、中间帆游离面（绿色区域）和第三脑室游离面（蓝色区域）

1. 侧脑室；2. 中间帆；3. 第三脑室

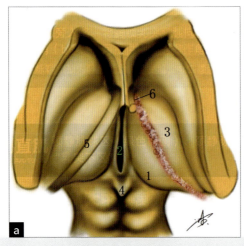
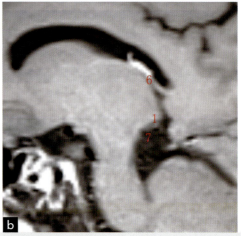

**图9-7** 丘脑的四叠体-环池游离面。此游离面借缰连合、松果体隐窝、后连合与中间帆游离面和第三脑室游离面分隔，借穹窿伞、穹窿脚段的脉络膜裂与侧脑室游离面相隔

1. 四叠体-环池游离面；2. 第三脑室；3. 侧脑室游离面；4. 松果体；5. 穹窿带；6. 脉络膜裂；7. 四叠体-环池

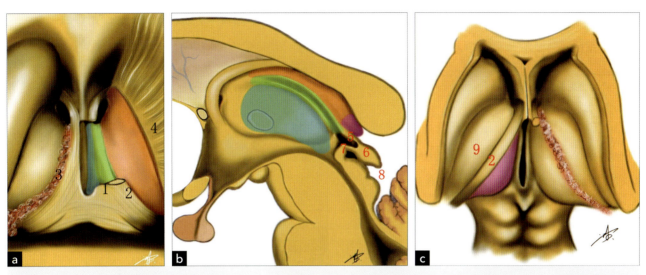

图9-8 丘脑游离面的解剖关系。图a示切除右侧部分中间帆，显露丘脑侧脑室游离面（橙色区域）、中间帆游离面（绿色区域）、第三脑室游离面（蓝色区域）。图b示正中矢状位示中间帆是侧脑室的底，也是第三脑室顶壁。四叠体-环池游离面（紫色区域）借缰连合、松果体隐窝、后连合与中间帆游离面和第三脑室游离面分隔。图c可见四叠体-环池游离面借脉络膜裂与侧脑室游离面分隔

1. 中间帆；2. 穹隆；3. 脉络膜；4. 放射冠；5. 缰连合；6. 松果体；7. 后连合；8. 四叠体池；9. 丘脑侧脑室游离面

## 2.2 丘脑的分区

通过总结涉及丘脑不同手术入路的暴露范围，将丘脑分成不同的部分。这样不仅有利于理解丘脑各相关手术入路的优势，还有利于理解各手术入路的暴露极限范围，为手术计划的制订提供有力依据（图9-9）。

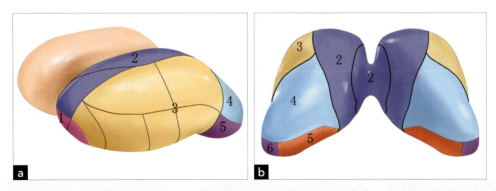

图9-9 根据丘脑常用手术入路的暴露范围，可将丘脑分为6个区域：前下区（1），包含丘脑的前下核和前腹侧核，其上方和内侧为内侧区，后方为外侧区。其前方为内囊膝部，外侧为内囊膝部，下方为前穿质，常存在穿支血管。内侧区（2），包含丘脑的前上核、内侧核及中央内侧核团的内侧部分，构成了丘脑的侧脑室、第三脑室和中间帆3个游离面。内侧区的外侧为丘脑中间的内髓板，前方为室间孔，后方被穹隆环绕。外侧区（3），包含较多丘脑外侧的核团，其内侧界为内髓板，外侧界为内囊膝部和后肢，后界为丘脑枕。后上区（4），位于穹隆脚上方，前界为丘脑的内侧区和外侧区，相当于丘脑侧脑室房部的游离面，外侧界为内囊后肢。后下内区（5），位于穹隆下方，相当于丘脑四叠体-环池游离面的内侧，下方与四叠体相连，内侧经缰连合、后连合与对侧相连，相当于丘脑枕的后下内部。后下外区（6），位于穹隆脚下方，相当于丘脑四叠体-环池游离面的外侧，下方与中脑相连，相当于丘脑枕的后下外部

217

### 基底神经节和内囊

基底神经节又称基底节，是由种系发育上比较古旧的皮层形成的"辅助性运动中枢"，主要核团包括尾状核、壳核、苍白球。壳核和苍白球解剖关系密切，合称为豆状核。

皮质脊髓束的纤维按照不同的运动分区，呈规律的排列进入并形成内囊后肢。面部的运动纤维集中穿向内囊膝部，额桥束、额丘束等排列在内囊前肢。

内囊后肢穿行着人体最重要的骨骼肌随意运动纤维，这些纤维在延髓腹侧中线两边，在外侧即可被观察到，呈现倒置拉长的锥形，故命名为锥体束，其形成的运动系统也被称为锥体系。

基底节位于锥体系以外，主要参与运动的调节，故常被称为锥体外系。在基底节内，尾状核和豆状核在胚系发育的早期原本是存在广泛灰质连接的，但是随着种系的不断进化，形成的锥体系和其他向下传递的白质纤维在尾状核与豆状核之间集中穿行，使得这种连接被间断分隔，解剖上形似波纹状的灰质连接，故称为纹状体（图9-10）。

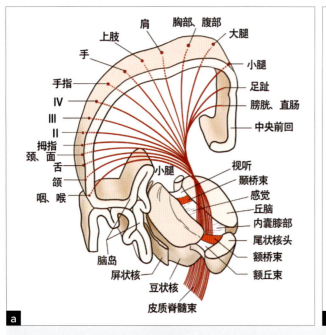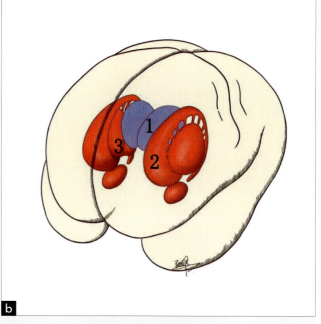

**图9-10** 锥体系和锥体外系。锥体系主要在内囊后肢穿行，面部的运动纤维集中在内囊膝部穿行，额桥束、额丘束等在内囊前肢穿行（图a）。基底节主要包含尾状核、壳核和屏状核。壳核和屏状核合称为豆状核，尾状核与豆状核之间被内囊所间断分隔开的"灰质纤维状结构"称为纹状体

1.丘脑；2.尾状核；3.豆状核

之所以需要详细探讨基底节和内囊的解剖，主要是因为其与丘脑之间在解剖结构上关系密切，在手术入路的暴露方式上存在共同之处。所以，在手术时可以将丘脑的内侧区、外侧区与基底节、内囊合并成一个整体进行讨论和研究。

### 2.2.1 丘脑、基底节前下区

丘脑、基底节的前下区，深埋在大脑核心区域的内部，周围还被大量的穿支血管环绕，手术入路的选择对功能保护尤其重要，更需要做到"量体裁衣"式的制订手术计划。对于此区域的手术而言，需要重点考虑4点：①病灶和脑室游离面、蛛网膜下腔的关系；②病灶与穿支血管的关系；③病灶长轴与手术通道的关系；④病灶与锥体束的关系（图9-11）。

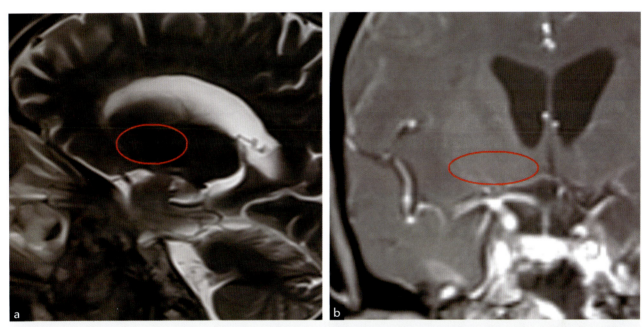

**图9-11** 丘脑、基底节前下区在影像上的范围。图a示丘脑和基底节区解剖关系密切，将两者作为一个整体进行分析，可以将复杂多变的问题，变得系统和简洁。图b示在此区域内存在较多豆纹动脉的穿支血管，术前也需要结合此进行具体分析

### （1）病灶位于丘脑、基底节前下区，非游离面

当病灶位于非游离面时，由于不存在病理性手术通道，手术的解剖要求、功能保护和技术难度要求均会显著增加。虽然丘脑前下区与基底节前下区在解剖上位置毗邻，但是由于在此处丘脑和基底节之间被内囊后肢和膝部分隔，所以手术入路上存在明显的差异，需要分别制订手术计划。

A. 基底节前下区，非游离面

基底节前下区内，有尾状核和豆状核，被内囊前肢、膝部和后肢呈"C"形环绕，外侧由岛叶环绕，下方为前穿质，内下方为终板。如果此区域病灶与脑室、蛛网膜下腔存在病变导致的自然间隙（如额底皮层／岛叶／第三脑室），尽量选择相应的通道进行手术，否则建议采取经颈动脉上-额下入路造瘘来完成暴露的手术策略（图9-12～图9-14）。

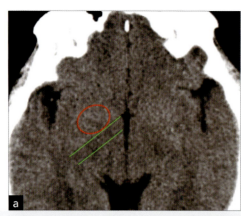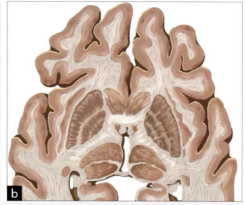

**图9-12** 基底节前下区非游离面病变时的手术通道。此处病灶（红色圆圈）距离脑室游离面和蛛网膜下腔的距离都较远，故手术通道较深，且具有一定的操作难度。绿色双直线示内囊后肢和膝部。图b为此层面的模式图

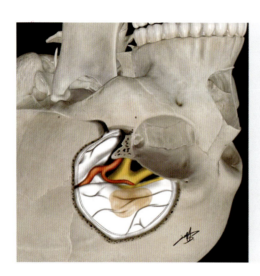

**图9-13** 针对基底节前下区非游离面病变的情况，推荐采取经颈动脉上-额下入路造瘘来完成暴露的手术策略。手术时为了获得更充分的"自下而上的手术视野"，需要进行眶颧开颅

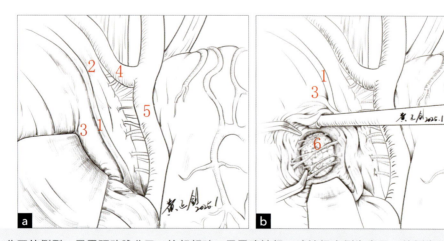

**图9-14** 分开外侧裂，暴露颈动脉分叉，抬起额叶，暴露嗅神经。嗅神经内侧为直回、外侧为眶内侧回，造瘘位置选择在"眶内侧回后部、嗅神经外侧"，避开穿支血管，便可直达病灶。这样由于重力作用，加之去除了眶颧，术中对脑组织的牵拉很小。如果病灶较小，有条件的单位可使用神经导航来进行辅助。由于周围穿支的影响，在进行造瘘时尽量将显微镜倍率调高，便于显微操作，术前的影像也可以提示穿支血管和病灶的相对位置关系

1. 嗅神经；2. 直回；3. 眶内侧回；4. A1段；5. M1段

**B. 丘脑前下区，非游离面**

丘脑前下区，非游离面分析起来相对复杂，主要是因为此处的体积较小，纤维束和核团密度较高，这种完全非游离面的病灶体积也非常小，临床上往往不需要外科干预，更加倾向于保守治疗或者放射治疗。

**（2）病灶位于丘脑、基底节前下区，游离面**

位于游离面的病变，病灶的一部分突入脑室、脑池或蛛网膜下腔这些颅脑的"自然间隙"，手术时可选择这种自然间隙进行手术操作，做到最小牵拉和最小损伤。

**A. 基底节前下区，游离面**

在基底节前下区存在3个"游离面"：岛叶游离面、额底游离面和终板（第三脑室前壁）游离面。结合病灶突出游离面的位置来制订手术计划，可以更好地减少损伤（图9-15）。

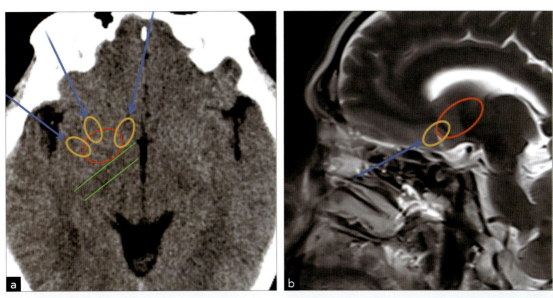

**图9-15** 基底节前下区向3个方向突入游离面的情况。红色椭圆示基底节非游离面的病灶，橙色椭圆示突出的方向。图a示病灶向3个方向突出生长进入相应的游离面：向外侧突入岛叶游离面、向前下突入额底游离面、向前内侧突入终板（第三脑室前壁）游离面。图b矢状位示向前下突入额底游离面

向前下突入额底游离面时，采用前文介绍的颈动脉上-额下入路最为合适，此时穿支动脉往往被病变向周围推挤，顺着病灶形成的手术通道进行操作即可。

向前内侧突入终板（第三脑室前壁）游离面时，病灶和终板、前连合等解剖结构关系密切，此时推荐采用额底纵裂入路打开终板，直接暴露病灶，并沿着其形成的手术通道进行操作（图9-16～图9-18）。

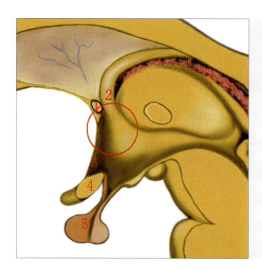

图9-16　基底节前下区向前内侧突入第三脑室游离面至第三脑室前壁、终板或鞍上池的示意图（红色圆圈）

1. 前连合；2. 终板；3. 穹隆；4. 视交叉；5. 垂体

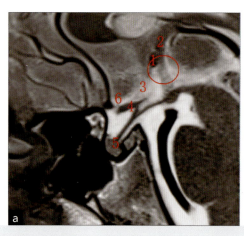
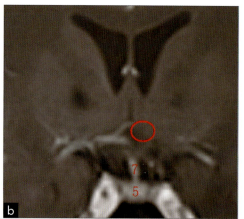

图9-17　病灶（红色椭圆）与位于第三脑室前壁、终板或鞍上池游离面的情况。第三脑室前壁主要由终板和前连合构成

1. 前连合；2. 穹隆柱；3. 终板；4. 视交叉；5. 垂体；6. 鞍上池；7. 垂体柄

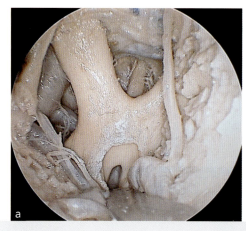
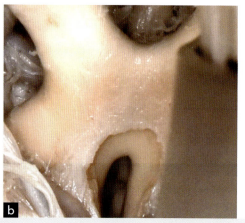

图9-18　经前纵裂经终板入路，打开第三脑室前壁，暴露第三脑室前部。图a示打开视交叉后方的薄层终板组织。图b为图a的放大。打开终板后，暴露至第三脑室的前部，如病灶向此处突出，则可通过此方法进行暴露

基底节前下区，向外侧突入朝向岛叶生长时，可采用分开外侧裂经岛叶造瘘的方式，这和基底节区脑出血经侧裂经岛叶极其类似（在外侧裂和岛叶的相关章节已进行过详细描述，此处不再赘述）。

B. 丘脑前下区，游离面

丘脑前下区的范围和体积较小，如为非游离面的病灶，往往可以采取保守治疗的策略。对于突入游离面的病变，则可根据其突出的方向来进行手术方案的设计。

丘脑前下区与中脑毗邻，红核和黑质层面以上即为丘脑前下区。在丘脑前下区的病变，可存在至少3个方向的突出：向内侧至第三脑室游离面，向后至丘脑枕进入四叠体池游离面，向外至环池游离面（图9-19、图9-20）。

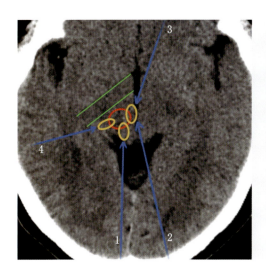

**图9-19** 丘脑前下区病变突向游离面的类型。红色椭圆示非游离面的病灶，橙色椭圆为突向游离面的3种方式：向后经丘脑枕下方突向四叠体池，向内经丘脑内侧面突向第三脑室，向外突向环池。绿色平行直线之间为内囊后肢。根据丘脑前下部通向不同部位的游离面，来制订相应的手术方式

1. 幕下小脑上后正中入路；2. 对侧幕下小脑上旁正中入路；3. 前纵裂经脉络膜裂入路；4. 颞中回经脉络膜裂入路

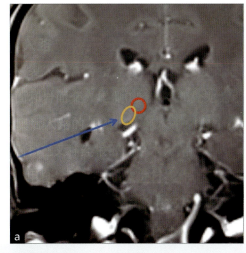
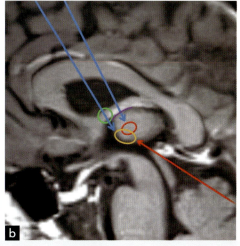

**图9-20** 从不同的影像视角来观察病变的生长方式。图a示病灶（红色圆圈）向下外侧生长至环池游离面（黄色椭圆）时，可采用颞中回造瘘经脉络膜裂入路（蓝色箭头）来暴露环池。图b示病灶（红色圆圈）向内侧（黄色椭圆）生长时，可采用蓝色箭头所示的前纵裂（对侧）经脉络膜裂入路，其中绿色圆圈为室间孔，紫色弧线代表需要分离的脉络膜裂位置。或采用对侧幕下小脑上旁正中经松果体下入路进入第三脑室（红色箭头）

a. 丘脑前下区，向下外侧方向突入环池

需要强调的是，对于这种情况推荐通过颞下入路来完成，如采取这种方式，对颞叶的牵拉太重，往往会导致术中挫伤，进而不得不切除部分颞叶。

笔者更加推荐采用颞中回造瘘、经脉络膜裂的方式。在进行入路描述前，还需要强调一个知识点（所有涉及脑室、丘脑的解剖、影像和手术入路，笔者都始终围绕着这一知识点，也试图将此知识点讲清楚）：海马、海马伞（穹隆伞）和穹隆，呈 "C" 形环绕丘脑走行，并与丘脑之间形成脉络丛和脉络膜带，连接丘脑的为丘脑带，连接穹隆或海马（伞）的为穹隆带。放在侧脑室颞角处，也存在着穹隆带和丘脑带，并可据此定位丘脑（图9-21）。

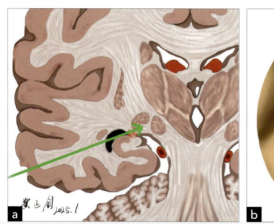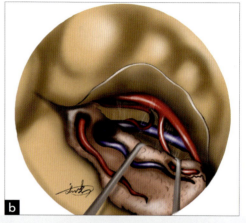

**图9-21**　颞中回经脉络膜裂入路。图a绿色箭头示手术路径；图b示切除颞中回和颞下回，以便更清晰地展示环池内相关解剖结构

b. 丘脑前下区，向后经丘脑枕下方突入四叠体池

这种情况与处理丘脑枕病变的思路类似，常采用幕下小脑上或者枕下幕上入路。但是病灶的长轴较长，手术时需要充分考虑手术视角尽量平行于病灶长轴，以获得最小的牵拉（图9-22 ~ 图9-24）。

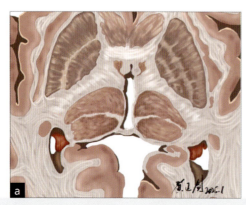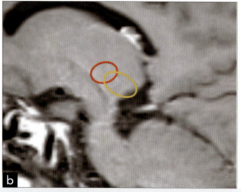

**图9-22**　丘脑前下区病灶（红色椭圆）向后经丘脑枕下方突入四叠体池的情况（黄色椭圆）。对于这种情况，常用的手术入路有幕下小脑上后正中入路、幕下小脑上旁正中入路和枕下幕上入路。由于这种情况下的病灶同时跨越了丘脑前下区和后下内区，通常病灶长轴较长，术前设计手术入路时，需要考虑手术视野和病灶长轴尽量平行

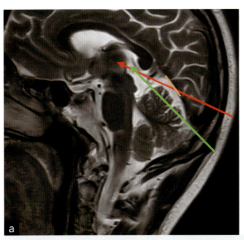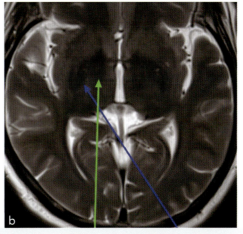

**图9-23**　针对丘脑前下区病变经丘脑枕突入四叠体池病变的相关手术通道。图a示幕上（红色箭头）和幕下（绿色箭头）的手术入路都是可行的，但在显微镜手术中，直窦角度较大时更倾向于幕上入路（橙色直线为小脑幕切开范围），角度较小时更倾向于幕下入路；内镜手术则更倾向于幕下入路且不必在意直窦的倾角（这在纵裂相关章节已进行过详细描述，此处不再赘述）。图b示同侧幕下小脑上（后正中）入路（绿色箭头）与对侧幕下小脑上入路（蓝色箭头）手术视野对比，手术时需要根据具体情况予以考虑

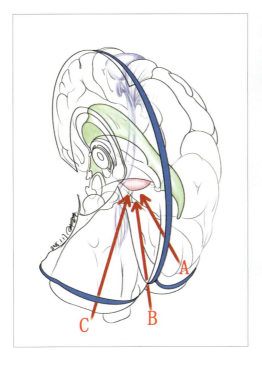

**图9-24**　针对上述部位的常用手术通道示意图。通道A为后纵裂或枕下幕上入路；通道B为幕下小脑上后正中入路；通道C为对侧幕下小脑上旁正中入路

c. 丘脑前下区，向内经丘脑内侧面突入第三脑室

　　丘脑前下区，向内经丘脑内侧面突入第三脑室的病变存在共同的特点，即由于位置深在，且受到丘脑其他部位的阻挡，病灶往往"凹陷"进丘脑较深。即使在充分完成脑松弛后依然难以自同侧入路进行完全显露，故常采取"对侧手术入路"的方式，如对侧前纵裂入路、对侧后纵裂入路、对侧幕下小脑上旁正中入路等（图9-25～图9-27）。

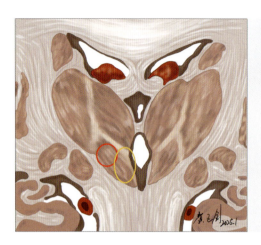

图9-25　丘脑前下区（红色圆圈），向内经丘脑内侧面突向第三脑室游离面的病变（黄色椭圆），通常位置"凹陷"较深，通过同侧的手术通道往往难以充分显露

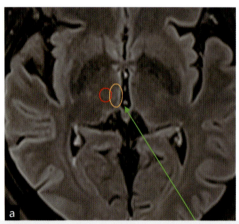

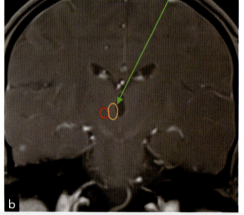

图9-26　采取对侧手术入路（绿色箭头）来暴露丘脑前下区（红色圆圈），向内经丘脑内侧面突向第三脑室游离面的病变（橙色椭圆）

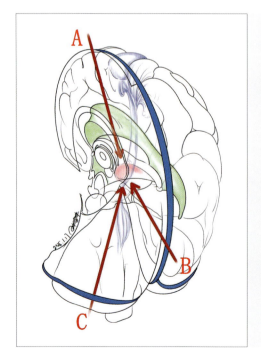

图9-27　常用于处理丘脑前下区，向内经丘脑内侧面突向第三脑室游离面病变的手术入路，包括对侧前纵裂入路（A）、对侧后纵裂入路（B）、对侧幕下小脑上旁正中入路（C）

### 2.2.2 丘脑、基底节内侧区

在内侧区，丘脑和基底节区关系密切，从手术入路的暴露方式和暴露范围上来说有很多相似之处，可以把两者当成一个整体来进行研究。

在术前阅片和设计手术入路时，需要重点关注游离面与病变的关系。在此区域，存在两个与手术密切相关的游离面，即侧脑室游离面和第三脑室游离面。需要注意的是，尽管解剖上确实存在中间帆游离面，但是此游离面狭小，而且只与丘脑密切相关，故对其进行单独描述。

A. 丘脑、基底节内侧区，侧脑室游离面

丘脑和基底节的侧脑室游离面联合内囊膝部一同构成了侧脑室体部、额角的底壁和外侧壁。此处的解剖结构都位于脉络膜裂的上方，所以手术时无须打开脉络膜裂（图9-28、图9-29）。

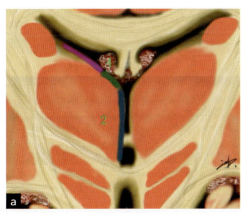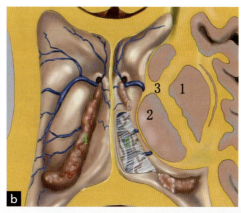

**图9-28** 图a为丘脑、基底节区的侧脑室游离面（紫色区域）、中间帆游离面（绿色区域）和第三脑室游离面（蓝色区域）示意图。图b展示基底节、丘脑和内囊膝部共同构成了侧脑室体部、额角的底壁和外侧壁。脉络膜裂呈"C"形环绕丘脑，形成了各个游离面。丘纹静脉和透明隔静脉经室间孔汇入中间帆，形成大脑内静脉

1. 基底节；2. 丘脑；3. 内囊膝部；4. 脉络丛；5. 大脑内静脉

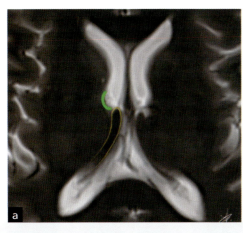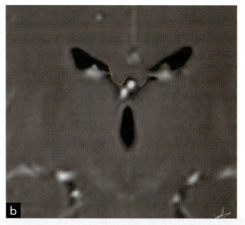

**图9-29** 在影像上可轻易识别穹隆（黄色区域）和室间孔（绿色区域），但是需要清醒地认识到，穹隆为中间帆的顶壁，穹隆和丘脑之间存在着脉络膜裂，这对手术设计来说至关重要（a）。图b示穹隆与侧脑室和中间帆的关系，可见穹隆为侧脑室的底壁、中间帆的顶壁

从手术角度考虑，侧脑室游离面主要分为侧脑室体部游离面和侧脑室房部游离面。这种分类方式决定了手术通道的方向（图9-30）。

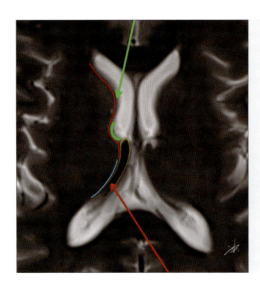

图9-30 侧脑室体部游离面的病变（红色线条）更倾向于前纵裂入路（绿色箭头），侧脑室房部游离面的病变（蓝色线条）更倾向于后纵裂入路（红色箭头）

### B. 丘脑、基底节内侧区，侧脑室体部游离面

此处位置相对靠前，也比较接近中线，此时采取同侧前纵裂入路可实现良好的暴露。手术时，需要注意：①室间孔的外侧缘即内囊膝部；②丘纹静脉是重要的深部引流静脉，应避免术中损伤（图9-31）。

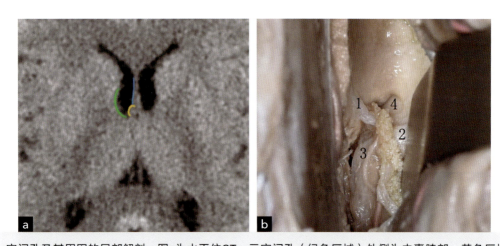

图9-31 室间孔及其周围的局部解剖。图a为水平位CT，示室间孔（绿色区域）外侧为内囊膝部，黄色区域为穹隆，蓝色区域为透明隔。图b示丘纹静脉、透明隔静脉经室间孔汇入中间帆，形成大脑内静脉

1.透明隔静脉；2.丘纹静脉；3.大脑内静脉；4.室间孔

从解剖上看，室间孔为此区域重要结构的中心，故术中需要尽快定位室间孔，再根据病灶和室间孔的相对位置关系，确定进一步的手术方案。因此，在前纵裂入路中，准确、快速地定位胼胝体切开位置至关重要。

此处推荐两种定位胼胝体切开部位的方式：①通过影像测量；②先确定胼胝体切开的大致位置并切除一小段胼胝体，在打开胼胝体进入侧脑室后，先向前后方向观察，见到室间孔后再向目标区域扩大胼胝体切开范围（通常情况下切开2~2.5cm对功能影响不大，对于脑室较大的患者，切开范围可进一步扩大）（图9-32、图9-33）。

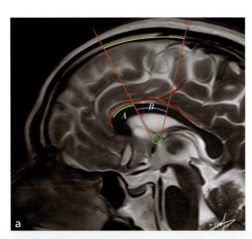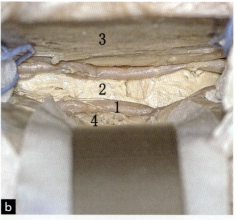

**图9-32**　通过影像测量定位胼胝体切开位置。首先根据桥静脉位置来确定骨瓣位置，如因急诊等情况，不能完成血管检查时，可根据经验，预估骨瓣范围在冠状缝后2cm、冠状缝前4cm。再连接骨瓣（黄线）和两端至室间孔（绿圈），形成的与胼胝体的相交线区域即为胼胝体切开范围"B线"，再测量出胼胝体膝部至B线的距离（A线）即可。术中可根据胼胝体膝部至目标区域的距离来确定切开位置，当然也可以根据特征性的影像学标志来进行定位，如胼周动脉、胼缘动脉分叉处，旁中央小叶前缘等。在实际手术中往往需要同时结合测量数据和特征性的影像学标志来进行定位，以确保准确性

1.胼周动脉；2.胼胝体；3.大脑镰；4.扣带回

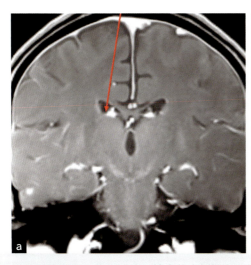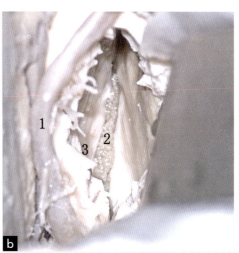

**图9-33**　右侧同侧前纵裂入路下丘脑、基底节内侧区以及侧脑室体部游离面的暴露。可见经此入路，对丘脑的侧脑室房部游离面暴露范围逐渐受限

1.胼周动脉；2.脉络丛；3.穹隆

### C.丘脑、基底节内侧区，侧脑室房部游离面

此部位主要与丘脑相关（也存在部分尾状核体部）。丘脑近似球形，被穹隆、脉络丛、脉络膜裂呈"C"形环绕。而在房部为丘脑弧形转折处，经前方手术通道的暴露往往受限，而后纵裂的手术通道则显露良好。

此处的阅片尤其需要确定病灶是位于脉络膜裂上方还是位于其下方，这两种情况的解剖和手术方案有显著差异（图9-34、图9-35）。

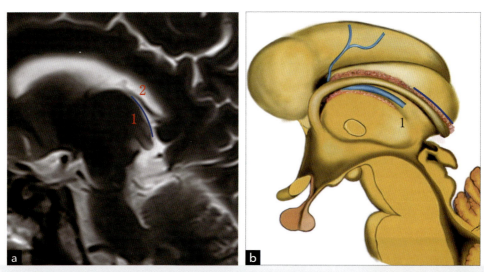

**图9-34** 脉络膜裂与丘脑游离面的关系。穹隆呈"C"形环绕丘脑时，与丘脑之间联系的脉络膜裂和脉络丛将丘脑侧脑室游离面和中间帆游离面相分隔，丘脑髓纹及其上方附着的脉络丛将中间帆游离面和第三脑室游离面相分隔。故针对丘脑内侧区，侧脑室房部游离面的病变，一定要在术前影像上明确手术通道位于穹隆或脉络膜裂（蓝线）的上方，否则还需要分开脉络膜裂，这样不仅操作复杂，还对大脑内静脉和丘脑引流静脉（尤其是丘纹静脉）存在较大"骚扰"

1.丘脑第三脑室游离面；2.侧脑室

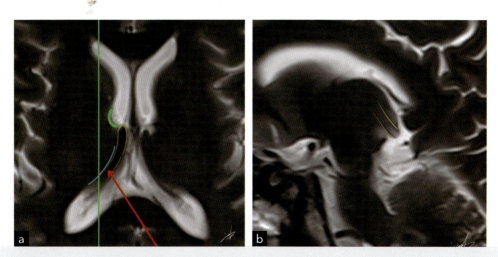

**图9-35** 丘脑内侧区，侧脑室房部游离面（蓝色区域）的影像层面。图a示穹隆（黄色区域）呈"C"形环绕丘脑。图b为图a中绿色直线矢状面的切开位置，黄色双线为穹隆

　　根据该部位的解剖学特点，此处推荐两种手术入路：对侧后纵裂经楔前叶入路和顶上小叶入路。对侧后纵裂经楔前叶入路更倾向于处理靠近脑室的病变，或者病灶长轴与手术通道平行的情况；顶上小叶入路更倾向于处理病灶位置较高，或向枕角延伸的情况，如尾状核体部、胼胝体体部或压部、枕角受累时，即下文中提到的丘脑后上区的病变。

　　对侧后纵裂经楔前叶入路，最大限度地利用了自然间隙，手术通道正好面对丘脑房部游离面，是处理此部位病变比较合理的选择（图9-36～图9-38）。

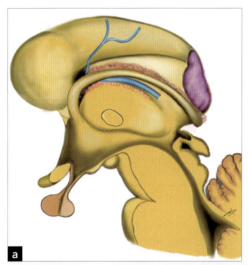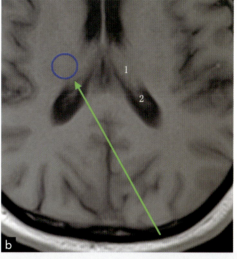

**图9-36**　丘脑、基底节内侧区，侧脑室房部游离面病变位置和手术通道。图a示病变（紫色区域）位于穹隆、脉络丛和脉络膜裂上方。图b示手术通道（绿色箭头）为经对侧后纵裂，因为考虑到经同侧后纵裂难以暴露至丘脑深部（蓝色圆圈），且牵拉较重

1. 穹隆；2. 脉络丛球

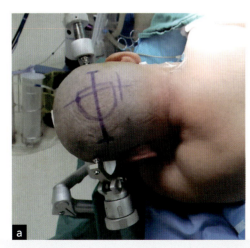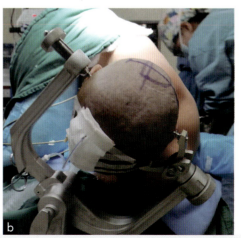

**图9-37**　对侧后纵裂体位。采取侧俯卧位，手术侧（患侧）朝下，适当收下颌，向健侧旋转需大于60°。体位调整得当，可充分利用重力作用牵拉枕叶，形成手术通道

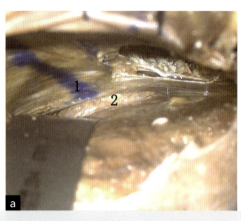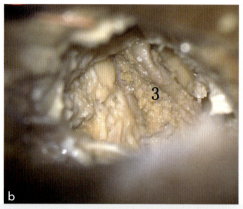

**图9-38** 对侧后纵裂入路的简要步骤。图a示切开大脑镰（操作时注意避开直窦）。图b示切除部分楔前叶，造瘘进入侧脑室房部

1. 直窦；2. 胼胝体；3. 侧脑室房部脉络丛

在对侧后纵裂经楔前叶入路中，存在两个比较复杂的点：①如何定位直窦用以切开大脑镰；②如何定位楔前叶来进行造瘘。针对这两个问题，在影像中都可以很容易找到答案（图9-39、图9-40）。

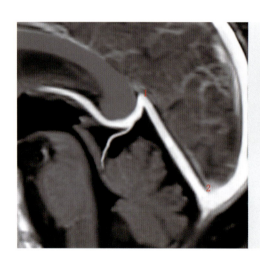

**图9-39** Galen静脉呈"U"形包绕胼胝体压部，并汇入直窦。根据这一解剖学特点，手术时先定位胼胝体压部，其后方即直窦的内侧端。在完成脑脊液释放并脑松弛后，观察窦汇处，直窦内侧端与窦汇连接处即为直窦，术中应予以避开和保护

1. Galen静脉汇入直窦处；2. 窦汇

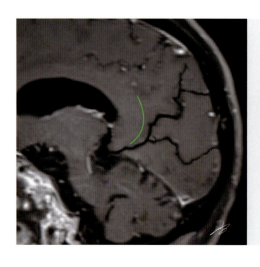

**图9-40** 楔前叶在影像中的位置。如图可见，在枕叶的内侧面存在两条非常明显的脑沟：顶枕沟和距状沟。其中常分别走行着大脑后动脉的分支血管（顶枕动脉和距状动脉）。顶枕沟的前方即楔前叶。虽然如此，但是在手术过程中并不一定能够非常明确这些脑沟的存在，而胼胝体压部（绿色线条）是非常明确的，因此术中可以胼胝体压部为重要参考标志进行造瘘

在手术过程中，即使准确定位了楔前叶，但是如何掌握造瘘的方向，也是非常现实的问题，尤其是在没有导航辅助的情况下（图9-41）。

对侧后纵裂入路不仅可以处理丘脑在房部的游离面，还可以处理双侧枕角、双侧胼胝体压部、双侧侧脑室体部等，暴露范围非常广泛。

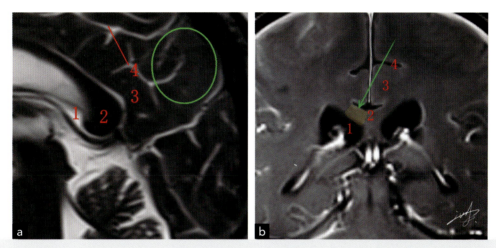

**图9-41** 从影像上可以明确下述结构之间的关系：侧脑室顶壁为胼胝体，胼胝体上方为扣带回，扣带回上方为楔前叶（a）。图b中可以更清晰地观察到胼胝体上方的胼胝体沟，以及胼胝体沟上方的扣带回。因此，在手术过程中，只需要定位扣带沟下方的胼胝体压部，在切开部分胼胝体压部后，便可找到侧脑室房部，然后再切除部分扣带回或者楔前叶，形成清晰通畅的手术通道
1. 侧脑室房部；2. 胼胝体压部；3. 扣带回；4. 扣带沟（升支）

#### D. 丘脑、基底节内侧区，第三脑室游离面

丘脑和基底节内侧区，除侧脑室游离面外，还存在中间帆下方的第三脑室游离面。此处主要由丘脑、内囊膝部和尾状核头下部构成的第三脑室侧壁组成。

尾状核头下部的解剖位置已在前文基底节前下区详述，此处的病变常采用前纵裂经终板入路来完成，此处不再赘述。

此处重点描述"丘脑的内侧区"，此区域的手术通道主要有两个：对侧前纵裂经脉络膜裂入路和对侧幕下小脑上旁正中入路（图9-42～图9-45）。

在松果体区，众多静脉最终汇入Galen静脉。在汇入过程中，每根静脉周围都会存在一层或两层（大脑内静脉）蛛网膜与其伴行，最终使得越是靠近Galen静脉，蛛网膜层数越多，分离越是艰难。虽然Galen静脉表面覆盖着多层蛛网膜，但是其在汇入直窦处蛛网膜的保护相对脆弱，蛛网膜与直窦的粘连并不紧密，术中容易损伤，尤其是钝性牵拉伤。因此，结合上述松果体区的蛛网膜解剖学特点，总结如下：①手术时分离蛛网膜的起始点应尽量远离Galen静脉；②分离蛛网膜时尽量采取锐性操作，减少钝性牵拉。

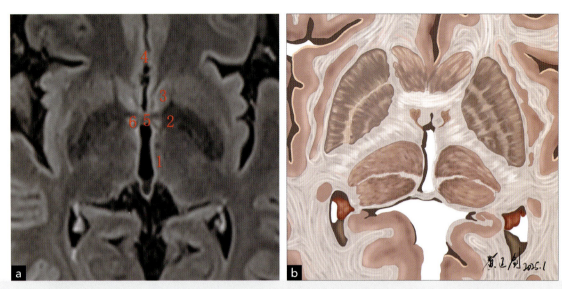

**图9-42** 丘脑和基底节内侧区在第三脑室游离面的典型层面和核团排列方式，可见核团和纤维束主要有第三脑室侧壁的丘脑、内囊膝部、尾状核，还存在连接两侧的前连合、中间块，以及第三脑室内的穹隆柱。尾状核的病变在前文已进行过详述，故此处重点强调第三脑室内侧区病变的手术入路

1. 丘脑；2. 内囊膝部；3. 尾状核头；4. 前纵裂；5. 前连合；6. 穹隆柱

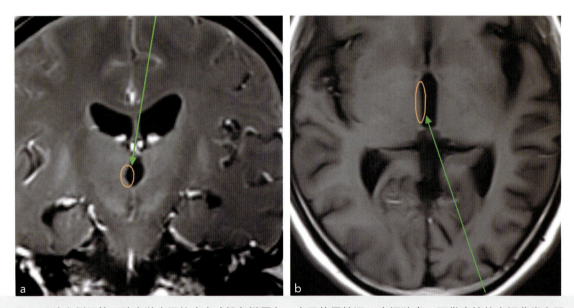

**图9-43** 丘脑内侧区第三脑室游离面的病变（橙色椭圆），由于位置较深、空间狭窄，可供牵拉的空间非常有限。为了获得更好的显露，常采取对侧入路的方式，主要有对侧前纵裂经脉络膜裂入路（图a中绿色箭头）和对侧幕下小脑上旁正中入路（图b中绿色箭头）

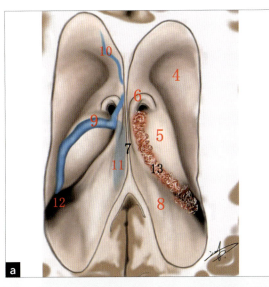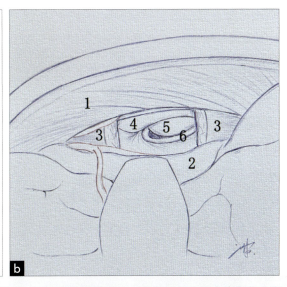

**图9-44**　对侧前纵裂经脉络膜裂入路。图a示侧脑室局部解剖，可见透明隔静脉和丘纹静脉汇合后在中间帆内形成大脑内静脉，穹隆柱形成了室间孔的前壁，穹隆整体上呈现为"C"形包绕丘脑走行的状态。图b为对侧前纵裂经胼胝体入路示意图，术中根据情况切开2~2.5cm的胼胝体，可暴露丘脑的侧脑室游离面，在分开脉络膜裂后可进一步暴露丘脑的中间帆和第三脑室游离面

1. 大脑镰；2. 扣带回；3. 胼胝体；4. 尾状核；5. 丘脑；6. 穹隆；7. 透明隔；8. 穹隆间联合；9. 丘纹静脉；10. 透明隔静脉；11. 大脑内静脉；12. 侧脑室颞角；13. 脉络丛

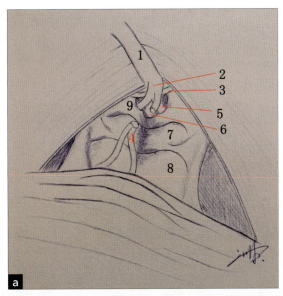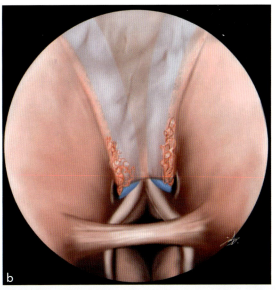

**图9-45**　对侧幕下小脑上旁正中入路。图a示在全内镜下对侧幕下小脑上旁正中入路分离四叠体池周围蛛网膜，并暴露四叠体、松果体、静脉复合体等结构。图b示经松果体下方造瘘，进入第三脑室

1. 直窦；2. Galen静脉；3. 基底静脉；4. 小脑正中静脉；5. 大脑内静脉；6. 松果体；7. 上丘；8. 下丘；9. 丘脑枕

E. 丘脑、基底节内侧区，中间帆游离面

中间帆游离面比较小、单纯位于中间帆游离面的病变，要么无须外科干预，要么在脉络膜裂上下存在病理性通道，可以通过前/后纵裂经脉络膜裂入路，或者幕下小脑上入路分离部分脉络膜裂来实现暴露。

丘脑、基底节内侧区，根据解剖上的游离面，可分为侧脑室游离面、第三脑室游离面和中间帆游离面。其中侧脑室游离面又可分为前方的侧脑室体部游离面和侧脑室房部游离面，第三脑室游离面的前方相当于"丘脑、基底节前下区的第三脑室游离面"。中间帆狭小，要么病灶小无须处理，要么利用病理性通道选择合适的手术入路进行暴露。

在实际手术过程中，除需要明确病灶的解剖位置外，还需要充分考虑病灶破口位置、长轴的方向、血供来源等情况，进行综合分析，制订更加合理的手术方案（图9-46）。

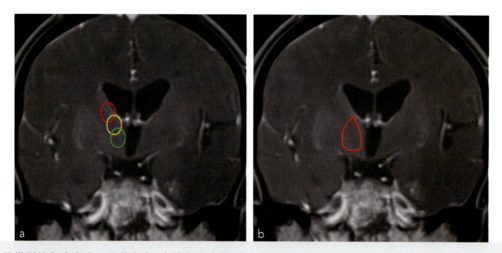

**图9-46** 从纵裂的角度考虑，虽然存在3个游离面（图a中红色圆圈示侧脑室游离面，黄色圆圈示中间帆游离面，绿色圆圈示第三脑室游离面），但是术中需要重点关注破口位置和长轴方向。如图b所示，尽管病灶主体（红色圆圈）位于第三脑室游离面，但是病灶长轴位于侧脑室体部游离面，所以更倾向于选择纵裂入路，这样不仅可以暴露病变，而且还可以充分利用病变通道进行操作

### 2.2.3 丘脑、基底节外侧区

丘脑和基底节外侧区，非常难以根据解剖结构进行准确的范围定义。因为疾病发生后会随之产生各种各样的病理变化，以及相应的症状，如病灶可膨胀性生长、浸润性生长、水肿或直接突入脑室等。因此，我们不能仅仅分析解剖结构，而是需要分析手术通道的暴露范围和疾病病理变化，并依此做出合适的术前计划。

基于上述原因，笔者根据临床经验，连接上矢状窦外侧缘和胼胝体沟外侧缘两点并延长，在此直线的内侧部分即为"内侧区"，通过同侧前/后纵裂入路即可完成暴露；而此直线的外侧部分即为"外侧区"，需要采用对侧前/后纵裂入路才能实现暴露（图9-47）。

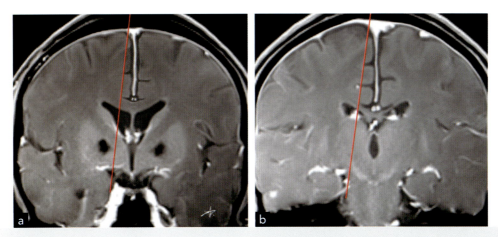

**图9-47** 从内囊前肢（a）和内囊后肢（b）两个冠状位层面分别展示内侧区和外侧区的界限。在这两个层面均连接上矢状窦外侧缘和胼胝体沟外侧缘两点并延长，以此直线（红线）为界，内侧部分即为"内侧区"，外侧部分即为"外侧区"

此种定位方式，完全是根据手术的暴露极限来制订的。对于同侧纵裂入路而言，在不使用内镜辅助的前提下，为了尽可能地向外侧进行暴露，手术通道的最内侧只能在上矢状窦的边缘；手术通道的最外侧，或者说胼胝体造瘘的最外侧，尽量不要超过胼胝体沟，因为在胼胝体沟的外侧除了走行有胼胝体的连合纤维外，还存在向上的投射纤维（图9-48）。

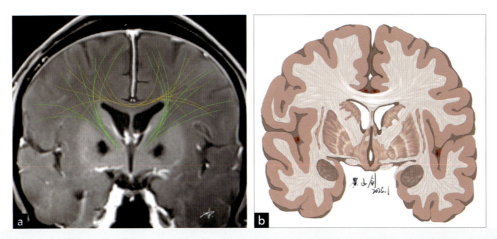

**图9-48** 在扣带沟外侧除走行胼胝体的连合纤维（图a中黄线）外，还走行着大量的投射纤维（图a中绿线），这些投射纤维与大脑皮层存在广泛的联系。功能性的纤维损伤后可导致相应并发症，即使是亚功能性或非功能性纤维的损伤，也会因其失去了与大脑皮层的广泛联系，进而导致高级神经功能如定时、定向、定位、计算甚至觉醒受到影响

术中制订方案还需要结合手术通道、病灶和纤维束的关系。根据笔者经验，在进行了充分脑松弛技术和重力牵拉后，无论是前纵裂入路还是后纵裂入路，都可形成一宽约2.5cm的操作通道，这样可以为术野提供足够的照明，具有实现显微操作的可能。

据此，对侧纵裂的手术通道也可在影像上进行规划，连接对侧中线旁2.5cm和同侧胼胝体沟的外侧缘两点并延长，此线内侧部分即为对侧纵裂理论上可暴露的范围（图9-49）。

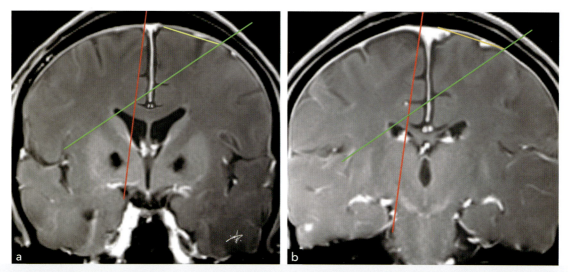

**图9-49**　对侧纵裂入路暴露范围的测量方法。连接对侧中线旁2.5cm和同侧胼胝体沟的外侧缘两点并延长（绿线），在此线的内侧即为对侧纵裂入路的暴露范围。如图可见，其向外侧的暴露能力比同侧纵裂入路（红线）明显增强，几乎涵盖了整个脑室，黄色直线代表骨窗范围

制订手术计划，除了需要关注暴露范围外，还需要明确纤维束被推挤的方向。术前制订的手术通道应具备牵拉小、经自然间隙操作、暴露范围充分、功能损伤最小化等特点（图9-50～图9-52）。

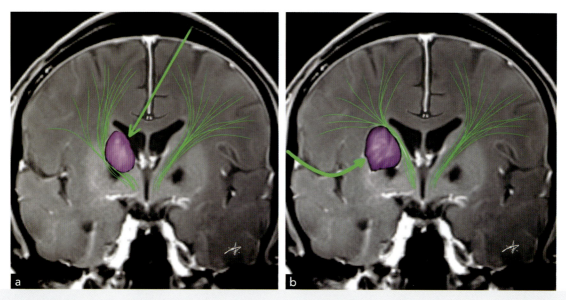

**图9-50**　同为丘脑、基底节外侧区的病灶（紫色区域），由于其起源部位不同，投射纤维被推挤的方向完全相反，手术通道也完全不同。图a示投射纤维（绿色线丛）被推挤向外侧，此时适宜采用对侧前纵裂入路（绿色直箭头）来进行暴露。图b示投射纤维（绿色线丛）被推挤向内侧，此时适宜采取经外侧通道（绿色弯箭头）的手术入路

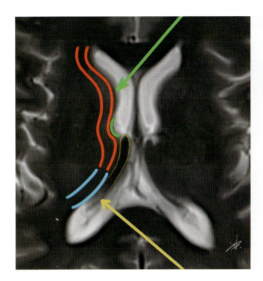

图9-51　与内侧区病变一样，丘脑、基底节外侧区的病变，也遵循着类似的规律。侧脑室体部对应的区域，适合对侧前纵裂入路（绿色箭头）；侧脑室房部对应的区域（蓝色双曲线），适宜对侧后纵裂入路（黄色箭头）。红色双曲线示侧脑室体部及前角对应区域，绿色单弧线示内囊膝部，黄色曲线示穹隆

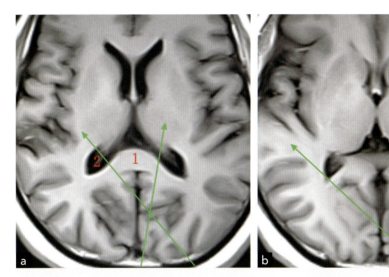

图9-52　以同样的方式可测量出对侧后纵裂的暴露范围，不仅对双侧脑室具有宽阔的视野，而且还可以充分暴露双侧胼胝体压部，这对沿着胼胝体压部向两侧生长的病例尤为合适（a）。在切除部分楔前叶或者扣带回后，对侧脑室枕角甚至颞角后方均可暴露（b）

1. 胼胝体压部；2. 侧脑室房部

### 2.2.4 丘脑、基底节后上区

丘脑、基底节后上区，是指在房部游离面，以尾状核脚下缘为中心的区域。此处在房部游离面位置相对较高，手术操作有其特殊性。根据病灶生长方向的倾向性，可采用相应的手术入路。向中线方向生长时，可采用同侧后纵裂入路；向下外侧方向生长时，可采用对侧后纵裂入路；向上方或外侧生长时，可采用经侧裂经外侧裂点入路；向范围较广的方向生长时，可采用顶上小叶入路（图9-53 ~ 图9-55）。

由于这个区域正好位于丘脑球形拐角处，在病灶不大、病变形成的自然间隙不明显的情况下，更需要根据具体情况来精心设计手术通道。此处总结4种不同的情况，并根据其特点来设计手术通道。

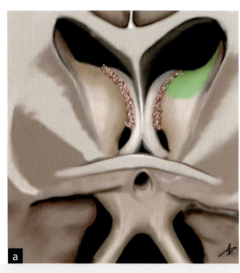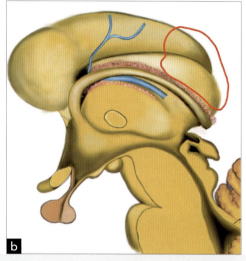

图9-53 丘脑、基底节后上区（图a中绿色区域，图b中红色线圈）位于脉络膜裂上方、胼胝体下方的侧脑室房部游离面区域，前外侧为尾状核、丘脑与豆状核之间的内囊后肢。此区域紧邻核心功能区，又是丘脑、尾状核球形结构拐角处，手术通道难以获得平坦的视野，所以手术入路的设计需要更加精准

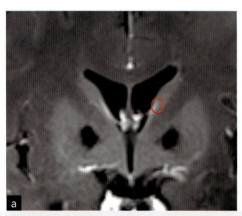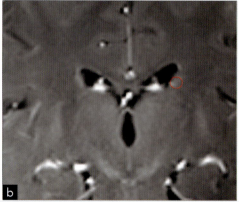

图9-54 内囊前肢层面和内囊后肢层面的冠状位MRI，显示丘脑、基底节后上区（红色圆圈）。此区域位于脉络膜裂的外侧，越往后位置越高

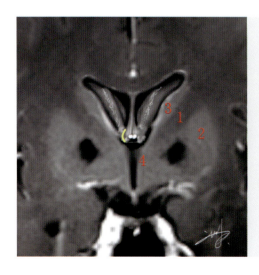

图9-55 将图9-54a和b叠加在一起进行观察。可以更准确地理解后上区的解剖，并观察到呈"C"形环绕丘脑的穹隆（黄色弧线）

1. 内囊前肢；2. 豆状核；3. 尾状核；4. 丘脑

### a. 自丘脑、基底节后上区，向中线方向生长时

对于这种情况，等同于自丘脑、基底节后上区向内侧区方向生长。如前文所述，对于这种情况，前纵裂入路在侧脑室房部游离面会存在视野盲区，所以推荐采取同侧或者对侧后纵裂的手术方案（图9-56、图9-57）。

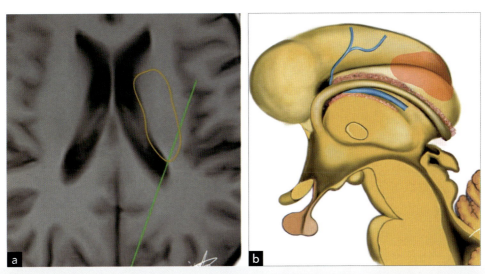

**图9-56**　自丘脑、基底节后上区，向中线方向生长时的影像和解剖特点。图a示连接矢状窦边缘和扣带沟外侧缘并延长（绿线），位于此线内侧部分的病变，同侧后纵裂入路即可充分显露（橙色线圈）。图b示此区域的解剖位置（橙色线圈）

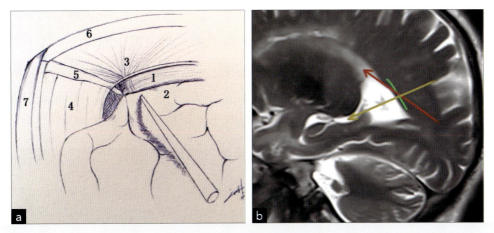

**图9-57**　同侧后纵裂入路。此入路可以充分暴露侧脑室的房部、体部，甚至适当向颞角方向延伸（绿色箭头），通过"自上而下"的视野（黄色箭头），可以看到丘脑和尾状核脚部比较高的区域

1. 胼胝体；2. 扣带回；3. 大脑镰；4. 小脑幕；5. 直窦；6. 上矢状窦；7. 横窦

对侧后纵裂入路也可以充分暴露此区域，但是相较于同侧后纵裂入路而言，对侧入路操作更加烦琐，还需要切开大脑镰，致使这项技术传播起来确实具有一定的难度。本着化繁为简的原则，此处笔者更加推荐同侧后纵裂入路。

**b. 自丘脑、基底节后上区，向下外侧方向生长时**

当向下方生长，超过脉络膜裂时，即已进入丘脑的四叠体池游离面。如位置比较表浅，不能利用病变形成的手术通道，则需要分开穹隆带；而病变比较大时，可直接剪断脉络丛或穹隆。当向颞角方向延伸时，对侧后纵裂的手术通道正好与病灶方向平行（图9-58～图9-62）。

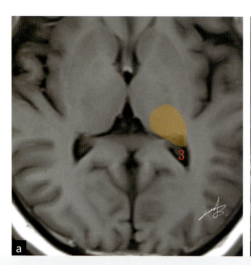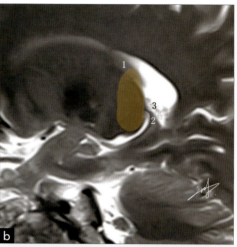

**图9-58** 丘脑、基底节后上区，向下外侧方向生长时，病灶在影像上的位置（橙色阴影部分）。图a示对于这种情况，病灶有向颞角延伸的趋势。图b示病灶向下方延伸至脉络膜裂下方

1. 尾状核；2. 穹隆；3. 脉络丛（球）

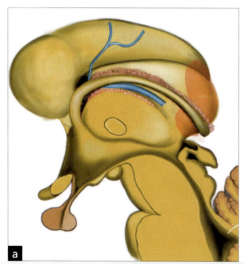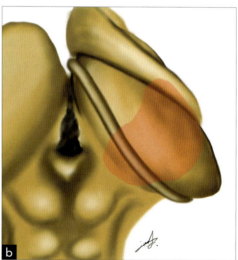

**图9-59** 丘脑、基底节后上区，向下外侧方向生长时的解剖位置（橙色区域）。当病变向下延伸至穹隆或脉络膜裂下方时，即与四叠体池游离面相互沟通，此时可通过对侧后纵裂分开脉络膜裂或直接切除脉络丛及穹隆进行暴露

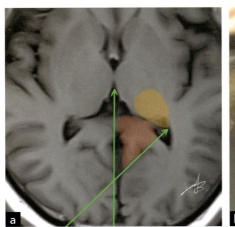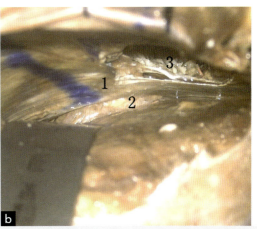

**图9-60**　对侧后纵裂入路（绿色箭头）可以显露得更靠外侧。图a中橙色阴影部分示病灶位置，红色阴影部分示需要切除的部分胼胝体压部、扣带回和楔前叶。图b为解剖展示切除部分楔前叶和扣带回后，对侧脑室房部游离面丘脑的暴露

1. 大脑镰；2. 胼胝体压部；3. 经扣带回楔前叶造瘘

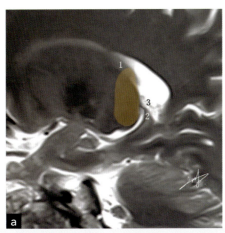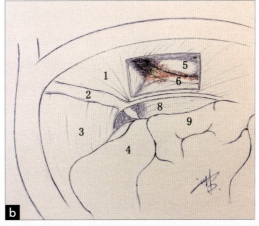

**图9-61**　在对侧后纵裂入路中，脉络膜裂下方的暴露方式。图a示病灶（黄色区域）已突破脉络膜裂或穹隆的限制，向下突至四叠体池内。图b示对侧后纵裂经楔前叶入路，暴露至侧脑室房部的脉络膜裂，自此处的穹隆带分开脉络膜裂，便可暴露下方四叠体池内的丘脑，即后文要介绍的丘脑后下外区

1. 大脑镰；2. 直窦；3. 小脑幕；4. 楔叶；5. 丘脑；6. 穹隆；7. 脉络丛；8. 胼胝体；9. 扣带回

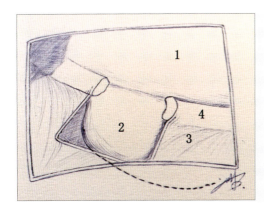

**图9-62**　对侧后纵裂经楔前叶入路，打开脉络膜裂并切除部分穹隆和穹隆伞后，暴露丘脑枕

1. 丘脑；2. 丘脑枕；3. 穹隆伞；4. 穹隆

c. 自丘脑、基底节后上区，向上方、外侧生长时

此部位最大的特点是面向颞横回长轴的方向。颞横回为颞叶上表面从前向后出现的第一个脑回，又称Heschl回，是听觉中枢。根据此特点，直接在颞横回末端，朝向颞横回的走行方向造瘘即可完成显露（图9-63 ~ 图9-67）。

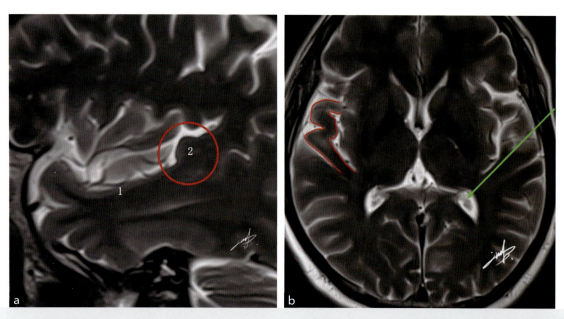

**图9-63** 颞横回解剖位置。在颞叶上表面的前方比较平坦，无明显的沟回，称为颞平面。从前向后，出现的第一个脑回即为颞横回（图a中红色圆圈），为听觉中枢。图b中可见颞横回（右侧双红线）的走行方向正好指向侧脑室房部（左侧绿色箭头），可以此作为手术的重要参考标志

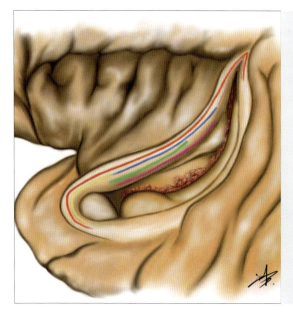

**图9-64** 根据Ribas和Rhoton等的研究，自岛下沟处切除部分颞叶，暴露颞角，展示穿行于颞角的纤维束。可见经颞横回末端造瘘时，仅对最外囊（红色区域）和外囊（粉红色区域）的纤维有轻度损伤

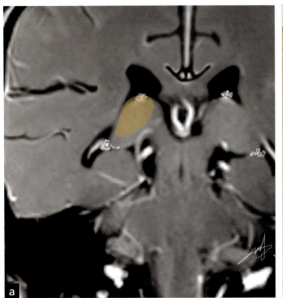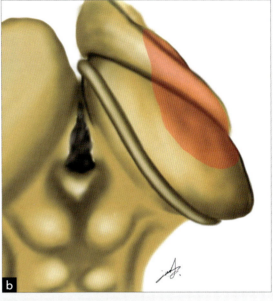

图9-65 丘脑、基底节后上区,向上方、外侧生长病变的典型位置(图a中黄色区域,图b中橙红色区域)。此处主要为丘脑,但是包含了尾状核的一部分,故也属于基底节的范畴。从影像上不难看出,后外侧裂点距离此区域非常近,而且不存在重要的纤维束走行,故可以经此造瘘完成手术

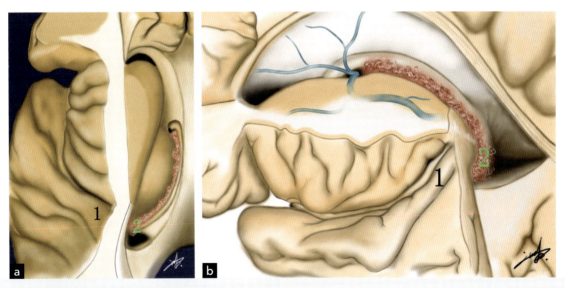

图9-66 经颞横回造瘘示意图。图a为上面观,图b为外侧观。颞横回末端的后外侧裂点为解剖上的后峡部,紧邻侧脑室房部,术中顺着颞横回的走行方向进行造瘘,可以迅速定位脉络丛(球),然后根据病变与脉络丛(球)的关系,进一步完成定位

1.颞横回; 2.侧脑室房部脉络丛(球)

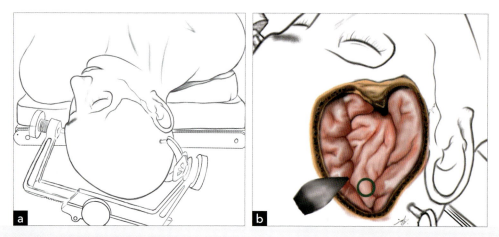

**图9-67** 经颞横回末端外侧裂点造瘘暴露丘脑、基底节后上区的手术示意图。图a示采取仰卧位，头向对侧偏转约45°，术前标记好侧裂投影，并行常规翼点入路开颅。图b示分开全程的外侧裂，顺着颞横回的方向经岛叶进行造瘘（绿色圆圈）

### d. 自丘脑、基底节后上区，向周围广泛生长时

侧脑室体部、房部、颞角、枕角围绕着丘脑后上方相互交通，当发生病变时，其生长方向并不恒定。当病灶出现在丘脑、基底节后上区并向周围脑室广泛扩展时，前文所阐述的各种手术入路都存在一定的局限性，对此，可采用顶上小叶造瘘的方式，自上而下进行暴露，这样视野最为宽广（图9-68）。

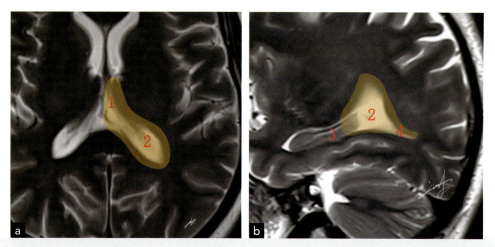

**图9-68** 当病灶（黄色区域）累及范围较广，侧脑室体部、房部、颞角、枕角和丘脑、基底节同时受累时，可考虑顶上小叶（或顶间沟）造瘘来完成暴露，以自上而下的方式获得更宽广的视野
1. 侧脑室体部；2. 房部；3. 颞叶；4. 枕角

顶间沟位于中央后沟后方，与中央后沟呈典型的"T形征"。顶间沟上方即为顶上小叶，顶间沟下方即为顶下小叶。在影像上可通过额上沟与中央前回之间的"倒T形征"明确中央前回，或通过缘上回前方的第一个脑沟即为中央沟，通过这些影像特征来定位中央后沟、顶间沟和顶上小叶（图9-69～图9-73）。

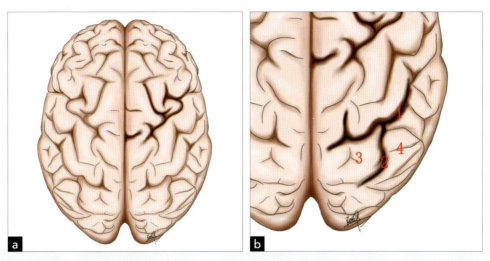

**图9-69**　大脑凸面脑沟、脑回之间的特征。额上沟与中央前沟呈特征性的"倒T形征"，顶间沟位于中央后沟呈典型的"T形征"。顶间沟上方即为顶上小叶，顶间沟下方即为顶下小叶

1. 中央后沟；2. 顶间沟；3. 顶上小叶；4. 顶下小叶

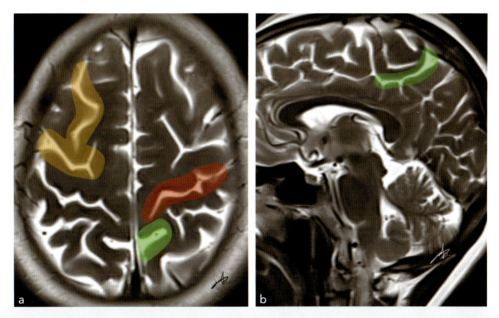

**图9-70**　中央沟的影像学特征。图a示扣带沟升支（绿色阴影部分），其前方出现的第一个脑沟即中央沟（红色阴影部分），根据中央沟，便可定位出中央前回、中央后回。在实际手术中，为了避免存在误差，并不能仅仅依靠这一个参考标志进行定位，还可以结合额上沟和中央前沟之间的"倒T形征"（橙色阴影部分）来定位，这样结合多种方式，可以最大限度保证定位的准确和安全。图b示扣带沟升支（绿色阴影部分）为扣带沟在旁中央小叶后方向上走行的脑沟，正好位于旁中央小叶后方，所以扣带沟升支既不会太深长，也不会太短，从水平位上观察，是一条明显的脑沟

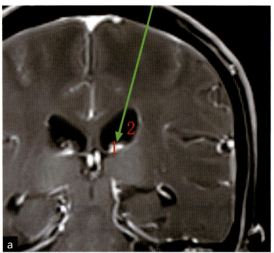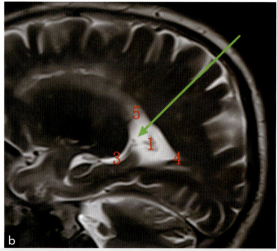

**图9-71** 顶上小叶造瘘手术通道的角度（绿色箭头）。经此处造瘘下方直对脉络丛（球），手术时以丘脑后上方的脉络丛为中心向周围扩展，也可根据脉络丛的走行方向来定位脑室的部位：脉络丛非常发达的部位。呈簇状、球状处为房部，向内侧方向走行的为侧脑室体部，向外侧走行的为侧脑室颞角，表面光滑无脉络丛处为侧脑室枕角

1. 侧脑室房部脉络丛（球）；2. 侧脑室房部；3. 颞角；4. 枕角；5. 侧脑室体部

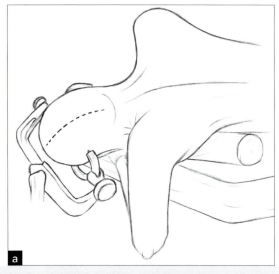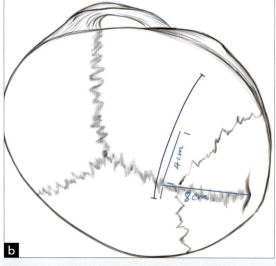

**图9-72** 顶上小叶入路示意图。图a示采用3/4 侧俯卧位，患侧朝上，使顶枕区位于最高点。图b示皮瓣采用直线形切口或马蹄形切口均可，骨瓣中心位于枕外隆突中线上8cm，旁开4cm。以直线形切口为例，可做一个长约10cm、指向外耳的切口，一层或两层分开皮瓣

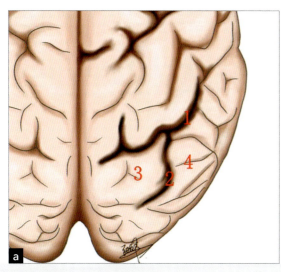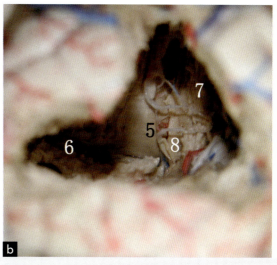

**图9-73** 在顶上小叶入路中,皮层切开的位置大约在枕外隆突上8cm、中线旁开4cm。定位完毕后,脑穿刺针与骨窗垂直进入,定位三角区后,双极和吸引器顺着穿刺通道逐渐进入,也可留置引流管,顺着引流管造瘘进入。造瘘至侧脑室三角区后,先寻找脉络丛,再使用脑压板轻柔牵开,并在中央后回后方,顺着顶上小叶的长轴方向或顶间沟扩大切开2~3cm的皮层

1. 中央后沟;2. 顶间沟;3. 顶上小叶;4. 顶下小叶;5. 丘脑;6. 侧脑室体部;7. 侧脑室颞角;8. 穹隆脚

根据笔者的经验,在进行造瘘时,只要垂直于骨窗方向,便能准确穿刺至侧脑室房部。对于病灶比较大或者脑积水明显的患者,进行脑室扩大时,穿刺则更为容易。至于选择采用顶间沟还是顶上小叶造瘘,区别并不大。由于顶间沟位置并不恒定,如果顶间沟较深,术前影像提示顶间沟距离脑室非常近时,使用顶间沟造瘘则更有优势。顶间沟内常走行着较多细小血管,经顶间沟造瘘时,需要更加仔细的处理。

由于这类病变的颅内压往往比较高,手术时尽量不要快速剪开骨窗周围硬膜,避免脑组织膨出。应该先在造瘘口剪一小口,释放了部分脑脊液、脑组织逐渐塌陷后,再将硬膜扩大剪开。

### 2.2.5 丘脑后下内区

丘脑后下内区位于丘脑的四叠体池游离面,在穹隆脚的下方,内侧为松果体,下方为四叠体。在解剖上,其与外侧的丘脑后下外区界限模糊,为了使手术入路描述起来更加方便,可将中脑外侧沟向上的延长线作为其外侧界。

此区域在纵裂的相关章节已进行了描述,此处为了章节的整体性和完整性,我们主要从丘脑解剖学特点的角度进行详述。

此区域的手术主要有两类:枕下幕上入路和幕下小脑上入路。在进行显微镜手术时,需要考虑直窦的倾角,倾角较大时更适合同侧枕下幕上入路(同侧后纵裂入路),而倾角较小时更适合幕下小脑上后正中入路。在进行内镜手术时,更倾向于使用幕下小脑上入路,因直窦倾角的大小对手术影响不大。然而,当病灶累及丘脑第三脑室游离面,且直窦倾角较大时,经对侧幕下小脑上旁正中入路可能更具优势(图9-74~图9-76)。

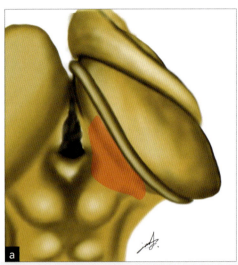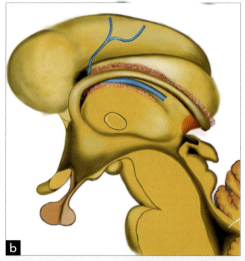

图9-74  丘脑后下内区的解剖位置（橙色区域）。此区域位于丘脑的四叠体池游离面，内侧为松果体，外侧为中脑外侧沟向上的延长线，上方为穹隆脚，下方为四叠体

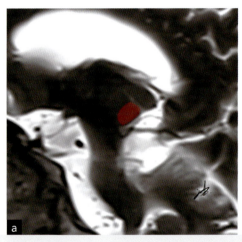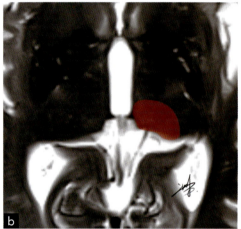

图9-75  丘脑后下内区在影像上的典型位置（红色区域）。其主要与丘脑的四叠体池密切相关

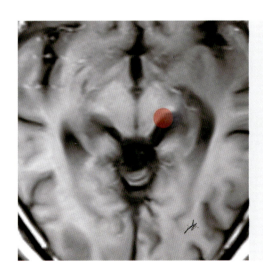

图9-76  此处根据手术入路的不同，将丘脑后下部分成了两个区：内侧区和外侧区。这两个区界限较为模糊，根据手术入路设计上的需要，笔者以中脑外侧沟（红色区域）向上的延长线作为两者的分界。中脑外侧沟也是重要的脑干安全区

丘脑后下内侧区的手术入路主要分为幕上和幕下两类手术方案，有3种手术方式：同侧枕下幕上入路（同侧后纵裂入路）、幕下小脑上旁正中入路、幕下小脑上后正中入路。

### （1）同侧枕下幕上入路（同侧后纵裂入路）

尤其适合直窦陡峭的情况，当直窦与胼胝体压部呈切线关系时，如采取显微镜作为光源进行手术，幕下的手术路径明显比幕上更长，而且幕下操作时需要患者最大限度地屈颈，才能形成比较直的手术路径。由于操作路径的延长，术者双手操作的距离也明显增大，这些不利因素都制约了幕下手术入路的实施。而对于这种情况，幕上操作则更为便利，手术路径也较短（图9-77）。

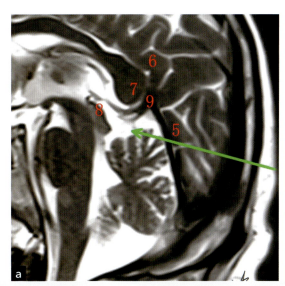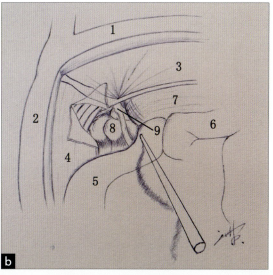

图9-77 同侧枕下幕上入路（同侧后纵裂入路）手术路径的影像和解剖。图a示在直窦倾角比较大，尤其是与胼胝体呈切线关系时，更适合采用此种手术入路（绿色箭头）。图b示同侧枕下幕上入路下的解剖结构。对于此入路有不同的见解和命名，如Poppon、同侧枕下幕上入路或同侧后纵裂入路等，虽然操作上的细节稍有不同，但是大致原则是一致的，都是抬起枕极，暴露四叠体池和静脉复合体。根据术中需要，也可以剪开小脑幕，扩大显露范围和操作空间
1.上矢状窦；2.横窦；3.大脑镰；4.小脑幕；5.舌回；6.扣带回；7.胼胝体；8.上丘；9.Galen静脉

### （2）幕下小脑上旁正中入路

相较于后正中入路而言，幕下小脑上旁正中入路有两个显著优势：①可以更好地观察丘脑第三脑室游离面；②绕开比较陡峭的小脑山顶、小脑中央静脉的阻挡（图9-78）。

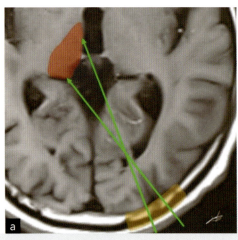
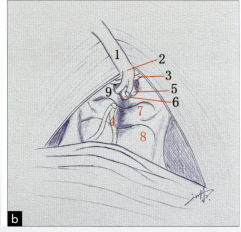

**图9-78** 幕下小脑上旁正中入路经对侧手术路径的影像和解剖。图a示手术路径（绿色箭头），可见此入路既可以实现丘脑的四叠体池游离面的暴露，还是暴露丘脑第三脑室游离面的重要入路。图b示此入路术中解剖结构示意图

1. 直窦；2. Galen静脉；3. 基底静脉；4. 小脑正中静脉；5. 大脑内静脉；6. 松果体；7. 上丘；8. 下丘；9. 丘脑枕

　　对于丘脑后下内区的病变，未向丘脑第三脑室游离面扩展。如果直窦倾斜角度不大，采用幕下小脑上后正中或旁正中入路，区别不大；如果直窦倾斜角度较大，幕下小脑上旁正中入路则更有优势。对于这种局限于丘脑后下内区的病变，手术时只需要分离中线旁丘脑枕表面的一小段蛛网膜即可（图9-79）。

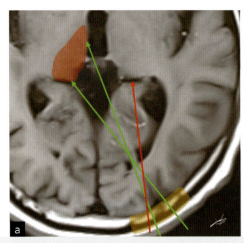
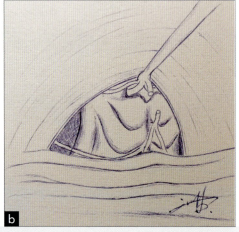

**图9-79** 幕下小脑上旁正中入路手术路径的影像和解剖。图a为手术路径（对侧手术通道为绿色箭头，同侧手术通道为红色箭头）。图b示手术路径示意图

　　当直窦比较陡峭时，幕下小脑上后正中入路在操作过程中容易受到小脑山顶和小脑中央静脉的阻挡，导致操作空间受限，此时采取旁正中入路则可减少阻挡，简化手术（图9-80）。

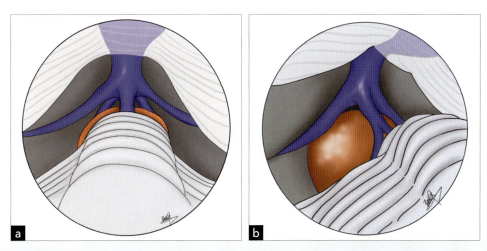

**图9-80** 在直窦角度陡峭的情况下，幕下小脑上后正中入路和旁正中入路暴露的区别示意图。图a示，对于这种情况，在幕下小脑上后正中入路中，突起的小脑山顶和小脑中央静脉会对手术通道形成阻挡。图b示，幕下小脑上旁正中入路可以消除小脑山顶和小脑中央静脉的阻挡

### （3）幕下小脑上后正中入路

使用全内镜完成手术操作更具优势，尤其在直窦比较平缓的情况下。当直窦比较平缓时，小脑幕面的山顶也较为平缓，此时操作更为顺畅，显露也比较充分（图9-81）。

在直窦比较平缓的情况下，无论是将显微镜还是内镜作为手术工具，操作起来都会比较简单，而且也可以在松果体下进行造瘘，完成双侧第三脑室游离面的暴露。

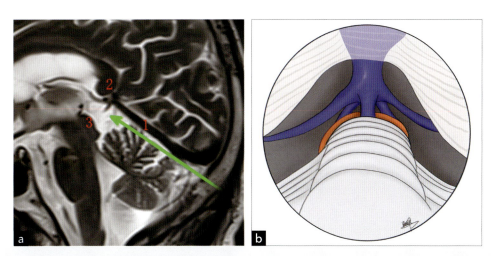

**图9-81** 幕下小脑上后正中入路手术路径的影像和解剖。图a示直窦相对平缓时，此入路的手术通道（绿色箭头）。图b示此入路术中的解剖结构示意图

1. 直窦；2. 胼胝体压部；3. 四叠体

### 2.2.6 丘脑、基底节后下外区

丘脑后下内区主体位于丘脑环池的游离面，海马伞、穹隆脚的深部，中脑的上方，中脑外侧沟延长线的前方。相当于丘脑和大脑脚的交界。也有小部分位于丘脑的侧脑室颞角游离面，与基底节的尾状核尾一起，构成了侧脑室颞角的上内侧壁（图9-82）。

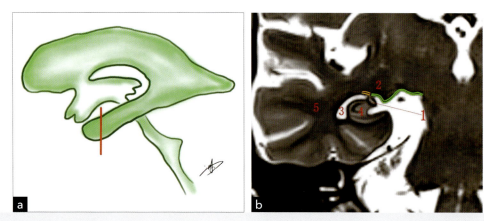

**图9-82** 侧脑室颞角偏后的冠状切面模式图。图a为冠状切面的位置，位于侧脑室颞角偏后的部分（红线）。图b示在此切面，由于脉络膜裂或穹隆的分隔，丘脑被分为两个游离面：侧脑室颞角游离面（黄线）和环池游离面（绿线）
1. 穹隆；2. 丘脑；3. 颞角；4. 海马；5. 颞叶

丘脑、基底节后下外区的形成同样与穹隆"C"形环绕丘脑的走行方式密不可分，但在颞角，环绕丘脑的结构除了穹隆外，还有海马头、海马体和海马伞。海马伞又称穹隆伞，是海马和穹隆在移行处形成的纤维连接，因呈伞状，故而得名（图9-83、图9-84）。

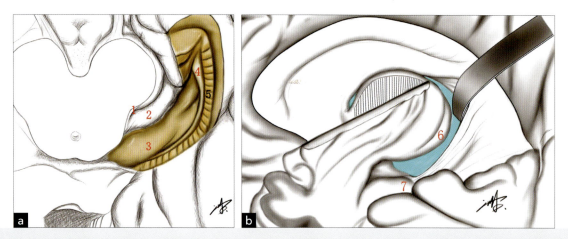

**图9-83** 丘脑后下外区与穹隆的关系。图a示穹隆在"C"形环绕丘脑的走行过程中，形成了丘脑四叠体池-环池游离面。根据手术入路设计的需要，大致以中脑外侧沟为界，将此游离面分为丘脑后下内区和丘脑后下外区。图b示穹隆在绕行丘脑至颞角时，丘脑成为颞角的内侧壁，穹隆和海马成为颞角的底壁，穹隆和海马的连接处为穹隆伞或海马伞
1. 中脑外侧沟；2. 外侧膝状体；3. 丘脑四叠体池-环池游离面；4. 穹隆伞；5. 齿状回；6. 丘脑；7. 海马头

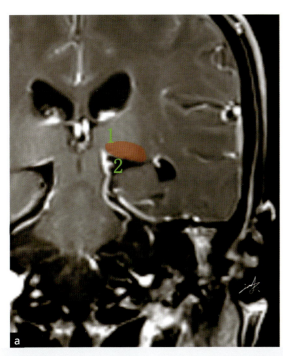
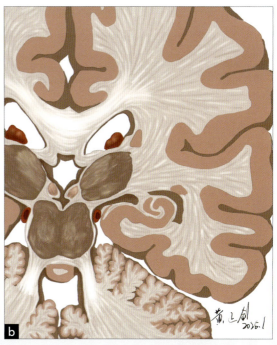

**图9-84**　丘脑后下外区的解剖位置。图a、b分别从影像和解剖手绘图上展示此区域的典型解剖关系。如图可见，在穹隆/海马和丘脑之间形成脉络膜裂的深部，即为丘脑后下外区，此处与大脑脚相连，大脑后动脉、小脑上动脉走行于其表面，此区位于环池内，故称为丘脑的环池游离面

1. 丘脑的环池游离面；2. 环池

　　结合解剖学特点，此处重点介绍两个丘脑后下外区的暴露方式：颞中回造瘘经脉络膜裂入路和乙状窦后幕下小脑上极外侧入路。由于尾状核尾部位于侧脑室颞角内，在颞中回造瘘经脉络膜裂入路中也可同时暴露，故不再进行详细描述。

**（1）颞中回造瘘经脉络膜裂入路**

　　对于丘脑后下外区的病变，当位置比较靠近腹侧时，采取颞中回造瘘经脉络膜裂入路是比较合适的。从手术的视角观察，穹隆伞/海马伞位于脉络膜裂的下方，丘脑位于脉络膜裂的上方。脉络膜裂与穹隆相连的结缔组织为"穹隆带"，与丘脑相连的为"丘脑带"。当需要暴露环池时，打开穹隆带即可；当需要暴露丘脑后下外区时，则需要打开丘脑带（图9-85）。

　　需要注意的是，采用颞下入路暴露此区域并不合适。虽然颞下入路对幕下结构的暴露比较有优势，但是对于幕上结构甚至环池的暴露而言，由于需要过度牵拉颞叶，易导致颞叶挫伤（图9-86）。

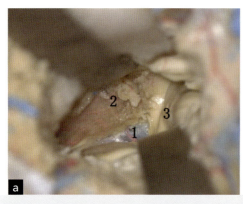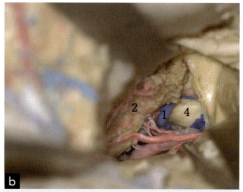

**图9-85** 颞中回造瘘经脉络膜裂入路。在暴露丘脑环池游离面时，需要打开"丘脑带"，这样更有利于保护穹隆和海马

1. 基底静脉；2. 脉络丛；3. 海马头；4. 大脑脚

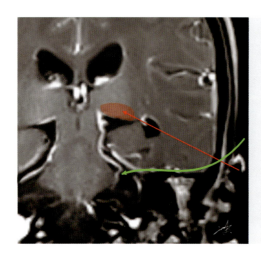

**图9-86** 左侧颞下入路（绿色箭头）与颞中回造瘘经脉络膜裂入路（红色箭头）手术通道的对比

### （2）乙状窦后幕下小脑上极外侧入路

中脑外侧沟为脑干的安全区之一，是重要的手术通道，其向上的延长线正好分开丘脑后下内区和丘脑后下外区。中脑外侧沟虽然为幕下结构，但是其与丘脑后下区（包括内侧区和外侧区）解剖关系密切，病变的发生、发展也常常相互关联，故也可经此通道来完成丘脑相关手术。

该手术入路相关的影像和解剖在脑干相关章节已进行详细描述，此处不再赘述。

---

本章主要根据基底节、丘脑和脑室游离面的关系，并结合病变的解剖部位制订手术策略。

对于同时涉及不同部位或者游离面病灶手术策略的制订，需要进行详细的个体化分析，并结合病灶的病理性质、血供、长轴、游离面的破口、功能保护等情况进行综合分析。

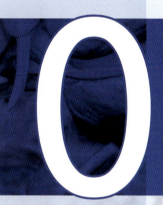

## 第10章

◎ 镰和幕的影像、解剖
和手术入路

10

大脑镰将大脑分成左右两个半球，小脑幕将大脑和小脑分开。大脑镰和小脑幕既是重要的解剖通道和自然间隙，又是手术过程中阻碍暴露的屏障，科学地认识和利用这两个结构，并充分利用其结构特点，在影像上分析出个体差异，是制订手术策略的关键。本章将涉及大脑镰和小脑幕在手术过程中的重要解剖结构，在影像和手术上提炼出来进行详细分析。

# 1. 幕上静脉引流系统

大脑幕上静脉引流系统可分为浅静脉引流系统和深静脉引流系统两类。

## 1.1 浅静脉引流系统

大脑幕上的浅静脉引流系统，在大脑的表面或者浅脑沟内走行，引流大脑皮质及附近白质的血流。这些静脉的个体差异较大，静脉血管的大小和数量都不恒定。浅静脉引流系统和深静脉引流系统存在广泛的吻合支，但是这种吻合支比较细小，在解剖上难以显现。

从手术的角度进行观察，可将大脑浅静脉分为三大类：①外侧面（凸面）；②内侧面；③底面。

### （1）大脑外侧面（凸面）的浅静脉主要包含3组高速的引流通道

上引流静脉（Trolard静脉）、下引流静脉（Labbe静脉）和前引流静脉（侧裂静脉/大脑中浅静脉），这3组静脉互相交汇、沟通，各自独立，又相互代偿（图10-1）。

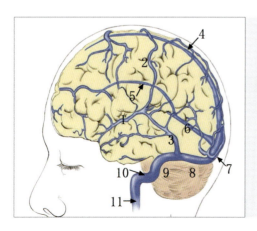

图10-1 大脑外侧面的浅静脉，主要包含上引流静脉（Trolard静脉）、下引流静脉（Labbe静脉）和前引流静脉（侧裂静脉/大脑中浅静脉）

1. 前引流静脉（侧裂静脉）；2. 上引流静脉（Trolard静脉）；3. 下引流静脉（Labbe静脉）；4. 上矢状窦；5. 下矢状窦；6. 直窦；7. 窦汇；8. 横窦；9. 乙状窦；10. 颈静脉球；11. 颈静脉

### a. 上引流静脉（Trolard静脉）

上引流静脉又称中央沟静脉，其位置相对恒定，主要位于中央沟附近，与下方的侧裂静脉和Labbe静脉互相吻合，向上矢状窦引流。其主要特点是代偿的引流血管较少，术中损伤后容易出现脑水肿、静脉梗死性出血等并发症，术中应予以重点保护（图10-2）。

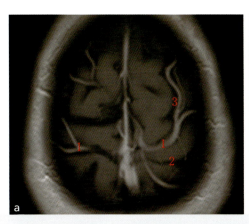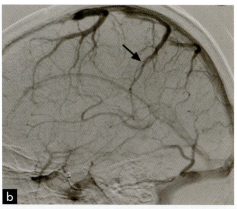

**图10-2** 上引流静脉的影像。上引流静脉位置相对恒定，主要位于中央沟附近，故又称中央沟静脉。图a为增强MRI，图b为DSA（黑色粗箭头），分别展示上引流静脉的解剖位置。此静脉代偿较少，术中应予以重点保护

1. 上引流静脉；2. 中央后回；3. 大脑上静脉

### b. 下引流静脉（Labbe静脉）

此静脉的数量、大小和位置并不恒定，在上方与侧裂静脉和上引流静脉吻合，向下汇入横窦-乙状窦拐角的前缘，主要走行在颞叶外表面，也常出现颞叶底面的属支。由于在横窦-乙状窦拐角处静脉窦的压力明显下降，故Labbe静脉的引流效率明显升高，是大脑凸面的高速引流通道，损伤后容易导致静脉缺血相关并发症（图10-3）。

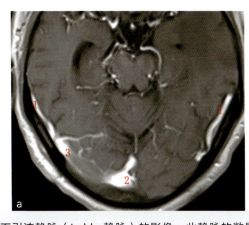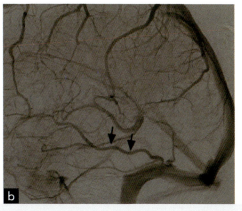

**图10-3** 下引流静脉（Labbe静脉）的影像。此静脉的数量、大小和解剖位置并不恒定，在上方与上引流静脉和侧裂静脉吻合，有时在颞叶底面也与基底静脉和其他静脉吻合，向横窦-乙状窦拐角的前缘引流。图b黑色粗箭头示向横窦-乙状窦引流的下引流静脉

1.Labbe静脉；2.窦汇；3.横窦

由于下引流静脉（Labbe静脉）比较重要，因此在术中需要重点保护。在颞下或颞枕入路中，尤其要注意避免对颞叶的过度牵拉，造成下引流静脉（Labbe静脉）损伤，如术中难以避免需要牵拉颞叶时，可尽量先游离静脉周围的蛛网膜，缓解静脉张力，或直接行颞下回、颞中回的部分切除。

前引流静脉（侧裂静脉/大脑中浅静脉）在外侧裂的影像、解剖和手术入路章节中将会进行详细描述，此处不再赘述。

### （2）大脑内侧面的浅静脉可分为3个区域

冠状缝前区、人字缝后区，以及冠状缝和人字缝之间的区域。

大脑内侧面的浅静脉主要指大脑凸面和内侧面向上矢状窦汇入的引流静脉。尽管这些引流静脉在数量、大小、形态和解剖位置上存在明显的个体差异，但是也存在普遍性的规律，即冠状缝和人字缝之间的桥静脉数量相对比较密集、功能相对重要、代偿情况相对较差，术中应该尽量避免损伤。而在冠状缝之前和人字缝之后的桥静脉形态相对细小、数量较少，功能上面也存在较多的代偿，术中即使损伤，导致并发症的概率较低，程度也较轻（图10-4）。

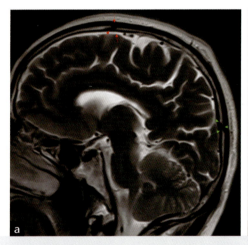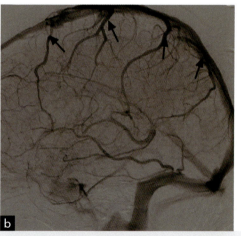

图10-4　大脑内侧面的浅静脉在汇入上矢状窦时，在冠状缝和人字缝之间的区域相对集中。图a示冠状缝（红色箭头）和人字缝（绿色箭头）。图b示静脉汇入上矢状窦的区域主要集中在冠状缝和人字缝之间（上方黑色粗箭头）

基于大脑内侧面浅静脉的这种汇入方式，涉及纵裂的相关手术入路，骨瓣主要设计在冠状缝之前和人字缝之后，以避免对重要静脉造成损伤。

桥静脉汇入静脉窦（矢状窦、横窦）时，有3种汇入方式：直接汇入、汇入静脉窦侧面和先汇入硬膜再继续汇入静脉窦内。针对第三种桥静脉汇入静脉窦的方式，手术时应避免直接翻开硬膜，术中在观察到桥静脉汇入硬膜点后，将伴随静脉走行的硬膜游离出来，再继续下一步操作（图10-5～图10-7）。

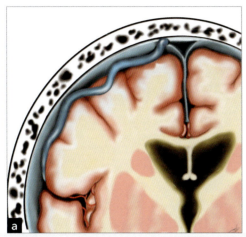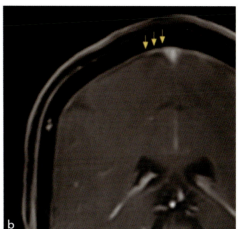

**图10-5**　桥静脉直接汇入上矢状窦的情况

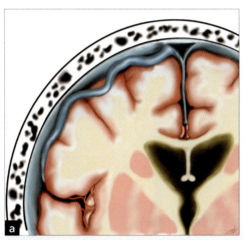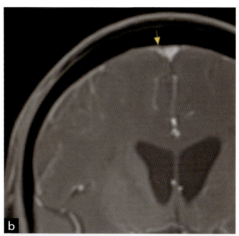

**图10-6**　桥静脉汇入上矢状窦侧面的情况

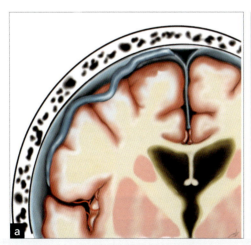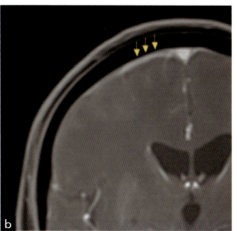

**图10-7**　桥静脉先汇入硬膜再继续汇入静脉窦内的情况。术前仔细阅片，如发现存在这种汇入方式，术中翻开硬膜时避免桥静脉的撕裂，也可以将伴随静脉走行的硬膜游离出来，或者选择其他手术通道以避开对桥静脉的影响

**（3）大脑底面的浅静脉主要是指汇入横窦的静脉**

这类引流静脉的特点通常是越靠近外侧越是粗大，数量也越多。根据Rhoton统计，在20个半球中，有12个半球的Labbe静脉位于颞叶中静脉水平，6个半球位于颞叶后静脉水平，2个半球位于颞叶前静脉水平，并且可能存在双Labbe静脉。

## 1.2 深静脉引流系统

大脑深部静脉引流系统呈特征性的向心性回流方式，主要由皮层下的髓质静脉向脑室的室管膜下静脉回流，再经大脑内静脉、基底静脉等汇入大脑大静脉（Galen静脉），最终汇入直窦。

### 1.2.1 髓质静脉

在灰质皮层下1～2cm发出的、小而深的静脉，穿深部脑白质向室管膜下静脉向心性引流，呈楔形分布，多而广（图10-8）。

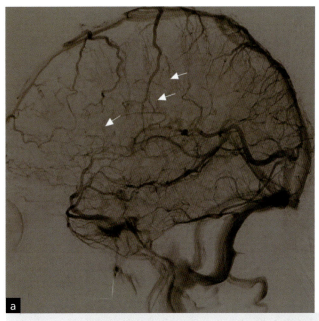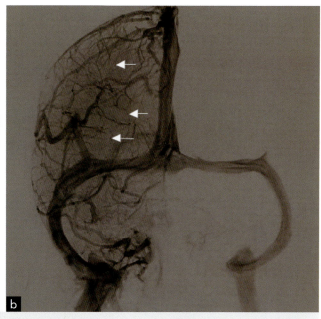

**图10-8** 髓质静脉是指起源于皮质下方1～2cm处，直接穿过白质的、无数细小的、未命名的静脉，其回流至室管膜下静脉。图a、b为髓质静脉的DSA，其在DSA及增强MRI静脉期表现为细小的弱线性显影（白色箭头）。室管膜下静脉在室管膜下走行，收集来自基底节和深部白质的静脉，最重要的室管膜下静脉有透明隔静脉和丘纹静脉。透明隔静脉绕着额角，沿着透明隔向后走行；丘纹静脉收集尾状核和丘脑的静脉后向内侧弯曲走行。二者在室间孔汇合，形成两条大脑内静脉

### 1.2.2 室管膜下静脉

髓质静脉向深部汇集形成较大的室管膜下静脉，其主要沿脑室壁走行，最重要的属支为丘纹静脉和透明隔静脉（图10-9）。

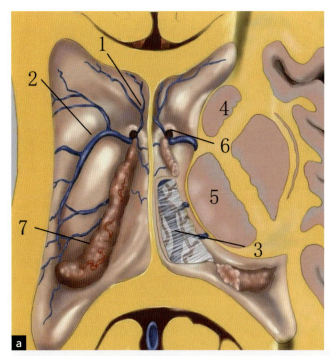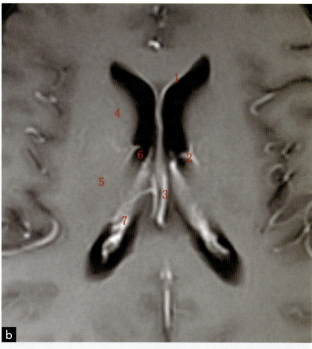

**图10-9** 室管膜下静脉的解剖示意图（a）和影像（b）。图a示透明隔静脉和丘纹静脉在室间孔处汇合，并经室间孔进入中间帆内形成同侧的大脑内静脉。图b示在室间孔层面附近的水平位MRI
1. 透明隔静脉；2. 丘纹静脉；3. 大脑内静脉；4. 尾状核头；5. 丘脑；6. 室间孔；7. 侧脑室脉络丛

透明隔静脉，主要收集来自额叶深部和胼胝体髓质静脉属支的回流，由侧脑室额角和体部接近中线处穿入的髓质静脉汇合而成。在透明隔内走行，左右各一，向下绕过穹隆，经室间孔后方与丘纹静脉一起汇入大脑内静脉。

丘纹静脉是室管膜下静脉中最重要的静脉，也是丘脑和基底节区的重要回流静脉。其主要吸收来自侧脑室额角、体部、房部静脉属支的回流，由尾状核前静脉和终末静脉汇合而成，经室间孔后缘直接汇入或先吸纳透明隔静脉后再汇入大脑内静脉。终末静脉走行于尾状核与丘脑之间的纹状体内，具有重要的引流作用。有时，丘脑的引流静脉除了丘纹静脉外，在室间孔后方也会发出大小不等的引流静脉，这些静脉穿入脉络膜裂内，进入中间帆，汇入大脑内静脉。通常，这些静脉与丘纹静脉之间存在相互代偿，即这些引流静脉粗大时丘纹静脉则变得细小。

### 1.2.3 大脑内静脉

　　大脑内静脉位于中间帆内，主要由室管膜下的丘纹静脉和透明隔静脉汇合而成，向后穿出中间帆后壁的蛛网膜后，与基底静脉和小脑的引流静脉一起汇入大脑大静脉（Galen静脉），是大脑深部的重要引流静脉（图10-10）。

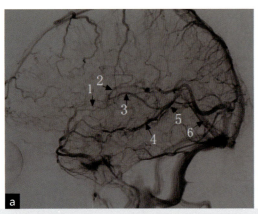
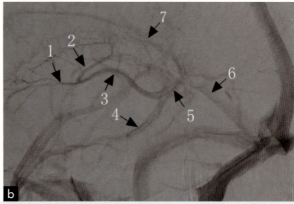

**图10-10**　大脑内静脉的DSA静脉期（a）和局部放大观（b）。室管膜下的丘纹静脉和透明隔静脉汇合形成大脑内静脉，后者与基底静脉一起汇入大脑大静脉（Galen静脉），最后再汇入直窦

1. 透明隔静脉；2. 丘纹静脉；3. 大脑内静脉；4. 基底静脉；5. 大脑大静脉；6. 直窦；7. 下矢状窦

### 1.2.4 基底静脉（Rosenthal静脉）

　　基底静脉走行的距离较长，收集的属支较多。从颞叶钩回内侧起始，绕经大脑脚池、环池和四叠体池，最终与大脑内静脉和小脑的引流静脉一起汇入大脑大静脉（Galen静脉）。基底静脉可引流外侧裂、颞叶底面、侧脑室颞角、大脑脚、四叠体等部位的血流（图10-11、图10-12）。

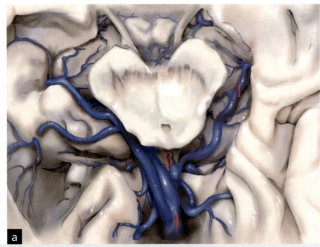
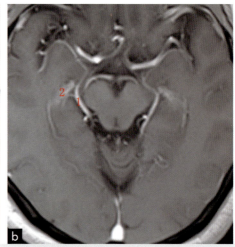

**图10-11**　基底静脉走行的解剖示意图（a）和MRI静脉期（b）。基底静脉主要绕环池走行，其间收纳附近结构的静脉回流，并与大脑内静脉和小脑的引流静脉一起汇入形成大脑大静脉（Galen静脉）

1. 基底静脉；2. 颞角内脉络丛静脉；3. 大脑内静脉；4. 大脑大静脉

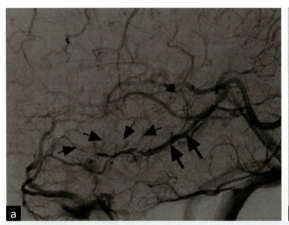
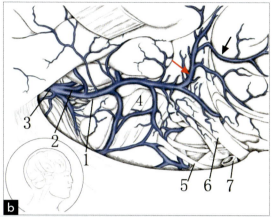

**图10-12** 基底静脉收集静脉属支的DSA（a）和解剖示意图（b）。基底静脉收集的静脉属支主要包括：起源于额叶眶面的大脑前静脉；由岛叶周围的静脉汇合而成的大脑中深静脉，来自尾状核、豆状核及内囊等部位收集基底节区的纹状体静脉、透明隔静脉、下丘脑静脉和脉络丛静脉等。这些静脉收集大脑半球深部的血液，包括基底节、内囊、下丘脑、侧脑室下角、颞叶内侧底面以及中脑的部分区域等，其行程迂曲，先向后上绕过大脑脚，再向后注入大脑大静脉。图a示基底静脉属支（细箭头），形成基底静脉（粗箭头）后向后绕过大脑脚注入大脑大静脉。图b示来自额叶眶面的大脑前静脉（黑色箭头），岛叶周围的静脉和来自尾状核、豆状核及内囊等部位的静脉（红色箭头）逐步汇聚向后，最终汇入基底静脉

1. 基底静脉；2. 大脑内静脉；3. 大脑大静脉；4. 中脑；5. 动眼神经；6. 视神经；7. 颈内动脉

# 2. 大脑大静脉（Galen静脉）和四叠体区

　　大脑大静脉由双侧大脑内静脉、双侧基底静脉和小脑的相关引流静脉在胼胝体压部下方汇合而成。大脑大静脉短粗，呈"U"形紧紧包绕胼胝体压部，在小脑幕顶部和下矢状窦一起汇入直窦。

　　大脑大静脉是深部引流静脉的终末支，是术中需要重点保护的结构，在手术过程中也是重要的参照标志。由于大脑内静脉附近的手术操作都比较深，术中容易迷失方向，所以术前对影像和解剖的理解是术中操作的关键（图10-13～图10-15）。

　　根据这些解剖和影像学上的特点和规律，在枕下幕上或者后纵裂等相关手术入路中最危险、最复杂的是：①精确的解剖定位；②过度牵拉Galen静脉导致的出血。针对这两个难点，在手术过程中需做到：①先准确定位胼胝体压部，根据Galen静脉"U"形包绕胼胝体压部的特点并结合影像（Galen静脉和胼胝体压部的相对位置关系），可以精确定位Galen静脉，再根据Galen静脉判断周围其他结构；②在结构辨认清楚后，尽量在远离Galen静脉处"锐性"剪开蛛网膜，缓慢释放脑脊液（其实幕下小脑上也是如此），然后自远及近剪开蛛网膜，从而松解Galen静脉，减少术中牵拉，降低其出血可能。

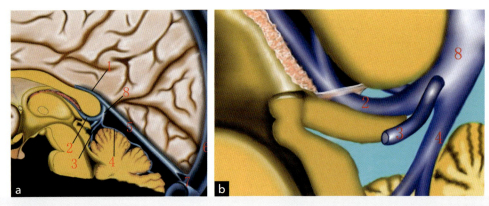

图10-13　Galen静脉解剖的示意图（a）和局部放大观（b）。Galen静脉在收集双侧大脑内静脉、基底静脉和小脑的相关引流静脉后，与下矢状窦一起汇入直窦。Galen静脉呈"U"形紧紧环绕胼胝体压部

1. 下矢状窦；2. 大脑内静脉；3. 基底静脉；4. 小脑的引流静脉；5. 直窦；6. 上矢状窦；7. 窦汇；8. 大脑大静脉

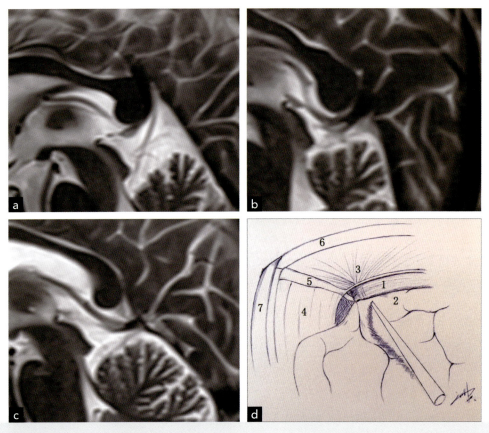

图10-14　Galen静脉"U"形包绕胼胝体的不同情况MRI（a~c）和解剖示意图（d）。图a~c为3种Galen静脉和胼胝体的不同关系。图a示Galen静脉紧密包绕胼胝体。图c与胼胝体关系疏松且分离。图b介于两者之间。在手术过程中，不一定能直接观察到直窦，但是胼胝体压部表现为明显发白、发亮且后缘清晰（d），所以术中在定位胼胝体压部后，根据术前影像最终推断出直窦在深部的起点，这一"起点"和窦汇的连线即为直窦所在，这在对侧后纵裂入路中切开大脑镰时尤为重要。如术前影像提示为图a类型，术中切开大脑镰的位置应稍微靠前，以避免损伤直窦。如被忽略，则直窦甚至Galen静脉都有被损伤的可能，导致严重的手术并发症

1. 胼胝体压部；2. 枕叶；3. 大脑镰；4. 小脑幕；5. 直窦；6. 上矢状窦；7. 横窦

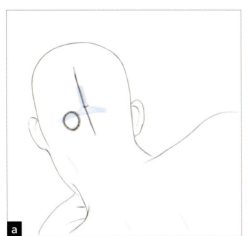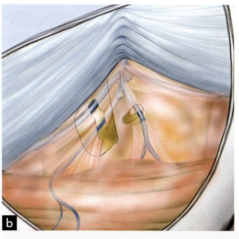

**图10-15**　四叠体池内蛛网膜分布的解剖规律，图a示幕下小脑上旁正中入路体位和骨瓣，图b示蛛网膜的分布规律。如图所示，在四叠体池内，蛛网膜存在如下3个解剖特点：①每根穿入的静脉均会附带一层蛛网膜，并向Galen静脉汇聚包绕，故在四叠体池内的蛛网膜表现为"中间厚、层次多，两边薄、层次少"的特点和规律；②在Galen静脉汇入直窦处，蛛网膜消失或者包绕不紧密；③Galen静脉和胼胝体压部的关系，不同患者之间也会有细微差别，有的病例Galen静脉和胼胝体压部关系非常密切，有的病例则相对疏松

在小脑幕内存在数量不等、排列不规律的静脉湖，其由胚胎时期的小脑幕窦发育退化而来，已失去了对深静脉的引流功能，有时会参与枕叶和小脑幕面桥静脉的引流。在发达的情况下，剪开小脑幕时出血会比较汹涌，甚至误认为是直窦出血，在剪开小脑幕时予以充分电凝即可。这点在术前的影像上往往难以准确显现，故重点是准确定位直窦。术中可根据胼胝体压部和直窦的关系来定位直窦起始部，再根据窦汇位置定位直窦末端，这两点连线即为直窦的准确位置（图10-16）。

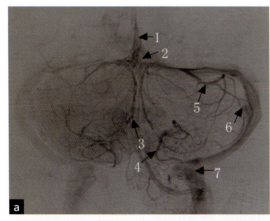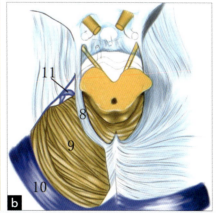

**图10-16**　小脑幕面静脉的DSA（a）和解剖示意图（b）。小脑幕内存在数量不等、排列不规律的静脉湖，其有时会参与枕叶和小脑幕面桥静脉的引流。在发达的情况下，剪开小脑幕时出血也会比较汹涌，术前的影像有时难以准确显现

1. 直窦；2. 窦汇；3. 下蚓静脉；4. 岩下窦；5. 小脑半球静脉；6. 岩上窦；7. 颈静脉球；8. 小脑幕缘；9. 小脑；10. 横窦；11. 岩静脉

# 3. 直窦

直窦是大脑深部静脉引流的重要通道，其汇合Galen静脉和下矢状窦后向后下方走行，最终汇入窦汇。直窦的走行角度是不恒定的，这种不恒定的角度不仅会影响周围的解剖结构，而且还会在很大程度上决定手术入路的方式（图10-17、图10-18）。

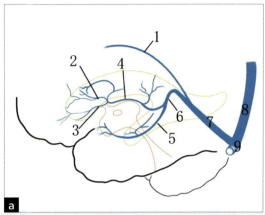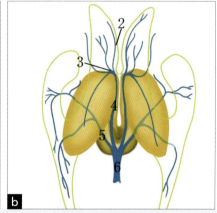

**图10-17**　幕上深部引流系统的矢状位（a）和水平位（b）示意图。幕上深部引流的主要静脉由双侧大脑内静脉和双侧基底静脉，与小脑幕面和岩面的静脉一同汇入大脑大静脉（Galen静脉），Galen静脉呈"U"形环绕胼胝体压部，与下矢状窦一起汇入直窦，直窦再向窦汇进行引流。由此可见，直窦是大脑深部引流系统的重要结构

1. 下矢状窦；2. 透明隔静脉；3. 丘纹静脉；4. 大脑内静脉；5. 基底静脉；6. 大脑大静脉；7. 直窦；8. 上矢状窦；9. 窦汇

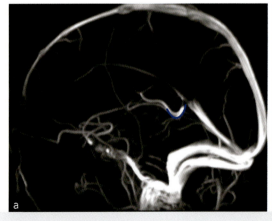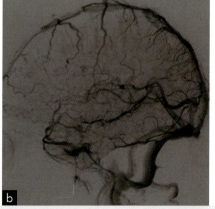

**图10-18**　展示大脑大静脉的走行及与胼胝体关系的MRV（a）和DSA静脉期（b）。双侧大脑内静脉和双侧基底静脉，与小脑幕面和岩面的静脉一同汇入大脑大静脉，其呈"U"形环绕胼胝体压部，与下矢状窦一起汇入直窦，直窦汇合Galen静脉和下矢状窦后向后下方走行，最终汇入窦汇处。图a中蓝色曲线表示"U"形环绕在胼胝体底部的静脉

直窦在矢状位上与水平线的夹角，存在明显的个体差异，这种差异在以显微镜为光源的手术入路中具有重要意义。总的来说，直窦角度越大，幕上手术通道至松果体的距离越近，反之则幕下的手术通道更近（图10-19、图10-20）。

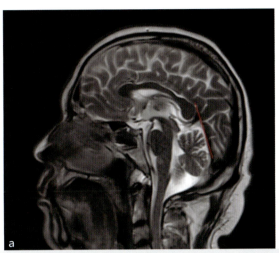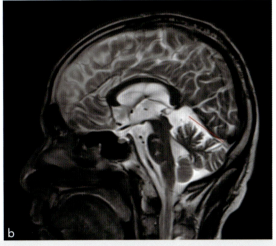

**图10-19**　直窦在矢状位上与水平面的夹角存在个体差异的MRI展示（a、b）。直窦起自胼胝体压部后上方，接纳下矢状窦和Galen静脉后向后下方走行。直窦的夹角在一定程度上决定了手术入路的选择。如图a所示，直窦夹角较大，其延长线与胼胝体压部相切，在选择幕下小脑上入路或者坐位手术操作时，即使过度屈颈也难以达到术中操作要求；如图b所示，直窦较平直，或者患者本身小脑存在一定程度的萎缩，此时采取幕下小脑上入路或者坐位手术操作会相对轻松，而采取枕下幕上入路进行操作时，手术路径则较深。故而在直窦夹角较"陡峭"时更倾向于枕下幕上的手术入路，在直窦夹角较"平缓"时更倾向采取幕下小脑上入路

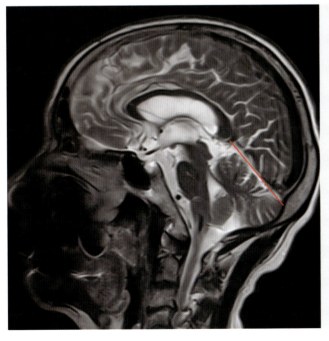

**图10-20**　当直窦介于上述两者之间时，可根据病变的具体情况，包括术者对入路的熟练度，病灶与静脉复合体、小脑幕脑室等的关系来决定手术方案。这一观点在后文和脑室相关章节有详细描述

当直窦角度较大时，为了适应手术通道，在采用幕下的手术入路时，可以通过患者颈部过度前屈来应对，但仍无法解决手术通道较长的问题。如使用内镜辅助或者熟练掌握全内镜手术操作，则可以避开此缺点（图10-21~图10-23）。

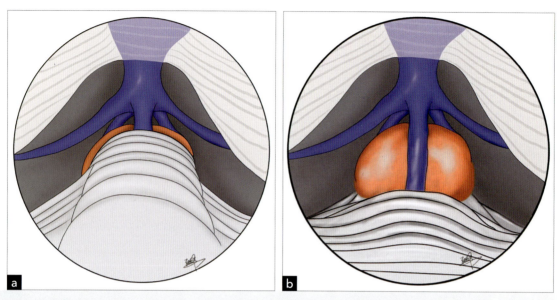

**图10-21** 不同直窦夹角情况下，在幕下小脑上入路中，山顶对四叠体池附近结构阻挡的解剖示意图。图a示在直窦角度陡峭时，采取幕下小脑上后正中入路时，小脑幕面的山顶部分会形成明显的阻挡，小脑的正中静脉也会影响术野的暴露。图b示在直窦较平缓时，山顶的阻挡明显减少，小脑正中静脉的活动度和空间明显增大

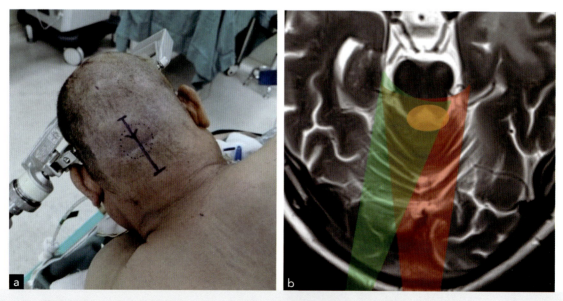

**图10-22** 幕下小脑上入路的手术切口（a）及后正中、旁正中入路的不同显露范围示意图（b）。在幕下小脑上后正中入路（红色阴影部分）中，通过小脑山顶暴露前方的四叠体池附近结构；在幕下小脑上旁正中入路（绿色阴影部分）中，则避开小脑山顶，通过小脑半球上面斜向进入四叠体池。当直窦角度陡峭时，小脑幕斜面较大，山顶突起，入路操作空间较小，选择旁正中入路可以克服这些问题

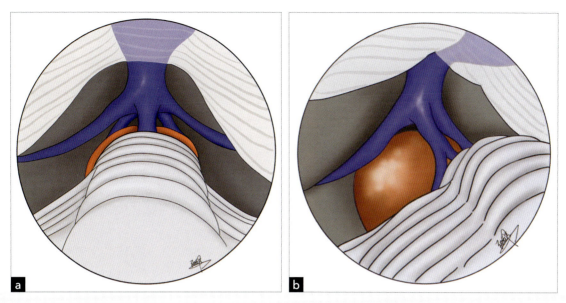

**图10-23** 在直窦角度陡峭的情况下，幕下小脑上后正中入路（a）和幕下小脑上旁正中入路（b）暴露的不同角度示意图。图a示在幕下小脑上后正中入路中，直窦角度陡峭时，小脑幕斜面较大，山顶凸起，入路操作空间较小。图b示在幕下小脑上旁正中入路中，尽管小脑幕斜面较大，山顶凸起较高，但是对四叠体池的暴露影响并不大

所以，通过对术前直窦走行角度的阅片，结合病灶位置，在直窦角度陡峭时采取枕下幕上入路和幕下小脑上旁正中入路相对合理；反之，在直窦角度平缓时，枕下幕上的操作深度更大。手术时更倾向于幕下小脑上入路，再结合病灶与四叠体池静脉的关系和生长方向等因素来选择后正中入路和旁正中入路。

# 4. 松果体区

松果体区是指介于松果体上方的胼胝体压部、尾侧的四叠体、前方的第三脑室后部、后方的小脑上蚓部之间的区域。大脑镰与小脑幕的移行处呈弧形，因此在暴露过程中需始终辨认中线，根据大脑大静脉和直窦来确定松果体中轴线和第三脑室的方向，避免迷路。

基底静脉分为丘纹体段、大脑脚段、中脑段3段，其中中脑段与松果体区手术关系密切。大脑内静脉两条平行沿第三脑室顶部后行，在松果体平面汇集，在胼胝体压部下方向后走行。大脑大静脉主干位于胼胝体压部的后下方、小脑幕切迹缘后侧，起点主要在松果体的后方或后上方。其多数为单干，少数以双干汇入窦汇。大脑大静脉与下矢状窦汇合成直窦，以锐角或者接近直角汇入（图10-24）。

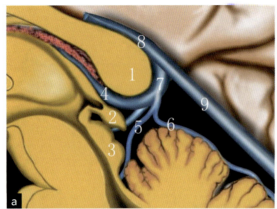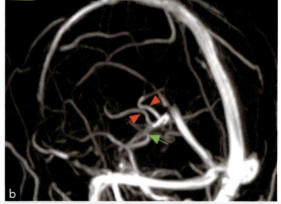

图10-24　松果体区的解剖示意图（a）和MRV（b）。松果体区是介于松果体上方的胼胝体压部、腹侧的四叠体、前方的第三脑室后部、后方的小脑上蚓部之间的区域。大脑内静脉两条平行（图b中红色箭头），沿第三脑室顶部向后走行，在松果体平面分开，在胼胝体压部下方向后走行，与基底静脉（图b中绿色箭头）汇合，在胼胝体压部的后下方形成大脑大静脉

1. 胼胝体压部；2. 松果体；3. 四叠体；4. 大脑内静脉；5. 基底静脉；6. 小脑的引流静脉；7. 大脑大静脉；8. 下矢状窦；9. 直窦

　　对于松果体区附近比较深在的病变，手术入路的选择需要结合多方面的考虑。在以显微镜作为光源的手术中，有如下情况者更倾向于枕下幕上的手术入路：①直窦角度陡峭；②病变向下方生长；③病变偏向于一侧（图10-25～图10-28）。

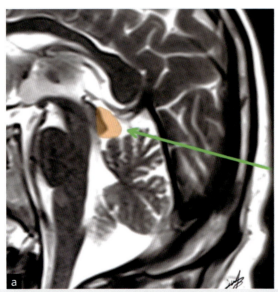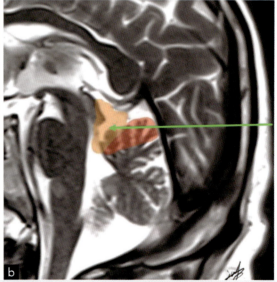

图10-25　直窦角度较大（a）和病变向下方生长（b）的两种情况，对于这些病变，采取幕上的手术策略更容易显露。对于向下方扩展生长的情况，必要时还可以切除部分小脑，以更好地进行显露

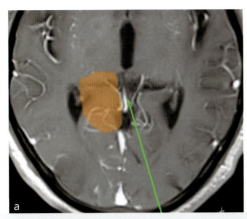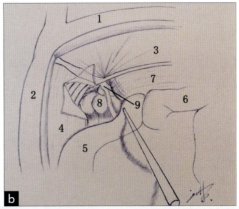

**图10-26** 松果体区附近深在的病变，枕下幕上或者后纵裂的手术通道示意图（a）和解剖示意图（b）。图a中绿色箭头为枕下幕上或者后纵裂手术通道方向。尽管可以向幕下暴露松果体区附近结构，但是通过图b的手术解剖可以看出，即使剪开了小脑幕，向对侧的暴露范围也非常有限

1.上矢状窦；2.横窦；3.大脑镰；4.小脑幕；5.枕叶；6.顶叶；7.胼胝体压部；8.松果体；9.大脑大静脉

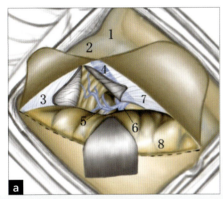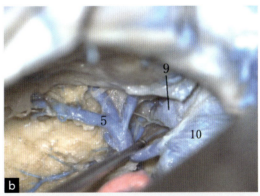

**图10-27** Poppon入路的示意图（a）和解剖图（b），可见即使剪开了小脑幕，由于受到静脉复合体和直窦的限制，其向对侧的暴露范围依然十分有限

1.窦汇；2.右侧横窦；3.小脑幕；4.直窦；5.小脑的引流静脉；6.大脑内静脉；7.大脑镰；8.枕叶；9.大脑内静脉；10.大脑大静脉

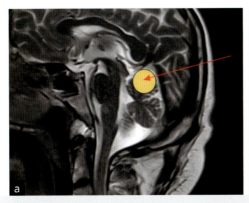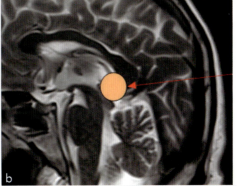

**图10-28** 病灶与静脉复合体在术中相对位置关系的MRI。可根据T2序列MRI，来判断病灶与血管的关系。如病灶和静脉之间存在明显高信号的脑脊液信号，则提示病灶与静脉复合体之间存在明确的潜在间隙（a），否则病灶与血管之间粘连紧密，操作难度较大（b）

# 5. 小脑幕和大脑镰

## 5.1 小脑幕

位于小脑幕和大脑镰上的病变相对表浅。对于小脑幕的病变而言，根据病灶的位置特点以及汇入上矢状窦和横窦的桥静脉情况，可选择幕上或者幕下的手术通道进行操作。

### （1）病变靠近中线

根据术者的经验，对于中线两旁不超过2cm的小脑幕病变，无论生长方向如何（向上、向下或同时向两侧），在选择手术策略时，都可大致将小脑幕等分为深、浅两个部分考虑。位于深部的病变采取幕上、幕下的操作都是可行的；而位于浅部的病变，由于操作角度变大，尽量选择病灶侧作为手术通道（图10-29~图10-31）。

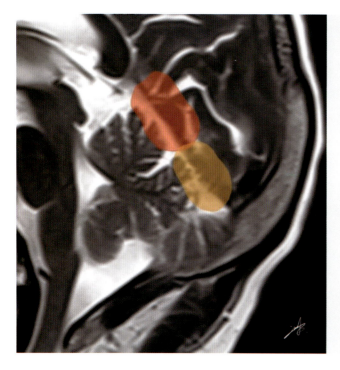

图10-29　对于中线附近的小脑幕病变，在考虑手术策略时，首先将小脑幕大致等分为深、浅两个部分（红色阴影部分和黄色阴影部分）

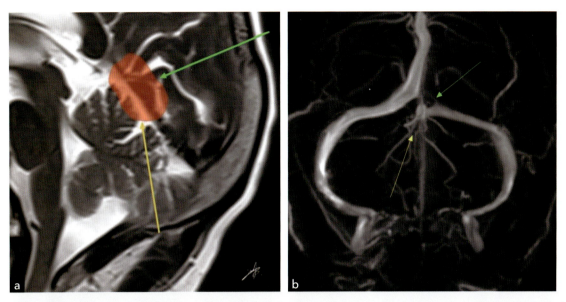

**图10-30** 暴露中线附近、小脑幕深部（向上或者向下）的病变示意图（a）以及其与汇入矢状窦和横窦的桥静脉（b）之间的关系。位于中线附近约2cm、小脑幕深部的病变，无论是向上或者向下生长（a），幕上或者幕下的操作都可以实现清晰的暴露，但是具体还需要重点考虑汇入上矢状窦和横窦的桥静脉的情况，尽量选择桥静脉少的手术通道。如果汇入矢状窦和横窦的桥静脉均较多，也可以考虑幕下的对侧入路（b）

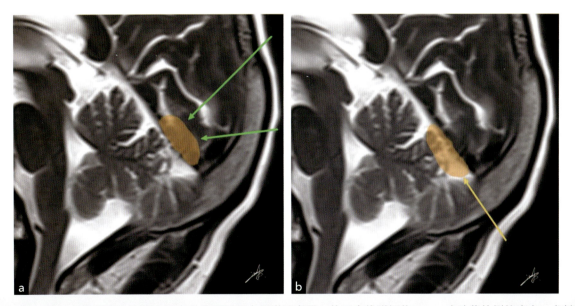

**图10-31** 位于中线附近小脑幕浅部病变的不同手术通道示意图。位于中线附近约2cm、小脑幕外侧的病变，尤其在病灶靠近横窦时，病灶位于幕上（a），应采取幕上的手术通道；而病灶位于幕下者，则采取幕下的手术通道（b）

**（2）病变位于两侧**

对于小脑幕两侧的病变（此处指远离中线超过2～2.5cm时），不论病灶位于幕上还是幕下，为了避免对Labbe静脉的牵拉，尽量采取幕下小脑上旁正中的手术通道（图10-32）。

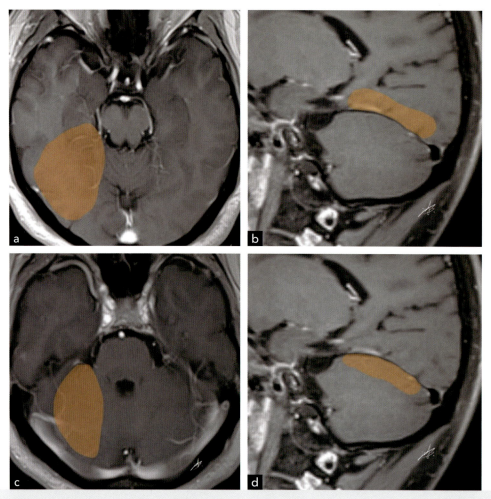

**图10-32** 位于小脑幕侧方附近，分别在小脑幕上方（a、b）和下方（c、d）的病变及手术通道选择的示意图。当病变位于幕上方、下方，或者骑跨小脑幕时，可采取幕下小脑上旁正中入路的手术方案，尤其对于幕上病变尤为合适，在幕下操作，可以很好地避开Labbe静脉，而且可以直视肿瘤基底

幕下小脑上旁正中入路，除了可以处理上述小脑幕中线旁的病变，还可以暴露幕上海马尾部的病变。幕上海马尾部病变的手术入路在选择上比较棘手，无论是经侧裂、经颞中回、经颞下等都需要破坏正常结构或者难以显露完全。但是采取幕下小脑上旁正中入路或幕下小脑上极外侧入路的方式，可完全经自然间隙进行操作，并且获得良好的显露（图10-33～图10-35）。

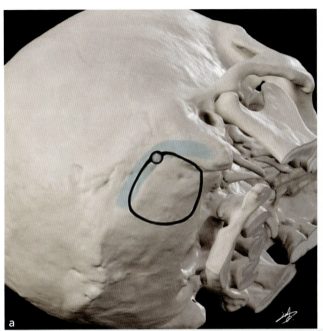
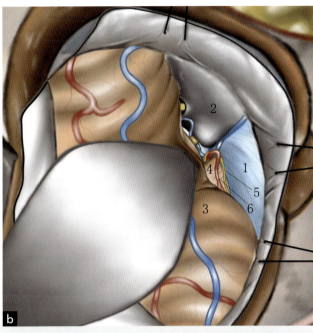

**图10-33**　幕下小脑上极外侧入路手术示意图。选择侧俯卧位，取后枕部旁正中切口（a），显露横窦、乙状窦后进一步暴露天幕（b）。位于幕上的病变，可进一步切开小脑幕进行暴露

1. 小脑幕；2. 岩骨后表面；3. 小脑；4. 中脑；5. 滑车神经；6. 小脑上动脉

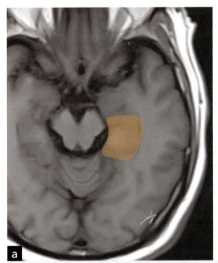
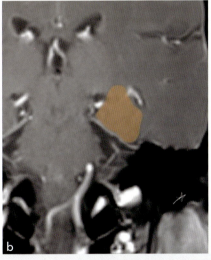
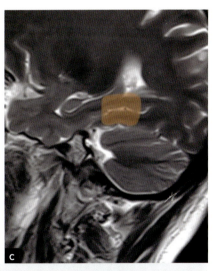

**图10-34**　海马尾部病变示意图。通过水平位（a）、冠状位（b）和矢状位（c）影像分析，海马尾部病变（橙色阴影部分）的位置比较特殊，采用经侧裂入路，往往难以充分显露或者牵拉过重；采用经颞中回或颞下入路，则会对正常结构造成破坏。如果采取幕下小脑上旁正中入路，则可以获得意想不到的显露效果

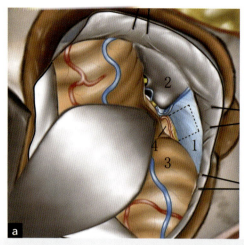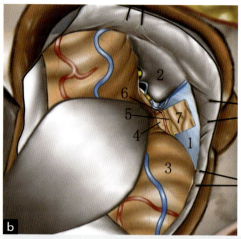

**图10-35** 幕下小脑上极外侧入路通过切开天幕（a）后可以到达幕上（b）的示意图。幕上靠近小脑幕的病变，可采取幕下小脑上的手术策略。特别是对位于海马尾部附近的病变，不管是经侧裂、经颞中回造瘘、经颞底等幕上入路，都难以避免脑组织的牵拉和部分脑组织的切除。但是幕下的入路，有经自然间隙进行操作的优点

1. 小脑幕；2. 岩骨后表面；3. 小脑；4. 中脑；5. 滑车神经；6. 小脑上动脉；7. 颞叶底面

## 5.2 大脑镰

处理大脑镰及相关区域的病变，大脑纵裂是重要的"自然间隙"，常用的手术入路有前纵裂入路、后纵裂入路、额底纵裂入路、对侧纵裂入路等。尽管这些手术入路能够充分利用纵裂的自然间隙来进行操作，但是也都需要面对桥静脉的阻挡、操作通道深、深部照明困难等细节问题。

关于纵裂的相关手术入路，有两条手术规律是比较重要的：①冠状缝和人字缝之间是重要桥静脉汇入的集中区域；②前颅窝底-上矢状窦-直窦是一个近乎对称的整体。第①点在前文中已经进行了详细描述，此处重点阐述第②条规律（图10-36）。

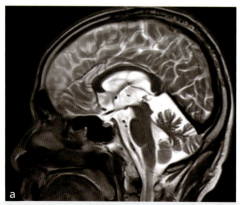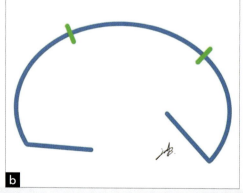

**图10-36** 前颅底-上矢状窦-直窦的矢状位MRI（a）和示意图（b）。前颅窝底-上矢状窦-直窦三者之间表现为相对对称的关系，其在冠状缝（图b中左侧绿线）之前和人字缝（图b中右侧绿线）之后具有相对类似的结构规律。因此，额底纵裂、前纵裂入路和后纵裂、Poppon入路具有相似的操作方式

根据操作方式不同，纵裂入路主要分为同侧纵裂入路和对侧纵裂入路。

笔者通过总结的大量文献和手术经验发现，为了更好地利用重力作用，获得更好的脑松弛，减少对脑组织的"骚扰"和牵拉，都可采取将术侧置于下方的体位，即采取同侧纵裂入路时患侧朝下，采取对侧纵裂入路时患侧朝上（图10-37~图10-39）。

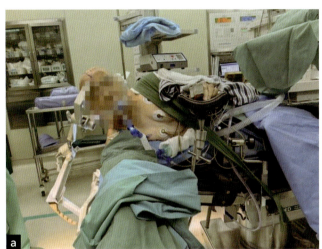 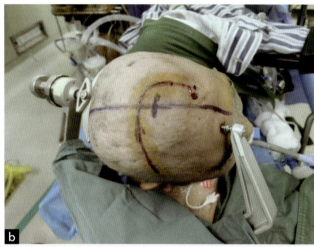

图10-37　前纵裂手术入路的体位（a）及切口（b）。前纵裂入路（同侧和对侧）时，虽然仰卧位垫肩、转头也可以达到手术目的，但对于脖子短粗的患者，过度旋转颈部可致颈静脉引流不畅。在采取侧卧位时，需要注意头部偏向患侧肩部的动作细节，尽量使正中矢状面与地面成大于60°的夹角，以便于操作

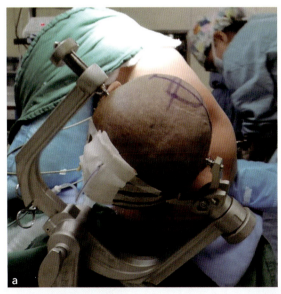 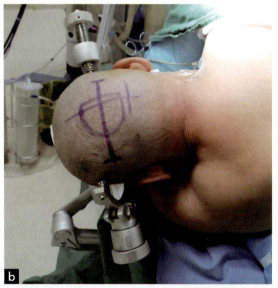

图10-38　后纵裂入路的体位（a）及切口（b）。后纵裂入路（同侧和对侧）时，采取3/4侧俯卧位，尽量使正中矢状面与地面成大于60°的夹角，以便于操作。除此之外，还需要根据病变的具体位置来进行调整，如当需要采用剪开小脑幕来处理幕下病变时，可将枕外隆突适当抬高，以避免剪开小脑幕后小脑因重力作用下垂阻挡操作通道；当需要处理幕上如胼胝体压部和体部、大脑镰病变时，可将枕外隆突适当抬高，从而使操作更加便利、舒适

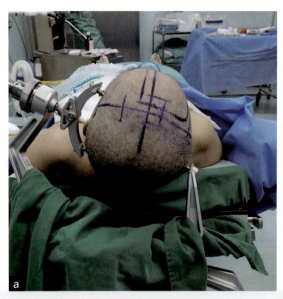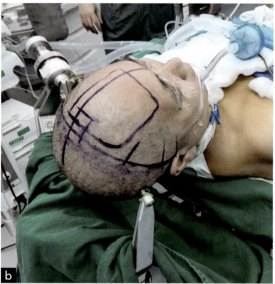

图10-39　根据病灶在前颅底的不同位置，在额底纵裂入路中采用不同的手术体位。额底纵裂（同侧和对侧）时，头偏向操作侧约30°（a）。根据病灶在前颅窝底的具体位置，采取适当前屈（病灶位于前颅窝底前方）或者后仰（病灶位于前颅窝底后方）（b）

**（1）同侧纵裂入路**

　　同侧纵裂入路包括同侧前纵裂、同侧后纵裂、同侧额底纵裂等入路。对于涉及大脑镰旁的病变，在如下3种情况下更推荐采取同侧纵裂入路，即：①病灶比较表浅；②病灶主要集中在大脑镰的一侧；③病灶向脑内膨胀性生长的程度不高（图10-40）。

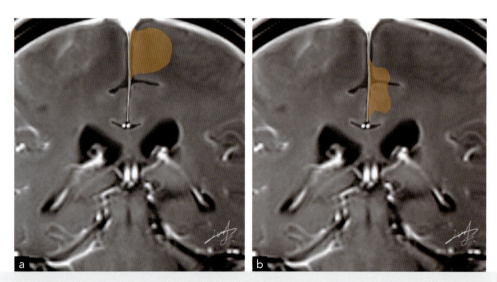

图10-40　采取同侧纵裂入路时比较典型的影像类型。病灶位于大脑镰一侧、位置表浅（图a中橙色阴影部分），尽管向外侧存在比较明显的膨胀性生长，但同侧纵裂入路依然是最合适的手术通道；病灶位于大脑镰的一侧、位置较深（图b中橙色阴影部分），但是向脑组织膨胀性生长情况不严重时，同侧纵裂入路仍然是最佳选择

对于冠状缝前和人字缝后的区域，桥静脉数量较少，重要性也相对较弱。对于此处大脑镰的占位性病变，可直接通过同侧纵裂入路来完成（图10-41～图10-44）。

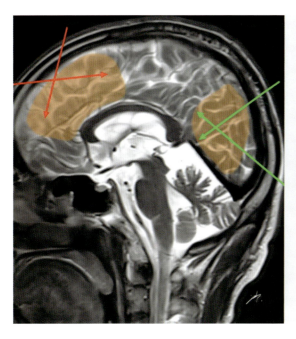

图10-41 对于面对非功能区或者亚功能区的大脑镰占位（橙色阴影部分），可直接在其上方进行同侧纵裂入路（红色区域及绿色箭头）完成暴露。但是对于涉及重要功能区的占位，如中央旁小叶面对的大脑镰区域，由于其位于冠状缝和人字缝之间，桥静脉数量多、直径粗、功能重要，限制了直接通过其上方纵裂通道的操作。对于这种情况，可根据具体情况，选择从前方或后方斜向操作。但是，通常选择前纵裂斜向操作的可能性更大，因为相较枕叶而言，额叶显得没有那么饱满，释放脑脊液后，纵裂间隙更宽

对位于冠状缝和人字缝之间大脑镰的病变，由于此处纵裂表面的桥静脉较多，尽量不要将骨瓣直接设计在病变上方，可通过冠状缝前或人字缝后的手术通道进行操作。

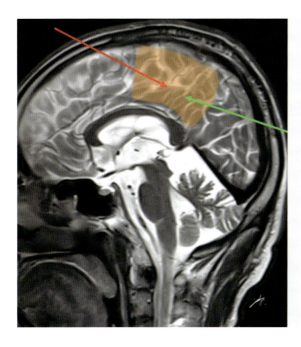

图10-42 对于面对中央旁小叶大脑镰的占位（橙色阴影部分），在同样符合如下情况时，可采取同侧前纵裂入路（红色箭头），或同侧后纵裂入路（绿色箭头），来完成操作：①病灶比较表浅；②病灶主要集中在大脑镰的一侧；③病灶向脑内膨胀性生长的程度不高

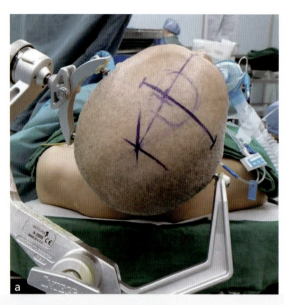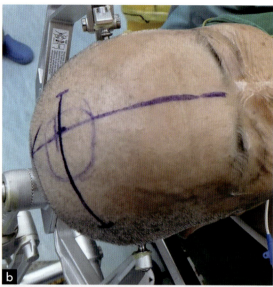

**图10-43** 同侧前纵裂入路的手术体位（a）及切口（b）。采取同侧前纵裂入路来实现中央旁小叶附近大脑镰占位性病变手术时的体位。仰卧位，向健侧偏转约30°（a），头稍后仰至矢状缝与地面垂直，再抬高20°～30°背板。骨瓣的设计需要考虑桥静脉的具体位置，应尽量避开大的桥静脉，如无特殊情况，骨瓣通常选择1横指（1.5～2cm）在冠状缝后，2横指在冠状缝前（图b），手术时尽量松解纵裂前后的蛛网膜，以便可以更好地利用重力作用牵拉

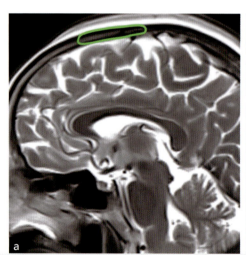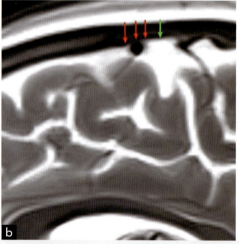

**图10-44** 前纵裂入路的骨瓣示意图（a）及局部放大观（b）。骨瓣通常选择1横指（1.5～2cm）在冠状缝后，2横指在冠状缝前（图a中绿色线圈）。在进行手术入路的设计阶段，需要重点考虑桥静脉的情况，术中如果避开桥静脉后依然可以达到暴露需求，则尽量避开桥静脉。如术中需要将骨瓣铣开至静脉附近时，则尽量将骨瓣完全覆盖桥静脉（图b中绿色箭头），不要将骨瓣铣开至桥静脉前缘、后缘或桥静脉正上方（图b中红色箭头）。因为桥静脉一旦出现损伤，则难以进行止血性操作

　　同侧额底纵裂入路，同样可以通过对体位的调整实现良好的重力牵拉，减少术中对脑组织的"骚扰"。但是，对于前颅窝底的病变，在进行术前计划时，如果能根据病灶的具体位置做出体位上的调整，则能够更好地完成暴露要求。

在使用额底纵裂入路暴露前颅窝底时，可将前颅窝底分为前、后两个部分进行手术。在使用显微镜作为手术光源时，术者舒适的操作角度是60°左右，故靠近前颅窝底前方的病灶，患者头稍前屈；靠近前颅窝底后方的病灶，头稍后仰（图10-45）。

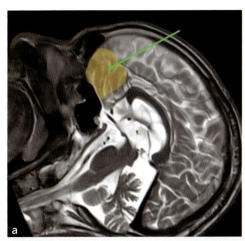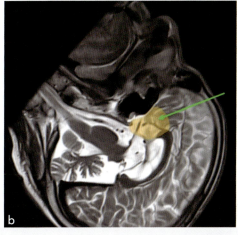

**图10-45** 位于前颅底不同位置的病灶，手术时体位的摆放示意图。当病灶位于前颅窝底前方（图a中橙色阴影部分），摆放体位时，患者头稍前屈（a）；当病灶位于前颅窝底后方（图b中橙色阴影部分）时，头稍后仰（b），这样更适合术者的操作

### （2）对侧纵裂入路

对侧纵裂入路与同侧纵裂入路一样，包含对侧前纵裂、后纵裂和对侧额底纵裂入路。

对侧纵裂入路的最佳适应证包括：①位置较深且病灶比较靠外；③中线两侧同时存在病灶。对于病灶比较靠外的情况，可以理解为病灶的外侧极比较靠外（图10-46、图10-47）。

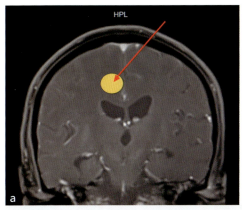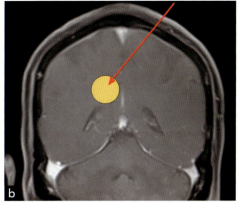

**图10-46** 对侧前纵裂和对侧后纵裂入路手术通道示意图。图a为对侧前纵裂入路，图b为对侧后纵裂入路。对于肿瘤相对较深，且向患侧推挤至比较靠外侧时，采取同侧入路会对脑组织造成严重牵拉，可选择对侧纵裂入路。在进行选择时，还需要认真考虑汇入矢状窦的桥静脉情况（尽量完善静脉血管的相关检查），根据桥静脉的情况来选择合适的手术通道

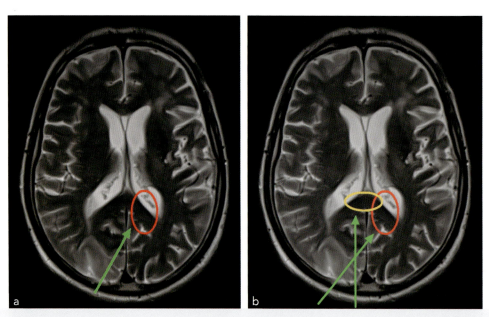

**图10-47** 位于侧脑室枕角内侧或胼胝体压部，或者延伸至对侧的病变，可采取对侧后纵裂经楔前叶入路的手术通道。位于侧脑室枕角内侧（红色椭圆）或胼胝体压部（黄色椭圆）的病变，或者病变随着胼胝体压部白质纤维延伸至对侧时，可选择对侧后纵裂经楔前叶入路（绿色箭头）。此入路完全经自然间隙操作，也可避开功能区，操作简单、安全

在病灶较深且明显凸向一侧时，同侧纵裂入路的操作对脑组织牵拉较重，对侧纵裂入路虽然增加了手术步骤、延长了手术通道距离，但是其在对脑组织的保护上明显具有优势。而且对侧纵裂入路还可以同时暴露双侧的纵裂，实现跨两侧病变的同时手术。

对侧纵裂入路常用于处理深部的病灶，除大脑镰附近相关病变外，还常被用于处理涉及脑室的相关病变（图10-48~图10-50）。

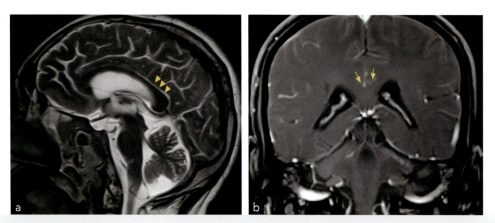

**图10-48** 胼胝体沟的影像示意图。图a、b中黄色箭头示胼胝体沟位置。在对侧后纵裂经楔前叶入路中，最难的点在于准确定位侧脑室的枕角。根据影像可见，胼胝体沟下方的胼胝体即为侧脑室房部的顶壁。手术时，可先辨认出扣带回，找到胼胝体沟，并暴露胼胝体体部，经胼胝体体部后方造瘘暴露侧脑室房部后，再向后进一步暴露枕角

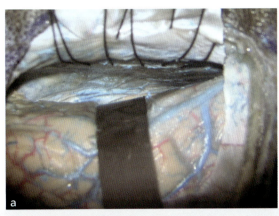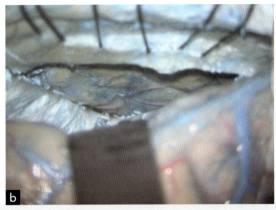

图10-49　对侧后纵裂经楔前叶入路的解剖示意图。取3/4侧俯卧位，患侧朝上、健侧朝下，这样便于在重力作用下对健侧进行牵拉形成手术通道。为了减少操作过程中对脑组织的牵拉，术前可根据具体情况留置腰大池引流管或行脑室穿刺外引流术，对于直窦角度"陡峭"的患者，分开纵裂前半小时左右使用甘露醇进行适当脱水，也是可行的方法。打开纵裂后，用两根缝线固定在大脑镰上端，轻轻牵拉上矢状窦，使其偏离中线，该操作可直接扩大半球间的缝隙（a），再"T"形切开大脑镰，以暴露对侧大脑半球内侧面的楔前叶（b）

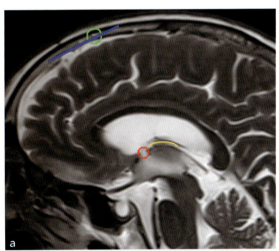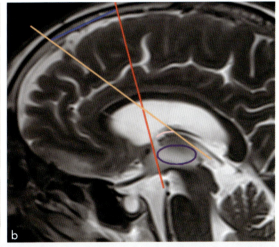

图10-50　前纵裂经脉络膜裂入路暴露第三脑室病变过程中，术前经影像估算打开脉络膜带长度的简单方法示意图。图a示室间孔（红色圆圈）、脉络膜裂（黄色弧线）和骨瓣（长度约6cm，1/3在冠状缝后、2/3在冠状缝前）（蓝色直线）。图b示红色直线为骨瓣后缘至室间孔前缘（穹隆柱）的连线，此处为不损伤穹隆柱前提下所能暴露的极限位置。橙色直线为骨瓣前缘至第三脑室内病变后极的连线，其与脉络膜裂的交点至室间孔后缘处的粉色弧线即为脉络膜裂需要打开的

　　涉及脑室相关病变的手术方式比较复杂，此处进行简要描述，详尽的讨论参见脑室相关章节。

　　大脑镰前窄后宽，形似镰刀，上、下缘分别有上矢状窦和下矢状窦，后下缘与小脑幕相连，连接处形成直窦；直窦向后与横窦汇合成窦汇。小脑幕呈帐篷状架于后颅窝上方，分隔端脑与小脑，小脑幕的后部附着于横窦，前端连于前床突和后床突，前内侧缘游离，呈U形，为小脑幕切迹。幕上深静脉引流系统经大脑内静脉、基底静脉等汇入Galen静脉，其呈"U"形环绕胼胝体压部，与下矢状窦一起汇入直窦，再向窦汇进行引流。大脑镰、小脑幕的解剖与大脑浅静脉、深静脉系统关系密切，同时脑室系统、丘脑、松果

体、四叠体等大脑深部结构复杂，大脑镰与相关深静脉围绕在这些结构周围，所以结合解剖、影像等选择在这些区域附近合适的手术入路至关重要。

首先，直窦的夹角在一定程度上决定了四叠体池区域手术入路的选择。直窦角度陡峭时，采取枕下幕上入路和幕下小脑上旁正中入路相对合理；直窦角度平缓时，幕下小脑上入路更加合适，再结合病灶与四叠体池静脉的关系和生长方向等因素来选择后正中入路或者旁正中入路。

大脑内静脉附近的手术路径深，术中易迷失方向。Galen静脉"U"形环绕胼胝体压部，根据包绕程度不同可以分为3种：①与胼胝体紧密包绕，Galen静脉包绕着胼胝体；②与胼胝体关系疏松、分离；③介于两者之间。术中可根据胼胝体压部和直窦的关系来定位直窦起始部，再根据窦汇位置定位直窦末端，连接这两点即为直窦的准确位置。在手术过程中，直窦并不能被直接观察到，但是胼胝体压部的颜色和结构特点使得定位比较容易。根据术前影像来推断出直窦在深部的起点，对对侧后纵裂入路中切开大脑镰有重要意义。如术前影像提示第一种类型，术中切开大脑镰的位置应稍微靠前，否则损伤直窦甚至Galen静脉，可导致严重的并发症。

四叠体附近的肿瘤与静脉复合体关系密切，不存在明显的间隙，甚至与之包裹，操作起来都有可能损伤静脉复合体，通过采取枕下幕上的操作空间方向，对辨别肿瘤和周围血管关系更有优势。

大脑纵裂是围绕大脑镰的重要手术通道，常用的手术入路有前纵裂入路、后纵裂入路、额底纵裂入路、对侧纵裂入路等。以上入路均充分利用了纵裂的自然间隙进行暴露，但仍然存在桥静脉的阻挡、操作通道深、深部照明困难等缺点。对于靠近中线或者侧脑室、第三脑室的肿瘤，可以选择经纵裂入路；对于肿瘤较深，并向患侧推挤至靠外侧时，可选择对侧经纵裂入路。在进行入路选择时，还需兼顾桥静脉少的一侧。侧脑室房部、枕角内侧或胼胝体压部的病变，甚至侵犯至对侧时，可选择对侧后纵裂经楔前叶入路。也有文献报道，可选择对侧后纵裂经扣带回后部进入侧脑室房部，但是可能有视辐射损伤的风险。

深部的丘脑病变，其不同解剖区域的手术入路均不同。丘脑前内侧病变，可选择前纵裂经胼胝体/穹隆间经脉络膜裂入路；丘脑外侧病变，由于距离中线较远，同侧入路暴露困难，可选择对侧纵裂经胼胝体入路或者经皮层入路；丘脑后上区域与枕叶内侧、胼胝体后部、大脑后动脉和Galen静脉等解剖结构关系密切，有多种手术入路可选择，包括前纵裂经脉络膜裂、穹隆间入路、后纵裂经胼胝体经脉络膜裂入路、枕下幕上经松果体下入路、幕下小脑上经松果体下入路等；丘脑后下内侧病变，可选择经幕下小脑上入路或者经枕下幕上入路；丘脑后下外侧病变，其毗邻侧脑室房部，可以通过颞下经侧脑室经脉络膜裂入路、幕下小脑上旁正中入路，或者顶上小叶入路。

小脑幕侧方附近的病变：当病变位于天幕上、下方，或者骑跨天幕时，可采取幕下小脑上旁正中入路，对于幕上病变尤为合适。幕下操作可以很好地避开Labbe静脉，直面肿瘤基底。幕上靠近小脑幕的病变，也可采取幕下小脑上的手术策略。特别是对位于海马尾部附近的病变，可以经过幕下向上自然间隙进行操作。

第 11 章

◎ 小脑和第四脑室的影像、
解剖和手术入路

11

小脑由小脑幕面、小脑枕面和小脑岩面3个面构成。神经外科后颅窝的手术都是围绕着这3个面进行的。深刻理解这3个面的解剖结构和应用方式，是制订手术计划的关键。

# 1. 小脑

小脑位于枕下后颅窝内。从手术的角度来看，可以分为3个游离面。这3个面都对应着相应的3个自然间隙和手术通道。深刻理解这3个游离面的解剖和影像是设计手术入路的前提条件（图11-1～图11-5）。

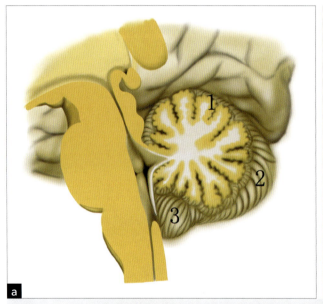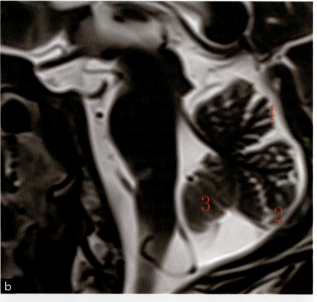

**图11-1** 小脑的幕面和枕面。小脑幕面紧贴小脑幕，其命名可以小脑幕裂（原裂）为界，在中线处分为：山顶和山坡；在两侧分为：小脑幕面前部（方小叶）和小脑幕面后部（单小叶）。小脑幕面的深部与脑干之间存在一间隙，即小脑中脑裂，与四叠体池相通。小脑幕面相关手术入路的代表是幕下小脑上入路。小脑枕面紧贴枕骨鳞部，小脑枕面的结构在中线处分为：蚓垂、蚓锥体、蚓结节和蚓叶；两侧相对复杂，有岩裂（水平裂）分开的上半月叶和下半月叶，二腹叶前裂分开的下半月和二腹叶，二腹-扁桃体沟分开的二腹叶和扁桃体。小脑枕面和脑干之间的裂隙为小脑延髓裂，与枕大池、第四脑室等相通，小脑枕面相关手术入路的代表是枕下后正中入路

1. 小脑幕面；2. 小脑枕面；3. 小脑扁桃体

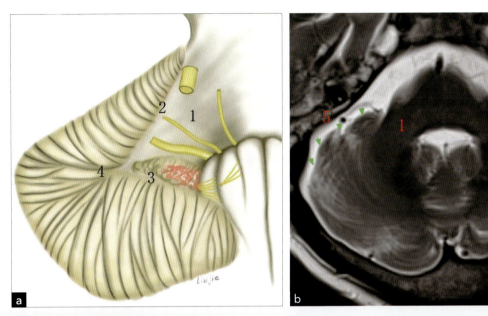

**图11-2**　小脑岩面面对岩骨，在小脑的岩面，可以见到小脑和小脑中脚之间的两个明显裂隙：小脑桥脑裂上支和小脑桥脑裂下支（这两支与脑干之间的裂隙为小脑桥脑裂）。两支在外侧汇合成水平裂（岩裂），并继续向后走行至枕面，分开上半月叶和下半月叶。小脑桥脑裂也称为桥小脑角区（CPA区），内部包含出脑干的若干神经，其代表手术入路为乙状窦后入路

1. 小脑中脚；2. 小脑桥脑裂上支；3. 小脑桥脑裂下支；4. 水平裂；5. 小脑岩面

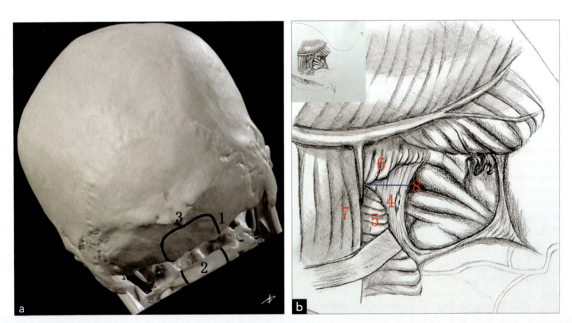

**图11-3**　小脑枕面的代表性手术入路，即枕下后正中膜髓帆入路。通过打开小脑延髓裂内的脉络膜（和）或下髓帆，暴露第四脑室

1. 枕骨鳞部；2. C1后弓；3. 枕外隆突；4. 下髓帆；5. 小脑扁桃体；6. 蚓垂；7. 小脑枕面（二腹叶）；8. 第四脑室底

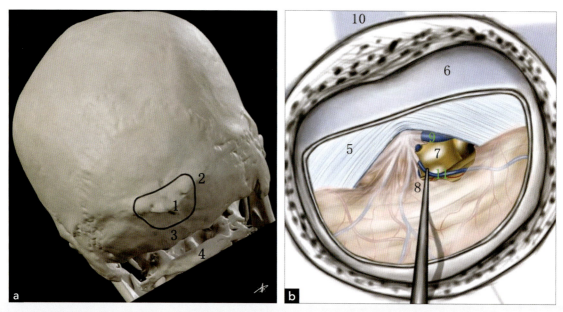

**图11-4** 小脑幕面的代表性手术入路，即幕下小脑上枕下后正中入路，暴露四叠体池

1. 枕外隆突；2. 上项线；3. 枕骨鳞部；4. C1后弓；5. 左侧小脑幕；6. 左侧横窦；7. 右侧上丘；8. 山顶；9. 右侧基底静脉；10. 上矢状窦体表投影；11. 小脑幕面的引流静脉

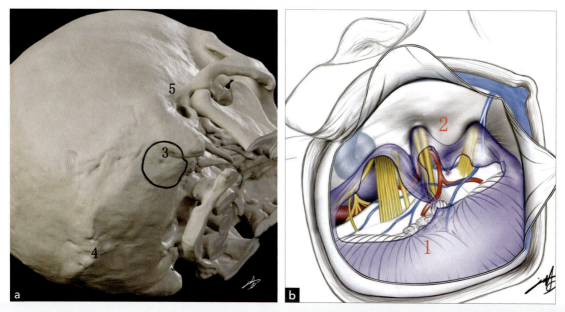

**图11-5** 小脑岩面的代表性手术入路，即小脑岩面的经典手术入路为枕下乙状窦后入路，暴露桥小脑角区（CPA区）

1. 小脑岩面；2. 岩骨后表面；3. 二腹肌沟点；4. 枕外隆突；5. 颧弓根后支上缘

　　后颅窝手术的操作空间狭小，往往需要充分利用小脑3个面中自然形成的间隙，从而减少牵拉，增加暴露范围。此处重点探讨如何利用影像，并结合解剖来思考和选择手术入路。

## 1.1 小脑幕面

对于小脑幕面附近的病变，进行手术入路选择的重点是充分考虑幕上、幕下多种手术方案的可行性和优缺点，结合具体病情综合考量。与小脑幕相关的病变区域主要有松果体区、中脑外侧沟等。

### 1.1.1 四叠体、松果体区的病变

直窦的角度，往往决定了小脑幕面倾斜的角度（小脑萎缩者需要视具体情况而定），以及松果体区病变的手术方式（图11-6、图11-7）。

四叠体、松果体相关病变的影像、解剖和手术入路思考，已在相关章节详细阐明，此处不再赘述。

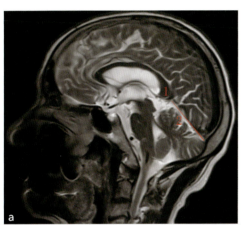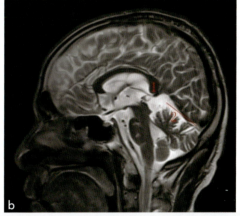

**图11-6** 不同的直窦夹角，直窦（红线）起自胼胝体压部后上方，引流下矢状窦和Galen静脉后向后下方斜向下走行。直窦的夹角在一定程度上决定了手术入路的选择。图a示直窦夹角较大，其延长线与胼胝体压部相切，在选择幕下小脑上入路或者坐位手术操作时，即使过度屈颈也难以达到术中操作要求。图b示直窦较平直，或者患者本身小脑存在一定程度的萎缩，此时采取幕下小脑上入路或者坐位手术操作会相对轻松，但是采取枕下幕上入路进行操作时，手术路径较深。故而在直窦夹角较"陡峭"时更倾向于枕下幕上的手术入路，在直窦夹角较"平缓"时更倾向于采取幕下小脑上入路

1. 胼胝体压部；2. 小脑枕面

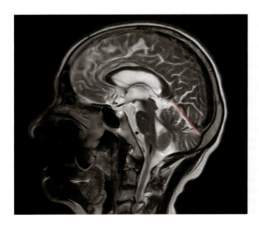

**图11-7** 对于直窦（红线）介于上述两者之间的情况，可根据病变的具体情况来决定手术方案。尽管直窦角度较大时，为了适应手术通道，患者颈部需要过度前屈，但仍不能改善手术通道较长的问题。如果使用内镜辅助或者熟练掌握全内镜手术操作，则可以避开此缺点

### 1.1.2 小脑幕面两侧的病变

小脑幕面，在中线部分由山顶和山坡构成，在两侧由小脑幕面前部（方小叶）和小脑幕面后部（单小叶）构成。对于小脑幕面两侧的病变，由于幕上的两侧存在Labbe静脉汇入窦的情况，所以从幕下来进行操作相对合理（图11-8）。

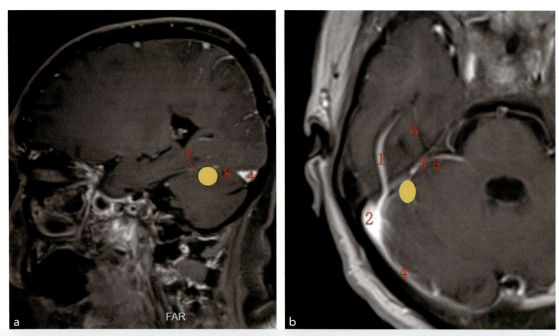

**图11-8** 幕下小脑幕面两侧的病变。由于幕上存在Labbe静脉的汇入点，所以采取幕下小脑上旁正中入路的手术方案，这同样适用于小脑幕上的病变，即使病变向上突入幕上也可以实现。黄色区域代表病变位置

1. Labbe静脉；2. 横窦-乙状窦拐角；3. 岩上窦；4. 横窦；5. 小脑岩面；6. 颞叶；7. 小脑幕；8. 小脑幕面

### 1.1.3 小脑幕面接近中线的病变

对于接近小脑半球中间的病变，且位置较深时，直接采取幕下小脑上的手术策略，会严重牵拉小脑，造成较重的小脑皮层损伤。此时我们可以转换思路，采取枕下幕上的策略，切开小脑幕，这样相当于完全经自然间隙进行操作，并且可直面病灶，针对直窦陡峭的病例尤为适用，可将损伤降至最低（图11-9、图11-10）。

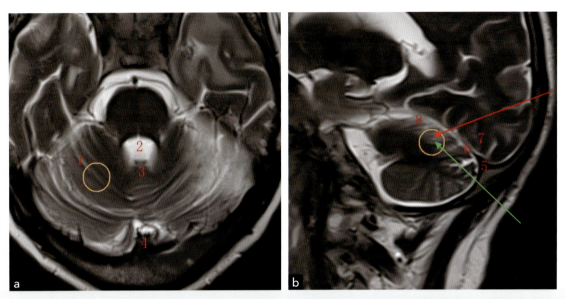

**图11-9** 接近小脑半球中间病变的手术策略。图a示病灶（橙色圆圈）位于小脑半球的中间，接近小脑幕裂（原裂）。图b示针对病灶（橙色圆圈）的手术入路，绿色箭头为幕下小脑上入路，此时对小脑的牵拉和挫伤较大。红色箭头为枕下幕上经小脑幕入路，可经自然间隙暴露，而且枕叶内侧向横窦汇入的桥静脉较少，这样可将损伤最小化

1. 原裂；2. 第四脑室；3. 小结；4. 枕内隆突；5. 横窦；6. 小脑幕；7. 枕叶；8. 小脑幕面

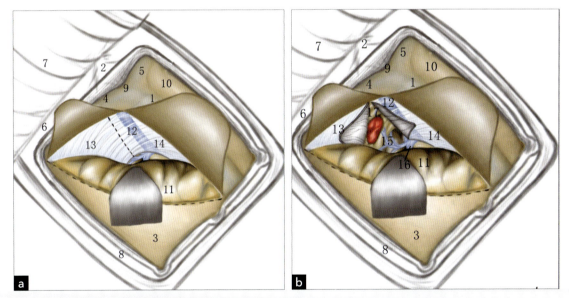

**图11-10** 右侧枕下幕上经小脑幕入路，经小脑幕面暴露小脑病灶的示意图。图a示右侧幕下小脑上入路（Poppen入路）中小脑幕剪开位置示意图。剪开小脑幕前，需要先仔细确认直窦位置，再避开直窦约15mm剪开小脑幕。图b示剪开小脑幕后，便可经小脑幕面暴露其深部的病灶

1. 上矢状窦；2. 枕外隆突；3. 右侧枕部硬膜；4. 右侧横窦；5. 左侧横窦；6. 枕骨；7. 额枕肌枕腹；8. 顶骨；9. 窦汇；10. 左侧枕部硬膜；11. 枕叶；12. 直窦；13. 小脑幕；14. 大脑镰；15. 小脑幕面引流静脉；16. 大脑内静脉；17. 小脑

需要注意的是，当病灶横跨小脑中线时，这种幕上的操作需要慎重选择。因为此时直窦将会是手术过程中的重要阻挡，致使病灶难以充分暴露，进而增加了手术的难度和并发症发生率。此时，尽量采取幕下小脑上的手术策略。如有必要，可切除部分小脑皮层以增加暴露（图11-11）。

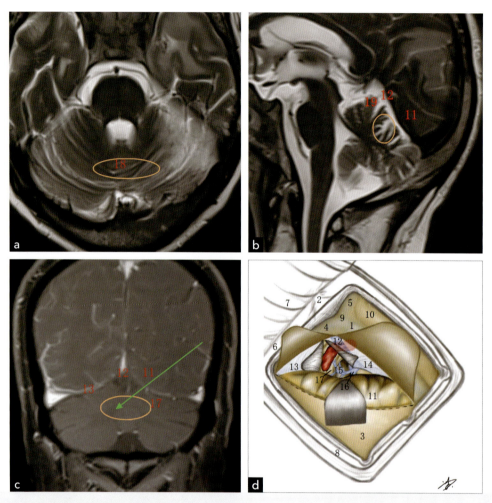

**图11-11** 病灶横跨小脑中线。图a（轴位）、b（矢状位）和c（冠状位）中橙色椭圆示病灶位置，绿色箭头代表手术通道。图c、d示直窦对病灶会产生明显的阻挡，导致暴露困难，红色区域代表跨域直窦两侧的小脑占位。根据笔者的经验，在进行充分脑松弛技术后，枕叶可以增加2.5～3.0cm的操作空间。术前据此测量，如仍然无法顺利暴露，则应避免采取幕上的手术策略

1. 上矢状窦；2. 枕外隆突；3. 右侧枕部硬膜；4. 右侧横窦；5. 左侧横窦；6. 枕骨；7. 额枕肌枕腹；8. 顶骨；9. 窦汇；10. 左侧枕部硬膜；11. 枕叶；12. 直窦；13. 小脑幕；14. 大脑镰；15. 小脑幕面引流静脉；16. 大脑内静脉；17. 小脑；18. 小脑蚓部；19. 山顶

脑幕面相关的手术入路在松果体区、四叠体、背侧丘脑、中脑等部位手术入路中扮演着重要角色。具体的影像、解剖和手术入路的选择将会在相关章节中进行更加详尽的描述。

# 1.2 小脑枕面

小脑枕面是临床工作中使用频率最高的后颅窝手术入路，常常涉及小脑的出血性和外伤性疾病。小脑枕面最显著的特点是需要面对非常多且窄的小脑脑叶。由于各脑叶走行方向并不恒定，且其生长具有随机性，在进行小脑皮层向深部造瘘的过程中容易迷路。因此，在手术过程中充分利用影像的标志来进行"导航"，将对手术过程起到重要作用。

## 1.2.1 小脑的功能

小脑是调节中枢，从手术的视角来看，小脑的功能部分主要与小脑枕面相关。小脑的主要功能包括3个方面：

a. 前庭小脑。主要中枢为古小脑——前庭小结叶，控制眼球和脊髓的运动纤维，调控姿势和运动的平衡；

b. 脊髓小脑。是旧小脑，主要中枢为小脑枕面中线处的蚓部、蚓旁区冲动传导到的球状核、栓状核，调节抗重力肌群的肌张力；

c. 大脑小脑。是新小脑，主要整合大脑皮层传出至齿状核的运动信息，使得运动信息更加精确，保证运动的精确性。还可以储存各种运动模式和技能，如游泳、骑自行车等，以供随时调用（具体核团不详）。

需要强调的是，小脑的功能非常复杂，与大脑、脊髓、前庭等功能存在着广泛的联系，对运动、语言、本体感觉、本能、运动本领的存储等具有非常重要的意义。

总的来说，小脑是比较古老的中枢，主要用以协调新皮层——大脑皮层的各项功能，无法形成意识层面的控制。理解小脑的功能可以从以下3个方面进行：

a. 小脑虽然可以接收感觉性传入冲动，但是却无法独立形成高级的意识层面，如定时、定向、定位等，只能起到辅助作用。如大脑皮层可以判断距离和方位，而小脑只能在运动实施的过程中进行纠正，在不断强化训练后，与大脑发出的指令逐渐匹配，使得运动逐渐精准；

b. 小脑可以影响运动，但是小脑损伤后并不伴有麻痹。小脑损伤并不影响大脑皮层运动信息的发出，但是可以通过其3个功能影响运动的执行过程；

c. 小脑对大多数的运动无识别学习作用，但是对运动性学习和运动性记忆具有重要作用（图11-12）。

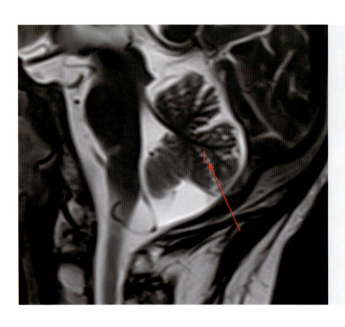

图11-12　小脑的手术需要尽量避免损伤灰质皮层，更重要的是，要尽可能减少白质纤维束和核团的损伤。红色箭头代表经自然间隙通道的手术

### 1.2.2 小脑延髓裂

小脑延髓裂是指位于小脑枕面的扁桃体和延髓之间的自然裂隙。其腹侧和头侧为脉络膜和下髓帆，其背侧为小脑扁桃体，向下与枕大池和第四脑室正中孔相通。

小脑延髓裂和膜髓帆，这两者的概念常容易混淆，其实膜髓帆为脉络膜和下髓帆的简称，是小脑延髓裂的一个组成部分（图11-13～图11-16）。

在实际的手术中，仅仅理解各血管的走行规律还远远不够，因为血管的走行并非是一成不变的，而是存在着较大的变异率，术中更需要明确的是血管与周围骨性结构、脑组织结构和膜性结构（硬膜、蛛网膜、软脑膜）的具体关系。

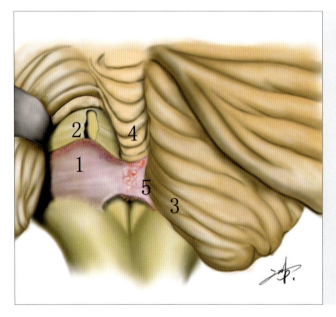

图11-13　切除左侧小脑扁桃体后，暴露小脑延髓裂和膜髓帆。小脑延髓裂位于小脑扁桃体和延髓之间。膜髓帆即脉络膜和下髓帆的总称，脉络膜和下髓帆构成了第四脑室的下顶壁

1. 脉络膜；2. 下髓帆；3. 小脑扁桃体；4. 蚓垂；5. 小脑延髓裂

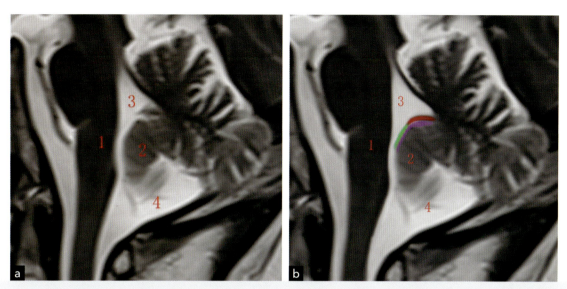

**图11-14**　小脑延髓裂。图a为小脑的正中矢状位。在实际的影像中，往往难以直接观察到下髓帆和脉络膜。图b中红色部位为下髓帆的大致位置，绿色部分为脉络膜，紫色部分为扁桃体和膜髓帆之间的潜在间隙——小脑延髓裂

1. 延髓；2. 小脑扁桃体；3. 第四脑室；4. 枕大池

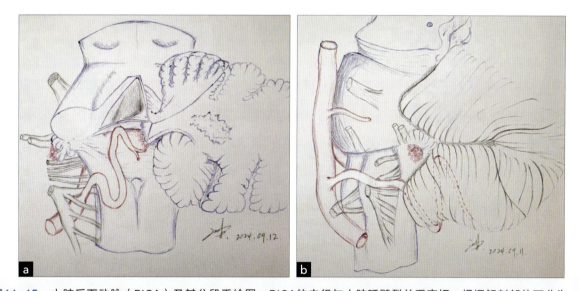

**图11-15**　小脑后下动脉（PICA）及其分段手绘图。PICA的走行与小脑延髓裂关系密切，根据解剖部位可分为：延髓前段、延髓外侧段、延髓扁桃体段、膜帆扁桃体段和皮层段。其中延髓扁桃体段和膜帆扁桃体段位于小脑延髓裂内。这样直接记忆和理解有一定的困难，不管是从造影的侧位还是汤氏位观察，都可见上下两个弯曲，常称为上襻和下襻。上襻即膜帆扁桃体段，下襻即延髓扁桃体段。通常情况下，上襻之后的代偿血管会较多，向脑干的穿支血管较少，在特殊情况下是允许闭塞的，但需要谨慎评估

297

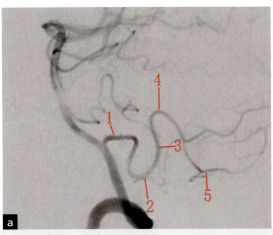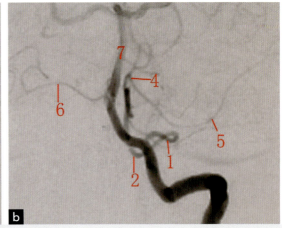

**图11-16** 后循环的侧位（a）和汤氏位（b）DSA。展示PICA各分段

1. 延髓前段和外侧段；2. 下襻；3. 延髓扁桃体段；4. 上襻；5. 皮层段；6. 小脑前下动脉；7. 基底动脉

对于PICA起始部而言，在开颅过程中最需要明确的是其位置的"深浅"，在影像上可通过PICA起始部与枕髁、颈静脉结节的相对位置关系来进行判断。我们大致上可以这么去理解，枕下后正中入路是以枕骨大孔为中心的手术入路，远外侧部分经髁入路是以枕髁为中心的手术入路，极外侧经髁经颈静脉结节入路是以颈静脉结节为中心的手术入路。或者可以这样去认识，枕下后正中入路是为了消除枕骨大孔对术野的阻挡，远外侧部分经髁入路是为了消除枕髁对术野的阻挡，极外侧经髁经颈静脉结节入路是为了消除颈静脉结节对术野的阻挡。在此认识的基础上，如果明确了PICA起始部与枕髁、颈静脉结节之间的关系，那么就可以很轻松地制订手术计划。如PICA起始部位于枕髁下方，即枕髁和枕骨大孔之间，那么后正中入路可以暴露；如位于枕髁和颈静脉结节之间，则远外侧部分经髁入路可予以暴露；如位于颈静脉结节上方，且存在明显粗大的颈静脉结节，则会非常复杂，存在磨除颈静脉结节的可能（图11-17）。

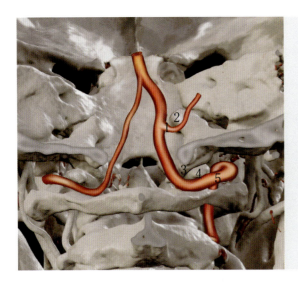

**图11-17** 三维重建示PICA起始部与颈静脉结节、枕髁的关系。PICA起始部的变异较大，而且这种变异直接影响了手术的难易程度，当PICA起始部邻近枕骨大孔或枕髁时，后正中入路即可暴露；而当PICA起始部邻近颈静脉结节时，即使远外侧入路，暴露依然存在困难，常还需要结合扁桃体下入路，将小脑扁桃体进行彻底松解

1. PICA起始部；2. 颈静脉结节；3. 枕髁；4. C1侧块；5. 椎动脉V3段水平部

## 1.3 小脑岩面

　　小脑岩面面对岩骨后表面和斜坡，位置较深，结构复杂，包含颅内中轴部分的重要结构。就手术而言，小脑桥脑裂是岩面的重要结构，包括上支和下支。小脑岩面和脑桥之间的这一裂隙为自然形成的间隙，是手术操作的重要通道。小脑桥脑裂上支、下支和脑桥腹外侧面之间形成的区域为"桥小脑角区（CPA区）"。此处除了有重要的神经、血管结构外，还存在外层蛛网膜、内层蛛网膜，以及其形成的脑池。这些蛛网膜结构与病灶之间的关系也是手术选择的关键。

### 小脑水平裂间隙

　　根据小脑整体的解剖，可分为3个面：幕面、枕面和岩面。在小脑岩面，存在一明显的裂隙——岩裂或小脑桥脑裂。岩裂分为上下两支，即小脑桥脑裂上支和小脑桥脑裂下支，整体呈"＜"形或"＞"形，包绕脑桥和小脑中脚。CPA区即指位于脑桥和上下支之间的区域。

　　绒球、脉络丛和菱唇靠近下支。脉络丛自第四脑室向外延伸而来，菱唇为一薄层膜状脑组织，与脉络膜一起形成外侧隐窝的前上壁。CN Ⅴ~Ⅺ位于小脑桥脑裂上下支之间，三叉神经起自小脑中脚的腹外侧，靠近上支。外展神经起自桥延沟内侧；前庭蜗神经起自桥延沟外侧端绒球前上方；面神经起自桥延沟、外展神经和前庭蜗神经之间；舌咽神经、迷走神经和副神经起自下支附近、橄榄背侧、外侧孔和脉络丛的前方；舌下神经不在CPA区，位于橄榄腹侧（图11-18、图11-19）。

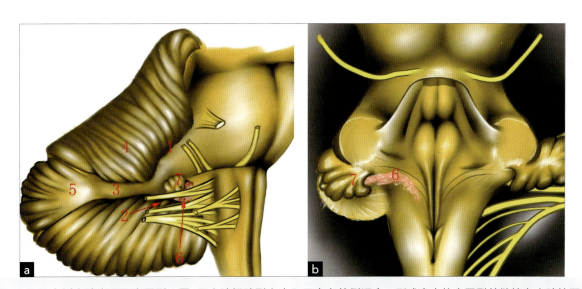

**图11-18**　右侧小脑岩面和水平裂。图a示小脑桥脑裂上支和下支向外侧汇合，形成宽大的水平裂并继续向小脑枕面延伸，分开上半月小叶和下半月小叶。图b示小脑水平裂深部的绒球、第四脑室外侧孔脉络丛和后颅窝神经

1. 小脑桥脑裂上支；2. 小脑桥脑裂下支；3. 水平裂；4. 上半月小叶；5. 下半月小叶；6. 第四脑室外侧孔脉络丛；7. 绒球

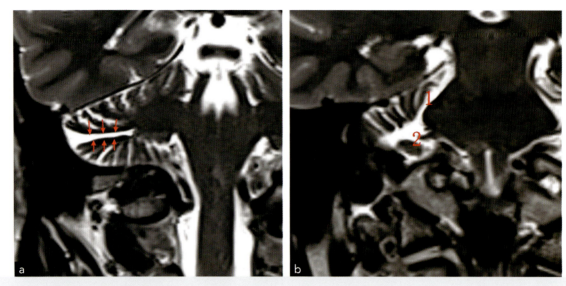

**图11-19** 冠状位MRI展示水平裂、小脑桥脑裂上支和下支。图a示向外侧延伸至小脑幕面的小脑水平裂（红色箭头所示）。图b示位于小脑岩面的小脑桥脑裂上支和下支

1. 小脑桥脑裂上支；2. 小脑桥脑裂下支

　　小脑桥脑裂上支和小脑桥脑裂下支向外侧逐渐汇集在一起，至岩面的外侧和枕面时，形成一明显增大的脑沟——水平裂。水平裂继续在小脑枕面分开上半月小叶和下半月小叶（图11-20、图11-21）。

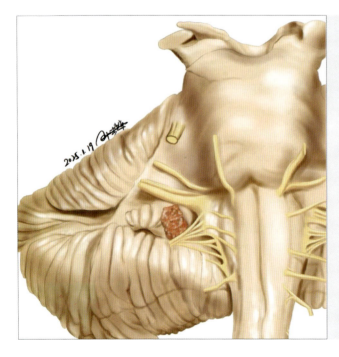

**图11-20** 岩面的小脑桥脑裂上下两支，向外侧汇合成水平裂，并分开枕面的上半月小叶、下半月小叶

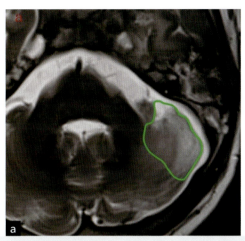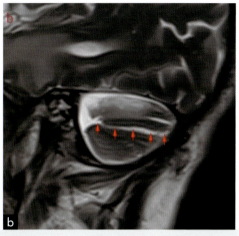

**图11-21**　位于小脑枕面的水平裂，与位于小脑岩面的岩裂是相互连通的。故据此可通过水平裂间隙来更好地暴露至CPA区。图a中的高信号区域为水平裂内的脑脊液（绿色弧线围成的区域）。图b示矢状位显示水平裂和岩裂相互连通（红色箭头）

# 2. 第四脑室

第四脑室为小脑内的脑室，经中脑导水管与第三脑室相通。第四脑室包含一个顶、一个底、两个侧隐窝和一个正中孔。第四脑室不仅是脑脊液循环的重要通道，也与颅内其他结构存在广泛沟通和联系。借正中孔与枕大池相通，借侧隐窝与CPA区、延髓腹外侧相通。所以，第四脑室的病变既具有一定的复杂性，也具有其独特的规律，可以供手术利用，而影像上的深刻认识是合理制订手术计划的关键（图11-22、图11-23）。

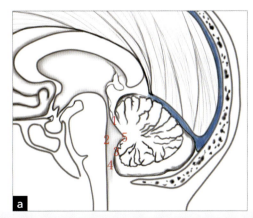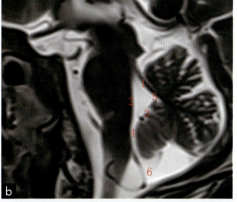

**图11-22**　第四脑室的上顶壁、下顶壁、底壁和正中孔。第四脑室的顶壁包括由上髓帆和小脑上脚构成的上顶壁、由下髓帆和脉络膜构成的下顶壁，上顶壁和下顶壁移行处称为尖顶。第四脑室正下方有一脉络膜构成的开口，即第四脑室正中孔，此孔与枕大池相互连通，枕大池又与颅内其他脑池相互沟通，故第四脑室其实与脑干附近的脑池存在广泛联系

1. 上顶壁；2. 底壁；3. 下顶壁；4. 第四脑室正中孔；5. 尖顶；6. 枕大池

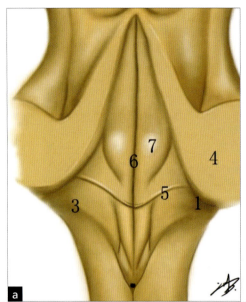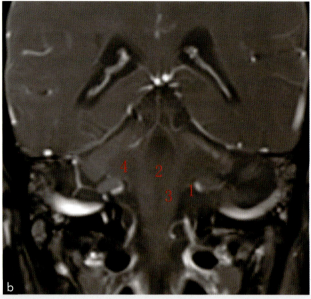

**图11-23** 脑干背面第四脑室的底壁和两个侧隐窝。第四脑室的底壁由众多脑干的核团和纤维束构成，重要结构密集。根据纤维束和核团的排列方式，存在一些可以利用的"安全区"，这也是本章讨论的关键。两侧的外侧隐窝被小脑脚和脉络膜包围，两侧的外侧隐窝与CPA区和延髓腹外侧相沟通，是肿瘤膨胀性生长的通道

1. 外侧隐窝；2. 第四脑室底；3. 延髓；4. 小脑中脚；5. 髓纹；6. 第四脑室底后正中沟；7. 面丘

## 2.1 第四脑室上顶壁

第四脑室上顶壁由中间的上髓帆和两侧的小脑上脚构成（图11-24～图11-27）。

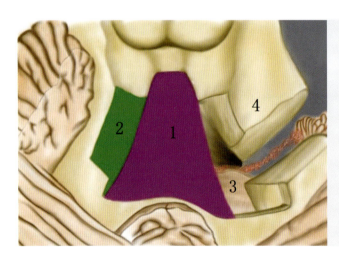

**图11-24** 解剖手绘图示第四脑室上顶壁由中间的上髓帆（紫色区域）和两侧的小脑上脚（绿色区域）构成

1. 上髓帆；2. 小脑上脚；3. 脉络膜；4. 小脑中脚

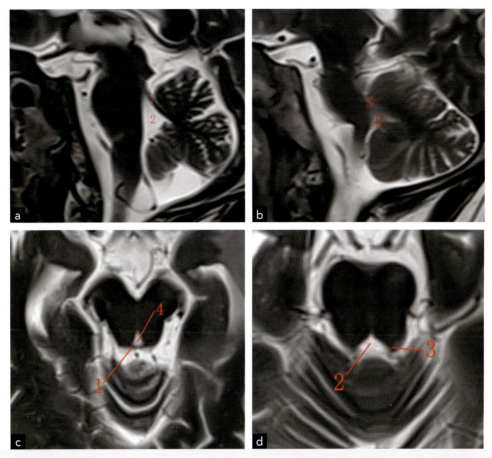

**图11-25** 第四脑室上顶壁包括中间的上髓帆和两侧的小脑上脚。图a为正中矢状位MRI，展示上髓帆。图b为旁正中矢状位MRI，展示小脑上脚。图c为轴位MRI，可见中脑导水管后方的上髓帆和两侧的小脑上脚。图d为轴位MRI，可见小脑上脚和第四脑室的上部

1. 上髓帆；2. 第四脑室；3. 小脑上脚；4. 中脑导水管

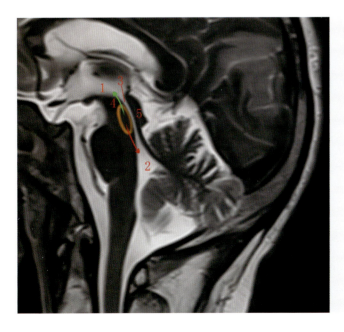

**图11-26** 矢状位MRI展示中脑顶盖的病变（橙色椭圆），常可经导水管这一自然间隙向第三脑室方向（绿色箭头）膨胀性生长，也可经导水管向第四脑室方向生长（红色箭头）

1. 第三脑室；2. 第四脑室；3. 中脑导水管开口；4. 中脑顶盖；5. 四叠体

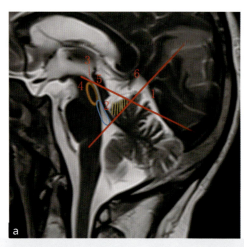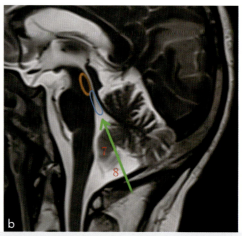

**图11-27** 中脑顶盖病变（橙色椭圆）突入第四脑室上顶壁附近（蓝色线圈），可采取后纵裂入路，也可采取膜髓帆入路的手术策略。后纵裂入路时（图a中红线代表后纵裂显微镜视野），根据病变具体情况，需要切除部分小脑山顶（黄色阴影部分），才能顺利暴露。膜髓帆入路时（图b中绿色箭头代表膜髓帆通道），由于位置较深，往往需要切除小脑扁桃体，而且大量文献指出，膜髓帆暴露的极限为导水管在第四脑室的开口处。尽管如此，在病灶比较大的情况下，也会形成病理性手术通道，或者借助内镜优势，也可以达到暴露需求

1. 直窦；2. 第四脑室上顶壁；3. 中脑导水管开口；4. 中脑顶盖；5. 四叠体；6. Galen静脉；7. 小脑扁桃体；8. 枕大池

## 2.2 第四脑室下顶壁

小脑枕面中小脑延髓裂的结构，包括下髓帆和脉络膜，以及两者之间的膜髓帆交界（图11-28）。

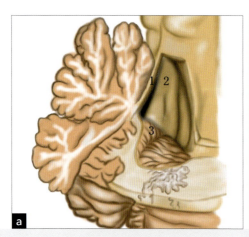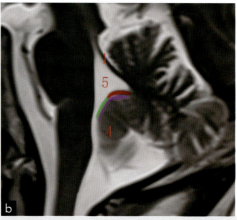

**图11-28** 解剖手绘图及经典MRI从不同视角来观察第四脑室下顶壁，并在影像上进行对比。第四脑室上、下顶壁相交处称为尖顶，下顶壁由下髓帆、脉络膜和脉络丛构成。图a为从小脑的后上右侧观察，并自上髓帆中线处做矢状切面和尖顶处做水平切面进行观察，可见尖顶位于上下髓帆交汇处，可自上向下观察下髓帆、脉络膜、脉络丛。在临床常用的影像中是难以直接观察到第四脑室下顶壁结构的，图b中红色部分为下髓帆的大致位置，绿色部分为脉络膜，紫色部分为扁桃体和膜髓帆之间的潜在间隙——小脑延髓裂

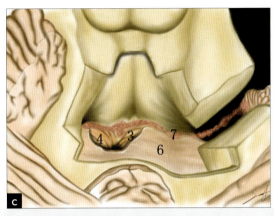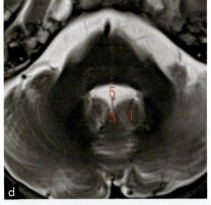

**图11-28**（续） 图c为自上向下进行观察，在切除了上髓帆和小脑上脚后，还切开了部分下髓帆，用以更好地展示下髓帆与小脑扁桃体、小结之间的关系。图d示小脑扁桃体和小结。在充分理解了第四脑室下顶壁和扁桃体、结节之间的关系后，便可在此层面上准确地推断出这些结构的相对位置关系

1. 上髓帆；2. 小脑上脚；3. 小结；4. 小脑扁桃体；5. 第四脑室；6. 下髓帆；7. 脉络膜

## 2.3 第四脑室底壁

第四脑室底壁直接由脑干背侧构成，密集排列着穿行脑干的核团和纤维束。充分理解这些结构的排列规律，经其间隙，即脑干安全区进行操作是手术的关键（图11-29、图11-30）。

第四脑室底壁，在手术中存在较多的安全操作通道，即安全区，此部分内容在脑干安全区章节有详细描述，此处不再赘述。

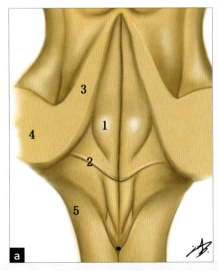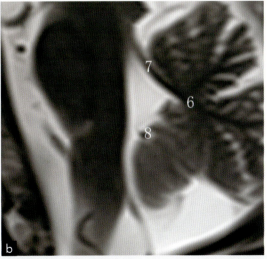

**图11-29** 第四脑室底壁的解剖手绘图（a）和矢状位MRI（b）。图a示第四脑室底壁的解剖结构。图b示第四脑室底壁，面丘为小的突起，在影像上难以直接显示出来，其大致与尖顶位于同一层面

1. 面丘；2. 髓纹；3. 小脑上脚；4. 小脑中脚；5. 小脑下脚；6. 尖顶；7. 上髓帆；8. 小脑扁桃体

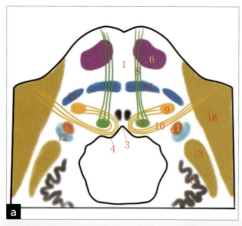
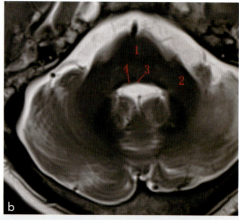

**图11-30** 经面丘的脑桥断层解剖手绘图（a）和轴位MRI（b）。桥延沟或髓纹上方的小突起即面丘，面神经自面神经核发出后围绕着外展神经核再向桥延沟走行，面丘和中央沟是术中重要的定位标志，是定位脑干安全区的关键

1. 脑桥；2. 小脑中脚；3. 后正中沟；4. 面丘；5. 齿状核；6. 皮质脊髓束；7. 展神经核；8. 外展神经纤维；9. 面神经核；10. 面神经纤维；11. 三叉神经运动核；12. 三叉神经感觉核；13. 小脑下脚；14. 内侧丘系；15. 脊髓丘脑束；16. 小脑中脚

## 2.4 小脑中脚（**图11-31**）

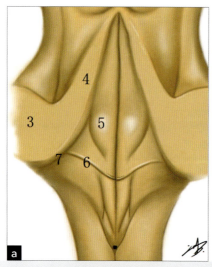
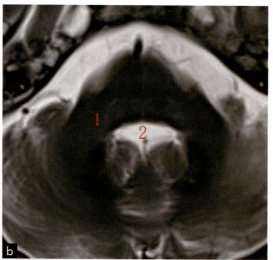

**图11-31** 小脑中脚由小脑和脑干之间最大的白质纤维连接。其游离面面对CPA区的各脑池，深部与小脑上脚相邻，但是小脑中脚并不构成第四脑室的壁，第四脑室壁仅由小脑上脚和小脑下脚构成。图a手绘图示小脑中脚、小脑上脚，以及小脑下脚和小脑中脚之间的关系。图b水平位MRI示小脑中脚，在此层面小脑中脚与小脑上脚界限模糊。尽管小脑中脚不构成第四脑室的壁，但是在手术入路的思考中，常将小脑上脚和小脑中脚统称为"桥臂"，这样更便于理解其相关的手术入路

1. 桥臂；2. 第四脑室；3. 小脑中脚；4. 小脑上脚；5. 面丘；6. 髓纹；7. 小脑下脚

## 2.5 关于桥臂的相关病变

"桥臂"的体积较大，与第四脑室、CPA区、齿状核等部位存在紧密的联系。在发生病变时，需要根据病理性质、病灶部位、形态、手术安全区等综合因素制订手术计划。

### 2.5.1 当桥臂病变与第四脑室沟通时（图11-32）

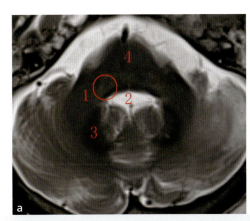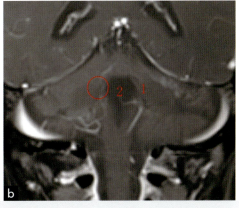

**图11-32**　如前所述，小脑中脚并不构成第四脑室的壁，但是把小脑中脚和小脑上脚一起看作"桥臂"，反而更容易理解这个部位的手术入路。所以桥臂的病变，并向内扩展至第四脑室内时，病灶正好与第四脑室上顶壁——小脑上脚相连通，常见的如血肿、海绵状血管瘤、肿瘤等，此时也可经膜髓帆入路，经小脑上脚破口造瘘来进行手术。图a（轴位MRI）、b（冠状位MRI）中圆圈示病灶与桥臂、第四脑室之间的关系

1. 桥臂；2. 第四脑室；3. 齿状核；4. 脑桥

### 2.5.2 当桥臂病变靠近第四脑室时（图11-33、图11-34）

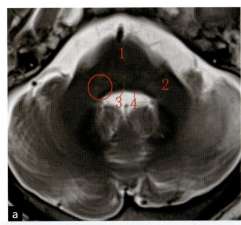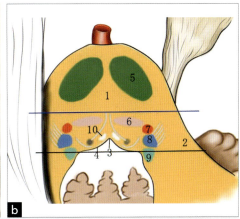

**图11-33**　轴位MRI（a）及解剖手绘图（b）示当桥臂发生病变（红色圆圈），接近第四脑室（a）时，可选用膜髓帆入路。根据图b中的核团及传导束的排列方式，造瘘口尽量选择远离第四脑室底壁的位置（黑色线条后方），以免损伤脑干内的核团和纤维束，尤其需要保护脊髓丘脑束

1. 脑桥；2. 小脑中脚或桥臂；3. 后正中沟；4. 面丘；5. 皮质脊髓束；6. 内侧丘系；7. 脊髓丘脑束；8. 三叉神经核；9. 小脑上脚；10. 内侧纵束

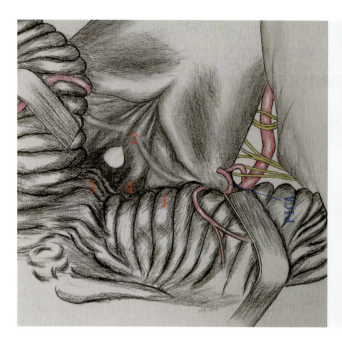

图11-34　膜髓帆入路视野下对第四脑室底壁、小脑上脚及其周围结构的暴露情况。膜髓帆入路通过打开第四脑室下顶壁（脉络膜和下髓帆）形成的手术通道来进行显露，可向上暴露至小脑上脚

1. 小脑扁桃体；2. 第四脑室底壁；3. 蚓垂；4. 小脑上脚

### 2.5.3 当病灶与CPA区相邻或者相通时（图11-35）

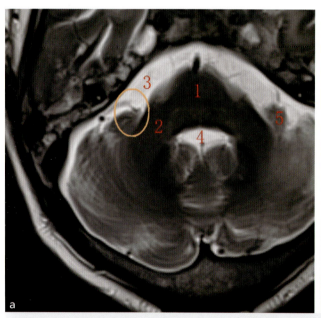
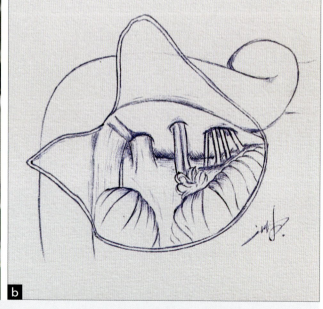

图11-35　破口或者病变长轴更靠近脑桥外侧池时，即小脑中脚的病灶位于CPA区的游离面时，可采用乙状窦后入路进行暴露。对于病灶位于桥臂内部，未与CPA区连通时，尽量选择脑干安全区进行造瘘（脑干安全区章节已详述）

1. 脑桥；2. 桥臂；3. CPA区；4. 第四脑室；5. 绒球

## 2.5.4 病灶位置靠近齿状核时（图11-36 ～图11-39）

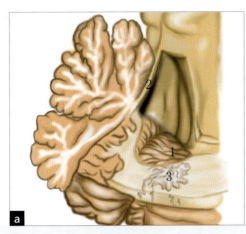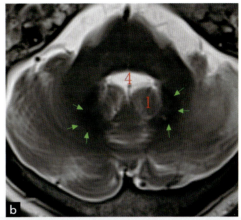

图11-36　解剖示意图（a）及轴位MRI（b）。齿状核与小脑扁桃体和上髓帆关系密切，可见齿状核位于小脑扁桃体根部和上髓帆的上方。图b中绿色箭头指向齿状核。笔者认为，将齿状核的解剖定位理解至这一层面足矣，过多地试图去解释齿状核的精确解剖位置，往往容易适得其反，难以在手术和影像上进行定位

1. 小脑扁桃体；2. 上髓帆；3. 齿状核；4. 第四脑室

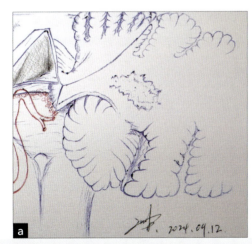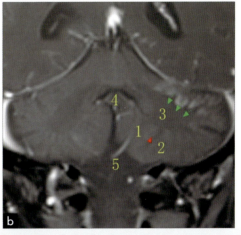

图11-37　齿状核与小脑扁桃体和上髓帆的关系。齿状核（绿色箭头）位于小脑扁桃体根部和上髓帆的上方。桥臂的后方、周围被小脑包裹，从小脑的表面难以对其定位。当深刻理解了小脑扁桃体根部及上髓帆的上方即紧邻齿状核后，如果能准确定位扁桃体根部和下髓帆，则可使复杂的问题简单化。小脑枕面存在分隔二腹叶和扁桃体的一条较深的脑沟——二腹扁桃体沟（红色箭头），此沟的深部正好到达扁桃体根部

1. 小脑扁桃体；2. 小脑二腹叶；3. 齿状核；4. 蚓垂；5. 延髓

　　术中分辨出小脑扁桃体和小脑二腹叶还是比较容易的，因为这两个脑叶的走行方向明显不同。小脑扁桃体是更倾向于纵向走行的纹理，而小脑二腹叶的纹理方向近乎水平。分隔小脑扁桃体和小脑二腹叶之间的小脑沟，即二腹扁桃体沟。

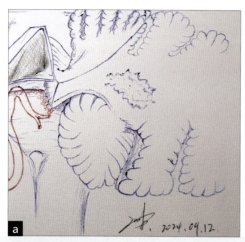
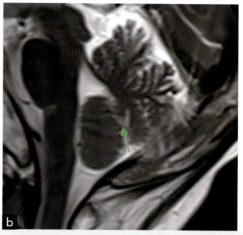

**图11-38** 二腹扁桃体沟和齿状核的关系。图a冠状切面手绘图示二腹扁桃体沟的深部即扁桃体的根部，扁桃体根部再继续顺着二腹扁桃体沟的方向即正好为齿状核。图b冠状位MRI示二腹叶和扁桃体之间的二腹扁桃体沟（绿色箭头）

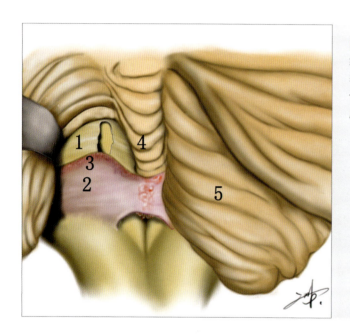

**图11-39** 扁桃体根部、上髓帆和齿状核之间的关系。经二腹扁桃体沟进入切除左侧扁桃体后，暴露小脑延髓裂内的膜髓帆，在扁桃体根部的上方即为齿状核

1. 下髓帆；2. 脉络膜；3. 脉络丛或膜髓帆交界；4. 结节；5. 小脑扁桃体

齿状核是高血压性小脑出血的常见部位。经二腹扁桃体沟入路直接切除扁桃体或经此沟造瘘来暴露齿状核的手术方案为经自然间隙进行的操作。此操作具有副损伤小、手术效率高、并发症少的优点（图11-40）。

齿状核的病变虽然同为桥臂靠近第四脑室的病变，但是其位置靠后，直接经膜髓帆入路来进行暴露时，小脑扁桃体牵拉非常严重，难以避免挫伤。扁桃体挫伤后继发的肿胀、出血等并发症有时甚至是难以承受的。因此，手术时可直接切除扁桃体，或者充分分开二腹扁桃体沟后，再做小范围的小脑造瘘，以获得更加微创的效果。

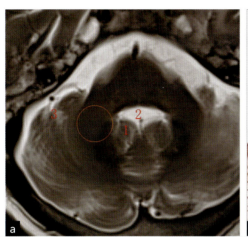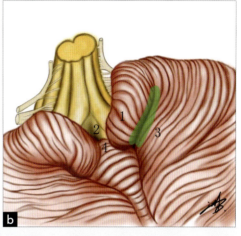

**图11-40**　经二腹扁桃体沟入路暴露齿状核。图a轴位MRI示当桥臂的病灶比较靠后（橙色圆圈），接近齿状核的情况。图b解剖手绘图示经二腹扁桃体沟（绿色阴影部分）造瘘后，直接暴露至齿状核

1. 小脑扁桃体；2. 第四脑室；3. 二腹叶；4. 蚓小结

## 2.6　第四脑室外侧孔

第四脑室外侧孔（Luschka孔）主要由小脑脚（下脚、中脚和上脚）交汇处和膜髓帆构成。由于外侧孔与周围的脑池、脑室存在着广泛联系，故此部位的病变较为复杂。充分理解外侧孔和周围结构的解剖关系，以及病变生长和膜性结构的关系，才能在影像上进行判断，做到化繁为简。

### 2.6.1　第四脑室病变向外侧孔延伸时（图11-41、图11-42）

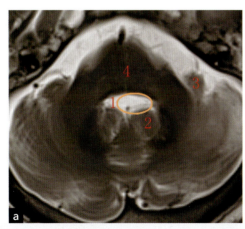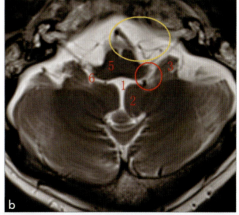

**图11-41**　轴位MRI示第四脑室病变向外侧孔延伸的情况。对于第四脑室内膨胀性生长的肿瘤，如室管膜瘤、脉络丛乳头状瘤等，常延伸至第四脑室外侧孔。图a示第四脑室内的病灶（橙色圆圈）。图b示外侧孔及延伸至此的病灶（红色圆圈）

1. 第四脑室；2. 小脑扁桃体；3. 小脑绒球；4. 脑桥；5. 延髓；6. 外侧孔

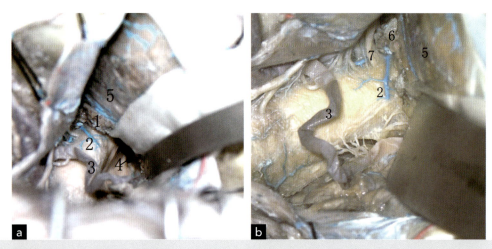

**图11-42** 经左侧扁桃体下入路暴露外侧孔，可见在打开外侧孔下方的脉络膜后，第四脑室外侧孔与枕骨大孔相互沟通。图a示将向上抬起小脑扁桃体，剪开膜髓帆，暴露中脑导水管后，再将小脑扁桃体向上方抬起。图b示经此操作后向小脑延髓裂方向，完全打开Luschka孔

1. 脉络膜；2. 小脑下脚；3. 小脑后下动脉；4. 中脑导水管出口；5. 小脑扁桃体；6. Luschka孔外侧的脉络丛；7. 后组颅神经

## 2.6.2 第四脑室病变经外侧孔向延髓腹外侧延伸（图11-43、图11-44）

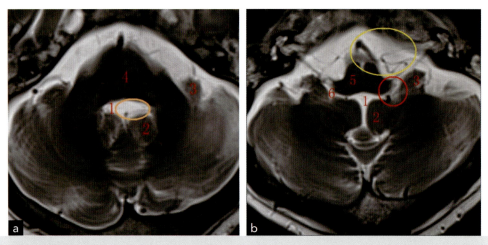

**图11-43** 第四脑室内膨胀性生长的病变，经外侧孔向延髓腹外侧生长的情况。图a示第四脑室内膨胀性生长的病变（橙色圆圈）。图b示病变向外侧孔（红色圆圈）、延髓腹外侧（黄色圆圈）生长的情况

1. 第四脑室；2. 小脑扁桃体；3. 绒球；4. 脑桥；5. 延髓；6. 外侧孔

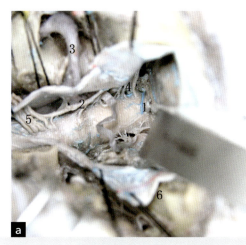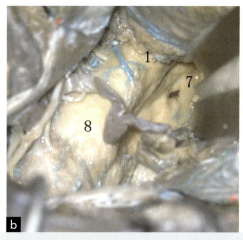

**图11-44** 左侧膜髓帆入路联合扁桃体下及部分经髁入路。手术过程中，在膜髓帆入路的基础上，进一步磨除部分枕髁，联合两个手术入路的暴露优势，将第四脑室进一步暴露至延髓腹外侧。对于较大的病变，通常已经存在明显的"肿瘤通道"，故无须磨除枕髁也能获得良好的显露

1.延髓背侧；2.副神经脊髓根；3.椎动脉V3段水平部；4.后组颅神经根丝；5.C2神经根丝；6.枕髁；7.第四脑室底；8.颈髓

### 2.6.3 第四脑室病变经外侧孔向CPA区延伸

对于经外侧孔向CPA区延伸的情况，很容易被误认为起源于CPA区的病变。如果术前出现这种情况，对手术而言将是灾难性的。自CPA区向室间孔生长时，舌咽神经和后组颅神经会被推挤至尾侧，此时乙状窦后入路更具优势；而自外侧孔向CPA区推挤时，舌咽神经和后组颅神经则被向上推挤，此时宜采取扁桃体下联合远外侧入路。否则，将跨神经进行操作，会大大增加舌咽神经及后组颅神经损伤的概率（图11-45～图11-47）。

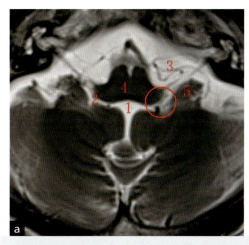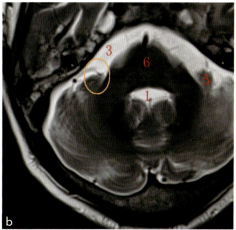

**图11-45** 第四脑室病变经外侧孔（图a中红色圆圈示外侧孔区病灶）向CPA区生长（图b中橙色圆圈示CPA区病灶）

1.第四脑室；2.外侧孔；3.CPA区；4.延髓；5.绒球；6.脑桥

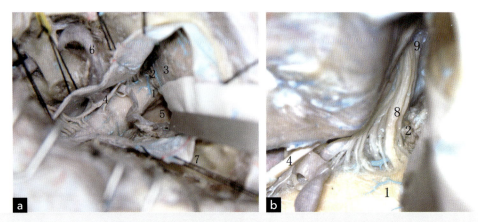

**图11-46** 左侧扁桃体下联合远外侧入路，可同时暴露第四脑室外侧孔区和CPA区。图a示经扁桃体下入路，暴露第四脑室和外侧孔。图b示经远外侧入路，暴露至CPA区

1. 延髓；2. 脉络丛；3. 小脑扁桃体；4. 副神经脊髓根；5. 第四脑室底；6. 椎动脉V3段水平部；7. 枕髁；8. 迷走神经根丝；9. 舌咽神经

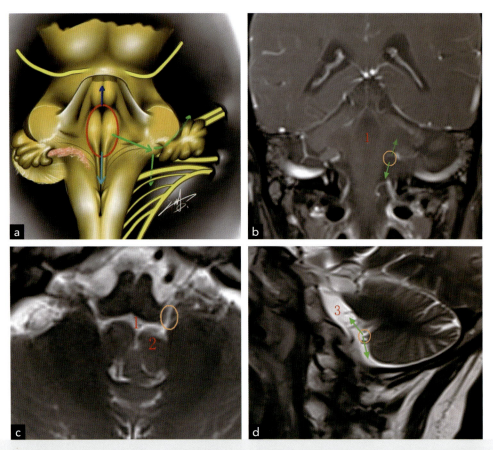

**图11-47** 第四脑室存在4个开口。图a示第四脑室（红色圆圈）外侧孔与延髓腹外侧及CPA区相互沟通（绿色箭头），正中孔与枕大池相互沟通（浅蓝色箭头），中脑导水管与第三脑室相沟通（深蓝色箭头）。图b~d影像示两侧的外侧孔（黄色圆圈）、下方的正中孔（指向下的绿色箭头）和上方的中脑导水管（指向上的绿色箭头）。综上所述，第四脑室、外侧孔、CPA区、延髓腹外侧、枕大池及第三脑室的病变可相互沟通，故对于第四脑室相关病变的手术方案应该采取整体考量的方式

1. 第四脑室；2. 小脑扁桃体；3. CPA区

　　后颅窝手术的操作空间狭小、位置深，往往需要充分利用和松解小脑和（或）脑干之间的自然间隙，从而达到减少牵拉、增加暴露范围的目的。小脑与维持身体平衡、调节肌张力、协调随意运动、认知功能及学习记忆相关。第四脑室底面具有众多重要的神经核团，损伤会引起相应的神经功能障碍。因此，涉及小脑和第四脑室的手术需要尽量减少对皮层的损伤，同时保护与其联系或中继的白质纤维束和核团。本章重点阐述了如何利用影像与解剖结合的方法来思考和决定小脑和第四脑室相关病灶的手术入路选择。充分理解小脑的3个面、岩裂（水平裂）及毗邻的血管和神经关系，是经幕上经天幕或经幕下小脑上处理小脑幕面、经枕下后正中处理枕面和乙状窦后、经水平裂处理桥臂病变的关键；充分理解小脑延髓裂、PICA及第四脑室顶壁的解剖关系、第四脑室底面脑干安全区，是经枕下后正中膜髓帆入路处理第四脑室病灶的关键；充分理解扁桃体二腹叶裂与齿状核的关系，是处理累及齿状核周围病变的关键。

　　总之，小脑位于幕下，第四脑室底面为脑桥和延髓背侧面，相较于其他部位而言，手术操作空间小、风险大。充分利用与小脑相关的脑沟、脑回和脑裂，并从影像和解剖上掌握其与脑室和病变之间的关系，是合理制订手术计划的关键。

第 12 章

◎ 外侧裂和岛叶的影像、
解剖和手术入路

12

外侧裂是人脑半球的一个重要自然解剖间隙。通过对外侧裂进行分离，可在额叶和颞叶之间形成一个操作空间，进而到达前颅窝、中颅窝和中央颅底等处的病变。岛叶位于外侧裂深部，手术中充分打开外侧裂，可以减少对周围脑组织的牵拉，暴露岛叶及其深部的病变。在影像学上，外侧裂是大脑半球外侧面的一个显著标志，其深部即为岛叶。通过MRI、CT等影像技术，可以清晰地观察到外侧裂的形态、走向，以及岛叶的位置和大致轮廓。正常情况下，虽然外侧裂在不同个体间存在一定差异，但具有相对稳定的形态特征。岛叶呈三角形，位于外侧裂深部，其周围的额叶、颞叶通过岛盖覆盖岛叶，影像学可显示这些结构的毗邻关系。本章将详细描述外侧裂及其深部岛叶的解剖规律，再结合影像和病灶特征，阐述外侧裂相关的手术入路和手术技巧。

# 1. 外侧裂

外侧裂为额叶、颞叶和岛叶之间的裂隙。分开外侧裂是显微神经外科技术综合能力的体现，不仅考验神经外科医生对外侧裂的解剖认识和显微操作技能，还非常考验他们对经侧裂手术通道的理解。

对于外侧裂的解剖，需要从手术的角度进行思考，才能有效地指导临床工作。尤其需要认识到，蛛网膜、外侧裂池、外侧裂静脉的关系及在术中的作用。分离外侧裂的显微操作只有在充分理解解剖结构、利用解剖规律的前提下，才能做到游刃有余。

## 1.1 外侧裂的反 "7" 字形构型

从手术的角度观察外侧裂，其形态类似于反 "7" 字形。为了表述方便，此处将其分为3个部分：大脑半球外侧的水平部、大脑前表面的垂直部和两者之间的膝部。外侧裂表面覆盖着外层蛛网膜，内部借3层蛛网膜小梁牵拉固定额叶和颞叶。手术的目标就是根据具体病变，设计出分离外侧裂的具体部位，再分开外侧裂内的蛛网膜，使额叶和颞叶分离，形成理想的手术通道来完成手术操作。

外侧裂是由外层蛛网膜在蝶骨嵴后方包绕额叶、颞叶和岛叶形成的腔隙，内部充斥着脑脊液，又被称为外侧裂池。外侧裂与颈动脉池、环池和脚间池等相通，是脑脊液循环的通路之一，也是神经外科重要的手术通道（外侧裂池更强调脑脊液的相互沟通）（图12-1、图12-2）。

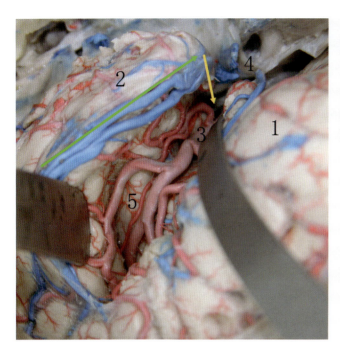

图12-1　解剖示右侧外侧裂（池）的反"7"字形构型。由于受到额叶、颞叶、岛叶和外层蛛网膜的包绕，在手术视角下外侧裂（池）呈现形似反"7"字形的形态。一边为额颞叶外侧面构成的长的水平部（绿色箭头），另一边为额颞叶前表面构成的短的垂直部（黄色箭头），两者的转折处为膝部。手术时会根据不同的需要来分开不同部位的外侧裂

1. 额叶；2. 颞叶；3. M1；4. 蝶骨嵴；5. 岛叶

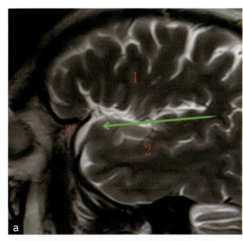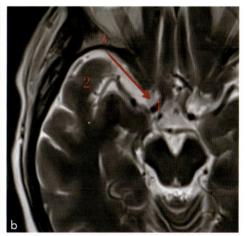

图12-2　MRI示右侧外侧裂（池）的反"7"字形构型。图a可见走行在额颞叶外侧面之间侧裂的"水平部"（绿色箭头）。图b可见走行在额颞叶前表面间的"垂直部"（红色箭头）

1. 额叶；2. 颞叶；3. 蝶骨嵴；4. 颈内动脉

额叶、颞叶和岛叶与外侧裂（池）的构成密切相关。从整体上进行观察不难发现，正是由于这三者之间存在着间隙才形成了外侧裂池，而经外侧裂池进行的操作也就是松解这3个脑叶、扩大操作通道的过程（图12-3）。

明确外侧裂的构型方式对理解手术非常有帮助，对术中体位的摆放方式、分离侧裂的区域、分离侧裂的策略都具有指导意义。

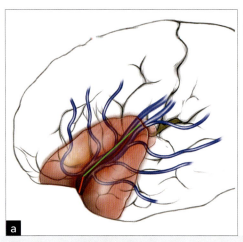
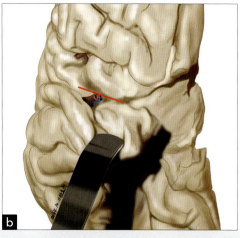

**图12-3** 解剖示额叶、颞叶和岛叶与外侧裂（池）的反"7"字形构型的关系。图a示额叶、颞叶外表面之间的裂隙形成了外侧裂的"水平部"（绿线）。图b示额叶、颞叶之间的间隙，即垂直部（红线）。额叶、颞叶和岛叶三者之间的"空隙"充斥着脑脊液，并与颅底其他脑脊液相互沟通，称为外侧裂池

### 1.1.1 外侧裂的垂直部

　　基于外侧裂的这种反"7"字形构型，对于颈动脉池附近的病变，典型的如后交通动脉瘤、鞍结节脑膜瘤等，在完成合理的体位调整，将头后仰并向健侧偏转，以释放脑脊液使脑松弛后，可以发现对术区形成阻挡的只有外侧裂的垂直部（图12-4～图12-6）。

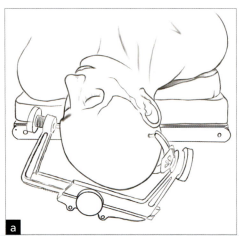
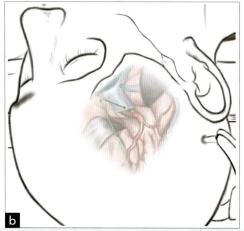

**图12-4** 手绘图示对于颈动脉池附近的病变，如后交通动脉瘤、鞍结节脑膜瘤等，进行合适的体位调整后，阻挡术区操作的只有外侧裂的垂直部。无特殊情况下，仅分开侧裂的垂直部或者不分开外侧裂也可以达到暴露需求。图a示摆体位时头后仰。图b示头后仰后脑组织因重力作用进行脑松弛后，此时只有外侧裂的垂直部阻挡术区

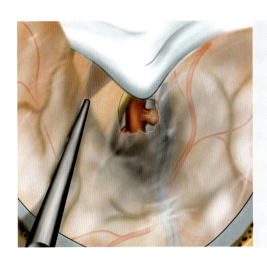

图12-5　解剖示意图示在体位合适的情况下，完成脑松弛的操作后，只需要打开外侧裂的垂直部即可充分暴露颈动脉池

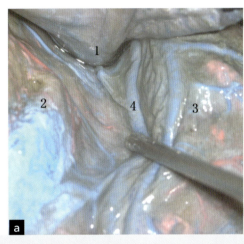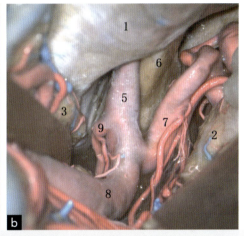

图12-6　解剖示对于颈动脉池的暴露，外侧裂的垂直部是最明显的阻挡，手术时分开此处即可达到暴露需求。图a示分开外侧裂前的解剖结构暴露情况。图b示分开外侧裂垂直部后颈动脉池的解剖结构暴露情况
1. 蝶骨嵴；2. 额叶；3. 颞叶；4. 颞浅静脉；5. 颈内动脉；6. 左侧视神经；7. A1；8. M1；9. 脉络膜前动脉

　　总之，在体位合理，又充分实现了脑松弛之后，对颈动脉池阻挡最显著的是外侧裂垂直部深面。所以，在很多时候即使不完全打开外侧裂，也可以顺利暴露此处的典型病灶，如后交通动脉瘤、鞍结节脑膜瘤等。

### 1.1.2 外侧裂的水平部

　　外侧裂水平部较长，由额叶外侧面和颞叶外侧面之间的裂隙构成。根据与额下回脑沟之间的关系，可分为"一干三支"。外侧裂水平部的"干"即额下回和颞上回之间向后走行的主干，其发出的3个分支主要与额下回密切相关。

　　额下回位于额下沟和外侧裂之间，从前向后可分为3个部分：眶部、三角部和盖部。眶部位于最前方，向前内侧延伸至额叶眶面；盖部位于中央前回前方，位置相对恒定，可于术中定位中央前回，有时盖部

方向与中央前回之间存在脑回桥相连；三角部位于眶部和盖部之间，呈三角形指向下方。三角部的前边为三角部和眶部的分界，即外侧裂主干的前水平支；三角部的后边为三角部和盖部的分界，即前升支；主干在三角部尖端继续向后走行即为主干的后支。前水平支、前升支和后支汇合于三角部尖端下方——外侧裂点。此处深部正对岛阈，常作为外侧裂分开的起点，也是基底节和侧脑室额角前界的标志（图12-7、图12-8）。

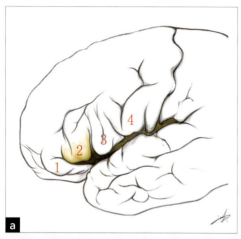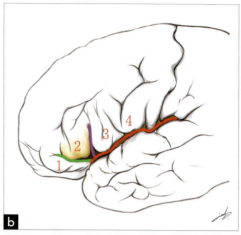

**图12-7** 解剖手绘图示外侧裂的分支。额下回前部可分为眶部、三角部和盖部3个部分。三角部为尖端朝下的类三角形，可作为岛阈在表面的投影。图a示额下回三角部（黄色区域）与外侧裂（棕色区域）的关系。图b示外侧裂在水平部可分为3个分支，三角部前方的前水平支（绿色区域）、三角部后方的前升支（紫色区域）和主干向后延伸的后支（红色区域）

1. 眶部；2. 三角部；3. 盖部；4. 中央前回

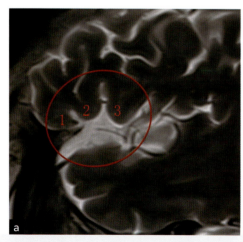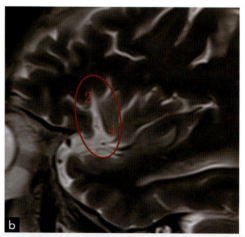

**图12-8** 典型MRI示额下回前方的眶部、三角部和盖部（a）。三角部下方对应着岛阈，也是外侧裂垂直部和水平部转折处，即"外侧裂膝部"。针对颈动脉池的很多手术都是自膝部向前分开外侧裂（b）

1. 眶部；2. 三角部；3. 盖部；4. 岛阈

**外侧裂的分型**

根据外侧裂的形态，大致可以分为4个类型：宽松型、紧密型、额盖型和颞盖型（图12-9、图12-10）。

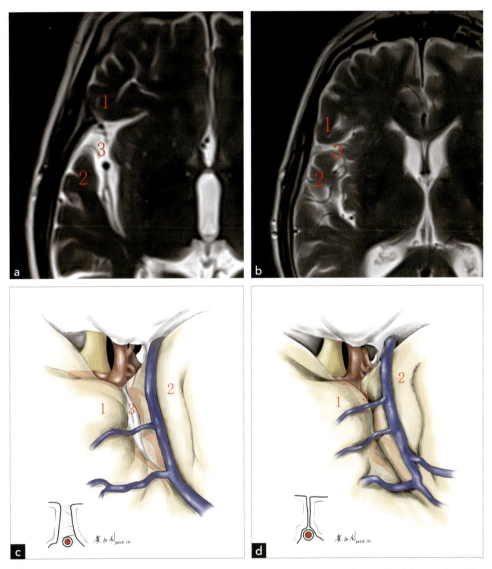

**图12-9**　典型MRI及解剖手绘图示比较常见的两种外侧裂类型：宽松型（a、c）和紧密型（b、d）。这两种类型的外侧裂在手术操作中差异非常明显，外侧裂越是宽松，分开外侧裂时越容易。需要注意的是，外侧裂的这种状态并非完全固定的。对于紧密型外侧裂，往往在释放脑脊液后会变得疏松，此时操作会变得简单

1. 额叶；2. 颞叶；3. 外侧裂

通常，高龄患者由于存在一定程度的脑萎缩，外侧裂都相对比较宽松。术中对于外侧比较宽松的情况，可以直接进行外侧裂的分离。但对于外侧裂比较紧密时，直接进行分离容易导致脑挫伤，可先自视交叉处附近释放部分脑脊液，待脑组织松弛后，再开始分离外侧裂。

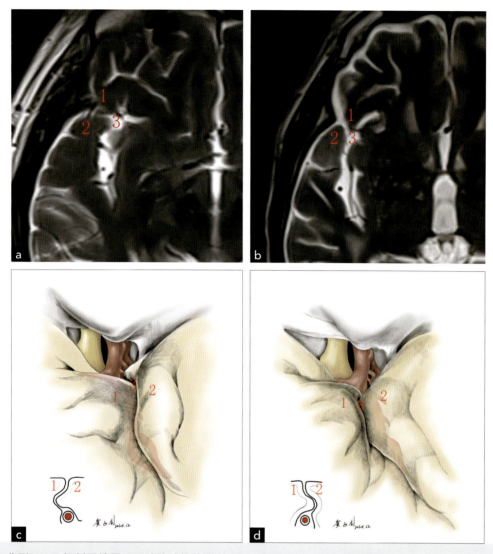

**图12-10** 典型MRI及解剖手绘图示两种特殊的外侧裂分型：额盖型（a、c）和颞盖型（b、d）。额盖型为额叶覆盖在颞叶表面的类型。由于额叶在上方，手术时如果头部偏转角度过小，在释放脑脊液后，额叶由于受到重力作用，会与颞叶贴附得更加紧密，此时可稍微向对侧转头，便于操作；同理，颞盖型手术时头部偏转角度不宜太大，可将头部稍微回正

### 外侧裂水平部的分段

根据手术的目的，可将外侧裂的水平部大致分为3段：前段、中段和后段。前段指位于三角部之前的侧裂，中段和后段位于三角部后方，这两段并没有具体的分界点，是根据具体情况来进行界定的。

前段外侧裂的分离，主要包含了3个部分：外侧裂的垂直部、膝部和前端的水平部（常用于第1~4间隙的暴露）。尽管理论上仅仅分离外侧裂的垂直部便可达到暴露目标，但是对于紧密型的外侧裂，不打开外侧裂的水平部，分离起来会非常困难（后文详述）。

中段和后段打开的位置和长度，需要根据病变性质、手术通道和实际的解剖结构来进行综合考虑，并无固定的标准。

首先，从解剖上看外侧裂池的中段和后段，从前向后是逐渐深入的。由于后段外侧裂池比较深，故术中独立分开后段较为困难，操作时往往需要同时打开比较长的中段才能达到暴露要求（图12-11、图12-12）。

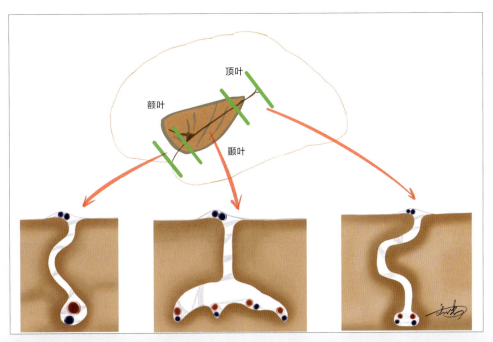

**图12-11**　外侧裂池的分段和所对应外侧裂池的深度。如图所示，外侧裂池自前向后是逐渐变深的，如果单独对后段进行操作，由于外侧裂池较深，手术难度较大

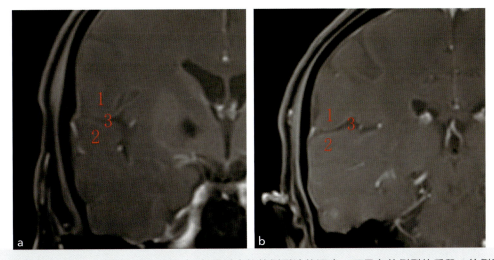

**图12-12**　外侧裂水平部的中段（a）和后段（b）所对应的外侧裂池的深度。可见在外侧裂的后段，外侧裂池不仅较深，而且狭窄，单独打开这一段是非常困难的，往往需要联合中段侧裂一起打开才能获得充分的操作空间

1. 额叶；2. 颞叶；3. 外侧裂

之所以将外侧裂的水平部分成前、中、后3段，主要还是为了处理不同部位、不同性质和不同大小的病变。在中段，下方直面岛叶，主要处理岛叶或与岛叶相关的病变。在后段，下方对应上环岛沟和下环岛沟的交界，此交界与丘脑上外侧和侧脑室房部解剖关系密切。

**中段——经岛叶**

分开外侧裂水平部的中段，主要目的是暴露和处理岛叶前部和中部的相关病变，常见的如岛叶胶质瘤、基底节脑出血、基底节海绵状血管瘤等。通过分开外侧裂到达岛叶的方式，是完全经自然间隙的操作，对功能的损伤最小，但是也需要充分理解其适用范围，避免弄巧成拙（图12-13）。

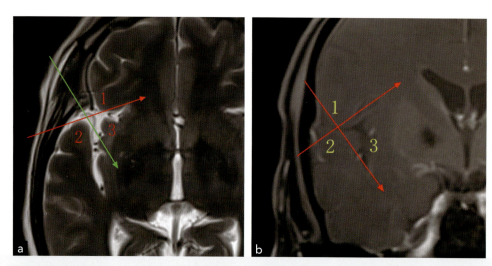

**图12-13** 经侧裂通道暴露岛叶。可见此通道为完全经自然间隙的操作，对正常脑组织的损伤程度最小。需要注意的是，在仅分开中段外侧裂的情况下，要暴露至后方的外侧裂池是非常困难的，此时甚至需要打开全段的外侧裂
1. 额叶；2. 颞叶；3. 岛叶

经此通道进行手术时，尤其需要注意病变部位与外侧裂的对应关系，避免侧裂分离的位置距离病灶较远，导致操作困难。如额下回的三角部，下方对应的是岛阈的位置，当处理基底节脑出血时，即使分离了三角部附近的外侧裂，对岛叶暴露和操作依然是非常困难的（图12-14）。

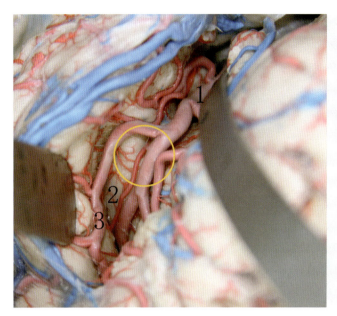

图12-14 解剖示经外侧裂经岛叶处理基底节脑出血。术前需要仔细判断病灶和侧裂的对应关系，这样才能事半功倍。如按照前循环动脉瘤夹闭的常规操作，只分离了外侧裂的三角部，距离基底节区血肿较远，反而增加了手术的难度，反复牵拉也会增加手术的副损伤。黄色圆圈代表基底节区脑出血在岛叶表面的投影

1. M1；2. 岛叶；3. M3

## 后段——经颞横回方向岛叶造瘘

在前文中已反复强调，由于外侧裂池在后段较深，要获得此处的暴露，不能只分离外侧裂水平部的后段，而是需要连同中段甚至将前段和垂直部一起打开。

暴露外侧裂池的后段后，不仅可以显露岛叶的后部，还可以顺着颞横回进行岛叶后部的造瘘，进入侧脑室房部，完成丘脑后外侧、脑室三角区等部位的手术（后文详述）（图12-15、图12-16）。

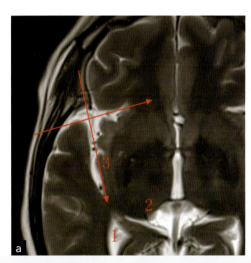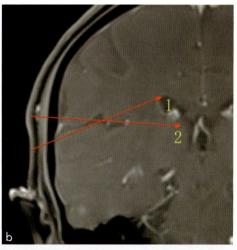

图12-15 经外侧裂池后段，不仅可以更好地暴露岛叶（图a轴位MRI中红色箭头示经外侧裂后段通道），也是处理侧脑室三角区和丘脑后外侧部病变的重要手术通道（图b冠位状MRI中红色箭头示经外侧裂后段通道）

1. 侧脑室三角区；2. 丘脑；3. 岛叶

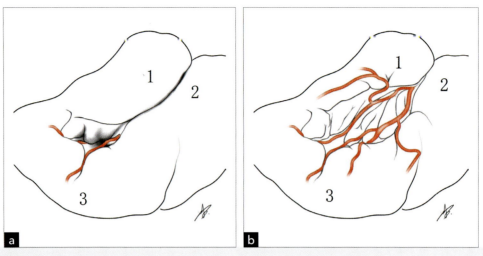

**图12-16**　图a示只分开后段的"窄且深"暴露。图b示分开全段后的"宽且浅"暴露
1. 额叶；2. 颞叶；3. 顶叶

### 外侧裂静脉的类型

幕上颅脑的外表面，主要有3种类型的引流静脉（大脑浅部引流）：外侧裂静脉（前引流静脉）、上引流静脉（Trolard静脉）和下引流静脉（Labbe静脉）。这3组静脉虽然具有相互代偿、互补的解剖结构，但是从功能上进行观察，外侧裂静脉常难以充分代偿其他两组引流静脉，而其他两组静脉却常能完全代偿外侧裂静脉的引流功能。

外侧裂静脉走行在外侧裂表面，数量和引流方向不恒定，引流侧裂附近额叶、颞叶和岛叶的血流。外侧裂可向前经颞底与基底静脉相连，经额底与额叶内侧面相连，发出的桥静脉与蝶骨小翼窦相连，向后上与上引流静脉相连，向后下与下引流静脉相连（图12-17、图12-18）。

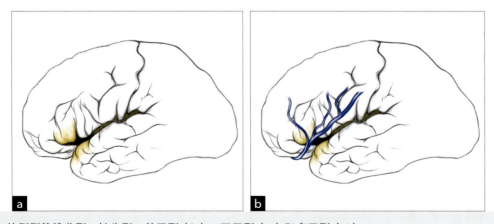

**图12-17**　外侧裂静脉分型。缺失型、单干型（b）、双干型（c）和多干型（d）

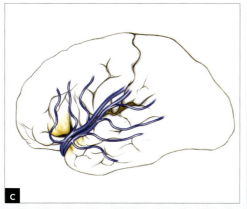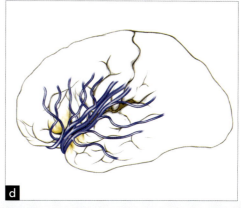

**图12-17**（续）

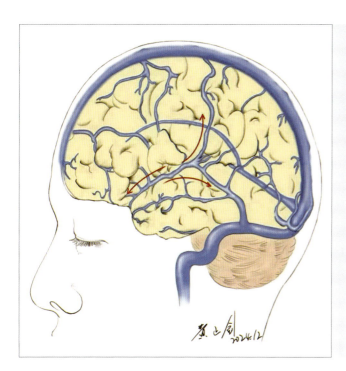

**图12-18** 外侧裂静脉的引流方向。外侧裂静脉的引流方向并不是恒定的，主要与上、下引流静脉的发育情况密切相关。当这两组静脉都不发育时，经外侧裂静脉的引流方向便成为主流。相反，如其他两组静脉发达，外侧裂静脉的引流方向则可指向相应的血管。这符合"伯努利原理"，静脉的血流速度越快，压强越低，也会主导血流的方向。Labbe静脉汇入横窦-乙状窦拐角处，此处窦内的压强是非常低的，所以Labbe静脉常作为大脑浅部的高速引流通道

### 外侧裂的膜性结构

颅内的蛛网膜从结构和部位上可以分为两种类型：外层蛛网膜和内层蛛网膜。外层蛛网膜为覆盖脑组织表面的一层坚韧、清晰、完整的膜性结构；内层蛛网膜位于外层蛛网膜和脑组织之间，在颅底处尤为发达，是相对柔软、菲薄和欠完整的膜性结构。蛛网膜小梁，位于蛛网膜下腔，是神经血管附近蛛网膜下腔的支撑系统。蛛网膜小梁的堆积和聚集，逐渐形成完整或欠完整的片状结构——"内层蛛网膜"。

外侧裂的膜性结构主要包括较厚的外层蛛网膜、较薄的3层内层蛛网膜（侧裂外侧膜、侧裂中间膜和侧裂内侧膜），共4层。侧裂外侧膜，位于外侧裂外表面、外层蛛网膜下方，侧裂静脉即位于外层蛛网膜和侧裂外侧膜之间的狭窄间隙内；侧裂中间膜，位于侧裂外侧膜深方，自额顶盖向下延伸，止于颞叶上表面

的内侧缘，大脑中动脉M2段走行于侧裂中间膜下方；侧裂内侧膜，自额顶盖内侧缘向下内侧走行，止于岛叶表面，人脑中动脉M2段于侧裂内侧膜的外侧走行（图12-19）。

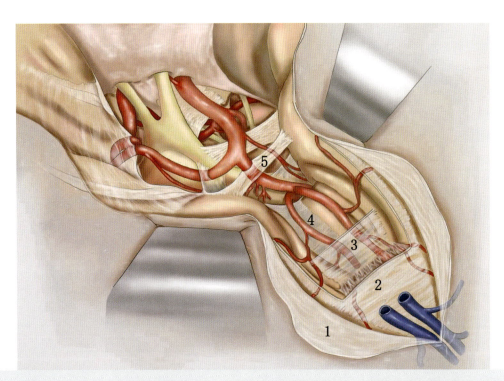

**图12-19**　外侧裂的膜性结构。外侧裂的膜性结构主要包括较厚的外层蛛网膜、较薄的3层内层蛛网膜（侧裂外侧膜、侧裂中间膜和侧裂内侧膜），共4层。侧裂外侧膜，位于外侧裂外表面、外层蛛网膜下方，侧裂静脉即位于外层蛛网膜和侧裂外侧膜之间的狭窄间隙内；侧裂中间膜，位于侧裂外侧膜深方，自额顶盖向下延伸，止于颞叶上表面的内侧缘，大脑中动脉M2段走行于侧裂中间膜下方；侧裂内侧膜，自额顶盖内侧缘向下内侧走行，止于岛叶表面，大脑中动脉M2段于侧裂内侧膜的外侧走行。侧裂近端膜，位于外侧裂近端，自眶后回向后延伸至钩回前部，分隔外侧裂池和颈动脉池，大脑中动脉M1段自此膜穿出进入侧裂池内
1. 外层蛛网膜；2. 侧裂外侧膜；3. 侧裂中间膜；4. 侧裂内侧膜；5. 侧裂近端膜

掌握了外侧裂的膜性结构关系，才能进一步理解外侧裂的蛛网膜下腔结构，为分开外侧裂打下坚实的理论基础。

外侧裂的这4层膜性结构将外侧裂池分成了相互沟通的4个腔隙，并与颅底的其他脑池相互沟通。与外侧裂池关系密切的脑池包括视交叉池、颈动脉池、脚间池、大脑脚池、终板池等。这些脑池由菲薄的内层蛛网膜构成并相互沟通。

**侧裂显微血管间隙**

大脑中动脉M1、M2、M3段走行于侧裂内。虽然大脑中动脉走行迂曲，但是大脑中动脉主干及任何分支都只能供应一侧的脑叶，不能同时供应额叶及颞叶。同样，侧裂静脉的主干也只能分别引流额叶或颞叶的血流，不能同时引流两侧的血流。因此，从理论上来说，在额侧或颞侧动脉之间，额干和颞干的侧裂静

脉之间是存在自然间隙的，即"侧裂显微血管间隙"。如果术中发现有血管同时连接着两个脑叶，那么一定要坚信侧裂内血管只可能供应一侧脑叶，一定可以通过仔细分离来确定其供应部位。

## 蝶顶窦

　　蝶顶窦是蝶骨小翼附近在颅底走行并与海绵窦相连的静脉窦，为硬膜外的结构，故其准确的命名应为"蝶骨小翼窦"。由于外侧裂静脉和上引流静脉连接蝶骨小翼窦（蝶部）和上矢状窦（顶部），故在临床工作中常被误称为蝶顶窦。

　　外侧裂静脉并非直接向前汇入蝶骨小翼窦内，而是如前文所阐述的有多种引流方式，外侧裂只是发出了一支或者多支桥静脉与蝶顶窦相连。从这个解剖结构出发，如果此桥静脉较细，可予以直接电凝；如果此桥静脉较粗，术中应予以保护（图12-20、图12-21）。

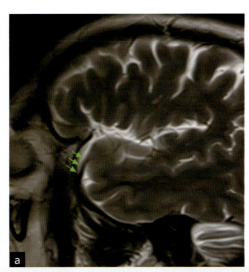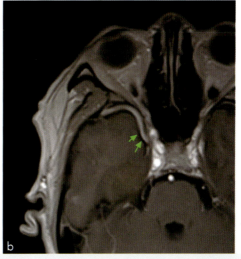

**图12-20**　矢状位T2（a）及轴位增强（b）MRI示外侧裂静脉发出的桥静脉汇入蝶骨小翼窦内（绿色箭头）。此桥静脉即使比较粗大，也可以牺牲。虽说如此，术中仍应尽量予以保留

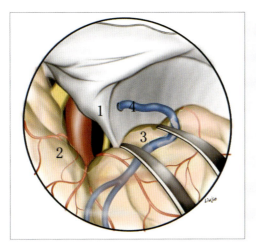

**图12-21**　解剖手绘图示当术中不需要对颞叶进行过度牵拉时，可以通过游离松解汇入蝶骨小翼窦桥静脉周围的蛛网膜，降低其牵拉时的张力，进而避免损伤

1. 蝶骨嵴；2. 额叶；3. 颞叶；4. 蝶骨小翼桥静脉

在颞极入路时，需要牵拉颞极，即使对桥静脉进行了充分的松解，依然会对手术通道形成阻挡和严重干扰。对于这种情况，可将桥静脉直接电凝断开。E.de.Oliveira等的经验指出，在他们的所有断开此桥静脉的病例中，无一例出现并发症（图12-22）。

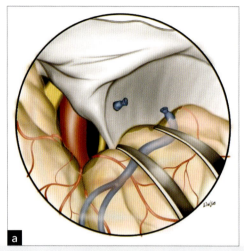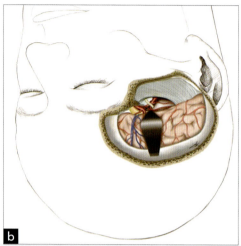

图12-22　在颞极入路时，可将汇入蝶骨小翼窦的桥静脉直接电凝断开（a），进而实现颞极向后上牵拉增加暴露中颅窝及桥前池的目标（b）

## 外侧裂的分离技巧

前文中关于外侧裂的相关背景知识是完成外侧裂分离操作的基础。在进行外侧裂分离前，需要先调整显微镜，将显微镜放大倍率调高，直至在显微镜下可以清晰辨别出外侧裂的血管和膜性结构。

外侧裂外表面全程覆盖着一层外层蛛网膜。不同的病变，此层蛛网膜的性质也会发生变化，如厚度、宽度、密度、韧性和脆性都会发生变化。需根据具体情况，选择外侧裂合适的分离部位、分离长度和分离界面。

在开始正式分离前，需要将吸引器更换为显微吸引器头，一般选择直径2.5mm的显微吸引器头比较方便，并修剪出小号棉片。其大小可根据个人习惯，以便于吸引器吸引又不阻碍视野为最佳，一般5mm×10mm大小为佳。外侧裂周围覆盖大棉片保湿，助手协助在整个操作过程中持续少量冲水，保持术野蛛网膜的湿润。在整个分离过程中，使用吸引器吸住棉片，辅以助手持续冲水非常关键：①吸引器吸住棉片时可均匀分散吸力，避免直接吸破蛛网膜或软脑膜而损伤脑组织；②吸引器吸住棉片，并向外侧适当牵拉，可以使蛛网膜产生一定的张力，便于锐性分离；③持续的冲水可保证蛛网膜始终处于湿润状态，避免蛛网膜干燥后出现皱缩，干扰锐性分离的正确平面；④在分离过程中，轻微的出血可通过持续冲水并经过棉片被吸引器吸收，从而保持术野的清洁，而轻微的出血点往往能够自行止血；⑤持续的冲水还可保证术野内一定的光滑程度，可以有效避免挫裂伤。

分离外侧裂的过程就是分开外侧裂4层膜性结构的过程，此处先介绍一般的常规操作（图12-23）。

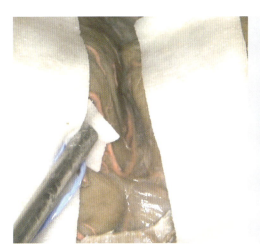

图12-23　解剖示找到分离界面后，放大显微镜倍率，使用小的吸引器配合小棉片牵拉，保持蛛网膜一定的张力，再使用蛛网膜刀或1mL注射器针头锐性打开一处或多处2～3mm的外层蛛网膜。然后用显微镊提起被分开的外层蛛网膜继续向前撕开；或使用1mL注射器针头或纤维剪锐性分开外层蛛网膜。在分离开足够长度的外层蛛网膜后，可在分开的间隙内缓慢、轻柔地填塞微小型号的吸收性明胶海绵用以支撑开更大的间隙，并同时分离内层蛛网膜，直至将目标区域的外侧裂完全打开

　　剥开侧裂静脉表面的外层蛛网膜后，使用微小型号的吸收性明胶海绵轻柔地塞入额盖和颞盖间的侧裂内。使用显微镊或吸引器缓慢推挤，逐渐扩大间隙，再依次使用较大的吸收性明胶海绵替代较小的吸收性明胶海绵。此时，从外侧裂浅部逐渐暴露至外侧裂深部后，再采取从深部向浅部的分离方法。分离外侧裂时，尽量不要电凝皮层血管的缓慢渗血，这样会把正常的分离界面打乱，也会损伤软脑膜导致皮质膨出，阻碍正常的分离。可使用小块吸收性明胶海绵，或配合棉片压迫即可，并继续分离其他部位外侧裂一段时间后，再回过头来检查止血情况。

　　为了能够更好地分离外侧裂，还需要充分结合如下两点关于外侧裂的解剖知识：①确定是在外侧裂池内进行分离；②外层蛛网膜相对坚韧，内层蛛网膜相对柔软。

　　在外侧裂的分离过程中，要时刻注意分离的目标是外侧裂池，即蛛网膜下腔，避免进入软膜下。如操作错误，不仅会挫伤脑组织，操作也非常困难。自额侧或颞侧分离时，尤其需要注意这一点，额盖型或颞盖型外侧裂也容易发生进入软膜下的情况。由于血管都是走行在蛛网膜下腔内的，对于鉴别外侧裂池困难时，可以顺着M3段穿出外侧裂的方向来寻找和定位外侧裂池（图12-24、图12-25）。

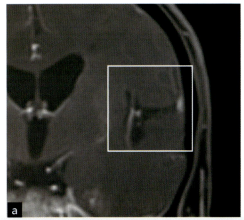
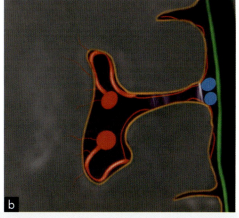

图12-24　采用大脑中动脉M3段穿出外侧裂的标志来准确定位外侧裂池的方法。根据大脑中动脉都是走行在蛛网膜下腔内的这一概念，对于术中因特殊情况难以准确分离至蛛网膜下腔时，可使用这一方法。黄色阴影部分为软脑膜，绿色阴影部分为蛛网膜，紫色阴影部分为蛛网膜下腔。图b为图a白色方框区域的放大图

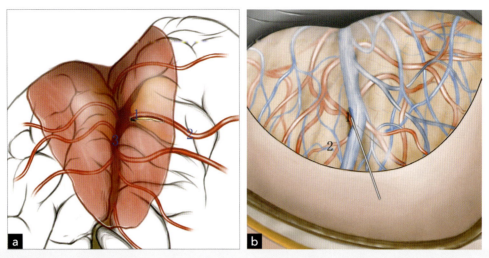

**图12-25** 解剖绘图示大脑中动脉M3段和外侧裂的关系（a），并根据此关系来准确进入蛛网膜下腔内（b）
1. M3段； 2. M4段； 3. 外侧裂

　　在外侧裂的膝部、岛阈的前方，额叶和颞叶常常粘连紧密、难以分离，故不能将此处作为分离的起点。根据笔者的经验，对于这种情况，可先自三角部附近分开外侧裂水平部，进入外侧裂池，并获得足够的操作空间后再分离粘连紧密的膝部，继而分离垂直部。

　　在外侧裂的水平部打开一小段通向侧裂深部的通道后，接下来的分离操作可采取由内向外、由深入浅、由后向前的操作策略，即"裁纸刀技术"。外侧裂池包含4层蛛网膜：外层蛛网膜、侧裂外侧膜、侧裂中间膜和侧裂内侧膜。其中外层蛛网膜比较坚韧，其他3层蛛网膜均由柔软的内层蛛网膜小梁汇合构成，所以外层蛛网膜的分离相对困难，而内层蛛网膜相对容易。用显微剪分开内部的内层蛛网膜后，再分开外侧较韧的外层蛛网膜，如同用小刀裁剪折叠的纸张一般进行操作（图12-26）。

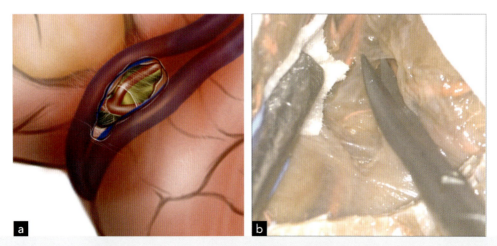

**图12-26** 裁纸刀技术。指由内向外、由深入浅、由后向前的外侧裂操作策略，在后方切开一小段外层蛛网膜后，先将深部的内层蛛网膜剪断，再剪开外层蛛网膜，以此由后向前推进分开外侧裂

在颅内张力比较高的情况下，额叶和颞叶贴附紧密，之间的空隙较小，直接分离外侧裂往往非常困难。对于这种情况，可以先释放脑脊液，完成脑松弛的基本操作后，再进行外侧裂分离的操作。

颅底外层蛛网膜的走行存在着一定的规律，除了颈内动脉、椎动脉和垂体，在进出颅底的过程中是将外层蛛网膜向颅内方向推挤外，其他颅神经都是将外层蛛网膜向颅外方向推挤的。因此，我们可以看到视神经在自蛛网膜下腔向视神经管方向走行并出颅的过程中，是将外层蛛网膜向颅外方向推挤的，而且在视神经管内口处外层蛛网膜明显变薄。结合这个解剖规律，在手术过程中，向后方稍微牵拉视神经上方的蛛网膜，即可顺利打开蛛网膜下腔，释放脑脊液（图12-27）。

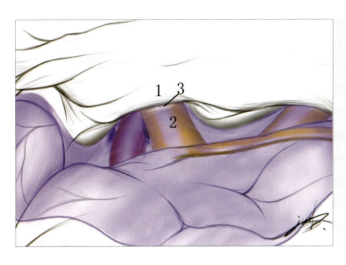

图12-27　在视神经管内口，外层蛛网膜跟随着视神经出颅，在视神经管口处明显变薄。手术时使用双极或者吸引器向后方轻轻牵拉，便可打开蛛网膜下腔，进行脑脊液的释放

1. 视神经管内口；2. 左侧视神经；3. 菲薄的蛛网膜

在临床工作中，颈动脉池、视交叉池等Willis环附近的病变，如蝶骨嵴内侧脑膜瘤、鞍结节脑膜瘤等，常常堵塞外侧裂池引流的通道，使得即使将外侧裂分离开后，依然无法充分释放脑脊液，难以完成理想的脑松弛。对于这种情况，可术前留置腰大池引流或行脑室穿刺外引流后再进行手术（图12-28）。

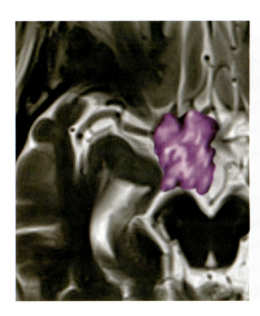

图12-28　Willis环附近的病变（紫色区域），如术前阅片已提示外侧裂池的脑脊液循环受阻，可根据情况留置腰大池引流或行脑室穿刺外引流的手术策略。这样可以更好地分开外侧裂，减少手术过程中对脑组织的挫伤和其他并发症

### 辩证地看待外侧裂的分离

分离外侧裂除了需要具备细致的显微操作外，更要结合具体病情和侧裂静脉走行规律制订操作策略。

在实际手术过程中，往往不需要将外侧裂完全打开，只需要根据手术暴露的需求打开部分外侧裂即可。根据手术目的和解剖规律，可大致将外侧裂分成3段：前段、中段和后段。前段位于额下回三角部尖端前方，一般的前循环动脉瘤，分离此段即可；中段位于额下回三角部尖端和中央沟之间，通常基底节区脑出血、岛叶和颞叶内侧胶质瘤分离此段即可；后段位于中央沟之后的外侧裂后支，可暴露岛叶的后方，由于后段较深，往往需要将中段也一并进行分离。

对于不同的病变，需要打开外侧裂的位置和长度不同，同一个外侧裂在不同位置的构型也存在特殊性，手术时需要根据分离侧裂的节段来确定分离层面（图12-29）。

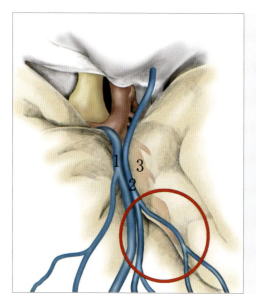

图12-29　如果病变本身为基底节区脑出血，只需要分离中段外侧裂即可。虽然从整体上看，正确的分离界面位于额干和颞干之间，但是手术需要分离的中段，侧裂静脉结构复杂，难以安全分开，特别是脑组织肿胀和脑组织饱满者尤为困难。术中发现颞干的颞侧与其属支之间存在明显间隙，可于此处分离，虽然不能将外侧裂完全分开，但是足以分开手术需要的中段（红色圆圈）

1. 外侧裂浅静脉额干；2. 外侧裂浅静脉颞干；3. M1投影

分离界面偏离侧裂池过远时，采用裁纸刀技术反倒困难（图12-30）。

在蛛网膜下腔出血较多的情况下，外侧裂静脉往往难以在显微镜下观察清楚，也很难在外侧裂额干和颞干之间分离。此时也可直接从外侧裂的额侧进行分离，结扎部分属支。由于只是离断了三角部之前的少数静脉属支，也不会出现明显并发症。

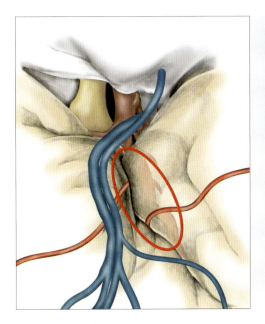

图12-30 侧裂静脉有时并非完全平行于侧裂池上方，其走行变异较大，往往不具备明确规律。当侧裂静脉明显偏向一侧脑叶走行时，由于其下方并不是对应着外侧裂池，而是直接面对软脑膜，此时采取裁纸刀技术并非最佳选择。因为此技术应用的解剖基础是坚韧的外层蛛网膜下方存在柔软的内层蛛网膜和间隙，而此时下方正好为软脑膜。此时可在分离界面上小心锐性分离出10mm左右的外层蛛网膜，然后翻起此蛛网膜至侧裂池，再完成接下来的分离操作。有时候，由于蛛网膜粘连紧密或者脑组织松弛程度不够，外层蛛网膜张力高，难以顺利进入侧裂池内。对于这种情况，可选择追踪侧裂表面大脑中动脉的分支血管来到达正确的侧裂池间隙

# 2. 岛叶

岛叶被覆岛盖，位于侧裂内部。岛叶的灰质皮层面向外侧，被环岛沟包绕。环岛沟可分为3部分：前环岛沟、上环岛沟和下环岛沟。前环岛沟，位于岛叶的前上方，一般较深，位于额下回眶部深方；上环岛沟，位于岛叶上方、额叶岛盖的上缘，从前向后近似水平走行；下环岛沟，位于岛叶下方，颞叶岛盖下缘。

岛叶类似三角形，尖端指向前下方的岛阈。岛阈为岛叶的入口，为连接额叶和颞叶的纤维束，是术中重要的定位和参考标志。三角形的岛叶形成了3个角：前上角、前下角和后角。前上角位于额下回三角部前上缘的深面，相当于侧脑室额角的外侧；前下角称为岛尖部，位于三角部尖端的下方，相当于前穿质外缘；后角相当于后外侧裂点的位置，此点为大脑中动脉岛叶段最后方转向皮层的位置，位于侧脑室房部外侧。

岛叶的沟回从岛尖部开始，呈放射状向后上方走行。岛中央沟是岛叶最深、最明显的脑沟，位置相对恒定，与大脑凸面的中央沟几乎平行并位于其深方。岛中央沟将岛叶分为大的前部（前小叶）和小的后部（后小叶）。前小叶被一些浅沟分成3～5个岛短回，后小叶由前、后两个岛长回构成。最外囊为岛叶深方的白质纤维，并与岛盖白质纤维相互延续。岛叶和最外囊覆盖外囊、内囊、屏状核、豆状核（壳核和苍白球）、尾状核和丘脑。

　　岛叶是介于新皮层和旧皮层之间的旁边缘系统。此系统高度发达，具有一定的独立性。尽管目前的研究表明岛叶与记忆、思维、情绪、自主神经功能等相关，但是其确切的功能目前仍然没有完全研究清楚（图12-31～图12-33）。

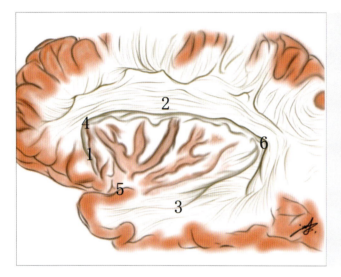

**图12-31**　手绘图示前环岛沟、上环岛沟和下环岛沟，以及三角形的岛叶形成了3个角：前上角、前下角和后角

1. 前环岛沟；2. 上环岛沟；3. 下环岛沟；4. 前上角；5. 前下角；6. 后角

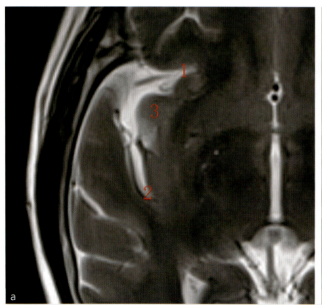

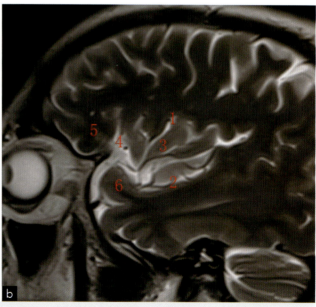

**图12-32**　岛叶3个环岛沟的影像。前环岛沟、上环岛沟和下环岛沟。前环岛沟，位于岛叶的前上方，一般较深，位于额下回眶部深方；上环岛沟，位于岛叶上方，额叶岛盖的上缘，从前向后近似水平走行；下环岛沟，位于岛叶下方，颞叶岛盖下缘。这3个环岛沟是手术中重要的参考标志

1. 上环岛沟；2. 下环岛沟；3. 岛叶；4. 前环岛沟；5. 眶部；6. 颞极

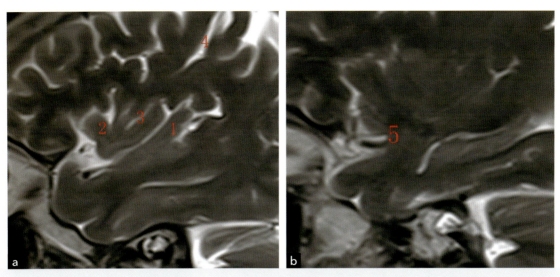

**图12-33**　岛长回、岛短回、岛域和岛中央沟。岛中央沟与大脑凸面的中央沟几乎平行。岛中央沟将岛叶分为前部岛短回和后部岛长回。两个岛长回向前汇入指向岛阈。图b是图a的局部放大

1. 岛长回；2. 岛短回；3. 岛中央沟；4. 中央沟；5. 岛阈

　　岛叶的后角相当于后外侧裂点的位置，为上环岛沟和下环岛沟转折移行处，此点为大脑中动脉岛叶段最后方转向皮层的位置，位于侧脑室房部外侧。在此处顺着颞横回走行方向造瘘，可进入侧脑室房部和丘脑的后外侧部（图12-34、图12-35）。

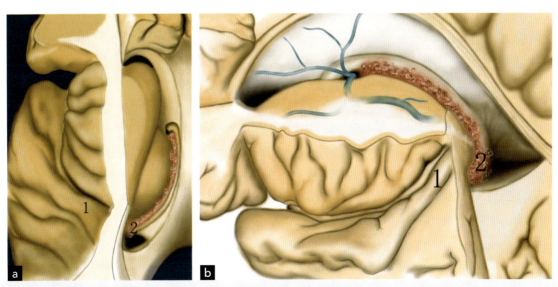

**图12-34**　在下环岛沟后方与上环岛沟相交移行处，存在着颞叶上表面的第一个脑回——颞横回或Heschl回（为听觉中枢），顺着颞横回的方向，正好指向侧脑室房部

1. Heschl回；2. 侧脑室房部脉络丛

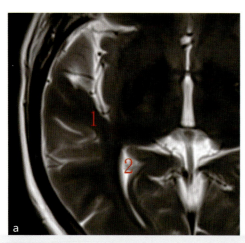
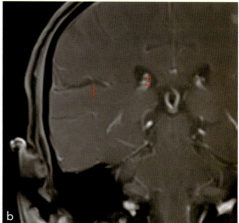

**图12-35** 颞横回与侧脑室房部的关系。可见颞横回正好指向侧脑室房部和丘脑后外侧部的方向，这可以作为术中重要的参考标志

1. Heschl回；2. 侧脑室房部

下环岛沟深部的白质纤维又称颞干，为连接颞叶和岛叶的部分，其内部走行着众多重要的纤维束，包括视放射、钩状束、枕额束、最外囊、前连合等纤维，与大脑存在着广泛的联系。所以术中应该尽量保护颞干（图12-36、图12-37）。

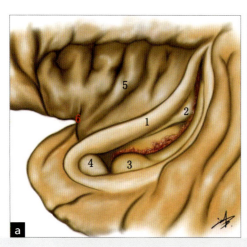
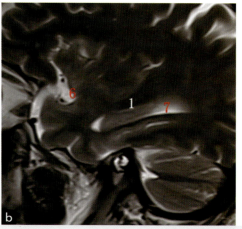

**图12-36** 颞干的解剖及影像。图a可见颞干位于岛下沟深部，为连接颞叶和岛叶的结构。颞干分隔了岛叶表面的外侧裂池和侧脑室颞角，在脉络膜裂的深部可见外侧膝状体，是视放射发出的起始部。颞干内走行着众多与大脑相连的白质纤维。图b展示颞干所对应的影像

1. 颞干；2. 外侧膝状体；3. 海马头；4. 杏仁核；5. 岛叶；6. 岛阈；7. 颞角

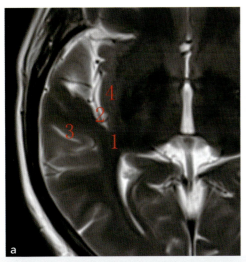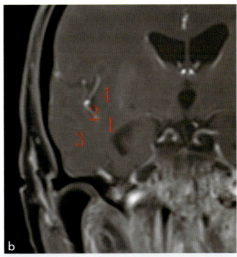

**图12-37** 从影像的不同角度来观察颞干。轴位MRI（a）、冠状位MRI（b）示颞干位于岛下沟深方，连接颞叶和岛叶
1. 颞干；2. 岛下沟；3. 颞叶；4. 岛叶

视神经经视交叉形成视束后，再走行至外侧膝状体，之后形成视放射。大部分经豆状核下部，少部分经豆状核后部，分3组投射至距状沟附近的视觉皮层。

视放射的纤维分为前、中、后3组。前组纤维即Meyer襻，负责上半部的视野，先向前经颞角顶壁甚至颞角尖端，然后向后经房部外侧、下方即枕角，到达距状沟的下唇；中间组纤维，行至颞角顶壁外侧，再向后沿房部和枕角的外侧壁走行，主要负责黄斑区的视野；后组纤维，直接向后经房部和枕角的外侧壁，行至距状沟上唇，负责下半视野。经岛下沟入路重点保护的视放射纤维即为前组纤维或Meyer襻（图12-38）。

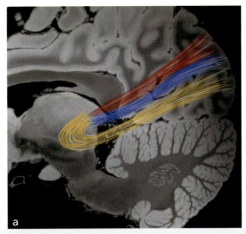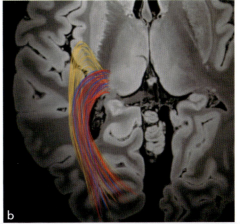

**图12-38** 纤维束成像示视放射的走行方式。外侧膝状体发出3组视放射，其中一组向前绕行颞角上壁，两组直接向后。向前绕行的称为Meyer襻（黄色区域），向后走行的为中间组（蓝色区域）和后组（红色区域）

　　经侧裂经岛下沟入路，主要适用于侧脑室颞角内侧的病变。与其他入路相比，其存在明显的缺点，这也是此手术入路难以推广的主要原因。经岛下沟入路，需要分开较长段的外侧裂，手术路径相对狭窄，术中需要离断颞干的前半部分，以及重点考虑手术对视放射尤其是Meyer襻的影响（图12-39、图12-40）。

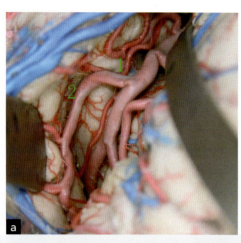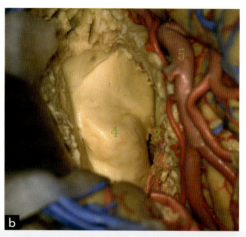

**图12-39**　解剖示经岛下沟入路至侧脑室颞角的暴露。图a示分开外侧裂，暴露岛下沟和岛阈。图b示在岛阈后方2cm内切开皮层，以45°角的方向经皮层造瘘进入颞角。注意岛阈后方超过2cm有可能损伤视放射。进入颞角最安全的区域，位于岛阈水平或岛阈附件几毫米的岛下沟。皮层切口如果向后继续延伸2.5cm，将直接损伤外侧膝状体、视放射或颞干

1. 岛阈；2. 岛下沟；3. 下脉络点；4. 海马头；5. M1段

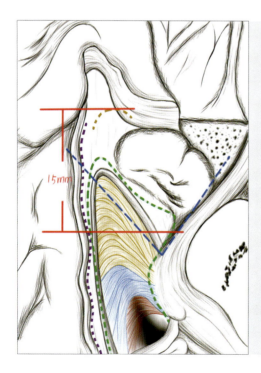

**图12-40**　解剖手绘图示从下向上观察侧脑室颞角顶壁，展示视放射与颞角、岛下沟的关系。棕色虚线代表岛阈，紫色虚线代表岛下沟，绿色虚线代表侧脑室颞角，蓝色三角形代表无损伤操作区，红色标注的区域代表从岛阈向后1.5cm的距离。可见岛阈附近切开进入侧脑室颞角是最安全的，越向后损伤视放射的风险越高

**岛叶和基底节区、丘脑的血供**

基底节、丘脑的血供来源较多，但主要来自Willis环各血管的穿支动脉。

岛叶的血供来源比较单一，主要来自大脑中动脉M2段的细小分支，也有少数来自M1和M3的分支血管。根据Türe、Yasargil等对岛叶血供方式的研究，岛叶的供血动脉平均有96条（范围为77～112条）。在其研究的22个标本（55%）中，有1～6条岛叶供血动脉起源于M1段，主要供应岛阈附近。在另外10个标本（25%）中，有1条或2条岛叶供血动脉由M3段发出，主要供应岛上沟和岛下沟。85%～90%的岛叶供血动脉较短，供应岛皮层和最外囊，10%为中型，同时还供应屏状核和外囊，其余3%～5%是长而粗的并延伸至放射冠。岛叶的供血动脉不参与壳核、苍白球或内囊的供血，其由外侧豆纹动脉供血。他们还发现，在每侧岛叶的后部，有平均9.9条（范围4～14条）的岛叶供血动脉，与穿支血管相似，而且其中一些还参与放射冠的供血（图12-41、图12-42）。

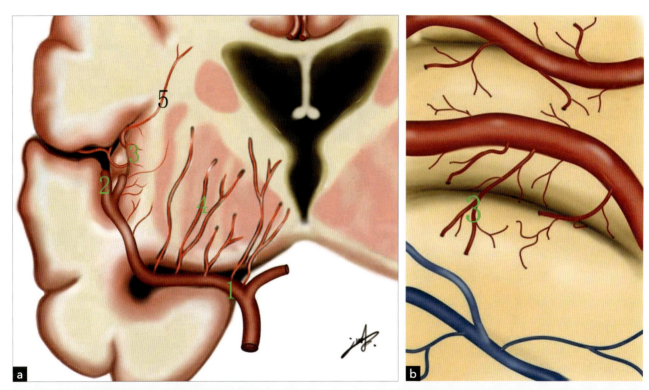

**图12-41** 岛叶的供血方式。岛叶的供血动脉主要来自大脑中动脉M2段的细小分支，也有少数来自M1和M3的分支血管。少数情况下，在岛叶的后部，可见较大的穿支血管供应放射冠（有时在影像上可以反映出来）。岛叶的供血动脉不参与壳核、苍白球或内囊的供血，这些部位由外侧豆纹动脉来供血

1. 大脑中动脉M1段；2. M2段；3. 岛叶供血动脉；4. 豆纹动脉；5. 供应放射冠的较大穿支

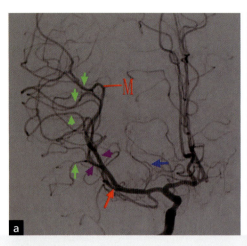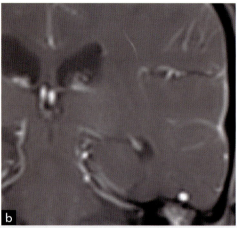

图12-42　岛叶的血供形式。图a为DSA影像，可见豆纹动脉（蓝色箭头）主要参与壳核、苍白球或内囊的供血；岛叶主要由M2段的岛短动脉及部分岛长动脉供血。图b为冠状位MRI，在岛叶的后部，有时存在较大的穿支供应放射冠。红色箭头示M1分叉，紫色箭头示M2段，绿色箭头示M3段，红色字母M示M2与M3段分界

　　岛叶既不属于新皮层，也不属于旧皮层，是独立于边缘系统之外的旁边缘系统，具有一定的独立性。正是因为这种胚胎发育的结构模式，低级别的岛叶胶质瘤往往局限于岛叶皮层生长，并不会侵袭岛叶邻近的其他结构。但是对于高级别的岛叶胶质瘤，由于其侵袭性较强，往往会侵犯周围结构。

　　根据岛叶、基底节区和丘脑的供血方式，在屏状核附近，包括外囊和最外囊处会出现血供明显下降的现象，术中常表现为出血明显减少。据此，在低级别胶质瘤手术过程中，尤其在切除至屏状核时会出现由最外囊的白质转变为灰质的现象。同样，在切除至外囊时，会出现屏状核的灰质转变为白质的现象（图12-43）。

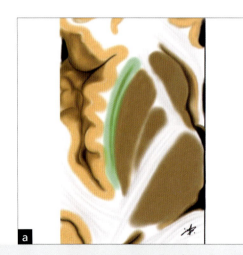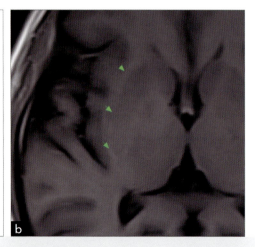

图12-43　屏状核附近的相对无血管区。图a、c中绿色阴影区域为血供明显下降的部位，此处是岛叶的供血动脉和穿支血管的分水岭，在手术过程中可据此来进行定位。图b、d为相同层面的影像（绿色箭头为相对无血区）

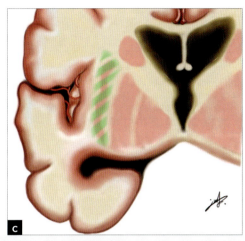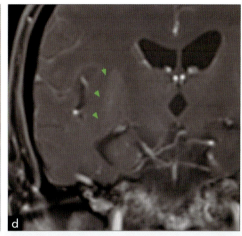

**图12-43**（续）

## 最外侧豆纹动脉

　　豆纹动脉供应基底节区、丘脑和内囊等重要结构，最外侧豆纹动脉指大脑中动脉M1段在岛阈最外侧发出的穿支血管。在手术过程中，如岛叶的病灶较大，将最外囊、屏状核和外囊推挤变薄，术中难以找到血供明显减少的分水岭区层面。此时，最外侧豆纹动脉便可作为手术的重要参考依据（图12-44）。

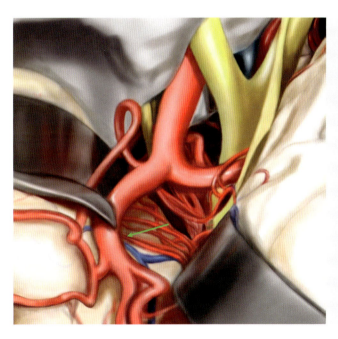

**图12-44**　解剖手绘图示根据最外侧豆纹动脉（绿色箭头）与岛叶、基底节的关系。最外侧豆纹动脉可作为术中的重要参考依据，在分开外侧裂后，首先寻找到最外侧豆纹动脉，便可迅速建立起岛叶病灶和重要功能区域的空间位置关系

　　在处理岛叶低级别胶质瘤的过程中，病变部位的边界往往难以判断清楚，此时可综合应用岛叶的解剖规律、血供方式和最外侧豆纹动脉来进行综合判断。充分的术前影像阅读，可以为手术提供大量有用信息，降低手术风险和并发症发生率。

    本章根据外侧裂和岛叶的解剖规律、影像特点和实际手术中的常见问题，多维度阐述了外侧裂的分离技巧和岛叶周围解剖的实际应用。整体来说，需要辩证地看待外侧裂的分离，熟练、细致的显微操作是基础，更应该充分利用解剖规律和病理特点制订分离策略。在实际手术过程中，不同的病变需要打开外侧裂的位置和长度不同，往往只需要根据暴露的需求打开部分外侧裂即可。同一个外侧裂在不同位置的构型也存在特殊性，手术时需要根据分离外侧裂的节段来确定分离层面。合理处理外侧裂后，再利用岛叶与深部核心区的解剖规律及血供关系，岛叶相关的手术便迎刃而解。同时，通过术前影像学检查可以详细了解外侧裂和岛叶的形态、位置，以及病变与它们之间的关系，协助医生制订个性化手术入路和方案。术中导航在岛叶靠近核心区病变时应用，可以提高手术的准确性和安全性。

第 13 章

◎ 经鼻内镜的影像、解剖
和手术入路

13

内镜具有批近观察、角度灵活的特点。随着神经内镜的发展和普及，以及内镜技术的不断成熟和推广，内镜技术（尤其是经鼻内镜技术）的应用越来越广泛。鞍区、鞍内、前颅窝底、中后颅窝、翼腭窝、颞下窝、斜坡等传统神经外科复杂的病变，有时可用经鼻内镜轻松解决。本章我们主要讨论经鼻内镜的解剖、影像，以及与相关手术入路的关系，旨在增进理解。

# 1. 鼻甲和鼻道

鼻腔内有3个鼻甲及对应的3个鼻道，它们是经鼻内镜操作的通道和手术参考标志。

鼻腔外侧壁从下到上有3个呈阶梯状排列的长条骨片，分别为下鼻甲、中鼻甲、上鼻甲（有时还出现最上鼻甲）。这些骨性鼻甲表面附着鼻黏膜，自下而上其大小依次缩小1/3，其前端的位置则依次后移约1/3。各鼻甲的下方与鼻腔外侧壁均形成一间隙，分别为下鼻道、中鼻道和上鼻道。

各鼻甲的形态具有明显特点，下鼻甲呈逗号状，中鼻甲呈泪滴状，上鼻甲呈小片状。上鼻甲上方有时还存在一个很小的最上鼻甲。蝶筛隐窝位于上鼻道后方凹陷处，是蝶窦开口的恒定位置（图13-1）。

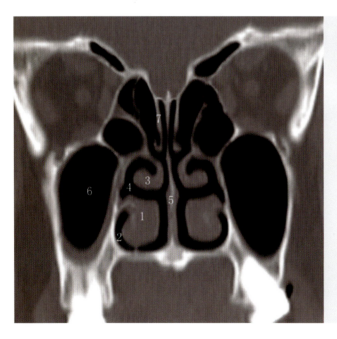

图13-1 鼻甲冠状位CT。鼻腔外侧壁从下向上为下鼻甲、中鼻甲、上鼻甲，依次缩小1/3，前端位置依次后移约1/3。各鼻甲下方与鼻腔外侧壁形成下鼻甲、中鼻甲、上鼻道，下鼻甲如逗号，中鼻甲如泪滴状

1. 下鼻甲；2. 下鼻道；3. 中鼻甲；4. 中鼻道；5. 鼻中隔；6. 上颌窦；7. 上鼻甲

## 1.1 下鼻甲和下鼻道

下鼻甲和下鼻道是附着在鼻腔外侧壁的独立骨性结构，体积最大。正常呼吸状态下，下鼻甲的主要作用是调节鼻腔内气流，加温、加湿空气，下鼻道是空气流通的主要通道。综上所述，下鼻甲尤为重要，不可损伤，而中鼻甲和上鼻甲必要时可以切除。

内镜进入鼻腔后首先见到外侧肥厚的下鼻甲和内侧的鼻中隔，沿两者之间的鼻道向后可见中鼻甲的游离缘，向后下方可见后鼻孔，后鼻孔内可见咽鼓管圆枕、咽后壁、咽口和咽隐窝等结构。后鼻孔上方10~15mm，上鼻甲内侧的蝶筛隐窝处常可寻见蝶窦开口（图13-2、图13-3）。

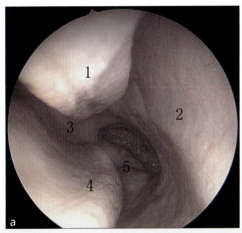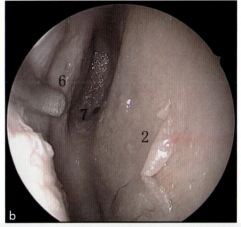

**图13-2** 内镜经下鼻甲和后鼻孔（a）寻找蝶窦开口（b）的解剖图。图a示进入鼻腔后先见到下鼻甲和鼻中隔，沿两者之间的鼻道向后可见中鼻甲的游离缘，向后下方可见后鼻孔，后鼻孔内可见咽鼓管圆枕、咽后壁、咽口和咽隐窝等。图b示在后鼻孔上方10~15mm处的鼻中隔旁定位蝶窦开口

1. 中鼻甲；2. 鼻中隔；3. 中鼻道；4. 下鼻甲；5. 圆枕；6. 上鼻甲；7. 蝶窦开口

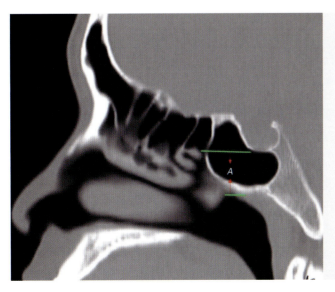

**图13-3** CT上根据后鼻孔定位蝶窦开口。在蝶窦矢状位CT上，在后鼻孔上10~15mm处（A），鼻中隔旁，可以定位蝶窦开口位置

## 1.2 中鼻甲和中鼻道

中鼻甲虽然在鼻腔的通气、加温、加湿等功能上并不如下鼻甲，但是中鼻甲是手术过程中考量最多的鼻甲。

### 1.2.1 中鼻甲的解剖形态

从内镜的视角来观察，中鼻甲位于鼻腔中间，其主要构成为中鼻甲骨和覆盖其表面的黏膜，附着于鼻腔的外侧壁。中鼻甲骨属于筛骨的一部分，骨质薄而粗糙，其基底部内侧面有一些垂直小沟，为嗅神经纤维附着的位置。

中鼻甲从形态上可以分为垂直部和水平部。①水平部：是中鼻甲与筛骨主体相接的附着部，隐藏在筛窦和鼻腔外侧壁内，是筛窦上界、内侧界和前颅底的重要标志。水平部分为前后两翼：前翼较高，呈水平状，附于筛板和筛顶处；后翼逐步下降，附着于筛窦之下，并连接外侧的眶纸板，最后附着于腭骨垂直板。②垂直部：为中鼻甲悬垂于鼻腔的部分，经鼻内镜时在视野的正前方，垂直部由前向后徐徐下降，尾端附着于蝶窦前壁下方，距后鼻孔上界约12mm（图13-4、图13-5）。

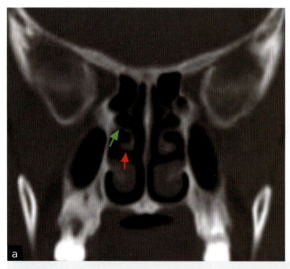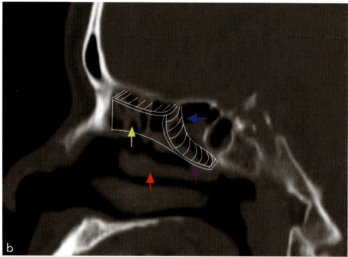

**图13-4** 中鼻甲的影像。中鼻甲位于鼻腔中间，附着于鼻腔外侧壁。图a冠状位CT示，中鼻甲分为水平部（绿色箭头）和垂直部（红色箭头）。图b矢状位CT示，垂直部（红色箭头）上方为水平部，水平部分为前翼（黄色箭头）和后翼（蓝色和紫色箭头），后翼向外侧方向延续至眶纸板的部分为中鼻甲基板（后文详述），基板也分为垂直部（蓝色箭头）和水平部（紫色箭头）

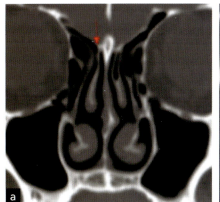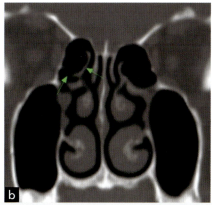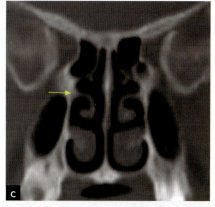

**图13-5**　中鼻甲水平部的不同冠状位CT表现。中鼻甲水平部分为前后两翼：前翼较高，呈水平状附于筛板和筛顶处（图a中红色箭头）；后翼逐步下降，附于筛窦之下，并连接外侧的眶纸板（图b中绿色箭头），最后附着于腭骨垂直板（图c中黄色箭头）

### 1.2.2 中鼻甲基板

中鼻甲基板是中鼻甲水平部的后翼，向外侧方向延续至眶纸板的部分，是分隔前组筛窦和后组筛窦的骨板。

中鼻甲基板也分为垂直部和水平部，形状犹如反向的"躺椅"，躺椅的上半部为垂直部，下半部为水平部。垂直部略前倾，居于前组筛泡之后；水平部呈略向后下倾斜，居于后组筛窦之下。所以中鼻甲基板上达筛顶，外侧附着于眶纸板，后内侧移行于中鼻甲水平部后翼，后下方附着于腭骨垂直板（图13-6～图13-8）。

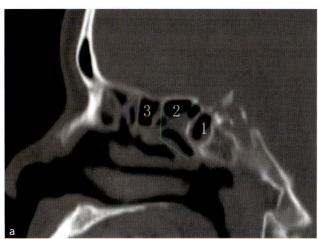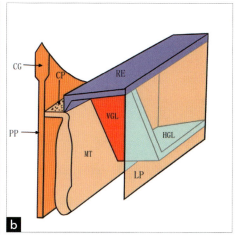

**图13-6**　中鼻甲基板的影像（a）和立体观示意图（b）。中鼻甲基板是中鼻甲水平部的后翼在鼻腔形成的一个从前上向后下倾斜的骨板（图a中绿线），其横贯筛窦，将筛窦分为前组筛窦及后组筛窦，形状犹如反向的"躺椅"，分为躺椅上半部分的垂直部和下半部分的水平部。图a CT示基板如反向的躺椅（绿线）。图b为基板立体观示意图（左侧）

1. 蝶窦；2. 后组筛窦；3. 前组筛窦；VGL：基板垂直部；HGL：基板水平部；MT：中鼻甲；LP：眶纸板；RE：筛顶；CG：鸡冠；CP：筛板；PP：筛骨垂直板

351

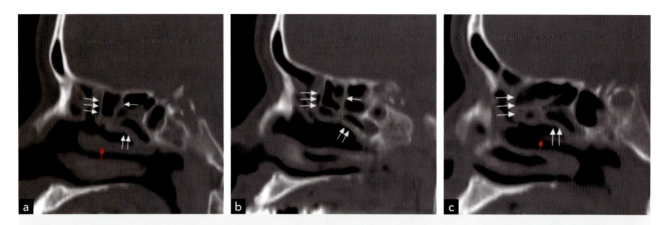

**图13-7** 中鼻甲水平部矢状位不同层面的影像。中鼻甲水平部（图a~c中白色单、双、三箭头）分为前后两翼：前翼较高（白色三箭头），附于筛板和筛顶处；后翼逐步下降（白色单、双箭头），附着于筛窦之下。中鼻甲基板（图b中绿色线）是中鼻甲水平部的后翼向外侧方向延续至眶纸板的部分，是分隔前组筛窦和后组筛窦的骨板，犹如反向"躺椅"，上半部为垂直部（白色单箭头），下半部为水平部（白色双箭头）。图a、c中红色箭头示中鼻甲垂直部

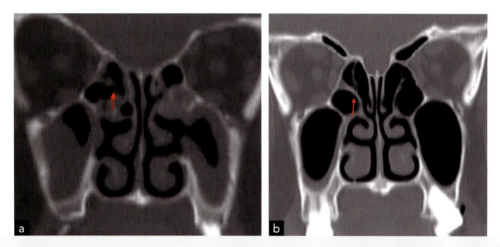

**图13-8** 因为中鼻甲基板从前上向后下倾斜，分为垂直部和水平部，所以垂直部在冠状位CT上难以区分，而在水平位CT（图a中红色箭头）上较好分辨；相反，水平部在水平位CT上难以区分，在冠状位上较容易辨别（图b中红色箭头）

　　经鼻内镜下经中鼻甲基板有3种入路或手术策略：中鼻甲内侧入路（旁入路）、中鼻甲外侧入路（中鼻甲入路）或切除中鼻甲（中鼻甲切除入路）。通过上述3种途径，或通过前筛窦切除，可以暴露从前到后涵盖鸡冠到蝶鞍的整个中线颅底空间。其中，中鼻甲内侧入路仅能暴露约2/3宽度的前颅底区域；中鼻甲外侧入路则暴露的宽度更大；而切除中鼻甲入路所暴露的前颅底区域最为广泛（图13-9）。

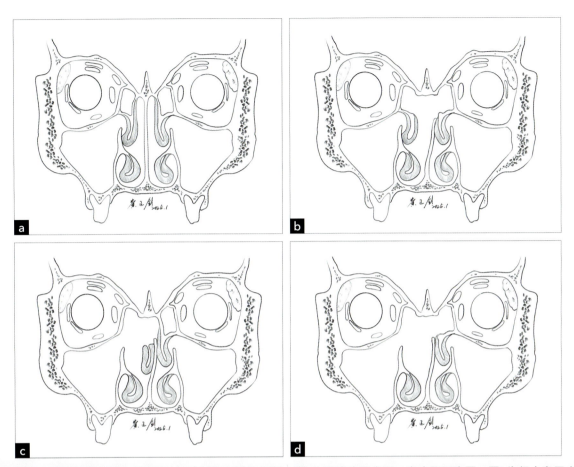

**图13-9** 经中鼻甲基板进入前颅底的3种不同入路示意图。图a为正常中下鼻甲、鼻中隔示意图。图b为经中鼻甲内侧入路（旁入路），可以暴露前颅底左右径最大范围的2/3，可用于修补单侧筛板脑脊液漏或切除单侧前颅底局限性病变。图c为中鼻甲外侧入路（中鼻甲入路），鼻中隔骨折后向内推移中鼻甲，可提供前颅底左右径范围更广的暴露。图d为切除中鼻甲（中鼻甲切除入路）后，可以暴露前颅底左右径的范围最广泛

### 1.2.3 中鼻甲常见的解剖变异

中鼻甲常见的解剖变异包括中鼻甲反向偏曲、气化、肥大和萎缩。

中鼻甲反向偏曲：中鼻甲与正常突向内侧的方向相反，表现为突向外侧。反向偏曲可以导致鼻腔通气功能受损、鼻窦引流障碍与感染风险增加。

中鼻甲气化：可分为部分气化、全部气化。气化呈单侧或双侧。一般以单个气房形式出现，也可以出现多个气房。气化易引发感染和炎症播散，气化比较大时对周围结构产生压迫作用。

中鼻甲萎缩导致鼻腔防御功能降低，干燥和不适感增加；中鼻甲肥大则出现鼻腔空间变小，通气功能受限（图13-10、图13-11）。

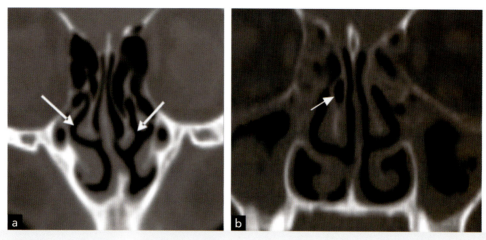

**图13-10** 中鼻甲偏曲（a）和气化（b）的典型CT表现。图a中白色箭头示双侧中鼻甲均反向偏曲。图b中白色箭头示中鼻甲气化

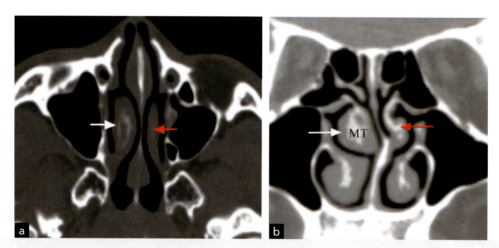

**图13-11** 中鼻甲萎缩和肥大的典型影像。鼻甲增大通常出现在鼻中隔偏曲的反方向，而萎缩通常出现于鼻中隔偏曲的同侧，增大的中鼻甲多呈球形或棒形。图a、b示肥大中鼻甲（白色箭头）和萎缩中鼻甲（红色箭头）

## 1.3 上鼻甲和上鼻道

上鼻甲属于筛骨的一部分，附着于筛骨后部，为一薄的骨片，有时候仅为一小的黏膜皱襞。上鼻甲前缘和中鼻甲垂直部之间的间隙为上鼻道入口，上鼻甲和后组筛窦之间为上鼻道。蝶筛隐窝位于上鼻道后方凹陷处，是蝶窦开口的恒定位置。

经鼻内镜时，将中鼻甲推向外侧，即可以见到中鼻甲基板和上鼻甲之间的裂隙。裂隙前方是筛泡，后方是后组筛窦，再沿着上鼻道向后，在后端可以探查蝶筛隐窝及蝶窦开口（图13-12、图13-13）。

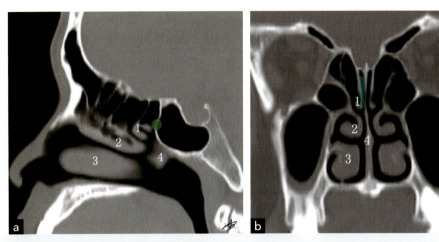

**图13-12** 蝶窦开口（a）与蝶筛隐窝（b）关系的影像。蝶筛隐窝位于上鼻道后方凹陷处，是蝶窦开口的恒定位置。图a中绿色圈圈为蝶窦开口，可见其位于上鼻道深处。图b中蓝色阴影部分为上鼻甲内侧的蝶筛隐窝

1. 上鼻甲；2. 中鼻甲；3. 下鼻甲；4. 鼻中隔

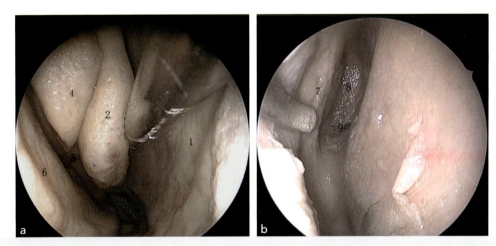

**图13-13** 根据蝶筛隐窝寻找蝶窦开口的解剖图。蝶窦开口于上鼻甲根部内侧的蝶筛隐窝。经鼻内镜时，向外翻开中鼻甲（a）即可暴露上鼻甲，再向后可以见到上鼻甲和鼻中隔之间的蝶筛隐窝；向外翻开上鼻甲，常可探查到蝶窦开口（b）

1. 鼻中隔；2. 中鼻甲；3. 后组筛窦开口；4. 钩突；5. 中鼻道；6. 下鼻甲；7. 上鼻甲；8. 蝶筛隐窝；9. 蝶窦开口

## 1.4 鼻中隔

由软骨部和骨部组成，后者分为上部的筛骨垂直板和后下部的犁骨。鼻中隔向一侧或两侧弯曲或局部突起，称为鼻中隔偏曲，包括单向和双向偏曲。鼻中隔偏曲的对侧，会因为中鼻甲的增大造成中鼻道和筛漏斗的狭窄；偏曲的同侧，中鼻甲因受挤压向外侧移位，而同侧的钩突也向外侧移位。经鼻内镜中，根据术前影像提示，结合鼻中隔偏曲情况，选择合适的入路（图13-14）。

在经鼻内镜手术中，至鼻腔深部时，由于蝶窦分隔的干扰，需要时刻注意中线位置，以防迷路或误伤颈内动脉。术中可将犁骨始终置于"6点钟方向"（图13-15）。

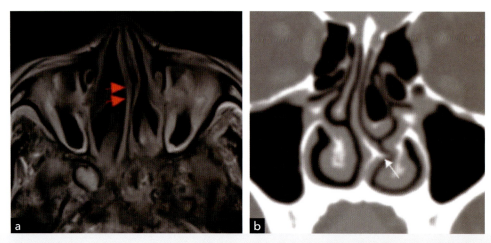

图13-14　鼻中隔偏曲的典型影像。鼻中隔偏曲是指鼻中隔向一侧或两侧弯曲或局部突起。经鼻内镜时，进入鼻腔后先将偏曲的鼻中隔进行矫正，而后进一步手术。图a MRI中红色箭头及图b CT中白色箭头均示鼻中隔向左偏曲

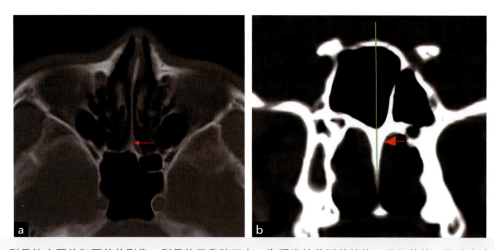

图13-15　犁骨的水平位和冠状位影像。犁骨位于鼻腔正中，为垂直的薄板状结构，呈矢状位，构成鼻中隔的后下部（图a、b中红色箭头）。当内镜进入鼻腔后，可以看到其从鼻中隔的后下部向前下延伸，其后缘与后鼻孔相邻。术前结合影像确定犁骨，在鼻内镜手术时通过识别后鼻孔的位置，再找到犁骨的后缘，即可辅助确定中线。打开蝶窦后需始终确认蝶窦下方的犁骨，其在6点钟方位，防止中线迷路（图b中绿线）

## 1.5　蝶腭孔和鼻中隔黏膜瓣

　　蝶腭孔为蝶骨翼突根部和腭骨垂直板眶突之间形成的孔道，连接外侧的翼腭窝和内侧的鼻腔。蝶腭动脉为颌内动脉的终末支，自蝶腭孔发出后，其主干在后鼻孔上缘和中鼻甲下缘之间向内走行至鼻中隔（图13-16）。

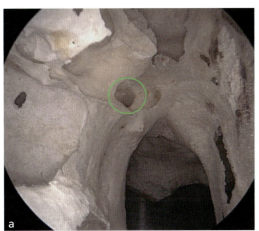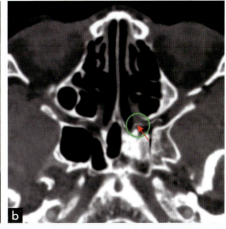

**图13-16** 蝶腭孔的解剖图（a）和CT（b）。蝶腭孔为蝶骨翼突根部和腭骨垂直板眶突之间形成的孔道，孔内走行着蝶腭动脉（图b中红色箭头）、蝶腭神经及其分支。图a为内镜视野，图b为鼻窦CT，其绿色圆圈为蝶腭孔

制作鼻中隔黏膜瓣技术是开展经鼻内镜颅底手术的基础，而黏膜瓣制作的关键在于对蝶腭动脉的保护。无论制作鼻中隔预留黏膜瓣还是制作宽大的黏膜瓣，都需要及时辨认出蝶腭孔的位置，避免蝶腭动脉损伤。因此，一个好的操作习惯至关重要。操作时，先从下鼻道至后鼻孔，再从后鼻孔向上观察，在充分了解鼻腔各结构后，再进行正式手术操作（图13-17）。

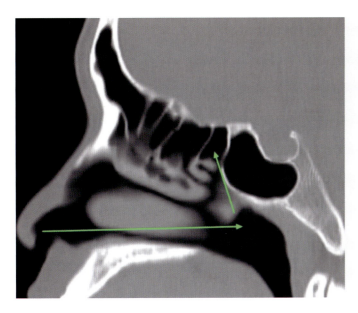

**图13-17** 经鼻内镜手术时，先从下鼻甲到下鼻道，至后鼻孔，再从后鼻孔向上观察，寻找到蝶腭孔和蝶筛隐窝的位置

## 1.6 钩突、半月裂和筛泡

中鼻道外侧壁上有两个隆起，前下者呈弧形嵴状隆起，称钩突；后上的隆起为筛泡。在中鼻甲附着处下方，筛泡与钩突之间，有一个呈半月形的裂隙为半月裂，是额窦的引流通道（图13-18）。

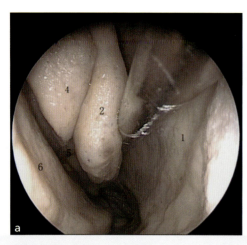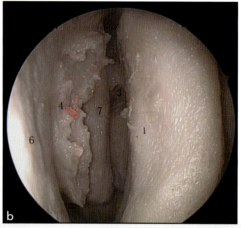

**图13-18** 暴露中鼻甲、钩突（a）和筛泡（b）的解剖图。经鼻内镜时，将中鼻甲推移，露出中鼻道，同时暴露中鼻甲外侧的钩突和后方的筛泡，在钩突后外侧方和筛泡之间为半月裂。图a示中鼻道外侧壁前下部、中鼻甲外侧的钩突。图b示切除钩突后，可以暴露后方的筛泡，以及它们之间的半月裂

1.鼻中隔；2.中鼻甲；3.后组筛窦开口；4.钩突；5.中鼻道；6.下鼻甲；7.筛泡

　　筛泡是前筛最大、最恒定的气房。前壁与额隐窝后唇相连（此处筛前动脉横过筛顶），后壁是中鼻甲基板。筛泡气房一般有1～4个，开口于前壁，引流入半月裂和筛漏斗。筛泡位置恒定，骨壁薄而脆，易于切除（图13-19）。

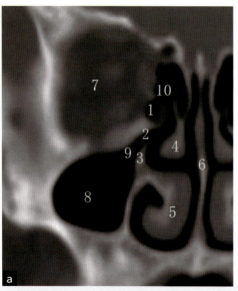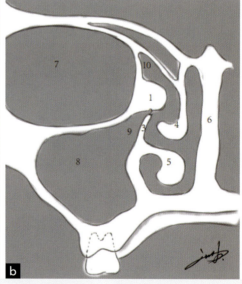

**图13-19** 鼻窦冠状位CT（a）和鼻窦示意图（b）。中鼻道外侧壁有两个隆起：后上方的筛泡，前下方的钩突。在筛泡和钩突之间有半月形裂隙，称作半月裂。半月裂前上部为额窦开口，后上方为上颌窦开口

1.筛泡；2.半月裂；3.钩突；4.中鼻甲；5.下鼻甲；6.鼻中隔；7.眶内；8.上颌窦；9.筛漏斗；10.筛泡上隐窝

## 1.7 嗅区

嗅区主要位于鼻腔的上部，在鼻腔顶壁、上鼻甲内侧面及与其相对应的鼻中隔部分，从鼻腔前部向后延伸，呈狭长形分布。具体来说，前界可达鼻骨与鼻软骨交界处，后界至蝶骨体的前壁，两侧以中鼻甲为界。在成人中，嗅区黏膜的总面积为2 ~ 4cm²。嗅丝从嗅区黏膜发出，穿过位于鼻腔和前颅窝之间筛板的筛孔进入颅腔（图13-20）。

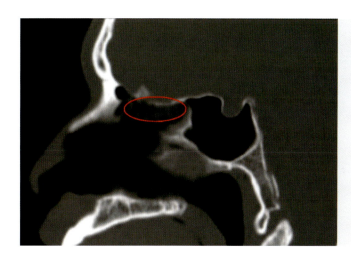

**图13-20** 嗅区的影像。嗅区（红色椭圆）主要位于鼻腔的上部，在鼻腔顶壁、上鼻甲内侧面及与其相对应的鼻中隔部分，从鼻腔前部向后延伸，呈狭长形分布

# 2. 蝶窦

蝶窦位于蝶骨体内，是蝶骨体中的不规则含气空腔。前方与筛窦相邻，上方是垂体窝，两侧为海绵窦和颈内动脉，后方是斜坡，内部有许多间隔将其分成多个小腔室。成人蝶窦的形状、大小常不相同，可分为前壁、后壁（鞍底）、上壁、内侧壁（蝶窦分隔）、下壁和外侧壁。

## 2.1 蝶窦前壁

蝶窦前壁稍向后下倾斜，形成鼻腔顶的后段及筛窦后壁。蝶窦前壁上部骨质较薄，越向下骨质越厚。其上缘与前颅窝底相连，其上内侧为蝶窦开口，两侧基本对称，有时存在多对开口，蝶窦开口上缘至前颅窝底的距离约3.3mm。因此，在打开蝶窦前壁时，为了避免误将前颅窝底打开，应先磨除双侧蝶窦开口之间或之下的蝶窦前壁，待观察清楚蝶窦前壁和鞍底、前颅窝底之间的关系后，再把蝶窦前壁的上部打开（图13-21）。

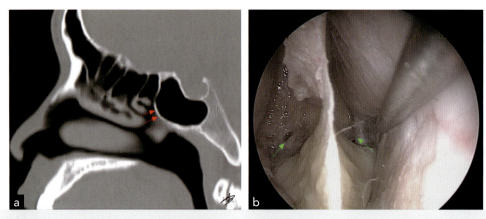

图13-21　蝶窦前壁定位的影像（a）和内镜下解剖图（b）。蝶窦前壁稍向后下倾斜，上缘与前颅窝底相连。图a为矢状位CT，红色箭头提示蝶窦前壁，形成鼻腔顶的后段及筛窦后壁。图b中绿色箭头示蝶窦开口，多位于蝶窦前壁的内上方，两侧基本对称，呈八字形

## 2.2 蝶窦的气化程度及分型

　　蝶窦大小和形态变异较大，根据蝶窦的气化程度，成人中可分为：①鞍型（86%）；②鞍前型（11%）；③甲介型（3%）（图13-22~图13-24）。

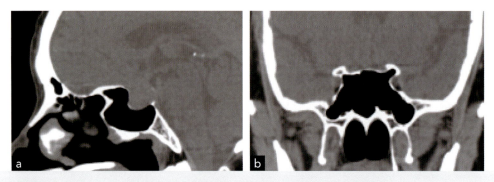

图13-22　鞍型典型影像（a、b），即气化及发育最好，蝶鞍底与蝶窦间隔一层薄骨板

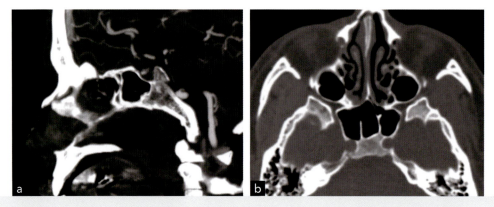

图13-23　鞍前型典型影像（a、b），即气化及发育优于甲介型，但不及鞍型，蝶窦恰位于蝶鞍之前

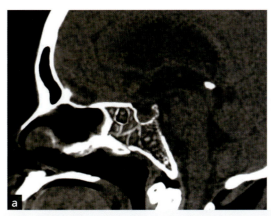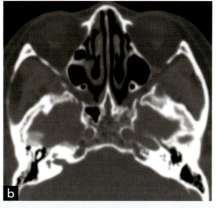

**图13-24** 甲介型典型影像（a、b），即气化及发育较差，窦壁与蝶鞍底间硬化骨质厚 > 10mm

在经鼻蝶窦入路中，鞍型蝶窦气化提供了较为理想的通道。进入蝶窦后，气化良好的蝶窦腔可使术者很快找到鞍底。甲介型蝶窦骨质厚，增加了术中出血的风险，同时骨质太厚，需要处理的难度较大。时间较长，因缺乏骨性标志，增加了手术的难度和风险。

## 2.3 蝶窦内侧壁（蝶窦分隔）

蝶窦分隔是指在蝶窦腔内存在的骨性或膜性的分隔结构。这些分隔将蝶窦腔划分成两个或多个小腔隙，其形态、位置和数量等存在明显的个体差异。

有学者提出，根据测量垂直蝶窦间隔的数目、水平蝶窦间隔的数目、蝶窦的最大宽度等，结合分隔的数量和蝶窦相对于垂直中线的整体对称性，分为简单型和复杂型。根据笔者的临床经验，在临床手术中并不需要如此复杂，做到如下3点即可：①术前明确分隔数量；②术中明确中线；③术中明确分隔走行。其中第③点最为重要。术前要将每个分隔的走行做到"了然于胸"，要能准确描述出分隔的三维走行方式，如自左前向右后、自上外向下内，只有这样才能保证术中对蝶窦分隔的清晰认识（图13-25、图13-26）。

需要强调的是，打开蝶窦前壁后，需要根据影像来明晰各分隔的走行方向，避免错误判断中线位置，导致"迷路"。术中不管分隔如何，可以鼻中隔和犁骨作为中线的重要参考，并始终将其置于镜头视野的下方。

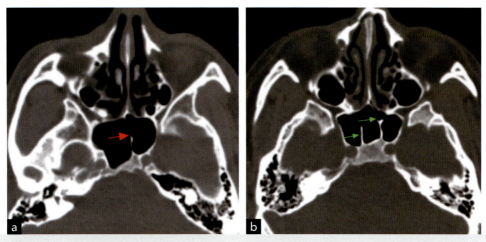

**图13-25** 蝶窦的不同分隔典型影像。图a示蝶窦内1个垂直分隔（红色箭头）。图b示蝶窦内2个垂直分隔（绿色箭头）

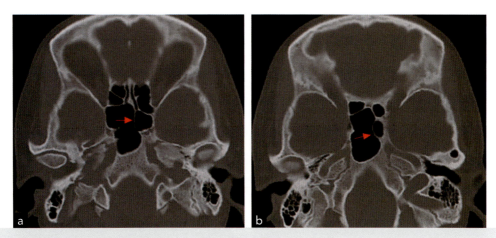

**图13-26** 根据蝶窦CT的连续断层来判断蝶窦分隔的走行。图a、b为不同层面的水平位蝶窦CT影像，可见分隔从蝶窦前壁偏左侧往后壁左侧方向走行（红色箭头），结合矢状位和冠状位CT判断其分隔数量、空间走行路径及与颈内动脉隆起等的关系

## 2.4 蝶窦后壁（鞍底）

鞍底为向蝶窦突出的垂体窝下壁，在气化较好的蝶窦中较易识别，但在气化不良的蝶窦（如鞍前型、甲介型）中不易识别。

鞍底下陷是指鞍底的位置出现向下移位或凹陷的现象。这种情况既可见于正常的解剖差异，也更常见于鞍内病变后的病理性改变，如垂体腺瘤的慢性膨胀性生长，容易引起鞍底下陷，甚至突破鞍底至蝶窦内。鞍底下陷得越明显，术中越容易鉴别（图13-27）。

鞍底下陷不明显时，鞍底的定位较困难。通过术前阅片，观察存在哪些明显的结构，再根据这些结构和鞍底之间的相对位置关系来推测鞍底的位置。如通过识别颈内动脉隆起、视神经颈内动脉外侧隐窝、视

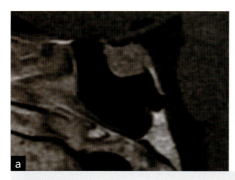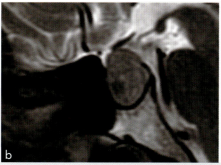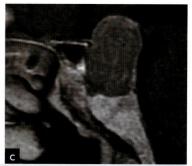

**图13-27**　a～c. 3种不同鞍底下陷程度的影像，可见鞍底下陷的程度并不与肿瘤大小呈正相关，具有明显的个体差异，需要进行术前的个体化分析

神经管隆起和斜坡隐窝等来判断鞍底位置，同时依据术前影像分析，结合导航辅助技术定位鞍底。磨除鞍底时，严格进行蛋壳化操作，避免解剖结构误判导致的并发症。

## 2.5　蝶窦顶壁

鞍结节和蝶骨平台构成了蝶窦的顶壁。视神经管、视交叉位于蝶窦顶壁的两侧。

### （1）鞍结节

从颅顶视角观察，鞍结节是位于蝶鞍的前上方、两侧视神经管之间的骨性隆起，构成蝶鞍的前界。从经鼻内镜视角观察，鞍结节为两侧视神经管隆起之间的骨性凹陷（图13-28）。

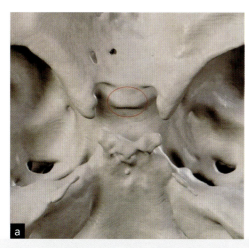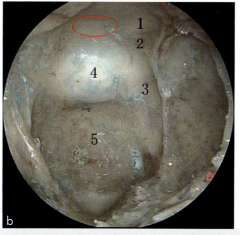

**图13-28**　经颅从上方观察（a）及经内镜从下方观察（b）鞍结节的不同表现。图a为经颅解剖图，图中红色椭圆为鞍结节，从上方观察，鞍结节是在蝶鞍前上方、视神经管之间的隆起骨质。图b为内镜下鞍结节解剖图，在内镜下为在双侧视神经管隆起及颈内动脉隆起之间的凹陷的骨性区域（红色椭圆）

1. 视神经管隆起；2. 视神经颈内动脉隐窝；3. 颈内动脉隆起；4. 鞍底；5. 斜坡隐窝

由于鞍结节为蝶鞍的前界，在经鼻内镜经蝶鞍入路时，可将其作为骨质磨除和硬膜剪开的上界，从而避免打开前颅窝底导致脑脊液漏的发生（图13-29）。

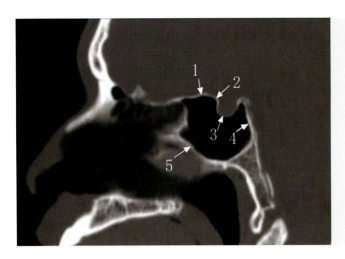

图13-29　鞍结节的CT定位，其为位于蝶鞍的前上方、两侧视神经管之间的骨性隆起，构成蝶鞍的前界。鞍结节前方为蝶骨平台

1. 蝶骨平台；2. 鞍结节；3. 鞍底；4. 斜坡隐窝；5. 蝶窦前壁

**（2）蝶骨平台**

蝶骨平台位于蝶窦的顶壁，是蝶骨前部相对平坦的部分。它前方连接筛骨，后方紧邻鞍结节，两侧延伸至蝶骨小翼根部（图13-30）。

视神经管位于蝶窦顶壁的两侧，在后文予以详述。

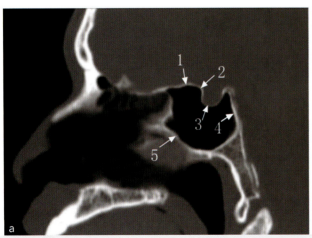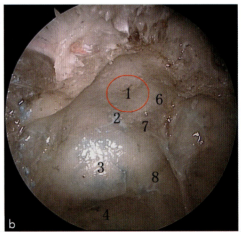

图13-30　蝶骨平台的CT（a）及解剖图（b）。蝶骨平台位于蝶窦内，为蝶窦的顶壁（图b中红色椭圆），前方与筛骨相连，后方与鞍结节相邻，两侧延伸为蝶骨小翼

1. 蝶骨平台；2. 鞍结节；3. 鞍底；4. 斜坡隐窝；5. 蝶窦前壁；6. 视神经管隆起；7. 视神经颈内动脉隐窝；8. 颈内动脉隆起

## 2.6 斜坡隐窝

斜坡隐窝为蝶窦的后壁，与后颅窝相邻。斜坡由蝶骨和枕骨斜坡构成，在气化良好的蝶窦内，斜坡前方的蝶骨向后凹陷成为斜坡隐窝（图13-31、图13-32）。

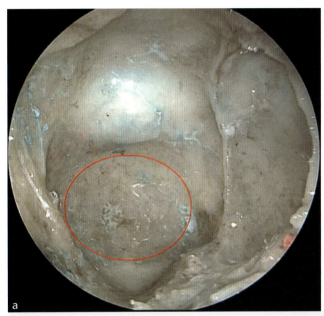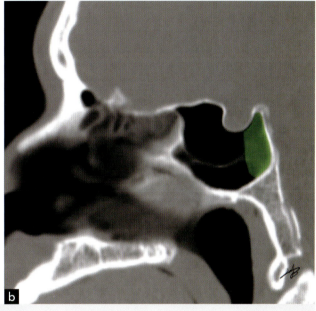

**图13-31**　蝶窦后壁的解剖图（a）和CT（b）。气化良好的蝶窦内，斜坡前方的蝶骨部呈向后的凹陷成为斜坡隐窝，是蝶窦后壁相对明显的骨性标志，为术中识别鞍底的标志。图 a 中红色椭圆和图b中的绿色区域为斜坡隐窝

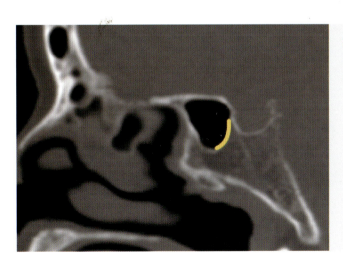

**图13-32**　蝶鞍气化不良时，斜坡隐窝不明显（黄色阴影部分）。这时蝶窦后壁、鞍底辨认较困难，需要仔细阅读术前影像

根据笔者的经验，术中常将蝶窦前壁打开至平斜坡隐窝的下缘，这样不仅可以暴露鞍底及其附近的局部解剖结构和标志，还可以为器械的进出和操作提供极大便利。

## 2.7 蝶窦外侧壁

蝶窦外侧壁即蝶窦腔外侧面的壁，构成了海绵窦和视神经管的内侧壁，此处在海绵窦和视神经管相关部分予以详述。

## 2.8 垂体及垂体瘤

### 2.8.1 解剖和生理

垂体位于颅底蝶鞍的垂体窝内，呈椭圆形，大小为1～1.5cm（前后径）×1～1.2cm（左右径）×0.5～0.6cm（上下径），可分为腺垂体和神经垂体两大部分。腺垂体占垂体总体积的75%～80%，主要由腺细胞组成；神经垂体主要由神经纤维和神经胶质细胞组成，是下丘脑神经内分泌细胞的轴突终末部分。

腺垂体分泌多种激素，如泌乳素（PRL）、生长激素（GH）、促肾上腺皮质激素（ACTH）、促甲状腺激素（TSH）、促卵泡激素（FSH）和促黄体生成素（LH）。神经垂体无分泌激素功能，只能储存下丘脑中视上核及室旁核神经细胞核团分泌的抗利尿激素（ADH）和催产素，并在此释放入垂体门脉系统（图13-33）。

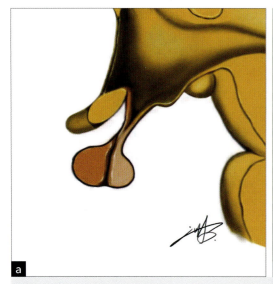
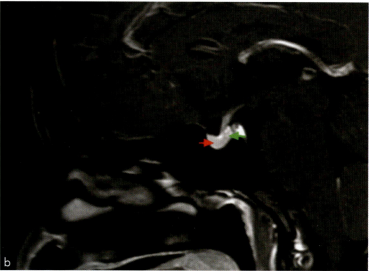

**图13-33** 垂体的矢状位解剖图（a）和矢状位MRI（b）。垂体分为前方的腺垂体及后方的神经垂体。图a前方为腺垂体，后方为神经垂体。图b中红色箭头示腺垂体，绿色箭头示神经垂体

### 2.8.2 垂体瘤的病理

垂体腺瘤来源于腺垂体细胞，占颅内肿瘤10%～15%，尸检发现率高达10%，好发于30～50岁，女性多于男性，垂体腺瘤绝大多数为良性，垂体腺癌罕见（占0.1%～0.2%）。按照肿瘤体积大小可分为微腺瘤（直径<1cm）、大腺瘤（1cm≤直径≤3cm）和巨大腺瘤（直径>3cm）。根据肿瘤是否侵犯海绵窦、神经血管组织，可分为侵袭性和非侵袭性垂体腺瘤。根据是否有内分泌功能分为：功能性腺瘤（65%～85%）[①泌乳素细胞腺瘤（PRL细胞腺瘤）；②生长激素细胞腺瘤（GH细胞腺瘤）；③促肾上腺皮质激素细胞腺瘤（ACTH细胞腺瘤）；④促甲状腺激素细胞腺瘤（TSH细胞腺瘤）]和无功能性腺瘤（20%～35%）（①促性腺激素细胞腺瘤；②裸细胞细胞瘤等）。临床上垂体腺瘤可出现以下症状：内分泌症状（①泌乳素细胞腺瘤致女性出现闭经泌乳综合征，男性性功能障碍；②成人生长激素细胞腺瘤表现为肢端肥大症，小儿表现为巨人症；③促肾上腺皮质激素细胞腺瘤出现库欣综合征；④促甲状腺激素细胞腺瘤可出现甲亢症状）、肿瘤引起的占位症状（压迫视神经、视交叉，可引起视力下降、视野缺损，膨胀性生长推挤硬膜引起头痛等）和垂体卒中（患者出现突然头痛，视力急剧下降等）。

### 2.8.3 垂体瘤的假包膜

肿瘤直径<2mm时，只对周围正常垂体组织造成轻微挤压，一般不会破坏垂体腺泡，无完整假包膜形成；肿瘤直径>2mm时，周围垂体腺泡受压破坏，与网状蛋白共同形成一层膜状结构覆盖于肿瘤表面，将其与周围组织分隔。这层膜状结构就是假包膜，假包膜中含有大量网状纤维和受压的垂体腺泡。正是由于假包膜的存在，沿假包膜与正常垂体组织间界面钝性分离，可以完整切除肿瘤和假包膜，实现对正常垂体组织最大限度的保护，并将此技术定义为假包膜外分离技术。但是并非所有的垂体腺瘤都具有假包膜，假包膜的形成与肿瘤的大小、激素类型及某些药物作用有关，泌乳素细胞腺瘤中假包膜的存在率较高。

### 2.8.4 垂体的血供

垂体有双重血供系统——垂体上动脉和垂体下动脉。腺垂体主要由颈内动脉床突上段或后交通动脉发出的垂体上动脉供血，神经垂体主要由颈内动脉海绵窦段发出的垂体下动脉供血，垂体上下动脉之间存在吻合支。神经垂体和腺垂体均有直接的引流静脉，再经垂体下静脉引流至海绵窦。

如进行更加细致的研究，垂体的血供具体由以下几个部分组成：①垂体上动脉（SHA）：自颈内动脉床突上段或后交通动脉发出，供应视神经、视交叉、正中隆起、漏斗和腺垂体。②垂体下动脉（IHA）：是颈内动脉海绵窦段后曲发出的脑膜垂体干的一个分支，穿过海绵窦内侧后，供应垂体后叶及其包膜。③包膜动脉：包括下支和前支。下支起源于颈内动脉海绵窦段的下内侧部分，供应垂体前叶和蝶鞍底。前支起源于海绵窦段的前内侧部分，供应鞍膈外侧。④漏斗动脉：起源于后交通动脉，供应垂体柄和垂体后叶。⑤视交叉前动脉：起源于眼动脉上部，供应视交叉的前部和垂体柄。⑥垂体后下动脉：起源于颈内动脉床突段，主要供应垂体后叶，垂体下动脉在进入垂体后叶后，形成毛细血管网（图13-34）。

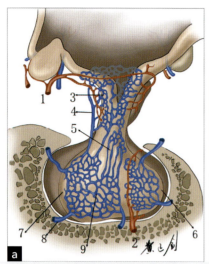
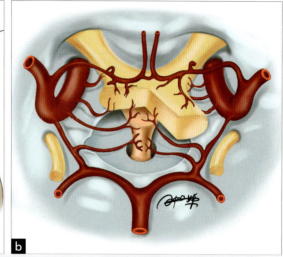

**图13-34** 垂体的血供示意图。图a示腺垂体由颈内动脉床突上段或后交通动脉发出的垂体上动脉供血，神经垂体则由颈内动脉海绵窦段的脑膜垂体干上发出的垂体下动脉供血，垂体上动脉伸入腺垂体漏斗部。其分支吻合形成第一级毛细血管网，并在结节部汇集成数条垂体门微静脉，门微静脉在腺垂体远侧部再吻合形成第二级毛细血管网，最后经静脉引流至垂体周围的海绵窦。图b示垂体柄是由来自垂体上动脉和垂体下动脉的吻合支共同供血的

1. 垂体上动脉；2. 垂体下动脉；3. 垂体门脉系统初级毛细血管丛；4. 垂体长门静脉；5. 垂体短门静脉；6. 垂体后叶；7. 垂体前叶；8. 引流至海绵窦的垂体静脉；9. 垂体门脉系统次级毛细血管丛

## 垂体门脉系统

垂体上动脉进入神经垂体的漏斗部，在该处的分支吻合形成窦状毛细血管网，称为初级毛细血管丛；初级毛细血管丛在结节部汇集成垂体长门静脉及垂体短门静脉等数条垂体门微静脉；门微静脉在腺垂体远侧部再度分支吻合形成次级毛细血管丛。垂体门微静脉及其两端的毛细血管丛共同构成了垂体门脉系统。下丘脑的神经分泌细胞的轴突与门脉系统的初级毛细血管网接触。其分泌的激素可通过初级毛细血管丛进入门脉系统，再经过门微静脉进入次级毛细血管丛，作用于腺垂体，引起腺垂体的相关激素分泌，从而实现丘脑下部对腺垂体的调节（图13-35）。

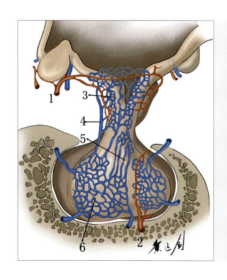

**图13-35** 垂体门脉系统的示意图。垂体上动脉进入神经垂体漏斗部，并形成初级毛细血管丛；其在结节部汇集形成垂体长门静脉及垂体短门静脉等数条垂体门微静脉；门微静脉在腺垂体形成次级毛细血管丛。这种由垂体门微静脉及其两端的毛细血管丛共同构成了垂体门脉系统

1. 垂体上动脉；2. 垂体下动脉；3. 垂体门脉系统初级毛细血管丛；4. 垂体长门静脉；5. 垂体短门静脉；6. 垂体门脉系统次级毛细血管丛

垂体前叶和后叶均有直接的引流静脉，经垂体下静脉引流至海绵窦，再经过岩上窦和岩下窦引流至乙状窦。基于垂体门脉系统的解剖及生理特征，可以通过岩下窦静脉采血，准确采集垂体来源的促肾上腺皮质激素（ACTH）水平，与外周静脉血的ACTH水平进行对比，从而鉴别库欣病与异位ACTH综合征。

### 2.8.5 垂体血供的延时影像

垂体血供存在延时现象，与垂体的微血管结构有关，在垂体柄和腺垂体区域，垂体上动脉形成初级毛细血管丛，这些毛细血管丛再汇集成垂体门静脉。这种微血管丛的存在会减慢血流速度，增加血液在垂体局部的停留时间。影像上表现为垂体前叶T1WI和T2WI呈等信号，垂体后叶T1WI和T2WI呈高信号，增强图像中垂体前叶、垂体后叶和垂体柄都会出现明显强化。

由于垂体前叶主要由垂体上动脉和垂体下动脉间接供血，而垂体后叶则是由垂体下动脉直接供血，所以在进行垂体动态增强扫描时，正常垂体的强化顺序是垂体后叶、垂体柄和垂体前叶。且垂体无血脑屏障，在注射造影剂后的早期即可发生强化，而大多数的垂体腺瘤由垂体门脉系统供血，其强化比正常垂体慢，在注射造影剂后早期表现为弱强化或不强化，延迟期与正常垂体相比，表现为强化（图13-36）。

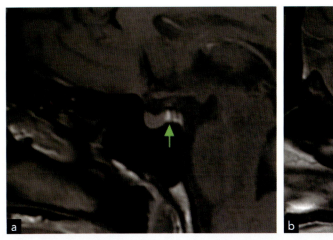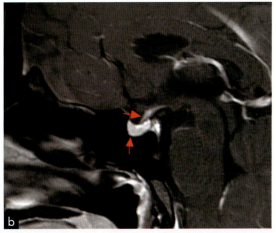

**图13-36**　垂体的延时影像。垂体前叶主要由颈内动脉床突上段的垂体上动脉供血，而垂体后叶则由颈内动脉海绵窦段的垂体下动脉供血，所以在进行动态增强扫描时，正常垂体的强化顺序是：垂体后叶、垂体柄，垂体前叶。图a中绿色箭头示先强化的垂体后叶。图b中红色箭头示后强化的垂体柄、垂体后叶

### 2.8.6 如何在垂体瘤中辨别正常垂体

垂体前叶T1WI、T2WI呈等信号，垂体后叶T1WI、T2WI呈高信号，增强时垂体前叶、后叶、垂体柄都会出现明显强化。垂体瘤通常T1WI呈低信号，T2WI呈高信号。正常垂体会呈早期强化，然后再恢复到基线信号，而垂体瘤常表现为持续强化，与正常组织相比更明显。术前依据MRI判断垂体柄移位方向、垂体早期强化、垂体瘤可以持续强化等特点，判断正常垂体及垂体瘤的具体位置。手术时，镜下可观察到正

常垂体组织通常呈淡红色或粉红色，具有清晰的界限，而垂体瘤则呈多样性病变。如果准确识别垂体瘤的假包膜，则能很好地与正常垂体区分开来（图13-37）。

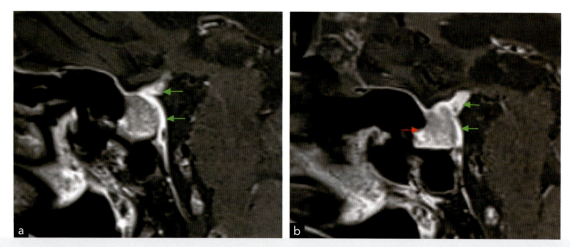

**图13-37** 垂体瘤中定位正常垂体的影像。正常垂体会呈早期强化，然后再恢复到基线信号，而垂体瘤常表现为持续强化，与正常组织相比更明显。图a增强MRI早期，示后方（双绿色箭头）的垂体及垂体柄出现了明显的强化，前方的垂体瘤强化尚不明显。图b增强MRI示前方垂体瘤（红色箭头）强化逐渐明显，与后方的垂体（绿色剪头）相当

## 2.8.7 垂体与周围结构的关系

### （1）视交叉

在MRI的矢状位图像上，视交叉位于蝶鞍和鞍上池的上方、下丘脑的下方，为一个横置的、相对扁平的结构。视交叉的位置存在着个体差异，视交叉位于垂体和蝶鞍的正上方为正常型（约占70%）；视交叉大部分位于鞍结节之前，从矢状面看，其前缘明显超出鞍结节向前延伸者为前置型（约占15%）；视交叉位于鞍背之后，从矢状面观察，后缘超出鞍背较多，更靠近下丘脑和第三脑室底部者为后置型（约占15%）。视交叉与鞍膈的间距为5~10mm，其间为视交叉池，所以也可以根据是否存在视交叉池间接判断视交叉是否受到了鞍内占位的压迫（图13-38、图13-39）。

视交叉是两侧视神经交叉汇合的部分，视交叉处来自两眼视网膜鼻侧半的纤维交叉，而来自颞侧半的纤维不交叉。因此，鞍内的占位性病变压迫视交叉的不同位置所表现的视野缺损也不同（详见神经查体相关书籍）。

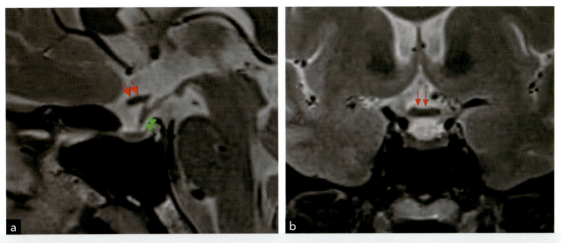

**图13-38**  视交叉的不同角度影像。视交叉位于蝶鞍和鞍上池的上方、下丘脑的下方，为一个横置的、相对扁平的结构。图a为矢状位MRI，红色箭头示视交叉，绿色箭头示垂体柄。图b为冠状位MRI，红色箭头示视交叉

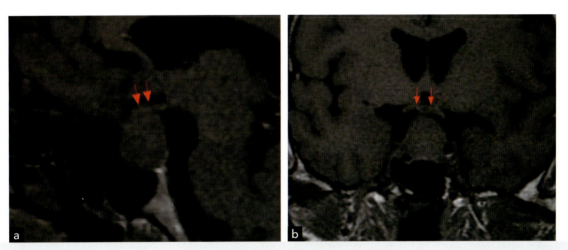

**图13-39**  鞍区肿物增大向上方生长，导致视交叉被推挤移位的MRI影像。红色箭头均为视交叉被推挤后呈上移表现

### （2）垂体柄

垂体柄是连接下丘脑和垂体的重要结构，位于蝶鞍上方，穿过鞍膈中央孔与垂体相连。从矢状位看，它大致呈垂直状，起自下丘脑的灰结节，向下延伸至垂体。正常情况下，垂体柄位于蝶鞍上方中央位置，当出现移位时，其位置会偏离正常轴线。视交叉位于垂体柄的前方，鞍区占位时，垂体柄可能会被压迫或推移，MRI表现为矢状位和冠状位上移位（图13-40）。

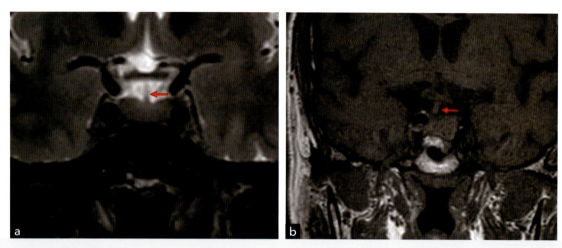

**图13-40** 正常垂体柄影像（a）和移位垂体柄影像（b）对比。垂体柄位于蝶鞍上方中央位置，与垂体相连。从冠状位看在蝶鞍中间垂直向下延伸至垂体，当出现移位时，其位置会偏离正常轴线。图a中红色箭头示居中的正常垂体柄，图b中红色箭头示受垂体瘤推挤向一侧移位的垂体柄

## （3）垂体瘤的分类和分级

垂体可以分泌GH、TSH、ACTH、FSH、LH和PRL等激素，结合有无分泌激素可将垂体腺瘤分为PRL细胞腺瘤、GH细胞腺瘤、ACTH细胞腺瘤、TSH细胞腺瘤、促性腺激素细胞腺瘤、多分泌功能细胞腺瘤、无内分泌功能细胞腺瘤等。根据肿瘤大小，可将垂体腺瘤分为垂体微腺瘤、大腺瘤和巨大腺瘤。根据肿瘤是否侵犯海绵窦、神经血管组织，可分为侵袭性垂体腺瘤和非侵袭性垂体腺瘤。Knosp分级是依据肿瘤横向生长的特点与海绵窦内颈内动脉关系将其分为0～4级。Hardy分级是依据肿瘤向下与鞍底的突破程度分为0～Ⅳ级，向上与鞍膈的突破程度分为A～E级。根据其不同的分级，术者可以根据肿瘤的大小、肿瘤的生长方式（纵向、横向），判断肿瘤与周围组织结构的解剖关系，对制订手术方案、预判手术风险及预后有很大的帮助（图13-41）。

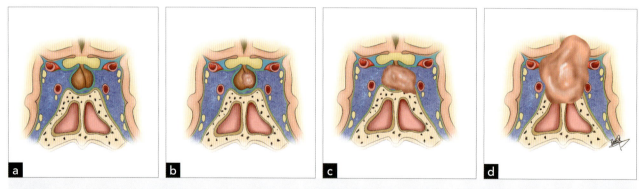

**图13-41** 垂体瘤的分级示意图。图a为正常垂体。图b为局限在鞍内，肿瘤直径＜1cm的微腺瘤。图c为直径1~3cm突破鞍膈的垂体大腺瘤。图d为直径＞3cm，向鞍旁、海绵窦、视交叉和第三脑室侵袭性生长的巨大腺瘤

## 2.9 颅咽管瘤

颅咽管瘤起源于胚胎颅咽管的残余上皮细胞，其发生与胚胎错构有关。胚胎发育初期，原始口腔顶部上皮形成颅颊囊，同时间脑底部向下生长为漏斗，两者相遇构成垂体，颅颊囊与原始口腔连接的细长管道即为颅咽管，它在胚胎发育过程中逐步退化。在退化的颅咽管部位，颅颊囊前壁残留部分，尤其是垂体前叶结节部，有残存的鳞状上皮细胞，是颅咽管瘤发生的最常见部位。肿瘤大多起源于鞍上垂体结节部上段的残余上皮细胞，少数起源于鞍内垂体前、后叶之间的残余颅颊囊。

Yasargil（1900）根据其对手术入路的选择将其分为6型：①单纯鞍内型；②鞍内-鞍上型；③鞍膈上-视交叉周围脑室外型；④脑室内-脑室外型；⑤脑室旁型；⑥单纯脑室内型。Samii（1995）根据其向鞍上扩展情况分为5级：①Ⅰ级，局限于鞍膈下；②Ⅱ级，位于鞍上池内；③Ⅲ级，侵及第三脑室下半部；④Ⅳ级，侵及第三脑室上半部；⑤Ⅴ级，侵及透明隔及侧脑室。有些学者根据其生长部位及形态分为：①鞍上型；②鞍内型；③巨大型；④非典型部位型（图13-42）。

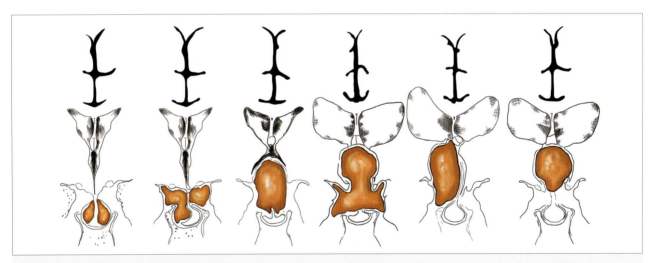

**图13-42** Yasargil对颅咽管瘤的分型，从左至右分别为：单纯鞍内型，鞍内-鞍上型，鞍膈上-视交叉周围脑室外型，脑室内-脑室外型，脑室旁型，单纯脑室内型

## 2.10 空泡蝶鞍

空泡蝶鞍是指蛛网膜及脑脊液自鞍上池向下经鞍膈疝入蝶鞍内，形成充满脑脊液的异常结构，可分为原发性和继发性。原发性常见于鞍膈孔显著增宽或鞍膈发育不良的患者，鞍上池的蛛网膜和脑脊液可经该处疝入鞍内；继发性常见于垂体肿瘤手术、溴隐亭治疗或放射治疗后垂体体积缩小或者长期慢性颅内高压患者。大部分空泡蝶鞍患者无临床症状，有症状者以头痛、头晕常见，头痛的部位、程度和性质无特异性，可以有视力减退和视野改变。

由于鞍上池疝入鞍内，部分正常垂体的位置被脑脊液所取代。因此，在水平位MRI的垂体层面可见脑脊液信号；在矢状位可看到下疝的鞍上池、受压萎缩变扁并向后下移位的垂体；在冠状位可见垂体压缩变扁，呈"凹"形（图13-43、图13-44）。

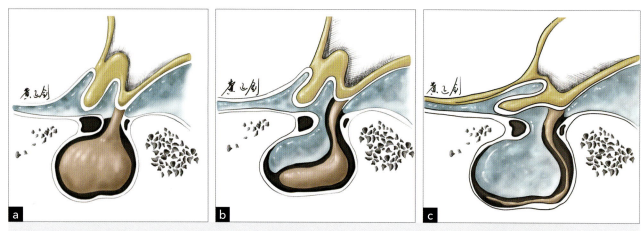

**图13-43** 不同程度空泡蝶鞍的示意图。图a为正常蝶鞍。图b为部分型空泡蝶鞍，鞍区充满脑脊液的体积＜50%。图c为完全型空泡蝶鞍，＞50%的鞍区充满脑脊液

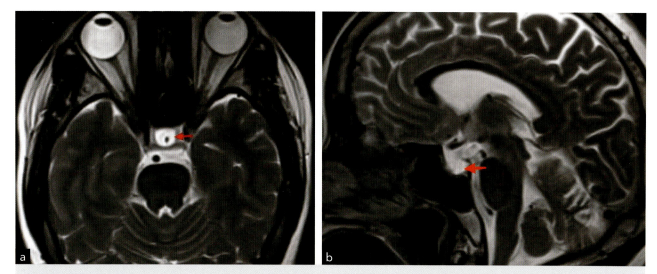

**图13-44** 空泡蝶鞍在MRI上的表现（a、b）。蝶鞍内T2WI上呈高信号，与脑脊液信号相同，垂体表现为受压。红色箭头示空泡蝶鞍

# 3. 视神经管和视神经管减压

## 3.1 视神经管

视神经管为视神经在蝶骨穿行的管道，与颅底中线约成30°角向眼眶穿行，由蝶窦、蝶骨小翼和视柱三者围绕而成（图13-45、图13-46）。

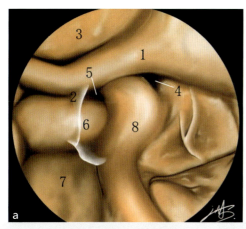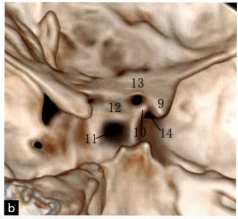

**图13-45**　鼻内镜视角观察视神经管的示意图（a）及视神经管解剖图（b）。图a示视神经管眶端开口于眶尖的前内侧，颅内端呈上下径短的椭圆形，位于前床突和视柱内侧，上缘由蝶骨小翼组成，下缘由视柱及邻近蝶骨形成，外缘为视柱（外侧OCR），内侧为蝶窦外侧壁构成。图b示视神经管位于蝶骨小翼和蝶骨体交界处，由视柱将其与眶上裂分开，内有视神经和眼动脉

1. 视神经管；2. 鞍结节；3. 蝶骨平台；4. 外侧OCR；5. 内侧OCR；6. 鞍底；7. 斜坡隐窝；8. 颈内动脉隆起；9. 前床突；10. 视柱；11. 蝶鞍；12. 鞍结节；13. 蝶骨小翼前支；14. 眶上裂

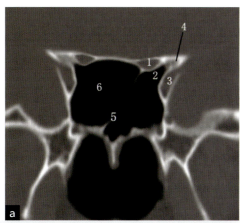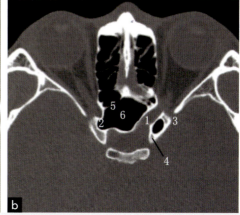

**图13-46**　视神经管的CT影像（a、b），可见视神经管由上方的蝶骨小翼、下方的蝶窦顶壁、外侧的视柱（外侧OCR）围绕而成

1. 视神经管；2. 视柱（外侧OCR）；3. 眶上裂；4. 前床突；5. 蝶窦分隔；6. 蝶窦

视神经管的内侧壁和下壁与蝶窦关系密切，由于蝶窦的气化程度不同，视神经管突入蝶窦的程度也存在着个体差异，可将突入蝶窦内的视神经管隆起分为未突入型、半突入型、全突入型3种。这些分型可以通过术前的CT进行判断，用以评估手术难度（图13-47）。

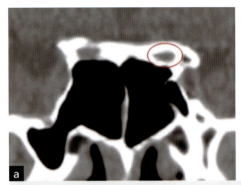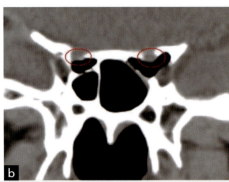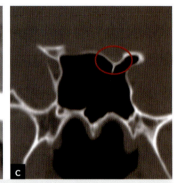

**图13-47** 根据神经管突入蝶窦的程度不同，将突入蝶窦内的视神经管隆起分为未突入型（a）、半突入型（b）、全突入型（c）3种

## 3.2 眼动脉

视神经管内除走行着视神经外，还有眼动脉穿行。眼动脉自颈内动脉眼段发出，根据其走行，可分为颅内段、管内段和眶内段。

眼动脉先于视神经的下方（下内或下外）向前穿行，穿过总腱环后再绕至视神经上方，并发出眼组、眶内组和眶外组3组分支。

眼组分为视网膜中央动脉、睫前动脉及眼球的脉络丛；眶内组分为泪腺动脉和肌动脉；眶外组分为筛后动脉、筛前动脉、眶上动脉、睑内侧动脉和鼻背动脉。经鼻内镜视神经管减压术时，剥除视神经管表面骨质，暴露视神经鞘后，可以暴露筛前动脉或者筛中动脉（偶尔出现）（图13-48、图13-49）。

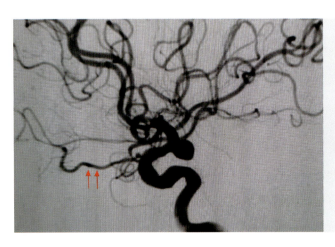

**图13-48** 眼动脉DSA。眼动脉（红色双箭头）自颈内动脉眼段发出，根据其走行，可分为颅内段、管内段和眶内段，并发出眼组、眶内组和眶外组3组分支血管

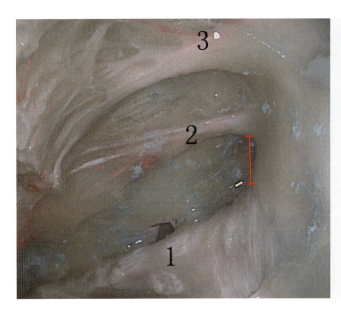

**图13-49**　视神经管减压时，需要注意避开筛后动脉，一般筛后动脉距视神经管眶口约6mm（红线），筛后动脉距筛前动脉12mm。有时要注意筛中动脉的出现（出现率16.5%~44%），避免术中损伤后止血困难

1. 视神经管；2. 筛后动脉；3. 筛前动脉

## 3.3 视神经管减压

视神经管减压的手术方式有开颅和经鼻内镜两种，各有优势。经颅的手术方式主要有翼点入路、眶上外侧入路、额底入路等，这些手术入路可从上方和侧方暴露视神经管，具有减压范围广、脑脊液漏的风险低等优点。经鼻内镜的手术方式更加微创，其主要从视神经管的下内侧象限来暴露，可完成约180°的减压范围。

视神经管减压手术方式的选择，需要结合影像，判断视神经管所受压迫的方向。如视神经管顶壁骨折压迫视神经，则采取经颅的手术方式；如蝶窦骨折压迫视神经管，则采取经鼻内镜的手术方式（图13-50~图13-52）。

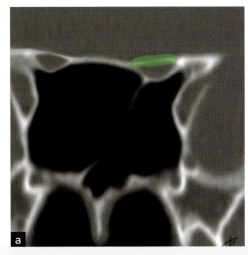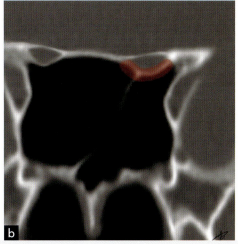

**图13-50**　根据视神经管受压部位及方向，采取不同的视神经管减压手术方式示意图。如果视神经管顶壁骨折压迫视神经，建议采取经颅方式减压（a）。如果蝶窦骨折压迫视神经管，则建议采取经鼻内镜的方式（b）

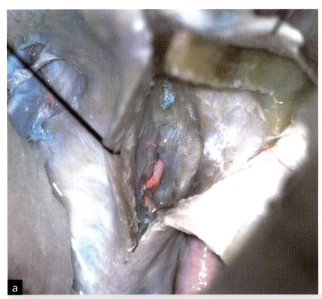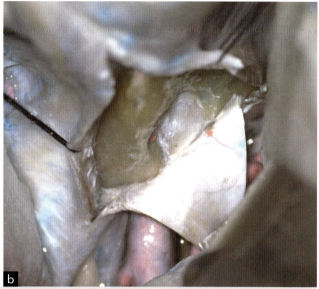

**图13-51** 翼点入路开颅示意图。翼点入路可以处理包括整个上外侧象限和部分上内侧象限颅内段近端的视神经管，通过硬膜外前床突磨除可增加对视神经管颅内段远端的暴露。如图所示，镰状韧带和远端硬脑膜环切开后增加了对管内段下外侧象限的暴露，但无法暴露管内段的下内侧象限区域

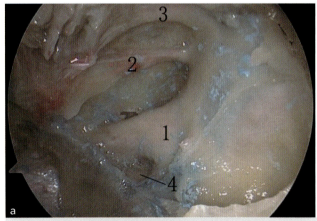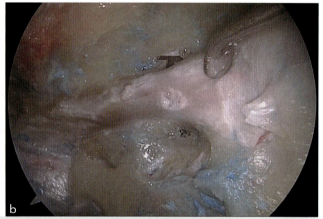

**图13-52** 经鼻蝶窦入路暴露视神经管范围的解剖示意图（a）及局部放大观（b）。经鼻蝶窦入路可以广泛暴露视神经管下内侧、上内侧和下外侧象限的部分区域，但无法暴露上外侧象限和部分下外侧象限区域

1. 视神经管；2. 筛后动脉；3. 筛前动脉；4. 视神经-颈内动脉隐窝

　　经鼻内镜下视神经管减压在操作过程中有各种不同的手术理念，此处予以简要描述（图13-53、图13-54）。

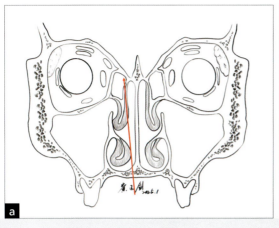
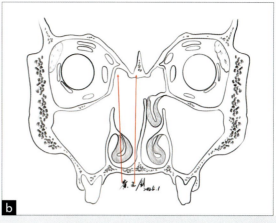

**图13-53**　同侧单鼻孔入路和同侧单鼻孔切除中鼻甲入路示意图。同侧单鼻孔入路较为常规，与经鼻内镜经蝶鞍入路类似（a）。该入路的优点是神经外科医生相对熟练，缺点是对视神经管的暴露范围有限，需要将中鼻甲向外侧过度推挤。如果中鼻甲、筛泡因外伤肿胀，有时甚至需要切除中鼻甲（b）

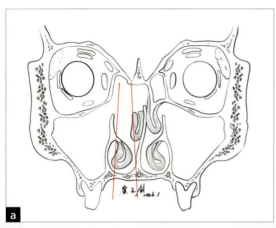
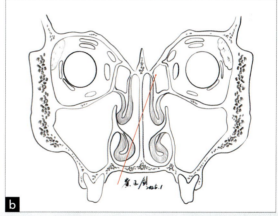

**图13-54**　同侧经中鼻甲外侧基板入路和对侧单鼻孔入路示意图。这两种入路更适合筛泡和中鼻甲因外伤致广泛的破裂、水肿的情况。采取中鼻甲外侧的手术通道，在打开中鼻甲基板后可直面视神经管，对视神经管的暴露范围更加充分（a）。对侧单鼻孔入路对视神经管的暴露范围更广，对中鼻甲的推挤也较轻，尤其适用于左侧的病变（术者为右利手，b）

# 4. 斜坡

　　斜坡是指从鞍背上缘到枕骨大孔前缘的骨性区域，以蝶鞍底和蝶窦底为界，将斜坡分为上斜坡、中斜坡和下斜坡。下斜坡外侧又分为舌下神经管区和枕髁颈静脉结节区。因上、中、下斜坡分别对应于前方的蝶鞍、蝶窦和鼻咽部，故也称为蝶鞍斜坡区、蝶窦斜坡区和鼻咽斜坡区（图13-55）。

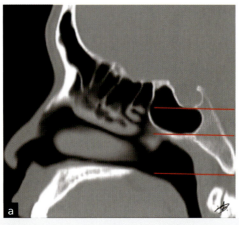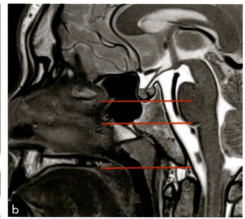

**图13-55** 斜坡分段的CT（a）及MRI（b）对比。从鞍背上缘到枕骨大孔前缘的骨性区域为斜坡，分别以蝶鞍底和蝶窦底为界，将斜坡分为上斜坡、中斜坡和下斜坡。图a为矢状位CT，分别在蝶鞍底、蝶窦底、枕骨大孔前缘做一水平线，将斜坡分为上、中、下斜坡。图b为矢状位MRI，提示上、中、下斜坡所对应的骨性区域及所能暴露的脑干腹侧面、基底动脉、椎动脉等的解剖范围

## 4.1 上斜坡

由鞍背和后床突形成，又称为蝶鞍斜坡，呈梯形，是3个斜坡中最小的部分。蝶鞍、鞍背以及后床突是经上斜坡进行手术操作的主要骨性障碍（图13-56）。

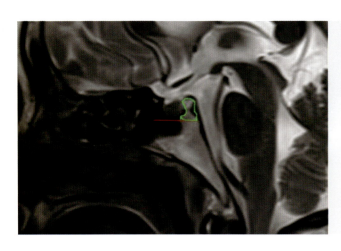

**图13-56** 上斜坡的MRI影像。上斜坡由鞍背和后床突形成，又称为蝶鞍斜坡。图中红线为鞍底的水平线，绿色线圈区域为上斜坡需磨除的骨质。通过上斜坡的手术通道可见基底动脉、脑干腹侧面等结构

后床突位于上斜坡，前方被垂体阻挡，因此需要先进行垂体的移位再磨除后床突。完成此项操作主要有两种策略——硬膜外和硬膜下垂体移位。

### （1）硬膜外垂体移位
在垂体硬膜和骨膜外将垂体向上移位，以显露鞍背和后床突。该入路暴露上斜坡的范围有限，过度移位垂体可能导致硬膜撕裂、海绵窦出血等并发症。

### （2）硬膜下垂体移位

先分离垂体的硬膜和骨膜，松解垂体后，将垂体向上翻转以暴露上斜坡以及垂体柄后部。此策略所暴露上斜坡的范围明显广泛，但垂体功能也容易受损，故较适用于与垂体柄和漏斗后表面关系密切的肿瘤，如漏斗后颅咽管瘤、垂体瘤和漏斗-下丘脑胶质瘤等，这些肿瘤大多已经造成了垂体的功能障碍（图13-57）。

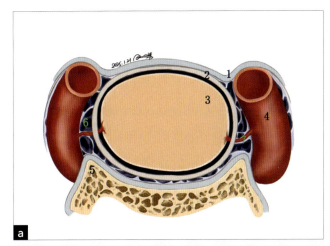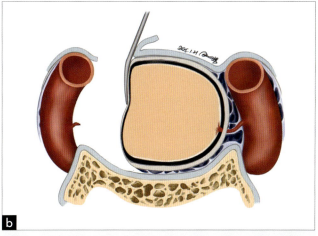

**图13-57** 鼻内镜经海绵窦硬膜下垂体移位示意图。图a示后床突、垂体后方和外侧以及颈内动脉海绵窦内水平段的位置。通往后床突的手术空间位于垂体外侧和颈内动脉海绵窦内水平段之间。垂体前壁的两层硬膜（脑膜、骨膜）在鞍侧缘分离，形成海绵窦的内侧壁和前壁，在分离处（海绵窦前壁处）切开，可进入海绵窦。图b示海绵窦内颈内动脉与垂体之间先电凝垂体下动脉，松解垂体，形成手术通道，将垂体向上翻转以暴露上斜坡以及垂体柄后部

1. 外层硬膜；2. 内层硬膜；3. 垂体；4. 颈内动脉海绵窦段；5. 后床突；6. 海绵窦；7. 垂体下动脉

与硬膜下后床突磨除相比，硬膜外的操作虽然对垂体的"骚扰"小，但是硬膜外难以达到对后床突在直视下完整的暴露，更难以彻底地将后床突尖上附着的韧带（床突间韧带、岩床后韧带）完整游离下来。在后床突取出的过程中存在困难，尤其是在取出过程中容易"钩住"颈内动脉后曲发出的脑膜垂体干，导致难以控制的出血。

硬膜下垂体移位磨除后床突技术，是通过直接打开海绵窦，完整暴露后床突。这一技术需要术者对海绵窦具有深刻的认识。但随着流体明胶的普及，这项技术也越来越具有推广价值。在暴露鞍底和海绵窦内侧壁后，可先将海绵窦切开一小口，再经此小口灌入流体明胶，稍做压迫即可实现海绵窦的有效止血。在完成这一操作后，再切开垂体下外侧的骨膜层，暴露后床突。

上斜坡入路通过中线到达脚间池，可以暴露基底动脉分叉、乳头体和第三脑室底等相关结构，该入路的外侧界可暴露动眼神经和后交通动脉，上界可到达鞍上池、视交叉下方（图13-58）。

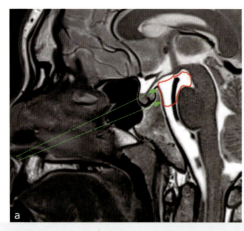
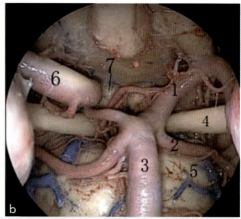

**图13-58** 上斜坡入路暴露范围的MRI（a）和内镜下解剖图（b）。图a为矢状位MRI，绿色箭头及红色线圈区域为经鼻后床突磨除的方向及所暴露的范围。图b为内镜下经后床突磨除后可见基底动脉末端及分支、脚间池和外侧隐窝，以及在脚间池的外侧隐窝走行的后交通动脉与动眼神经

1.大脑后动脉；2.小脑上动脉；3.基底动脉；4.动眼神经；5.脑桥；6.后交通动脉；7.乳头体

## 4.2 中斜坡

中斜坡是指从鞍底垂直延伸至蝶骨体底部的范围，也叫蝶窦斜坡，呈矩形，其双侧外侧界为斜坡旁颈内动脉，下界为蝶骨底，上界为鞍底。经中斜坡入路可以到达桥前池及相关结构。需要明确的是，翼管神经所在的轴向平面可作为中斜坡入路外侧界和下界的标志。在蝶窦气化良好的情况下，可以看到颈内动脉隆起，其可作为追踪斜坡旁颈内动脉的标志志。颈动脉沟和翼管神经间的交界处对应破裂孔的区域，是颈内动脉岩骨段水平部和斜坡旁段的交界部分。蝶窦的气化程度会影响斜坡中段骨窗的开窗大小。此入路的外侧界应该特别注意外展神经。蝶骨岩突位于颈内动脉前膝部后方，切除时要小心，防止外展神经损伤。

中斜坡入路会涉及基底丛，它是在斜坡骨质及硬脑膜间的硬脑膜静脉丛，术中打开时会大量出血。

中斜坡入路可以到达桥延沟上方、桥前池附近的神经血管结构，如基底动脉干、小脑前下动脉和脑桥腹侧面。此入路外侧可暴露至外展神经、岩斜裂和岩下窦（图13-59、图13-60）。

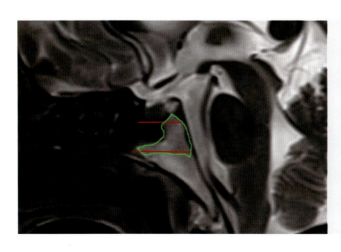

**图13-59** 中斜坡入路磨除骨质的矢状位MRI，红线之间为中斜坡区域。中斜坡入路时需要磨除蝶骨斜坡隐窝、蝶窦底，甚至双侧斜坡旁颈内动脉管骨质（绿色线圈区域）

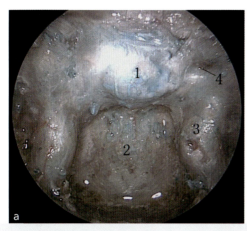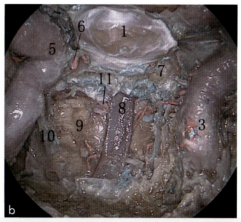

**图13-60**　中斜坡入路所能暴露范围的解剖图。图a为去除中斜坡的骨质，轮廓化颈内动脉沟内部分骨质，显露颈内动脉斜坡旁段。图b为中斜坡骨质完全开窗后，外侧可暴露至Dorello管的外展神经、双侧的斜坡旁颈内动脉，以及前方的脑干腹侧面、基底动脉、小脑上动脉等结构

1. 鞍底；2. 中斜坡骨质；3. 颈内动脉斜坡旁段；4. 视神经-颈内动脉隐窝；5. 颈内动脉海绵窦段；6. 垂体下动脉；7. 上斜坡骨质；8. 基底动脉；9. 脑干；10. 外展神经；11. 小脑上动脉

　　脊索瘤在组织学上类似于胚胎脊索组织，起源于骨内，主要发生在骶骨、斜坡或颈椎。超过1/3的脊索瘤源于颅底斜坡，起于斜坡骨质内，在中线处生长，表现为硬膜外肿块，也可以突破至硬膜下。斜坡脊索瘤，可以在内镜下经斜坡入路，做到肿瘤全切或者次全切。斜坡软骨肉瘤是起源于斜坡软骨组织的恶性肿瘤，肿瘤常侵犯斜坡周围的骨质，也可侵犯血管。CT可见斜坡呈溶骨性破坏，内镜下经斜坡入路手术时，需要注意肿瘤与周围神经血管的关系，如侵犯硬膜、血管、神经，则需要打开硬膜进行硬膜下操作。脑干腹侧面的表皮样囊肿是起源于硬膜下的病变，内镜下经斜坡入路时，需打开硬膜进行硬膜下操作，术后还需要进行颅底重建。需要注意的是，由于后颅窝脑脊液压力高及其特有的骨性特征，对后颅窝颅底重建技术要求高，脑脊液漏的风险大。

# 5. 海绵窦

　　海绵窦为颈内动脉自颅外穿经颅内过程中，颅底硬膜包绕形成的静脉腔隙。经颅入路，主要是经海绵窦外侧壁和顶壁通道进行暴露，其暴露策略和方法已在相关章节中详述。在采取经鼻内镜的手术策略时，主要是经海绵窦的内侧壁和前壁通道进行暴露。

　　海绵窦的内侧壁即蝶窦的外侧壁。在经鼻的手术通道中，由于受到中鼻甲基板的阻挡，为了充分暴露至蝶窦外侧壁，往往需要向外侧较大范围推挤中鼻甲或者直接切除中鼻甲。

　　在完成海绵窦的暴露后，经鼻内镜视角下海绵窦的分段方法与经颅不同，可将鞍旁颈内动脉分为两部

分：海绵窦段和斜坡旁段。海绵窦段又分为短垂直段（斜坡旁段的延续）、后膝段、水平段和前膝段（图13-61）。

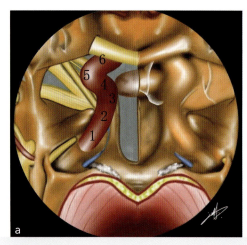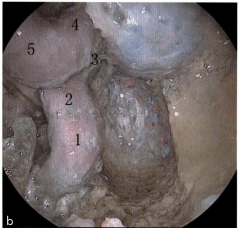

**图13-61** 鞍旁颈内动脉分段的示意图（a）和内镜下解剖图（b）。经鼻内镜下鞍旁颈内动脉可分为斜坡旁段和海绵窦段（短垂直段、后膝段、水平段、前膝段）。图a为经鼻内镜视角下颈内动脉分段示意图。图b为内镜下完成海绵窦的暴露后，鞍旁颈内动脉可分为海绵窦段和斜坡旁段

1.斜坡旁段；2.短垂直段；3.后膝段；4.水平段；5.前膝段；6.床突段

在术前影像上，明确鞍旁颈内动脉的分段以及各分段与病灶之间的关系，对制订术前计划具有重要意义（图13-62、图13-63）。

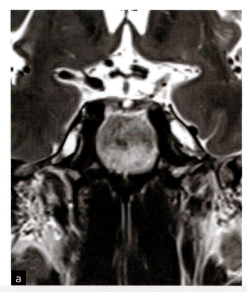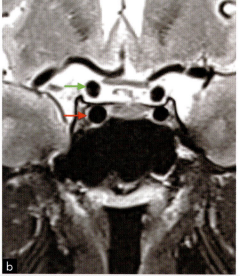

**图13-62** 鞍旁颈内动脉分段的影像图（a、b）。图a中红线部分是颈内动脉出破裂孔后在斜坡两旁形成的斜坡旁段。图b冠状位MRI可见颈内动脉海绵窦段水平部（红色箭头）和上方的床突上段（绿色箭头）

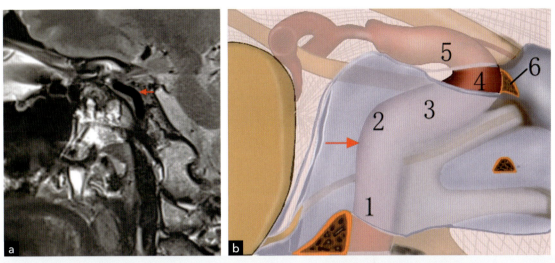

**图13-63**　鞍旁颈内动脉分段的影像图（a）和解剖示意图（b）。斜坡旁段继续向上形成短垂直段（图a中红色箭头），在挤压后床突后形成后曲拐向前方，并挤压视柱即外侧OCR形成前曲，然后穿破硬膜入颅

1. 斜坡旁段；2. 后膝段；3. 水平段；4. 前膝段；5. 床突段；6. 视柱

　　根据病灶与海绵窦内颈内动脉之间的相对位置关系和解剖特点，可将海绵窦分为4个间隙：上间隙、下间隙、后间隙和外侧间隙。每个间隙都拥有明确的分界和与之相关的解剖结构。上间隙涉及床突间韧带和动眼神经；后间隙涉及外展神经颅内段和垂体下动脉；下间隙涉及交感神经和外展神经的海绵窦段；外侧间隙涉及海绵窦内的颅神经和颈内动脉下外侧干。

　　这些间隙不仅为术中操作提供重要的解剖参照，而且为术前计划提供重要依据（图13-64）。

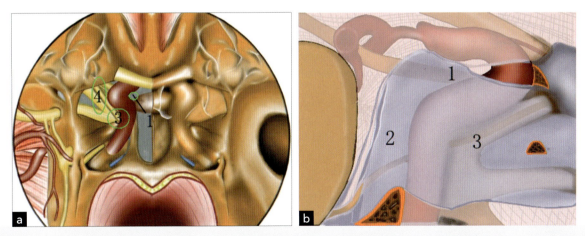

**图13-64**　海绵窦间隙的示意图。海绵窦分为4个间隙，即海绵窦上间隙、下间隙、后间隙和外侧间隙

1. 上间隙；2. 后间隙；3. 下间隙；4. 外侧间隙

## 5.1 海绵窦上间隙

　　海绵窦上间隙位于颈内动脉水平段上方、前膝后方、海绵窦顶壁下方（动眼神经三角下方）和海绵窦外侧壁的内侧。

　　动眼神经穿过动眼神经三角（岩床前韧带、岩床后韧带和床突尖韧带）后在此间隙内走行。垂体瘤在垂体窝内发生并向外膨胀性生长，当突破垂体窝硬膜限制后即进入海绵窦上间隙内部（图13-65）。

　　海绵窦上间隙除了采取经鼻内镜的暴露方式，经颅硬膜外的手术策略也具有可行性（图13-66、图13-67）。

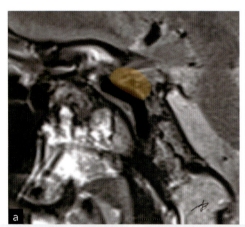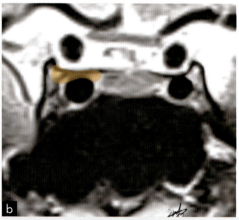

**图13-65**　海绵窦上间隙（棕色阴影部分）的影像（a、b）。海绵窦上间隙位于颈内动脉水平段上方、前膝后方、海绵窦顶壁下方和海绵窦外侧壁的内侧

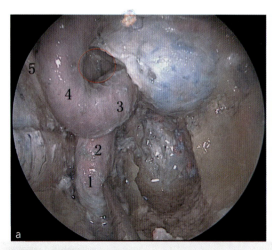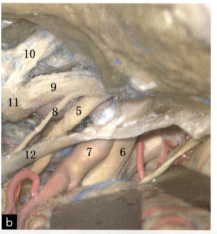

**图13-66**　海绵窦上间隙经鼻内镜视角（a）与经颅视角（b）的对比。图a为经鼻内镜下展示动眼神经位于上海绵窦间隙（红色圆圈）的外侧壁，其进入颈内动脉外侧壁的入口点正好在颈内动脉前膝的外侧。动眼神经穿过动眼神经三角的两层硬脑膜后，进入海绵窦中形成动眼神经池。图b为开颅视角展示海绵窦上间隙，动眼神经三角由岩床前韧带、岩床后韧带和床突尖韧带组成，床突间韧带是定位海绵窦顶壁的重要标志

1.颈内动脉斜坡旁段；2.颈内动脉短垂直段；3.颈内动脉水平段；4.颈内动脉前膝段；5.动眼神经；6.左侧视神经；7.左侧颈内动脉；8.滑车神经；9.三叉神经（V1）；10.三叉神经（V2）；11.半月神经节；12.小脑幕缘

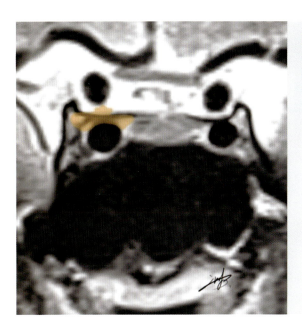

**图13-67** 巨大的侵袭性垂体腺瘤生长示意图。其可突破床突三角向硬膜下、脚间窝生长，对此，既可采取经鼻内镜顺着上间隙的肿瘤通道进行操作，也可以采取经典的硬膜外联合硬膜下的海绵窦手术策略，从而避免复杂的经鼻内镜操作

## 5.2 海绵窦下间隙

海绵窦下间隙位于颈内动脉水平段和前膝段的下方、短垂直段的前方。此间隙的前界即为海绵窦的前壁—眶上裂，向外侧与外侧间隙相通（图13-68、图13-69）。

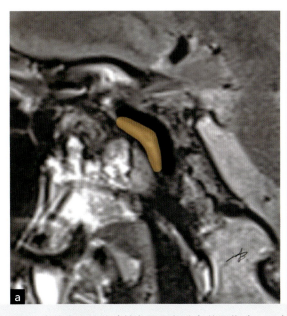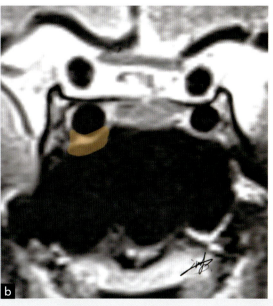

**图13-68** 海绵窦下间隙（棕色阴影部分）的影像（a、b）。海绵窦下间隙的前壁是海绵窦的前壁、眶上裂，侧面则与海绵窦外侧间隙相连

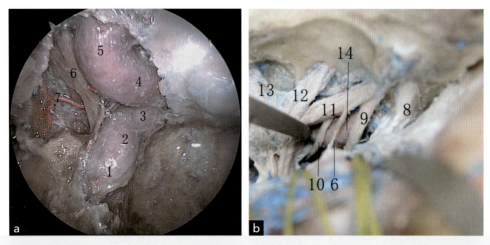

**图13-69**　海绵窦下间隙经鼻内镜视角（a）与经颅视角（b）对比。海绵窦下间隙位于颈内动脉水平段和前膝段的下方、短垂直段的前方

1. 颈内动脉斜坡旁段；2. 短垂直段；3. 后膝段；4. 水平段；5. 前膝段；6. 外展神经；7. 脑膜垂体干；8. 视神经；9. 动眼神经；10. 滑车神经；11. 三叉神经（V1）；12. 三叉神经（V2）；13. 三叉神经（V3）；14. 颈内动脉海绵窦段水平部

## 5.3　海绵窦后间隙

　　海绵窦后间隙位于颈内动脉短垂直段后方、岩斜区外侧硬脑膜的前方，参与构成海绵窦的后壁，为颈内动脉垂直段和水平段之间的过渡区。脑膜垂体干起源于后膝的后壁，垂体下动脉可以与脑膜背动脉、小脑幕动脉，以及脑膜垂体干一起发出，也可以作为独立的分支直接从颈内动脉发出。外展神经的海绵窦段在穿过Dorello管后进入海绵窦时，位于该间隙最下部。当外展神经进入海绵窦处，正好位于岩下窦、岩上窦和基底窦的交汇处（图13-70、图13-71）。

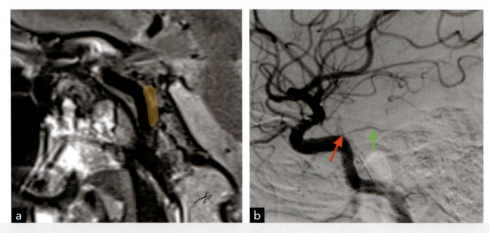

**图13-70**　海绵窦后间隙的MRI（a）及脑膜垂体干的起始部位的DSA（b）。图a示后间隙（棕色阴影部分）位于颈内动脉短垂直段后方、岩斜区外侧硬脑膜的前方。图b示脑膜垂体干（红色箭头）起源于颈内动脉海绵窦段后膝后壁，包括3个主要分支：垂体下动脉、脑膜支、小脑幕支（绿色箭头）。颈内动脉短垂直段是定位外展神经的标志

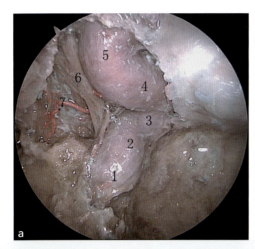
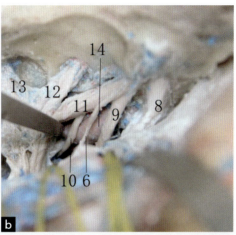

**图13-71** 海绵窦后间隙经鼻内镜视角（a）与经颅视角（b）对比。图a示脑膜垂体干起源于后膝后壁，可分为垂体下动脉、脑膜背动脉和小脑幕动脉。有时垂体下动脉也可以与脑膜垂体干并列从颈内动脉发出。图b为经颅视角，后间隙位于颈内动脉短垂直段的后方、岩斜区外侧硬脑膜的前方，外展神经在穿过Dorello管进入海绵窦时位于最下部

1. 颈内动脉斜坡旁段；2. 短垂直段；3. 后膝段；4. 水平段；5. 前膝段；6. 外展神经；7. 脑膜垂体干；8. 视神经；9. 动眼神经；10. 滑车神经；11. 三叉神经（V1）；12. 三叉神经（V2）；13. 三叉神经（V3）；14. 颈内动脉海绵窦段

## 5.4 海绵窦外侧间隙

　　海绵窦外侧间隙位于颈内动脉前膝部和水平段的外侧，近环为上界；上颌柱分开眶上裂和圆孔，并与上颌神经一起作为此间隙的下界；眶上裂为前界。动眼神经、滑车神经、外展神经和眼神经穿眶上裂出海绵窦，而外展神经的海绵窦段在海绵窦下间隙和外侧间隙的交界处穿行。颈内动脉海绵窦段水平部下外侧发出的下外侧干，可在该间隙从内向外侧分布，沿海绵窦的外侧壁走行（图13-72、图13-73）。

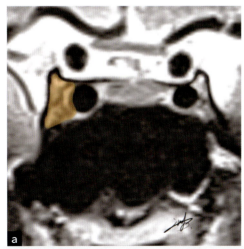
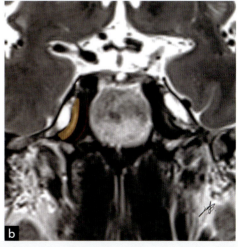

**图13-72** 海绵窦外侧间隙的影像。外侧间隙位于颈内动脉前膝部和水平段的外侧。图a中棕色阴影部分为颈内动脉海绵窦水平段的外侧。图b中棕色阴影部分为位于颈内动脉前膝部外侧近环下方的外侧间隙

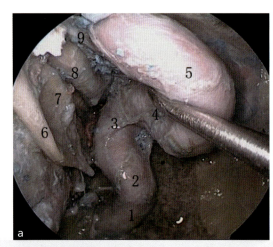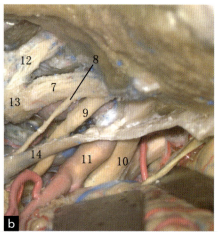

**图13-73** 海绵窦外侧间隙经鼻内镜视角（a）与经颅视角（b）对比。图a为内镜下解剖示意图。内镜下从海绵窦下间隙开始到达海绵窦外侧间隙，在颈内动脉前膝段前方打开硬脑膜，并将其向上和向前移位，暴露外侧间隙。肿瘤的占位效应可以使海绵窦外侧壁的颈内动脉与颅神经有自然间隙，术者可以通过这个间隙进行操作。图b为打开海绵窦外侧间隙后的经颅视角解剖图。可看到在海绵窦内的外展神经，而动眼神经、滑车神经和三叉神经的第一支在海绵窦的窦壁内走行，一般在肿瘤的外侧面不易损伤

1. 颈内动脉斜坡旁段；2. 短垂直段；3. 后膝段；4. 水平段；5. 前膝段；6. 外展神经；7. 三叉神经；8. 滑车神经；9. 动眼神经；10. 左侧视神经；11. 左侧颈内动脉；12. 三叉神经V2；13. 半月神经节；14. 小脑幕缘

进入外侧间隙需要充分暴露海绵窦内侧壁和前壁，视柱和上颌柱可作为暴露外侧间隙上下界的标志。外展神经穿过海绵窦并走行在其中，操作时需要注意保护可能被肿瘤包裹的外展神经。在向内侧移位海绵窦和床突旁段颈内动脉时，需要密切注意并电凝下外侧干主干，避免术中过度牵拉，致使根部断裂，导致不可控制的出血。

# 6. 蝶骨翼突及经翼突入路

蝶骨翼突位于蝶骨下面，从蝶骨大翼根部向下伸出，由内侧板和外侧板构成，两板的后部之间有楔形深窝，叫翼突窝，翼突根部有前后方向贯穿的翼管。其中外侧板较宽厚，向外突出，是咀嚼肌的附着部位；内侧板较窄，下端有一个钩状结构，即翼突钩。

正如翼腭窝、颞下窝相关章节详细描述的那样，翼突在侧颅底的相关手术中具有重要意义。经鼻内镜翼突入路是经鼻内镜手术入路中暴露岩骨尖、海绵窦（尤其是海绵窦下间隙和外侧间隙）、Meckel's腔、翼腭窝和颞下窝等的重要手术通道。其中，翼管神经是定位颈内动脉出破裂孔处的关键解剖标志（图13-74）。

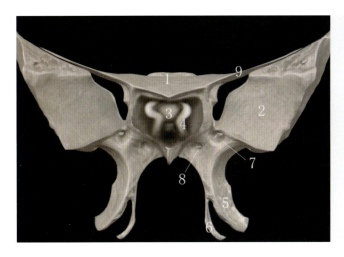

**图13-74** 蝶骨的示意图。蝶骨可分为蝶骨体、小翼、大翼和翼突4个部分。蝶骨体位于中央，上面为蝶鞍，内有蝶窦；小翼从体部前上方向双侧平伸，小翼根部有视神经管；大翼由体部平伸向两侧，在大翼近根部处由前向后可见圆孔、卵圆孔和棘孔；翼突由内侧板和外侧板构成，翼突根部有前后方向贯穿的翼管，外侧板较宽厚，内侧板相对较窄

1. 蝶骨体；2. 大翼；3. 蝶鞍；4. 颈内动脉；5. 翼突内侧板；6. 翼突外侧板；7. 圆孔；8. 卵圆孔；9. 小翼

## 6.1 翼管

翼管是位于翼突根部的骨性通道，有翼管神经和动脉穿行。翼管神经由岩浅大神经和岩深神经汇合而成。岩深神经是颈动脉交感神经的分支。从内镜的视角观察，翼管神经向后走行至颈内动脉破裂孔段的外前方，是术中定位破裂孔的重要解剖标志（图13-75、图13-76）。

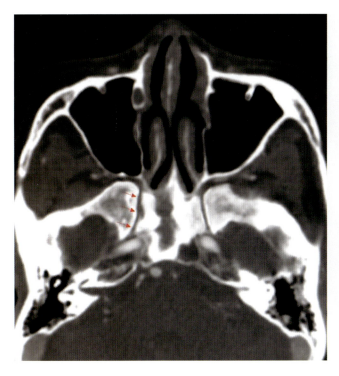

**图13-75** 翼管的影像。其位于蝶骨翼突根部，前方与翼腭窝相通，后方指向颈内动脉出破裂孔前外侧（红色箭头）

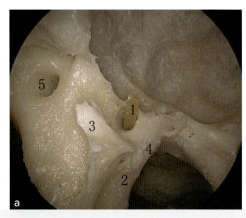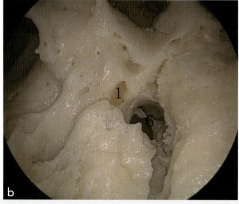

**图13-76** 颅骨标本，展示右侧翼管神经穿翼管至破裂孔。翼管神经为翼突入路过程中重要的定位标志，打开翼管是此入路的关键步骤

1.翼管神经；2.腭骨垂直板；3.腭骨眶突；4.腭骨蝶突；5.圆孔；6.破裂孔

## 6.2 根据腭鞘管（腭蝶管）定位翼管

为了更加充分地经鼻暴露海绵窦前壁和下壁、颈内动脉破裂孔段和斜坡旁段、Meckel's腔等结构，可以磨除部分翼突根部。在此过程中，翼管可作为此操作的重要参考标志。所以翼管的准确定位，对手术操作而言，就显得十分重要（图13-77～图13-79）。

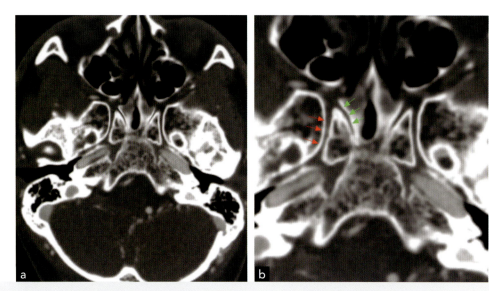

**图13-77** 腭鞘管（腭蝶管）与翼管关系的影像。图a为水平位CT，图b为图a的局部放大观。图b中红色箭头示翼管，绿色箭头示腭鞘管，可见腭鞘管位于翼管的内侧，开口于翼腭窝，向后开口于鼻咽顶部

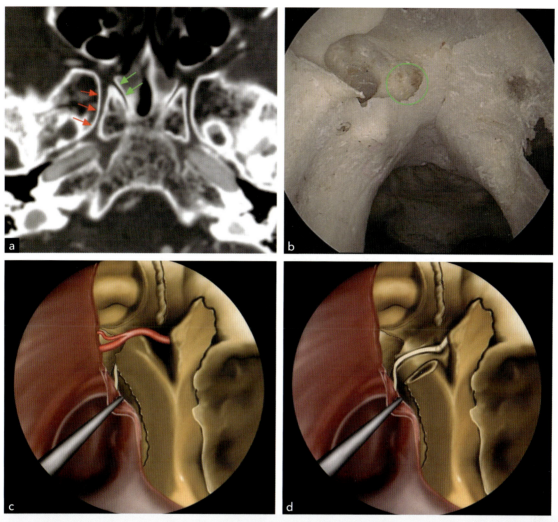

图13-78 腭鞘管的影像（a）、解剖图（b）及解剖示意图（c、d）。腭鞘管为腭骨的蝶突和蝶骨的鞘突（蝶窦前下壁）形成的骨性通道，内含颌内动脉的咽支和翼腭神经节的中枢支，向后开放于鼻咽顶壁。其是翼腭窝向后下与鼻咽相通的重要通道。腭鞘管内有咽神经等结构通过，这些神经与鼻咽部的感觉和运动功能密切相关，对鼻咽部的黏膜感觉、肌肉运动等起到调节和支配作用，保证鼻咽部正常的生理功能，如吞咽时软腭上提封闭鼻咽等。腭鞘动脉等血管参与鼻咽部的血液循环，为鼻咽部的组织和黏膜提供营养和氧气。当鼻咽部发生肿瘤时，可能会通过腭鞘管向翼腭窝侵犯，或者翼腭窝的病变也可能累及鼻咽部。图a水平位CT示翼腭窝通过腭鞘管（红色箭头）与鼻咽部相沟通，翼管（绿色箭头）与破裂孔相通。图b示内镜经鼻颅底骨视野，绿色圆圈代表腭鞘管。图c示腭骨蝶突和眶突形成的蝶腭孔，可见蝶腭动脉穿行其中。图d示磨除蝶骨腭突，暴露腭鞘管内容物

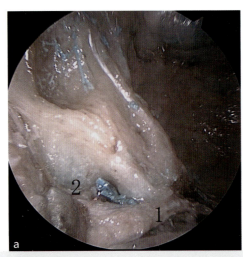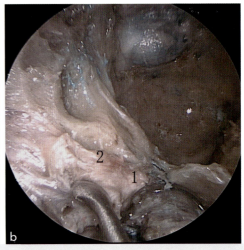

图13-79  内镜视角下展示翼管神经与腭鞘管的关系。图a为打开腭骨垂直板的眶突，暴露蝶腭孔，向下剥离腭鞘管，逐渐暴露外侧的翼管及翼管神经。翼管神经由岩浅大神经和岩深神经汇合而成。岩深神经为颈动脉交感神经分支。图b为剥离后完全暴露腭鞘管和外侧的翼管神经

1. 腭鞘管；2. 翼管神经

　　经鼻内镜翼突入路是经鼻内镜手术入路中暴露海绵窦外侧壁（下或者外侧间隙）、Meckel's腔、岩骨上方或下方、翼腭窝和颞下窝的第一步。腭鞘管为腭骨垂直板的蝶突和蝶骨的鞘突（蝶窦前下壁）形成的骨性通道，翼管是位于翼突根部的骨性通道。翼管神经为定位颈内动脉处破裂孔的关键标志，而腭鞘管为定位翼管神经的重要标志。所以通过翼管神经的定位明确翼突根部是完成经翼突入路的关键。

　　本章我们介绍了经鼻内镜入路所涉及的解剖、影像及手术入路；阐述了鼻甲、鼻道、鼻中隔、蝶窦、鞍结节、视神经管、斜坡、蝶腭孔、翼管、腭鞘管等的相关解剖；描述了蝶窦分隔、蝶鞍类型、鞍底类型、斜坡分段等解剖及影像；从经鼻内镜与经颅显微镜入路的不同视角对比了鞍结节、视神经管、海绵窦间隙等的不同表现；对比了经鼻内镜与经颅入路行视神经管减压的优缺点。经鼻内镜进入蝶窦后可以通过向前磨除鞍结节、蝶骨平台等结构暴露前颅底，处理鞍结节、嗅沟脑膜瘤等前颅底中线肿瘤，还可以通过向外侧进入海绵窦间隙处理侵犯海绵窦及周围结构的病变。通过对比硬膜外垂体移位与硬膜下垂体移位方式磨除后床突，到达上斜坡，处理桥前池、脚间池的病变；通过暴露中下斜坡处理脊髓瘤、软骨肉瘤、脑干腹侧面的表皮样囊肿等中下斜坡、脑干腹侧面等来源的肿瘤。从影像结合解剖的角度分析了蝶腭孔、翼管、腭鞘管的位置及其相互关系，明确经翼突入路时确定翼管的关键步骤。目前，经鼻内镜越来越广泛地被用来处理鞍区、鞍内、前颅窝底、中后颅窝、翼腭窝、颞下窝、斜坡等复杂的病变，通过术前仔细分析影像、结合解剖，才能做出最优化的手术方案。

第14章

◎ 脑干安全区的影像、
解剖和手术入路

14

随着影像学、外科技术和电生理监测技术的不断发展，以及对脑干纤维束解剖功能的深入研究，脑干区域的手术不再是手术安全的"禁区"，脑干不同位置的病变也可以通过合理的手术计划和操作方案进行处理。为了最大限度地提高手术质量，对脑干安全区的理解尤为重要。本章将通过对脑干安全区的解剖和影像进行深入的阐述，对不同安全区的各种手术入路进行详细探讨。

# 1. 纤维束解剖

在脑干区域手术计划制订的过程中需要重点关注病灶与重要纤维传导束之间的关系，尤其是皮质脊髓束（锥体束）和脊髓丘脑束。皮质脊髓束是重要的运动传导束，损伤后会导致严重的运动障碍；脊髓丘脑束传导除嗅觉之外的所有感觉，经丘脑进一步整合后再传导至大脑皮层形成意识，脊髓丘脑束损伤后将导致严重的意识障碍。

皮质脊髓束为锥体束的一部分，由中央前回的上2/3部和中央旁小叶的前部等处皮质的神经细胞轴突集合而成，经内囊后肢的前2/3处下行至中脑大脑脚底，然后行至脑桥基底部，分散成不规则的孤立纤维束，下行至延髓腹侧部，形成锥体。在锥体下端，绝大部分纤维交叉，形成锥体交叉，交叉后的纤维至对侧，形成皮质脊髓侧束，此束在下行过程中，陆续地终止于脊髓各节同侧的前角运动细胞。在延髓内没有交叉的纤维进入脊髓前索内下行，于前正中裂的两侧形成皮质脊髓前束，此束在下降过程中逐节经脊髓白质前连合交叉至对侧，终止于对侧脊髓前角运动细胞。皮质脊髓侧束和皮质脊髓前束在前角换神经元后，其轴突组成前根，通过脊神经分布到躯干和四肢的骨骼肌，管理这些肌肉的随意运动。

脊髓丘脑束从脊髓上行到丘脑，传导躯干和四肢的痛、温、触及压觉。在白质前连合处可分为两部分：一部分传导痛温觉，经白质前连合交叉至对侧外侧索，组成脊髓丘脑侧束，终止于丘脑腹后外侧核；另一部分传导触压觉，传导精细触觉的纤维随薄束和楔束上行至延髓的薄束核和楔束核，交叉后在延髓中线两侧和锥体后方继续上行，形成内侧丘系。止于丘脑腹后外侧核。脊髓丘脑侧束和脊髓丘脑前束在延髓中部内逐渐靠近，又称脊丘系，该纤维束与止于脑干网状结构的脊髓网状束、止于中脑顶盖和导水管周围灰质的脊髓中脑束相伴。这些纤维束在延髓，位于外侧区、下橄榄核的背外侧；在脑桥和中脑，位于内侧丘系的背外侧。脊髓丘脑束、内侧丘系终止于丘脑腹后外侧核，投射于大脑皮质中央后回的中上部及旁中央小叶后部，传递对侧躯干、四肢的痛温觉和粗略触压觉。并且，这些纤维束在丘脑层面就已完成意识层面的信息整合（图14-1）。

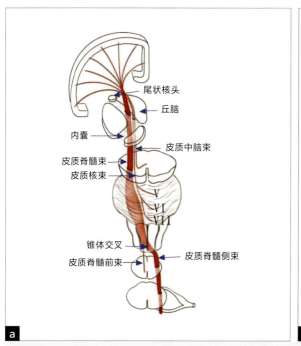
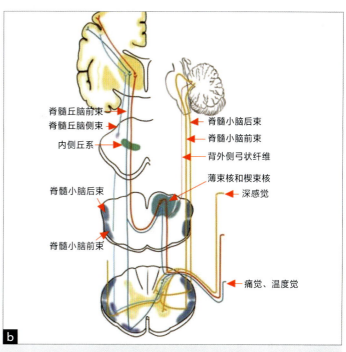

**图14-1** 皮质脊髓束（a）和脊髓丘脑束（b）的走行示意图。图a示皮质脊髓束由中央前回的上2/3部和中央旁小叶的前部等锥体细胞的轴突集合后，经内囊前2/3后下行至大脑脚底，行至脑桥基底部、延髓腹侧部形成锥体，锥体交叉后形成皮质脊髓侧束。图b示脊髓丘脑束从脊髓上行到丘脑，在白质前连合处可分为两部分：一部分传导痛温觉，组成脊髓丘脑侧束；另一部分传导触压觉、精细触觉，随薄束和楔束上行，在延髓中线两侧和锥体后方上行，形成内侧丘系

　　在进行手术决策时，需要重点关注：①病灶本身对传导束的损伤程度；②寻找合适的脑干操作通道，最大限度地保护好脑干功能；③而非简单地根据病灶体积和症状来做决策。所以在进行手术和手术方案决策，以及预后评估时，需要熟练掌握脑干内纤维束走行和核团位置的解剖知识，并能够在影像上进行阅读和思考。本章将以脑干安全区为线索，逐一探讨影像、解剖和手术入路的联系。

# 2. 脑干常用安全区

　　脑干由延髓、脑桥和中脑组成。虽然脑干部位空间狭小、结构复杂，但是也存在着众多安全区。其中，神经外科常用的安全区包括：中脑前、中脑外侧沟安全区；脑桥腹外侧面的三叉神经上、下安全区，背侧面的面丘上、下安全区，第四脑室后正中沟安全区；延髓的外侧沟、橄榄核和后正中沟等安全区。这些安全区巧妙地避开了重要的纤维束和核团，是手术操作的安全通道。

## 2.1 中脑前安全区

### 2.1.1 中脑解剖

中脑位于脑桥和间脑之间，由大脑脚、被盖、中脑导水管和顶盖四大部分构成。①大脑脚：分为大脑脚内侧部、中间部和外侧部3个部分。内侧部主要是额桥束等纤维，中间部主要是锥体束，外侧部主要是颞桥束和枕桥束等纤维。②被盖：位于大脑脚和顶盖之间，内部含有多种重要的神经核团和纤维束，包含红核和黑质等。另外，中脑被盖还包含许多其他的纤维束，如内侧纵束等。③中脑导水管：位于中脑被盖和中脑顶盖之间的管道，向上连接第三脑室后部，向下连接第四脑室上部，是脑脊液循环的重要通道。④顶盖：包括上丘和下丘。上丘是视觉反射中枢，它接受经外侧膝状体传来的视觉纤维；下丘是听觉传导中枢，它接受蜗神经核的纤维，组成下丘臂后投射到内侧膝状体（图14-2）。

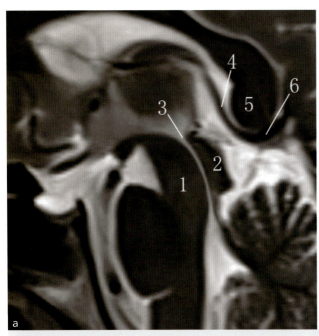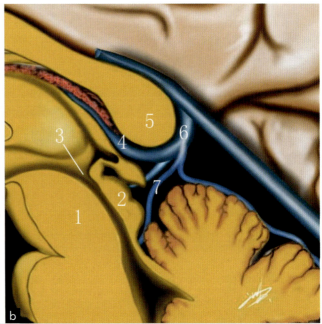

图14-2　中脑的矢状位MRI（a）和解剖示意图（b）。中脑位于脑桥和间脑之间，由顶盖、导水管、大脑脚和被盖四大部分构成。从矢状位上看（a），中脑导水管位于中脑被盖和顶盖之间，向上连接第三脑室后部，向下连接第四脑室上部。顶盖包括上丘和下丘。上丘是视觉反射中枢，下丘是听觉传导中枢

1. 大脑脚；2. 顶盖；3. 中脑导水管；4. 大脑内静脉；5. 胼胝体压部；6. 大脑大静脉；7. 基底静脉

### 2.1.2 中脑层面的重要纤维束

皮质脊髓束纤维主要分布于大脑脚的中间3/5，为控制运动的主要传导束。内侧后方为脊髓丘脑束，包括脊髓丘脑侧束和前束（即脊丘系），为控制感觉的主要传导束。红核和黑质纹状体则位于内侧深部位置。红核通过红核脊髓束参与运动控制和姿势、肌张力的调节；黑质产生多巴胺，调节运动功能。动眼神经纤维从中脑腹侧的脚间窝出颅（图14-3）。

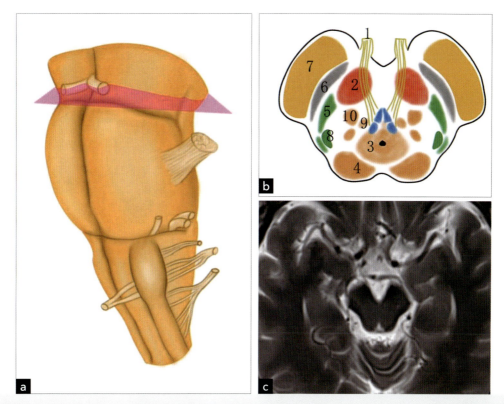

**图14-3** 脑干剖面示意图（a）、对应的中脑层面传导束走行排列示意图（b）及MRI（c）。图b为对应的剖面中各核团的排列顺序，皮质脊髓束为控制运动的主要传导束；脊髓丘脑束，包括脊髓丘脑侧束和前束即脊丘系，为控制感觉的主要传导束。图c为中脑层面的水平位MRI。从影像上难以准确辨认出具体纤维束和核团位置，这就需要术者熟练掌握脑干核团和纤维束生理情况下的排列方式，尤其是皮质脊髓束和脊髓丘脑束，再据此推断出病理情况下的推挤方向和破坏程度，这是手术决策的先决条件

1. 动眼神经；2. 红核；3. 导水管周围灰质；4. 上丘；5. 内侧丘系；6. 黑质；7. 大脑脚（内含皮质脊髓束）；8. 脊髓丘脑束；9. 内侧纵束；10. 中央被盖束

### 2.1.3 中脑前安全区

　　中脑前安全区位于大脑脚内侧，在动眼神经出脑干端外侧和皮质脊髓束内侧之间的区域，其深部位置对应着红核和黑质纹状体及脊髓丘脑束，并且皮质脊髓束纤维主要分布的位置在大脑脚的中间约3/5。位于大脑脚的病变，可以通过这个区域进入病灶，最小限度地减少对皮质脊髓束及红核、黑质、脊髓丘脑束的损害（图14-4～图14-6）。

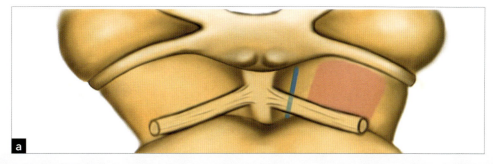

**图14-4** 脑干剖面示意图（a）

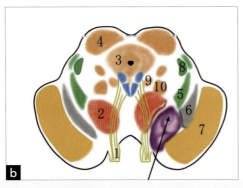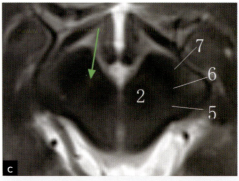

**图14-4**（续）　手术通道示意图（b）和MRI（c）。图a示中脑前安全区皮层造瘘的位置（蓝线），造瘘口位于病灶侧大脑脚内侧，其内侧为动眼神经，外侧为皮质脊髓束（红色区域）。皮质脊髓束纤维主要分布在大脑脚的中间3/5，红核和黑质纹状体位于安全区的内侧更深部位置。图b示病灶（紫色区域）推挤了周围核团和纤维束，此病灶可经中脑前安全区进行处理。图c示中脑层面水平位MRI，绿色箭头代表了中脑前安全区手术操作通道

1. 动眼神经；2. 红核；3. 导水管周围灰质；4. 上丘；5. 内侧丘系；6. 黑质；7. 锥体束（包含皮质脊髓束）；8. 脊髓丘脑束；9. 内侧纵束；10. 中央被盖束

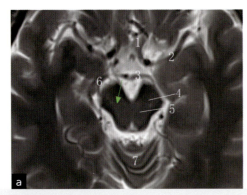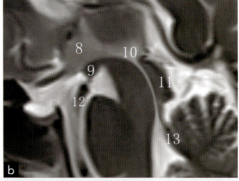

**图14-5**　中脑的水平位和矢状位MRI。图a示从中脑水平位MRI可以明确红核、黑质、大脑脚、中脑导水管等典型特征，皮质脊髓束纤维主要分布在大脑脚的中间3/5；中脑前安全区位于大脑脚内侧，在动眼神经出脑干端外侧和皮质脊髓束内侧之间的区域，如图a中绿色箭头。红核和黑质纹状体位于安全区内侧深部位置。脚间池内上方毗邻大脑后动脉，下方毗邻小脑上动脉主干

1. 大脑前动脉；2. 大脑中动脉；3. 大脑后动脉P1；4. 黑质；5. 红核；6. 大脑后动脉P2；7. 小脑蚓部；8. 第三脑室；9. 乳头体；10. 中脑导水管开口；11. 四叠体；12. 基底动脉；13. 上髓帆

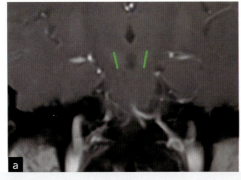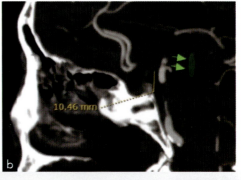

**图14-6**　中脑前安全区的冠状位MRI（a）和矢状位CT（b）。通过冠状位和矢状位影像可以观察四叠体、乳头体、中脑导水管及脑桥横沟的位置，并通过后床突来确定安全区的准确位置（图a中绿线，图b中绿色箭头）

### 2.1.4 手术入路

中脑可以通过颞下入路、翼点入路、扩大中颅窝入路等暴露，但是各种入路的暴露目标有所不同。颞下入路或者颞下经天幕入路更倾向于显露中脑的侧方；扩大中颅窝入路主要是为了向脑干侧方暴露得更低；翼点入路可以做到从前方显露中脑侧面、前方脚间池区域。

结合各种手术入路和操作通道的优缺点，笔者更推荐使用颞极入路来暴露中脑前安全区。即通过彻底分开外侧裂、松解颞极，将颞极向后上方抬起，根据动眼神经出脑干区来准确定位安全区。

颞极入路的手术设计与翼点入路体位设计具有相似之处，但是更加强调头部后仰，将颧骨上颌突置于术区最高点，以此形成自下而上的手术通道。常规翼点开颅，磨平蝶骨嵴直至暴露硬膜反折或眶脑膜动脉，充分分开外侧裂，并断开蝶顶窦，再向后上抬起颞极。如断开颧弓，暴露和操作会更加简便，对颞叶的牵拉也会明显减轻。抬起颞极后，剪开第三间隙周围蛛网膜，使脑组织进一步松解，必要时可吸除部分钩回。辨认动眼神经、小脑幕缘、大脑后动脉、小脑上动脉、后床突等，并进一步定位动眼神经出脑干端。

在动眼神经外侧、大脑脚内侧（避开大脑脚中间3/5的皮质脊髓束的区域）的安全区，纵向切开皮质，暴露病灶。术中结合神经电生理监测，能更好地保护皮质脊髓束等结构（图14-7）。

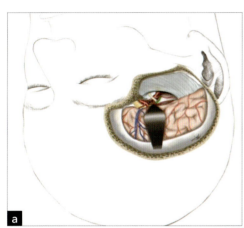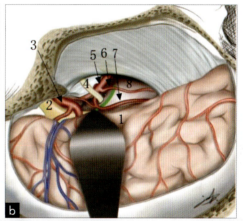

图14-7 硬膜下抬起颞极后暴露区域的示意图（a）及放大观察（b）可充分暴露脚间池、视神经、颈内动脉、大脑后动脉、小脑上动脉、基底动脉、动眼神经，大脑脚等结构，绿线为中脑前安全区位置
1. 颞叶；2. 视神经；3. 颈内动脉；4. 动眼神经；5. 基底动脉；6. 小脑上动脉；7. 大脑后动脉；8. 大脑脚

## 2.2 三叉神经上安全区

### 2.2.1 脑桥解剖

脑桥位于脑桥中脑沟和脑桥延髓沟之间，如果以第四脑室底壁为界，将其前方命名为腹侧，后方命名为背侧。从腹侧面观察，由小脑中脚和上方的小脑上脚构成的桥臂，如同桥梁一般连接两侧的小脑，故得名脑桥。它包含三叉神经、外展神经、面神经和前庭蜗神经的核团。脑桥腹侧前2/3，包含下行的皮质脊髓束；腹侧的后1/3，包含着脊髓丘脑束和内侧丘系（图14-8）。

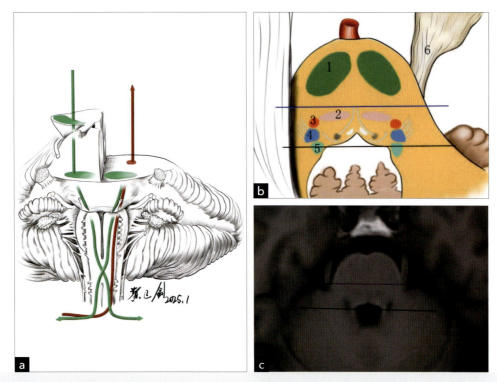

**图14-8** 脑桥以及相关核团和传导束手绘图（a）、三叉神经上安全区脑桥水平位模式图（b）和MRI（c）。图a为皮质脊髓束（绿色箭头）和脊髓丘脑束（红色箭头）的走行排列方式模式图。图b示脑桥腹侧的皮质脊髓束、背侧的脊髓丘脑束和内侧丘系的排列方式。脑桥腹侧的前2/3（紫色直线前方），主要包含下行的皮质脊髓束，是运动传导束；脑桥腹侧的后1/3（紫色直线后方），包含着脊髓丘脑束和内侧丘系，为感觉传导通路

1. 皮质脊髓束；2. 内侧纵束；3. 脊髓丘脑束；4. 三叉神经脑桥核；5. 前庭神经核；6. 三叉神经

 

脑桥的主要传导束和核团均位于腹侧，皮质脊髓束向下传导，最终形成随意运动；脊髓丘脑束向上传导除嗅觉之外的本体感觉，经丘脑进一步整合后，最终在大脑皮层形成高级神经功能——意识。脑干的核团控制相应的功能，脑干的网状系统影响着觉醒。所以在脑干出现损伤时，其背侧（第四脑室底壁后方）的病变对意识和运动等功能影响较小，腹侧的病变在损伤皮质脊髓束时对运动影响较大，损伤脊髓丘脑束时对意识影响较大。术中可根据病灶位置和这个纤维束、核团的相对关系来制订手术策略。

### 2.2.2 三叉神经上安全区

三叉神经上安全区位于小脑中脚的三叉神经根出脑干区的上方、皮质脊髓束的外侧、脊髓丘脑束和内侧丘系的前外侧区域。下行的皮质脊髓束位于三叉神经出脑干区的内侧和前方，其外侧与三叉神经之间的平均距离为4.64mm（范围3.8～5.6mm）。皮质脊髓束很少扩展至三叉神经进入区的后方，而脊髓丘脑束位于脑桥背侧的深部。在实际手术过程中，并非需要完全依赖具体的测量数据，而是通过术前详细阅片，结合病灶长轴方向和选择安全区的手术通道制订手术计划最为关键。再根据肿瘤病理性质，明确脑干内纤维束是被推挤还是被侵蚀，脑干水肿程度、手术目标等多因素分析，最终形成一套完整的手术计划（图14-9、图14-10）。

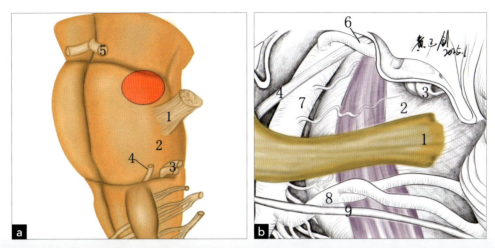

**图14-9**　三叉神经上安全区大体观（a，红色区域）及右侧扩大中颅窝入路手术视角手绘图（b）。三叉神经上安全区位于小脑中脚的三叉神经根出脑干区的上方、皮质脊髓束外侧、脊髓丘脑束和内侧丘系的前外侧

1. 三叉神经；2. 脑桥；3. 面神经-前庭蜗神经复合体；4. 外展神经；5. 动眼神经；6. 小脑前下动脉；7. 基底动脉；8. 小脑上动脉；9. 滑车神经

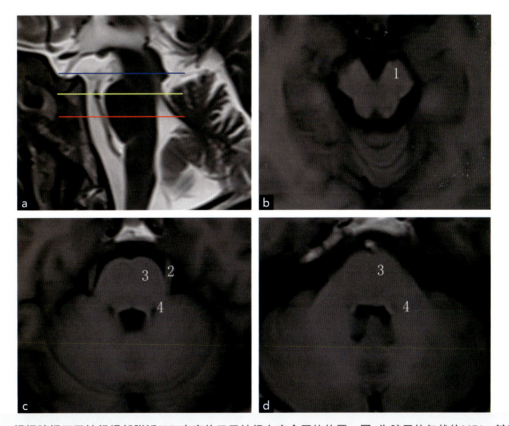

**图14-10**　根据脑桥三叉神经根部附近MRI来定位三叉神经上安全区的位置，图a为脑干的矢状位MRI，其紫线、黄线、红线分别对应图b、c和d的水平位MRI。图b为三叉神经出脑干区上方大脑脚的层面，此处与三叉神经上安全区距离较远，除非病灶长轴从三叉神经上安全区延伸至此层面，否则可以选择中脑前安全区进行操作。图c为三叉神经出脑干区稍上方的层面，此处即为三叉神经上安全区所在的水平层面。图d为三叉神经出脑干区下方的层面，此平面与大脑脚的层面一样，除非病灶长轴自三叉神经上安全区延伸至此，否则可经三叉神经下安全区等通道进行操作

1. 大脑脚；2. 三叉神经；3. 脑桥；4. 小脑中脚

### 2.2.3 手术入路

暴露三叉神经上安全区，可以选择经颞下、颞下经小脑幕入路或者其相关扩展入路，比如扩大中颅窝入路（图14-11）等。

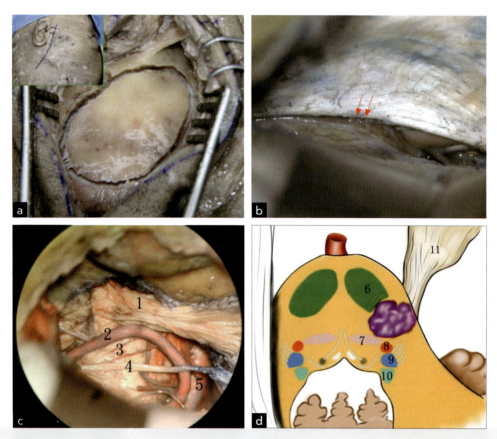

**图14-11** 颞下经小脑幕入路解剖（a~c）及示意图（d）。骨瓣暴露范围2/3在外听道前，1/3在外听道后（a），抬起颞底至小脑幕缘（图b中红色双箭头）；也可以术前行脑室外引流，避免抬起颞叶时挫伤脑组织，剪开蛛网膜，缓慢释放脑脊液，完成脑松弛后，剪开小脑幕，暴露三叉神经上安全区（c）。图d示安全区病灶与周围结构关系示意图

1. 三叉神经；2. 小脑前下动脉；3. 脑桥（三叉神经上安全区）；4. 滑车神经；5. 基底动脉；6. 皮质脊髓束；7. 内侧纵束；8. 脊髓丘脑束；9. 三叉神经脑桥核；10. 前庭神经核；11. 三叉神经

通过颞下、颞下经小脑幕入路，可以暴露向上达中脑外侧表面，向下达三叉神经出脑桥处、大脑后动脉的前P2段和P2P段与脉络膜后动脉等结构。颞下入路暴露大脑脚前外侧区域，剪开小脑幕后能进一步暴露至三叉神经以上的脑桥腹外侧区域。如果进一步通过磨除岩尖后，所能暴露的范围可在原来的基础上向下扩大暴露至桥延沟这个极限区域，且可从上方观察脑桥的更前侧区域，以扩大处理至三叉神经根前部的病变（图14-12）。

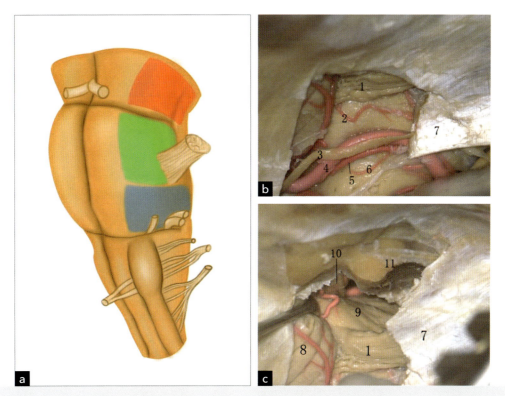

**图14-12** 颞下入路、颞下经小脑幕入路和扩大中颅窝入路暴露范围的对比。图a中红色部分为颞下入路暴露范围，绿色部分为剪开小脑幕后所能暴露的范围，蓝色部分是在磨除岩骨尖后所能暴露的范围。图b示颞下经小脑幕的暴露范围，可顺利暴露三叉神经出脑干区上方的三叉神经上安全区，显露滑车神经及大脑后动脉。图c为进一步磨除岩骨尖后的暴露范围，可向下扩大暴露至桥延沟。这个暴露范围的极限问题，是制订具体手术计划的重要依据

1. 三叉神经；2. 脑桥；3. 滑车神经；4. 大脑后动脉；5. 小脑上动脉；6. 大脑脚；7.小脑幕（剪开的）；8. 小脑；9. 脑桥；10. 面听神经；11.岩骨尖（已磨除的）

## 2.3 中脑外侧沟安全区

### 2.3.1 解剖描述

    中脑可分为4部分：大脑脚、顶盖、导水管和四叠体。中脑外侧沟位于四叠体的两侧。中脑外侧沟安全区位于大脑脚和中脑被盖/顶盖之间，是这两者在中脑外表面的交界，从上起自内侧膝状体斜向后下至脑桥中脑沟，沟中常伴有中脑外侧沟静脉走行。中脑外侧沟的平均总长度为9.6mm（范围为7.4～13.3mm）。深部的红核距离中脑外侧沟的距离为5mm（图14-13）。

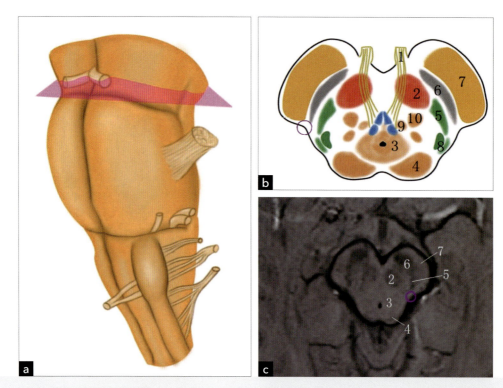

**图14-13** 中脑外侧沟附近断层模式图（a、b）和MRI（c），显示核团和纤维束的排列。图a为中脑的剖面。图b示中脑外侧沟（紫色圆圈）周围的脊髓丘脑束和内侧丘系，及皮质脊髓束。图c为中脑层面MRI平扫，紫色圆圈示中脑外侧沟位置。安全区位于前方的黑质和后方的脊髓丘脑束与内侧丘系之间，前界为穿过红核的动眼神经，操作通道的平均长度为8.0mm

1. 动眼神经；2. 红核；3. 导水管周围灰质；4. 上丘；5. 内侧丘系；6. 黑质；7. 皮质脊髓束；8. 脊髓丘脑束；9. 内侧纵束；10. 中央被盖束

### 2.3.2 中脑外侧沟解剖位置

中脑外侧沟为大脑脚和中脑顶盖/被盖之间的分界。中脑外侧静脉伴行于沟内为该结构的标志，经中脑外侧沟安全区进入中脑后外侧可将损伤大脑脚的风险降到最低。该沟的垂直切口为黑质的背侧和内侧丘系之间提供了一条狭窄的手术通道。此沟附近的解剖结构有大脑后动脉、脉络膜后内侧动脉、小脑上动脉、滑车神经、四叠体池静脉复合体和小脑幕缘等（图14-14、图14-15）。

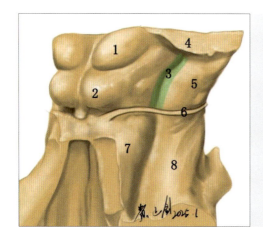

**图14-14** 中脑外侧沟解剖位置示意图。绿色阴影部分为中脑外侧沟，是位于四叠体和大脑脚之间的浅沟，自上方的内侧膝状体斜向后下至脑桥中脑沟，下方可见滑车神经，滑车神经自下丘下方发出

1. 上丘；2. 下丘；3. 中脑外侧沟；4. 内侧膝状体；5. 大脑脚；6. 滑车神经；7. 小脑上脚；8. 小脑中脚

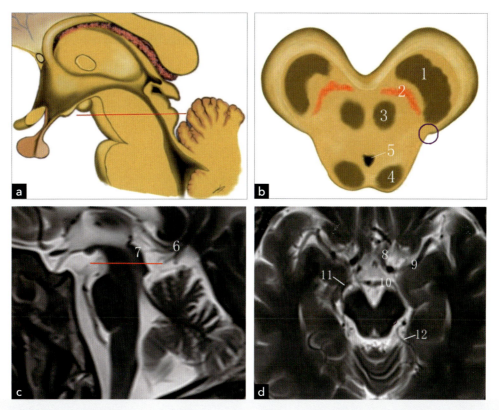

**图14-15**　中脑层面的解剖示意图（a、b）和MRI（c、d）。图b、d中紫色圆圈代表中脑外侧沟安全区，此沟附近的解剖结构有大脑后动脉、脉络膜后内动脉、脉络膜外侧动脉、小脑上动脉、滑车神经、四叠体池静脉复合体和小脑幕缘等

1. 黑质；2. 红核；3. 内侧纵束；4. 上丘；5. 中脑导水管；6. 四叠体池静脉复合体；7. 四叠体；8. 大脑前动脉；9. 大脑中动脉；10. 大脑后动脉P1段；11. 大脑后动脉P2段；12. 脉络膜后外侧动脉

### 2.3.3 手术入路

　　位于四叠体的两侧、中脑外侧面大脑脚和中脑被盖、顶盖之间的病变，可以选择中脑外侧沟安全区处理。暴露中脑外侧沟的手术入路有很多，主要包括颞下入路、枕下旁正中入路和幕下小脑上极外侧入路。Spetzler等对这3种手术入路的暴露方式进行了深入研究，最终认为幕下小脑上极外侧入路是暴露中脑外侧沟的最佳选择（图14-16、图14-17）。

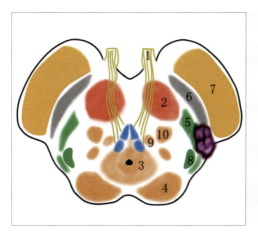

**图14-16**　紫色区域为病灶，位于中脑外侧面大脑脚

1. 动眼神经；2. 红核；3. 导水管周围灰质；4. 上丘；5. 内侧丘系；6. 黑质；7. 皮质脊髓束；8. 脊髓丘脑束；9. 内侧纵束；10. 中央被盖束

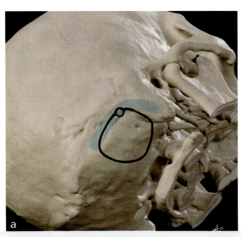
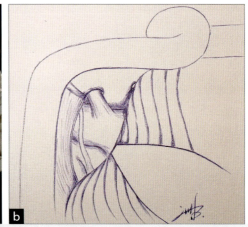

图14-17　幕下小脑上极外侧入路。图a为手术体位、切口设计及骨瓣形成图。图b为常规乙状窦后入路手绘图。完成脑松弛后，仔细松解岩静脉，向后下方牵拉小脑，暴露环池后部和四叠体池，进一步根据四叠体和大脑脚来定位中脑外侧沟区域。如术中四叠体定位困难，可通过寻找滑车神经来确定下丘的下界。进入中脑外侧区的病变时，注意阅片判断病灶和周围结构的相对位置关系（前方的皮质脊髓束，后方的脊髓丘脑束和内侧纵束，深部的红核、黑质、动眼神经核和滑车神经核等）

## 2.4 三叉神经下安全区

三叉神经下安全区是指三叉神经出脑干端下方、面听神经上方的脑桥腹外侧区域，其位于三叉神经运动核和感觉核前方、皮质脊髓束的外侧，为脑桥腹外侧区域病变的安全手术通道（图14-18～图14-20）。

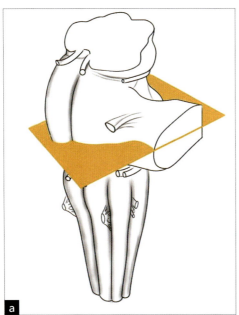
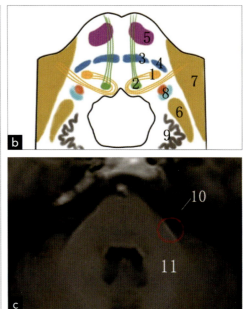

图14-18　脑桥三叉神经下安全区层面的示意图（a）、剖面图（b）及MRI（c）。图a示安全区位置，位于三叉神经和面听神经出脑干之间。图b为剖面内安全区纤维束和核团的排列顺序，紫色区域为传导运动信号的皮质脊髓束，蓝色区域为传导感觉的脊髓丘脑束。图c为脑桥水平位MRI，红色圆圈示安全区位置

1. 面神经纤维；2. 外展神经纤维；3. 内侧丘系；4. 脊髓丘脑束；5. 皮质脊髓束；6. 小脑下脚；7. 小脑中脚；8. 三叉神经脊束核；9. 齿状核；10. 三叉神经；11. 小脑中脚

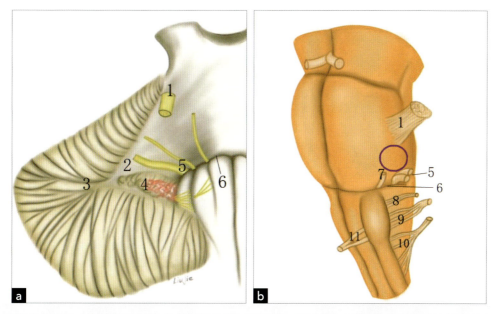

**图14-19** 三叉神经下安全区示意图。图a为脑干腹外侧面手绘图，展示小脑中脚及上方的三叉神经、下方的面神经、前庭蜗神经、小脑绒球及水平裂。安全区是指三叉神经下方的面神经-前庭神经复合体上方的脑桥腹外侧区域。图b中紫色圆圈即是安全区，位于三叉神经运动核和感觉核前方、皮质脊髓束外侧

1. 三叉神经；2. 小脑中脚；3. 水平裂；4. 小脑绒球；5. 面神经-前庭蜗神经复合体；6. 桥延沟；7. 外展神经；8. 舌咽神经；9. 迷走神经；10. 副神经；11. 舌下神经

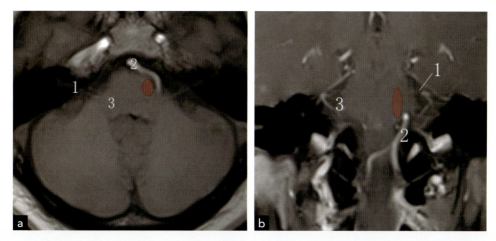

**图14-20** 三叉神经下安全区的典型影像。图a为面神经和前庭蜗神经出脑桥的水平位MRI。图b为脑干冠状位MRI。在三叉神经及面听神经出脑干端之间的脑桥腹外侧区域，即为三叉神经下安全区（红色椭圆）。如无条件进行精细MRI检查时，可通过内听道来进行大致定位病灶和安全区的关系

1. 面神经-前庭蜗神经复合体出脑干区；2. 基底动脉；3. 小脑中脚

## 手术入路

暴露三叉神经下安全区最经典的手术入路是经乙状窦后入路，可以清晰暴露上至岩静脉、三叉神经，下至面神经、前庭蜗神经的脑桥腹外侧区域，向下甚至可以暴露至后组颅神经区域（图14-21）。

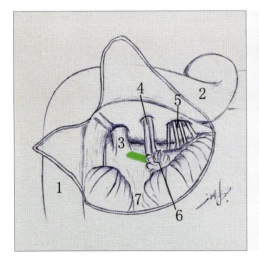

**图14-21** 乙状窦后入路手绘图。常规乙状窦后入路，彻底分离水平裂，并同时向术者方向旋转手术床，利用重力进行小脑的牵拉。进一步松解蛛网膜，暴露三叉神经、面听神经出脑干端，并据此定位出三叉神经下安全区（绿色阴影部分）。此安全区准确来说并不完全位于脑干上，而是在小脑中脚游离面上，此处的纤维以横向走行为主。为了避开前内侧的皮质脊髓束（尤其是病变靠外侧时），可以选择脑桥皮质的横向切口，以减少横桥纤维的损伤

1. 横窦；2. 乙状窦；3. 三叉神经；4. 面神经-前庭蜗神经复合体；5. 后组颅神经；6. 绒球；7. 水平裂

## 2.5 正中沟安全区和面丘上安全区

在中脑，第四脑室的底壁存在着正中沟、面丘上、面丘下3个主要的安全区，是枕下后正中入路中常用的脑干安全手术通道。此处将详细描述此部位的脑干核团排列方式和纤维束走行方式，并结合影像探讨安全区的影像和手术方式。

### 2.5.1 第四脑室底壁解剖

第四脑室由上髓帆和小脑上脚构成上的顶壁，下髓帆和脉络膜构成的下顶壁，以及脑干背侧构成的底壁所围绕而成。在枕下后正中的手术通道中，主要是通过对第四脑室底壁的处理来进行操作的（图14-22）。

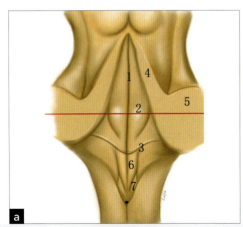
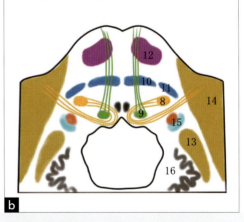

**图14-22** 第四脑室在脑桥层面处的剖面图（a）及正中沟安全区局部的核团和纤维束排列方式（b）。图a为第四脑室底壁的后面观，红色直线示经面丘的剖面位置。图b为剖面纤维束和核团排列顺序：皮质脊髓束在腹侧，脊髓丘脑束在腹内侧，外展神经核（绿色区域）形成外展神经纤维，面神经自面神经核（黄色区域）发出后，先向后内绕过外展神经核（绿色区域），在第四脑室底壁处形成一个小突起，即面丘，再转向前外侧的桥延沟处出脑干

1. 后正中沟；2. 面丘；3. 髓纹；4. 小脑上脚；5. 小脑中脚；6. 舌下神经三角；7. 迷走神经三角；8. 面神经纤维；9. 外展神经纤维；10. 内侧丘系；11. 脊髓丘脑束；12. 皮质脊髓束；13. 小脑下脚；14. 小脑中脚；15. 三叉神经脊束核；16. 齿状核

### 2.5.2 安全区

#### （1）面丘上安全区

此安全区是以尾侧为面丘，外侧为小脑上脚，内侧为内侧纵束围绕而成的区域。面丘上安全区的手术切口应从小脑上脚向下，距离内侧沟外5mm处，可以切开长约10mm的纵向切口。手术时，牵拉方向为向外或者前方，以减少牵拉所造成的损伤。术前通过影像上小脑上脚和小脑中脚来推测安全区的位置，此区位于它们之间的水平区域，面丘上安全区的上部总是和小脑上脚同时出现（图14-23）。

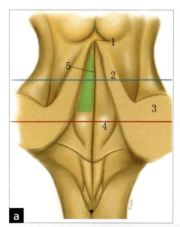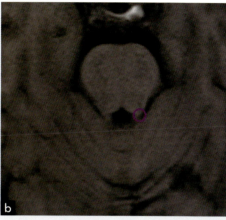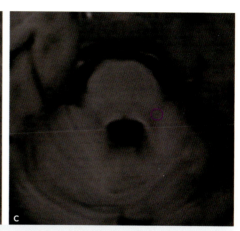

**图14-23**　面丘上安全区的示意图（a），图b、c分别为图a中蓝线和红线对应的水平位MRI。图a中绿色阴影部分为面丘上安全区的投影，此安全区是尾侧为面丘，外侧为小脑上脚，内侧为内侧纵束围绕而成的区域。在影像上是难以直接观察到面丘等第四脑室底壁的相应细微结构的，故难以直接观察到面丘上安全区，但是可以通过小脑上脚和小脑中脚的影像学特征来准确推测出安全区的位置。如图b层面中可以明显观察到小脑上脚（紫色圆圈），图c中小脑上脚消失，而出现了小脑中脚（紫色圆圈）。如图a所示，面丘上安全区总是和小脑上脚同时出现，据此可准确判断

1. 上髓帆系带；2. 小脑上脚；3. 小脑中脚；4. 面丘；5. 后正中沟

#### （2）正中沟安全区

第四脑室正中沟安全区位于第四脑室底壁的正中，上至中脑导水管末端，下至两侧面丘之间，参与构成中脑的背侧游离面，是经膜髓帆入路的重要手术通道（图14-24、图14-25）。

### 2.5.3 手术入路

面丘上安全区和正中沟安全区均在脑干背侧面和第四脑室底面头侧，膜髓帆入路是经典的手术策略。在经小脑延髓裂剪开脉络膜和下髓帆后，可以暴露得更高，甚至中脑导水管开口和上髓帆。

病灶在脑桥背侧，通过术前影像判断，病灶与周围核团的关系，以及与核团周围及上下行传导纤维束之间的关系，结合病灶大小、侵犯程度、水肿情况等因素，择优选择后正中沟安全区还是面丘上安全区入路。正中沟是两个平行的内侧纵束之间的通道，由于此沟上方交叉的纤维较少，因此必须严格沿着正中沟做锐性分离，减少对正中沟边缘的牵拉，尽量避免术后眼球活动障碍（图14-26）。

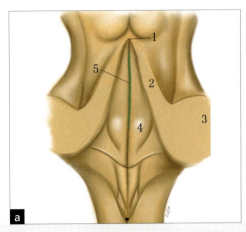
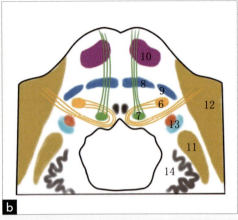

**图14-24** 第四脑室的正中沟安全区示意图（a）和相应水平剖面的纤维束及核团排列（b）。图a中绿线为安全区。正中沟在上髓帆系带和面丘之间的中间，处于外展神经核和动眼神经核的脑干表面投影之间。术前需要仔细评估病灶和内侧纵束、脊髓丘脑束、皮质脊髓束之间的相对位置关系。术中，向外侧的过度牵拉容易导致内侧纵束挫伤，术后出现眼球运动障碍；向前的过度操作，则容易损伤脊髓丘脑束，导致意识障碍；损伤前方的皮质脊髓束后，可能导致运动障碍

1. 上髓帆系带；2. 小脑上脚；3. 小脑中脚；4. 面丘；5. 后正中沟；6. 面神经纤维；7. 外展神经纤维；8. 内侧丘系；9. 脊髓丘脑束；10. 皮质脊髓束；11. 小脑下脚；12. 小脑中脚；13. 三叉神经脊束核；14. 齿状核

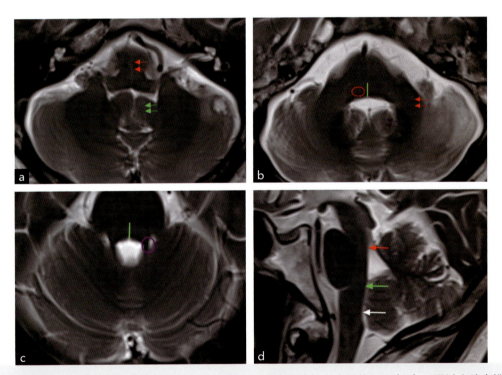

**图14-25** 第四脑室区域不同水平位的MRI（a~c）和第四脑室底矢状位上分段的MRI（d）。通过小脑扁桃体、小脑延髓裂的水平位MRI，定位第四脑室底下部（即延髓背侧部）的位置，其如图a示延髓（红色箭头）、小脑扁桃体（绿色箭头），其对应的为图d中白色箭头提示的第四脑室底下部的区域。再往上，当到达小脑中脚的水平位影像图b时，可以确定小脑中脚内侧第四脑室底的面丘结构（图b中红色圆圈）、后正中沟安全区位置（图b中绿线）、小脑中脚（图b中红色箭头）、扁桃体（图b中双紫色箭头）等。小脑上脚（图c中紫色圆圈）位于最内侧，通过结合臂与中脑相连，小脑上脚到中脚层面的面丘之间的中间位置即为后正中沟安全区的位置（图c中绿线）。第四脑室底壁呈菱形，头侧2/3位于脑桥后方，尾侧1/3位于延髓后方，在矢状位（d）上将第四脑室底部分为3部分：上部（脑桥部，红色箭头）、中间部（交界部，绿色箭头）和下部（延髓部，白色箭头）

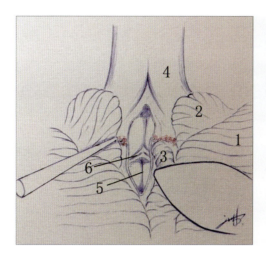

**图14-26** 经膜髓帆入路暴露面丘上安全区和正中沟安全区示意图。在手术过程中，可根据术者的习惯采取正中俯卧位或侧俯卧位。如采取侧俯卧位，术者的经验是将患侧置于术野上方，在充分松解小脑扁桃体和小脑蚓部之间的蛛网膜后，暴露第四脑室下顶壁的脉络膜、下髓帆和脉络丛，暴露髓纹、面丘，最终显露面丘上、正中沟安全区

1. 小脑半球；2. 小脑扁桃体；3. 小脑蚓部；4. 延髓；5. 后正中沟；6. 髓纹

## 2.6 延髓安全区

延髓是重要的生命中枢，延髓的病变常导致呼吸、循环、运动、意识等功能障碍的严重并发症。为了尽量避免并发症的发生，在处理延髓病变时，选择合理的安全区入路至关重要。

为了描述的方便，此处将延髓分为腹侧面和背侧面。在延髓的上端，腹侧面以桥延沟与脑桥为界，背侧面以第四脑室底壁内的髓纹与脑桥为界；延髓和颈髓的分界，在前方为锥体交叉，侧方为C1神经根，而在后方并无明显界限，这也是后文将会详述的后正中沟安全区的理论依据。

皮质脊髓束是延髓内重要的运动传导束，其在延髓腹侧面前正中沟两侧穿行的过程中，形成明显的锥形隆起，故得名锥体束。在锥体下端，绝大部分纤维交叉，形成锥体交叉，交叉后的纤维至对侧，形成皮质脊髓侧束。在锥体的背外侧为橄榄，内含下橄榄核。锥体交叉在延髓的下端，位于橄榄下方的内侧。锥体和橄榄之间的前外侧沟（橄榄前沟）是舌下神经的出脑干区，在橄榄后方的橄榄后沟是舌咽神经、迷走神经和副神经的出脑干区。

在脑干背侧，第四脑室底壁菱形窝内的髓纹将延髓和脑桥分界，故第四脑室底壁的头侧2/3位于脑桥后方，尾侧1/3位于延髓后方。所以，延髓背侧可分为两个部分：①构成第四脑室底壁的上部；②不构成第四脑室底壁的下部。在上部，内含有舌下神经三角、迷走神经三角及下外侧三角（最后区）3个区；下部则在第四脑室底壁尾侧，形似脊髓。延髓下部的后正中沟两侧为薄束结节和楔束结节，是感觉传导束的中枢。楔束结节外上方为小脑下脚，与小脑相连（图14-27）。

延髓结构复杂，其内部的主要结构有：①锥体：锥体束穿行经过中脑的大脑脚和脑桥，至延髓上部的腹侧中线两旁聚集形成锥体，在锥体的下端，大部分纤维交叉至对侧，形成锥体交叉，交叉后纤维在对侧形成皮质脊髓侧束，小部分不交叉形成皮质脊髓前束，均为肢体运动的传导束；②内侧丘系：薄束和楔束至延髓后，分别止于延髓背侧薄束结节和楔束结节深部的薄束核和楔束核，这两个核团发出的纤维继续上行，经中央管和第四脑室底壁的腹侧，交叉形成内侧丘系交叉，此交叉位于锥体交叉的上方，交叉后形成内侧丘系，最终止于背侧丘脑，是重要的感觉传导束；③下橄榄核：在延髓上半部，锥体背外侧的灰质核

团，其接受皮质、脊髓、中脑的网状结构和红核发出的纤维，经整合后再发出橄榄小脑纤维束和脊髓小脑后束等形成小脑下脚；④小脑下脚：由脊髓小脑后束、橄榄小脑束等组成，先构成菱形窝下部的侧面，而后转向背侧进入小脑；⑤脊髓中央管向上延伸并向两侧逐渐分开形成第四脑室（图14-28、图14-29）。

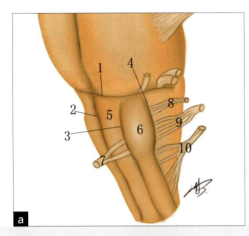
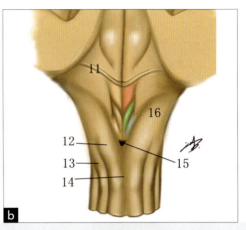

**图14-27** 延髓解剖示意图。图a为延髓的腹侧观：前正中沟两侧为锥体，锥体在延髓下段形成锥体交叉。锥体的外侧为橄榄，橄榄和锥体之间为前外侧沟（或称橄榄前沟），是舌下神经的出脑干区。在橄榄后方的橄榄后沟是舌咽神经、迷走神经和副神经的出脑干区。图b为延髓的背侧观：以第四脑室底壁的髓纹为界将延髓与脑桥分开。所以延髓背侧可分为两个部分：①构成第四脑室底壁的上部；②不构成第四脑室底壁的下部。在上部，内含舌下神经三角（橙色阴影部分）、迷走神经三角（绿色阴影部分）及最后区（蓝色阴影部分）3个区；下部则在第四脑室底壁尾侧，形似脊髓。延髓下部的后正中沟两侧为薄束结节、楔束结节，楔束结节外上方则为小脑下脚，与小脑相连

1. 桥延沟；2. 前正中裂；3. 前外侧沟；4. 后外侧沟（橄榄后沟）；5. 锥体；6. 橄榄；7. 舌下神经；8. 舌咽神经；9. 迷走神经；10. 副神经；11. 髓纹；12. 薄束结节；13. 楔束结节；14. 后正中沟；15. 闩；16. 小脑下脚

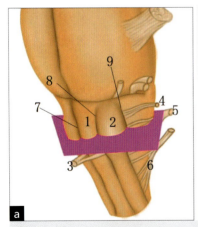
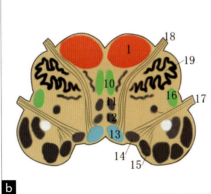
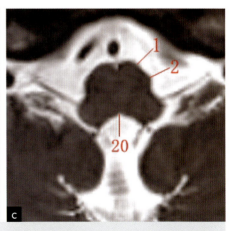

**图14-28** 延髓上部橄榄中间的横切面解剖示意图（a），对应水平位相关核团的排列示意图（b）及MRI（c）。图a为延髓橄榄中间层面的解剖示意图，延髓腹侧面为前正中裂，两侧为锥体，锥体下端形成锥体交叉，锥体背外侧为橄榄，前外侧沟中有舌下神经根，后外侧沟中自上而下依次有舌咽神经、迷走神经和副神经根。图b展示橄榄中部的横切面，内侧丘系位于延髓腹侧内，内侧纵束位于延髓中央内侧，此时中央管敞开为第四脑室，背面为第四脑室底部，其深部有很多核团，靠中线的为舌下神经核，发出舌下神经纤维，在橄榄和锥体之间出脑；靠外侧有迷走神经背核、孤束核等。图c为对应剖面的水平位MRI

1. 锥体；2. 橄榄；3. 舌下神经；4. 舌咽神经；5. 迷走神经；6. 副神经；7. 前正中裂；8. 前外侧沟；9. 后外侧沟；10. 内侧丘系；11. 顶盖脊髓束；12. 内侧纵束；13. 舌下神经核；14. 迷走神经背运动核；15. 孤束核；16. 脊髓丘脑束；17. 迷走神经纤维；18. 舌下神经纤维；19. 橄榄下核；20. 正中沟

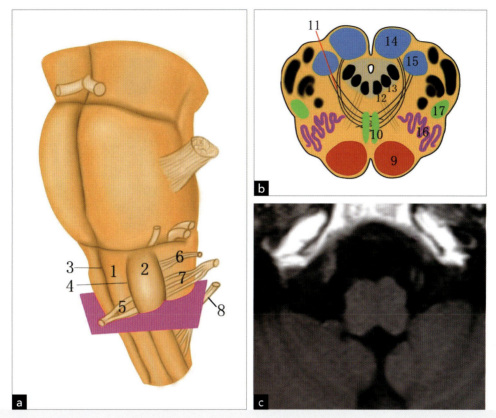

**图14-29**　延髓下部（内侧丘系交叉横切面）的解剖示意图（a）和剖面的相关核团、纤维束的排列（b）以及相应层面的MRI。图a示脑干层面的腹外侧观，延髓下部形似脊髓，在后正中沟的两侧为薄束结节和楔束结节，其内为脊髓中央管的延续。图b示在内侧丘系交叉横切面上，可见前中正裂两侧的锥体，背侧的薄束核和楔束核，两核发出的纤维呈弓形走向中央管腹侧，在中线上形成内侧丘系交叉，交叉后的纤维形成内侧丘系。图c为对应层面的水平位MRI

1. 锥体；2. 橄榄；3. 前正中裂；4. 前外侧沟；5. 舌下神经；6. 舌咽神经；7. 迷走神经；8. 副神经；9. 锥体；10. 内侧丘系；11. 内部弓状纤维；12. 副神经核；13. 孤束核；14. 薄束核；15. 楔束核；16. 下橄榄核；17. 脊髓丘脑束

### 2.6.1 延髓安全区解剖

延髓的安全区较多，此处详细阐述临床工作中应用范围最广的3个安全区：①延髓后正中沟安全区；②延髓外侧安全区；③橄榄核安全区。

### （1）延髓后正中沟安全区

延髓后正中沟安全区位于闩部下方，两侧薄束结节之间的后正中沟上，向下不超过C1神经根的最上根丝平面；后正中沟外侧为薄束结节，其内含有薄束核，接受来自下肢和躯干下部的肌、腱、关节、皮肤的本体感觉和精细触觉，通过此安全区处理靠近延髓中部及后部的病变时，薄束结节是最需要保护的结构（图14-30）。

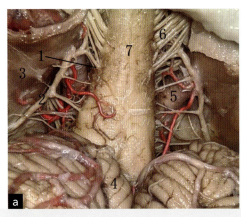
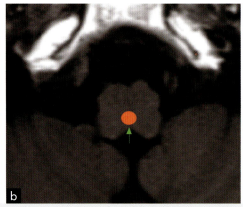

**图14-30** 后正中沟安全区示意图（a）和水平位MRI（b）。图a示后正中沟安全区位于闩部下方，两侧薄束结节之间的后正中沟上，向下不超过C1神经根的最上根丝平面，后正中沟外侧为薄束结节。图b为延髓上部水平位MRI，延髓外侧为小脑下脚，后方为小脑扁桃体，后正中沟即为其安全区位置（绿色箭头），靠近延髓中部的病变（橙色区域）时，可以通过此安全区来处理

1.C1神经根背侧支；2.副神经；3.枕部硬膜；4.小脑扁桃体；5.椎动脉（V4段）；6.C2神经根；7.颈髓

### （2）延髓外侧安全区（LMZ）

延髓外侧安全区位于蜗神经核下方，舌咽和迷走神经起始处后方的小脑下脚处，通过此安全区进入可以避免下方薄束、楔束及前方皮质脊髓束、上方蜗神经核的损伤。同时还要尽可能减少小脑下脚内纤维束的破坏，避免出现平衡障碍、共济失调、眼颤等症状（图14-31）。

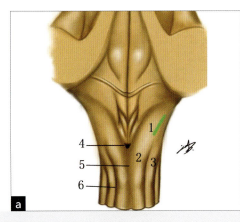
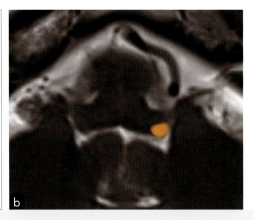

**图14-31** 延髓外侧安全区示意图（a）和水平位MRI（b）。图a示外侧安全区在背外侧蜗神经核下方，舌咽和迷走神经起始部后方的小脑下脚处。图b为水平位MRI，菱形窝下部外侧即为小脑下脚，而后小脑下脚纤维转向背侧进入小脑（橙色区域），可通过此安全区处理

1.小脑下脚；2.薄束结节；3.楔束结节；4.闩；5.后正中沟；6.后外侧沟

### （3）橄榄核安全区

橄榄核位于延髓的前外侧，橄榄核安全区就在橄榄上，其内侧界为前外侧沟（橄榄前沟）和锥体，后界为后外侧沟（橄榄后沟）。在橄榄核水平切面上观察，安全区的前方为锥体，后方为顶盖和脊髓丘脑束，内侧为舌下神经核和内侧纵束。安全区即位于延髓前外侧橄榄上，其垂直长度约13.5mm，向内分离深

度为4.7～6.9mm。下橄榄核接受来自纹状体、中脑网状结构和红核等的纤维，发出橄榄小脑束走向对侧，终止于小脑，参与协调和控制身体平衡等功能（图14-32）。

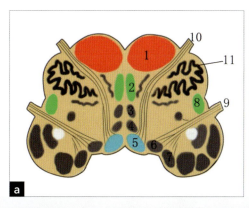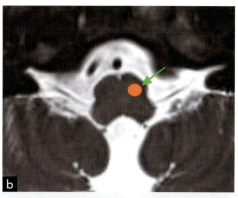

**图14-32** 延髓橄榄核安全区剖面相关核团的排列示意图（a）及水平位MRI（b）。图a为延髓上部橄榄核中部剖面的核团排列示意图，舌下神经纤维在锥体内将橄榄和皮质脊髓束隔开，其内侧为舌下神经纤维和内侧纵束，后方为顶盖和脊髓丘脑束。图b示橄榄核安全区位于延髓前外侧的橄榄表面，其垂直长度约为13.5mm，向内分离深度为4.7～6.9mm，位于延髓前外侧内部的病变（橙色区域）可以通过橄榄核安全区（绿色箭头）处理

1. 锥体；2. 内侧丘系；3. 顶盖脊髓束；4. 内侧纵束；5. 舌下神经核；6. 迷走神经背运动核；7. 孤束核；8. 脊髓丘脑束；9. 迷走神经纤维；10. 舌下神经纤维；11. 下橄榄核

### 2.6.2 手术入路

#### （1）枕下后正中入路

后正中沟安全区和延髓外侧安全区均在延髓背侧面，经枕下后正中入路暴露后正中沟安全区是经典的手术策略。可根据术者的习惯采取正中俯卧或侧俯卧位，常规后正中入路开颅，打开枕大池，缓慢释放脑脊液后，松解部分扁桃体之间的蛛网膜，即可充分暴露后正中沟安全区。如需要暴露小脑下脚处的延髓外侧安全区，可先松解一侧扁桃体和结节之间的蛛网膜，再将扁桃体向上或上外侧抬起，并同时松解周围蛛网膜，即可轻松暴露（图14-33）。

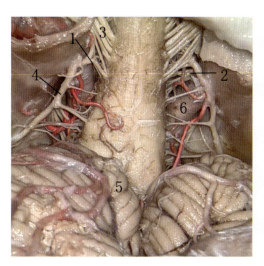

**图14-33** 枕下后正中入路暴露后正中沟安全区示意图。后正中沟安全区位于闩部下方，两侧薄束结节之间，向下不超过C1神经根的最上根丝平面

1. C1背侧根；2. C1腹侧根；3. C2背侧根；4. 副神经脊髓根；5. 小脑扁桃体；6. 椎动脉V4段

术中延髓背侧与颈髓无明显分界，主要依靠C1神经根出颈髓处来定位。C1神经根分为腹侧根和背侧根，背侧根发出的部分根丝汇入副神经，而腹侧根则在前方连同椎动脉一起穿出硬膜。需要注意的是，副神经分为颅根与脊髓根，其与舌咽神经、迷走神经一起从颈静脉孔出颅，其脊髓根常与C1背侧根汇合，术中应避免混淆。确认C1神经及其最上根丝平面后，才能明确安全区切开的下界。

### （2）后正中经扁桃体下入路

采取正中俯卧位或侧俯卧位，在枕下正中开颅，切除C1椎板。通过小脑延髓裂松解小脑扁桃体和小脑蚓部之间的蛛网膜，向上或上外牵拉小脑扁桃体，并同时松解扁桃体周围蛛网膜，暴露小脑下脚的第四脑室外侧孔（图14-34）。

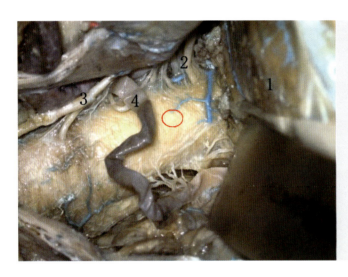

**图14-34** 后正中经扁桃体下入路暴露延髓外侧安全区示意图。采取正中俯卧位或侧俯卧位，向上牵拉小脑扁桃体后，可暴露小脑下脚（红色圆圈）、第四脑室下顶壁的脉络膜和下髓帆

1. 小脑扁桃体；2. 迷走神经；3. 副神经；4. 小脑后下动脉

### （3）远外侧入路

远外侧入路是通过脑干前外侧视角建立通道，处理延髓腹外侧区域的病变。手术时患者取"公园长椅"位，如果延髓腹侧面需暴露更多的范围，则需磨除更多枕髁，暴露小脑延髓池、小脑扁桃体、椎动脉V4段和小脑后下动脉等；先定位延髓腹外侧的前外侧沟和后外侧沟之间的橄榄；继而通过橄榄安全区处理病变（图14-35）。

总之，脑干由延髓、脑桥、中脑3部分组成。腹侧面有锥体交叉，是延髓和脊髓的分界。正中裂两侧的隆起为皮质脊髓束所构成的锥体。背侧面正中沟的两侧为薄束结节和楔束结节，其中分别有薄束核与楔束核。脑桥位于上脑桥沟和下桥延沟之间，包括腹侧和背侧。背侧为第四脑室底部的上部，它包含三叉神经、外展神经、面神经和前庭蜗神经等的核团。脑干内存在各种不同的核团，比如动眼神经核、滑车神经核、外展神经核、舌下神经核、三叉神经运动核、面神经核、动眼神经副核等，还包括薄束核和楔束核、上下丘核、网状结构核群、红核、黑质等，参与了各种复杂的功能。脑干不同位置的病变应该选择不同的手术方案，所以提出了脑干入路不同安全区的研究。

中脑腹侧病变中，翼点入路、眶颧入路和颞极入路都可以作为进入中脑腹侧的手术入路。眶颧入路可以提供较宽的垂直角度和较大的手术操作空间，但是开颅时间较长。颞极入路可以理解为"一半一半"入路，即一半翼点、一半颞下的手术通道，通过分开外侧裂，向后上牵拉颞极，从颞下向前上方暴露后床突及中脑位置，暴露角度大、范围广。大脑脚、中脑脑桥交界处或脑桥上前方的病变可以通过这些方法进行处理。前中脑安全区通过这些入路暴露后，术中根据病变位置，以动眼神经外侧、大脑脚内侧区域作为垂直切开点进入病灶。中脑外侧病变中，中脑外侧沟代表了四叠体和大脑脚之间的解剖表面分界，从内侧膝状体的上方穿过下方，与脑桥沟几乎成直角。中脑外侧静脉为外侧沟的表面标志，经中脑外侧沟进入中脑后外侧可使损伤大脑脚的风险降到最低。经正中幕下小脑上入路、幕下小脑上极外侧入路、乙状窦后入路和迷路后入路均可到达中脑外侧沟区域。幕下小脑上极外侧入路，通过暴露下丘的滑车神经根部作为外侧沟安全区的标志，经中脑外侧沟可切除中脑腹外侧或背外侧的病变，其入路对中脑后外侧的暴露区域更加广泛。

　　脑桥病变中，翼点入路、眶颧入路和颞极入路可以暴露一部分腹侧上脑桥的区域。如果需要暴露脑桥中下部更下方的区域，则需要选择其他入路。三叉神经周围安全区实际上是处理大部分脑桥前外侧病变的主要入路。所以，如何良好地暴露三叉神经根部及其周围区域是处理脑桥病变不同入路的关键。三叉神经上安全区被用于处理腹侧脑桥前的病变，三叉神经下安全区主要用于处理脑桥腹外侧区域（尤其是部分内侧丘系腹侧）的病变。通过颞下入路，切开小脑幕，可以充分暴露三叉神经根部，具有良好的空间可以从三叉神经上安全区处理病变。而进入桥小脑池最常见的入路是乙状窦后或者扩大乙状窦后入路，它们可以通过桥小脑脚池暴露脑桥三叉神经根部下方的区域，增加对前下外侧脑桥区域的暴露，从而进入三叉神经下安全区。

　　　　脑桥背侧病变毗邻菱形窝，可通过膜髓帆入路，充分暴露第四脑室底壁上部的面丘、后正中沟、外侧沟和小脑中脚等结构。根据脑桥背侧病变位置，确定选择后正中沟安全区或者面丘上安全区等入路进行处理。

　　　　延髓腹侧面以桥延沟与脑桥为界，背侧面以菱形窝的髓纹与脑桥为界，位于延髓前外侧内部的病变，可以通过橄榄安全区入路进行处理；而靠近延髓中部及侧面的病变，则选择延髓的后正中沟安全区及外侧安全区进入。经枕下后正中入路及后正中经扁桃体下入路可以到达延髓背侧面、第四脑室底壁以下的延髓后正中沟及外侧安全区；经远外侧入路则可以通过延髓的腹外侧视角，暴露延髓的橄榄安全区，处理前外侧的病变。

# 附录：外视镜在神经外科的应用

无论颅底的手术入路还是颅脑的手术入路，共同的追求都是在扩大暴露范围的同时，尽可能减少对脑组织的牵拉。为了实现这一目标，经过不断的探索和实践，逐渐形成了多种相对规范的手术入路。颅底手术入路主要通过磨除颅底骨质来达到这一目标，而颅脑手术入路主要通过充分利用自然间隙或非功能区造瘘来实现这一目标。但是很多时候，即使颅底手术入路将颅底骨质进行了极限范围的磨除，且颅脑手术入路已极限利用了脑组织的自然间隙，在手术的操作过程中依然会存在两个常见的难题：①显微镜的角度使得术者操作十分困难；②难以充分利用重力作用进行脑松弛。然而，外视镜利用灵活多变的观察角度从设备上解决了这两个难题，既可以充分利用体位进行脑松弛，同时又可以不受观察角度的限制，是一项具有革命性意义的新设备。

神经外科手术操作的本质是显微操作，要实现显微操作必须先实现两点：放大和照明。神经外科的操作不仅需要极高的精巧度，还要求术者能够对显微结构进行准确分辨。因此，仅仅将术区放大还远不能达到要求，还必须要有充足且均匀的照明，才能准确分辨出显微结构，做到显微操作。

目前应用于神经外科的放大和照明设备主要有3种：显微镜、内镜和外视镜。这3种设备各有优缺点。显微镜是通过光学原理进行放大的，直接利用术者视网膜进行成像，所以清晰度最高。但是由于目镜和物镜角度的限制，不能实现所有角度的操作，这就需要平衡体位上的操作角度和脑松弛的互相"妥协"和"配合"。内镜是通过抵近观察来进行放大的，视野宽广、角度灵活，尤其是在角度内镜下观察角度更加宽阔。但是，由于需要通过抵近观察才能实现放大（即使是3D内镜也是如此），因此在放大进行显微操作时，器械和镜头之间容易互相干扰，镜头也容易被术区污染，对术者的操作技巧和熟练度有比较高的要求。外视镜则是通过变焦来实现放大，不仅克服了显微镜操作角度的限制，也克服了内镜通过抵近观察才能放大的限制，因此可以更加充分地利用脑松弛以暴露脑组织，并获得更为宽阔的操作空间。但缺点也是明显的，由于成像原理的要求，其高度依赖设备的先进性和成像清晰度。

本文主要通过对外视镜使用的探讨，来阐述放大、照明、体位和操作通道的关系。

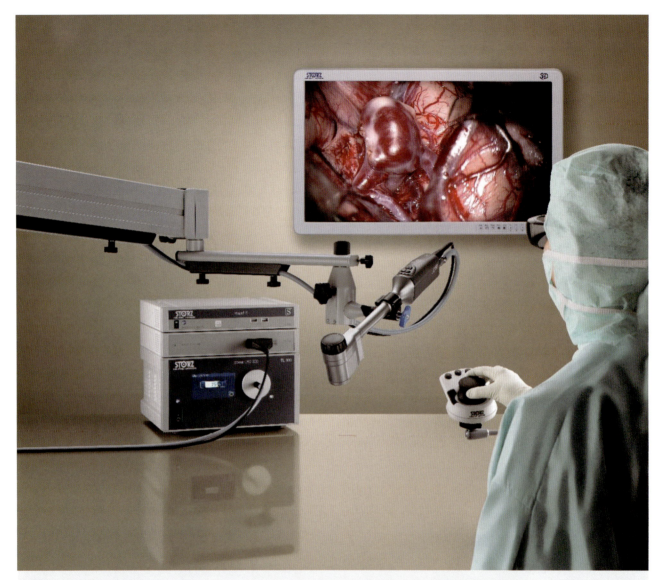

**图1** 外视镜工作原理。其由3部分组成:光源、主机和显示器。如图可见,外视镜的光源具有灵活的探照角度,无须抵近观察即可获得高质量的放大图像

在神经外科手术中,即使在一系列技术操作(如腰大池引流、脑室外引流、脱水、过度换气等)后,并不一定能够形成理想的手术通道,更需要的是结合体位的调整,利用重力作用完成脑组织的自然"塌陷"。由此可见,体位在整个脑松弛和手术通道的形成中起着至关重要的作用。

但是在临床工作中,体位和操作通道常相互矛盾,需要在体位和脑松弛之间互相"妥协",寻找平衡的支点。

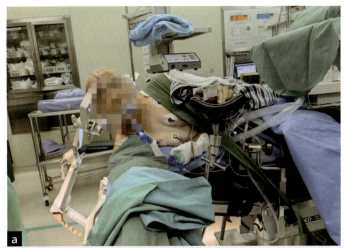
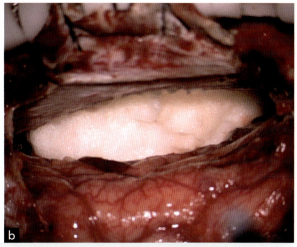

**图2** 对侧前纵裂入路的手术体位和手术视野。图a示手术体位，可以采取侧卧位，这样更便于利用重力作用对健侧纵裂的脑组织进行牵拉，形成良好的手术通道，避免脑压板牵拉时对脑组织造成的挫裂伤。图b示手术视角下，健侧纵裂因重力作用而形成的手术通道

在手术过程中，即使完成了脑松弛，往往也只能提供2.5～3cm的操作空间；而普通双极的最大工作距离为9cm，因此对于深部病变，更加依赖放大和照明设备。要求设备能够在2.5～3cm的空间内，对9cm的深度形成足够的照明和放大。

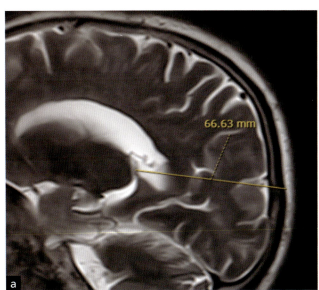
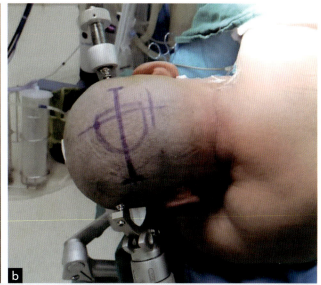

**图3** 后纵裂骨窗至丘脑后上部的距离为6～7cm，在此距离之下，需要对后纵裂的脑组织进行较重的牵拉，才能获取足够的空间以提供清晰的照明进行放大，完成显微操作。由于枕叶对其他部位的脑组织而言相对饱满，直接使用脑压板进行牵拉，对脑组织的损伤较重，这就更依赖重力作用在手术通道中的作用。但在临床工作中发现，虽然通过体位的设计，良好地利用了重力作用对脑组织的牵拉，但是在使用显微镜操作时往往需要将物镜"翘"得非常平，致使目镜与操作区域遥远，术者往往需要手臂过伸、驼背才能完成操作，这大大增加了术者的疲劳程度，尤其对手臂比较短的术者更为明显

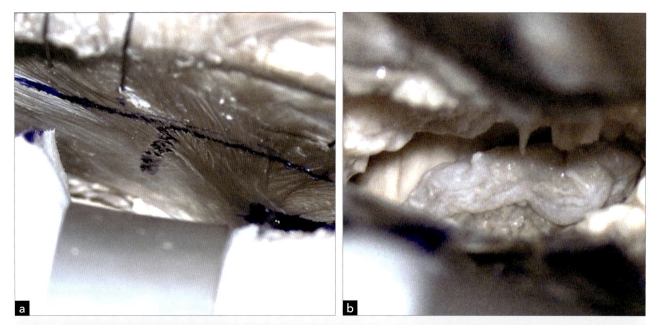

图4 使用外视镜完成经对侧后纵裂入路暴露丘脑后上部的解剖示意图。由于外视镜光源角度灵活，既不需要抵近观察，也不需要目镜和物镜之间的密切配合。可以更好地利用体位，完成重力作用对脑组织牵拉形成的手术通道，而且可以实现足够的放大来配合完成显微操作，术者也无须在疲劳的姿态下进行操作。图a为对侧后纵裂入路视野下切开大脑镰的方式。图b为经对侧楔前叶造瘘，暴露脉络丛球和丘脑

外视镜、内镜在神经外科手术中的应用和发展，改变了很多神经外科手术入路的传统模式。熟练掌握内镜和外视镜技术后，可以在更好的脑松弛情况下完成手术，进一步减少对脑组织的牵拉，实现更加微创的操作。

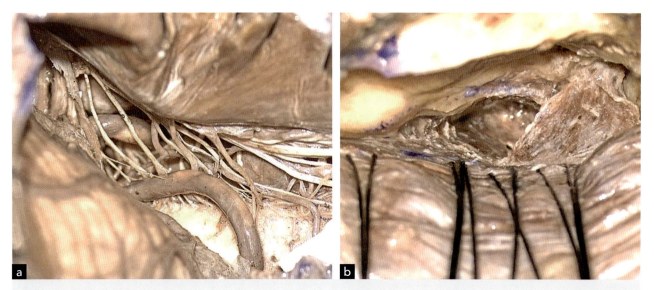

图5 3D外视镜下的经典颅底手术入路。图a示经典远外侧入路硬膜下解剖结构的暴露。图b示扩大中颅窝入路硬膜外磨除岩骨尖

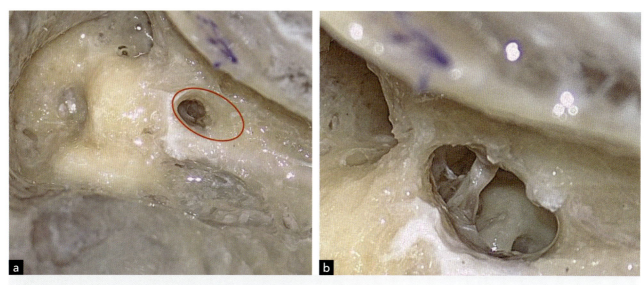

图6 3D外视镜下乙状窦前入路解剖图片。图b为图a中红色圆圈区域（面神经隐窝）的放大。可见在先进的外视镜下，即使是非常小的通道和非常深的距离，都可以实现良好的放大效果，而且不会出现噪点

　　随着内镜和外视镜3D成像技术研究的不断深入，成像的清晰度不仅可以完全满足手术的需求，还能实现与显微镜相似的立体成像效果。荧光显影技术的不断成熟，使其更能适应神经外科的复杂需求。

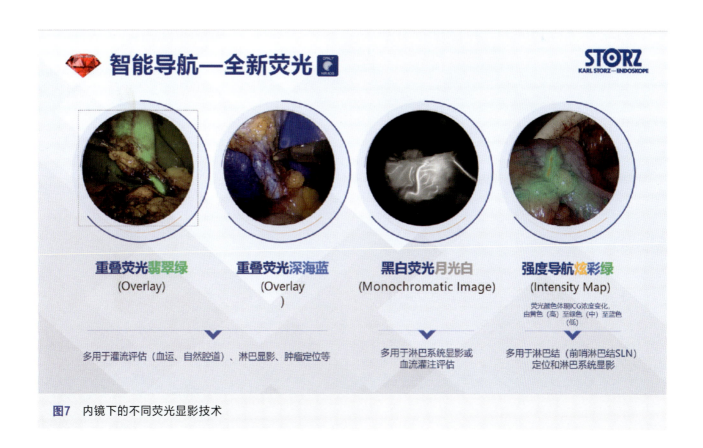

图7 内镜下的不同荧光显影技术

内镜和外视镜的成像原理与显微镜存在明显不同。这两者都是通过将术区的影像先形成电信号，再通过计算形成屏幕上的视频信号，最后传入人脑。因此，它们容易受到设备的像素、光源和焦距等技术的限制。而显微镜的成像原理是直接将术区的图像，经过光学镜头放大后传入人脑，成像最为清晰和立体。但是值得高兴的是，随着技术的不断进步和设备的不断迭代，内镜和外视镜在神经外科中的应用越来越被术者接受，而且随之而来的技术革新也在快速发展，这必将进一步加快神经外科微小创伤时代的到来。